U0965696

全国普通高等医学院校护理学专业规划教材

妇产科护理学

供护理学（专科起点升本科）及相关专业使用

主　编　李　娜　栗　新

中国协和医科大学出版社
北　京

内容提要

本教材是“全国普通高等医学院校护理学专业规划教材”之一，系根据本套教材的编写指导思想和原则要求，结合专业培养目标和本课程要求的教学目标编写而成。内容涵盖了女性生殖系统发育和解剖、正常妊娠妇女的护理、妊娠期并发症患者的护理等。此外，本教材还增加了教学课件、思维导图、能力测试等数字资源，丰富了教材内容，增强了线上和线下教学的联动性，以提升学生学习的主动性和积极性。

本教材主要供护理学专业（专科起点升本科）及相关专业使用，也可作为广大在职护理人员、护理教育者及对护理学有深入研究兴趣者使用的参考书。

图书在版编目（CIP）数据

妇产科护理学 / 李娜，栗新主编 . -- 北京：中国协和医科大学出版社，2024. 11
全国普通高等医学院校护理学专业规划教材
ISBN 978 - 7 - 5679 - 2403 - 1

Ⅰ. ①妇… Ⅱ. ①李… ②栗… Ⅲ. ①妇产科学 - 护理学 - 医学院校 - 教材 Ⅳ. ①R473. 71

中国国家版本馆 CIP 数据核字（2024）第 092202 号

主　　编 李　娜　栗　新
策划编辑 沈紫薇
责任编辑 陈　佩　张仟姗
封面设计 邱晓俐
责任校对 张　麓
责任印制 黄艳霞
出版发行 **中国协和医科大学出版社**
（北京市东城区东单三条 9 号　邮编 100730　电话 010 - 65260431）
网　　址 www. pumcp. com
印　　刷 三河市龙大印装有限公司
开　　本 889mm × 1194mm　1/16
印　　张 25. 25
字　　数 630 千字
版　　次 2024 年 11 月第 1 版
印　　次 2024 年 11 月第 1 次印刷
定　　价 89. 00 元

（版权所有，侵权必究，如有印装质量问题，由本社发行部调换）

全国普通高等医学院校护理学专业规划教材
建设指导委员会

主 任 委 员　任　甫（沈阳医学院）

常务副主任委员　郭　宏（沈阳医学院）

张春梅（温州医科大学附属第二医院）

副 主 任 委 员　（按姓氏笔画排序）

卜秀梅（辽宁中医药大学）

于洪宇（锦州医科大学）

张　颜（辽宁何氏医学院）

周云仙（浙江中医药大学）

贲亚琍（江汉大学）

委　　员　（按姓氏笔画排序）

朱宏梅（江汉大学）

杜春萍（四川大学）

李　娜（青岛滨海学院）

李红玉（锦州医科大学）

吴　杰（沈阳医学院）

沈　勤（浙江中医药大学）

张红英（锦州医科大学）

张喜琰（沈阳医学院）

陈　娜（锦州医科大学）

周谊霞（贵州中医药大学）
郑琳琳（辽东学院）
孟红英（江苏大学）
赵　冰（沈阳医学院）
赵丽萍（中南大学）
姜兆权（锦州医科大学）
韩　琳（兰州大学）
裘秀月（浙江中医药大学）
臧　爽（中国医科大学）

全国普通高等医学院校护理学专业规划教材
评审委员会

主任委员 李　峥（中国医学科学院北京协和医学院）

委　　员（按姓氏笔画排序）

王克芳（山东大学）

李小寒（中国医科大学）

刘华平（中国医学科学院北京协和医学院）

赵　岳（天津医科大学）

绳　宇（中国医学科学院北京协和医学院）

章雅青（上海交通大学）

编者名单

主　　编　李　娜　栗　新

副主编　梁园园　王晓蕾　朱　英

编　　者　（按姓氏笔画排序）

王　佳（沈阳医学院）

王晓蕾（温州医科大学附属第二医院）

亓文倩（青岛滨海学院）

尹秀艳（牡丹江医科大学附属红旗医院）

白　云（中国医科大学附属盛京医院）

朱　平（山东协和学院）

朱　英（新疆科技学院）

李　娜（青岛滨海学院）

李　琦（辽东学院）

宋依平（南京医科大学康达学院）

张　征（台州市妇女儿童医院）

林晓晓（温州医科大学附属第二医院）

皇甫士懿（沈阳医学院）

栗　新（锦州医科大学）

高擎擎（天津中医药大学）

章　瑶（杭州师范大学）

梁园园（遵义医科大学附属医院）
蔡　敏（吉林大学第二医院）

编写秘书（兼）　亓文倩（青岛滨海学院）
白　云（中国医科大学附属盛京医院）

出版说明

党的二十大报告提出，“推进健康中国建设”“把保障人民健康放在优先发展的战略位置”。在这一发展战略下，护理工作的范畴从个体向群体，从医院向家庭、社区、健康服务机构扩展，促进健康、预防疾病、协助康复、康养照护已成为护理专业实践的目标。专业实践领域的扩展和社会需求的源动力，驱动了人才培养的提速。20 多年来，高等护理教育的规模迅速扩大，为了不断满足基层医疗卫生机构对高水平、高素质应用型人才的需求，我国大幅扩大了护理学专业专升本招生规模。人才培养规模的快速提升，使得依托高质量、有权威的教材对教学活动进行规范，成为现阶段护理学专业专升本教育最为现实的需求。

教材是体现教学内容和方法的载体，在人才培养中起着至关重要的作用。加快推进护理学专业专升本教材体系建设，全面提升教材建设水平，是推动护理学专业建设、护理教育高质量发展的重要基础，是进一步深化护理教育教学改革、提高人才培养质量的重要环节。

为打造适应时代要求的精品教材，中国协和医科大学出版社联合全国 40 多所医学院校和医疗单位，开创性地组织了本套全国普通高等医学院校护理学专业规划教材（专科起点升本科）的编写工作。来自全国医学院校和医疗单位的 300 余名从事护理教育教学的教师、学者和临床一线护理工作者、管理者，秉承着护理学专业教材应体现终身教育的理念，在教材建设中对标一流，结合相关国家政策、行业标准，同时，立足当前国内护理学发展实际，紧密结合并充分体现当今护理事业及相关产业发展水平，融合思政内容，进行探索研究，悉心编撰。

本套教材涵盖护理学专业专升本课程共计 24 门，定位清晰、特色鲜明，具有以下特点。

一、全国首套成体系的护理学专业专升本教材

本套教材作为全国首套针对普通高等医学院校护理学专业（专科起点升本科）的规划教材，坚持“系统思维，明理致用”的编写理念，结合护理学专业专升本人才培养目标定位，找准教材重点、亮点和突破点，特色鲜明。

二、与时俱进，紧紧围绕需求导向

经过长期发展，高等护理学专业教材建设形成了鲜明的专业特色和质量品牌，在教材编写过程中，我们努力做到既遵循教学规律，又适应行业对人才的要求，主动对标健康中国战略需求，突出时代性与先进性，充分满足社会发展对护理学专业人才素质与能力的要求。

三、坚持立德树人，融入课程思政

把立德树人贯穿教材编写的全过程、全方面，发挥中医药文化育人的优势，指导学生树立正确的世界观、人生观、价值观。

四、突出“三基五性”，注重内容严谨准确

遵循教材编写的“三基五性”原则。三基，即基本知识、基本理论、基本技能；五性，即思想性、科学性、先进性、启发性和实用性。教材编写充分考虑学科间的交叉与融合，注重理论与实践的结合，突出护理学专业专升本特点。

五、加强数字化建设，丰富拓展教材内容

发挥信息化技术的优势，数字赋能教材，以适应现代教育的需求。在纸质教材的基础上，强化数字化教材开发建设，融入更多实用的数字化教学素材，如教学课件、简述题、案例题及自测题等，丰富拓展教材内容。

在编写过程中，我们得到了教材建设指导委员会和教材评审委员会的大力支持和指导帮助，各位编者充分地展现了认真负责的精神，不辞辛劳，在宏大的护理学专业体系中梳理关键知识点，以帮助学生更快、更好地掌握护理学专业核心知识，在此，出版社深表谢忱！教材编写力求概念准确、内容新颖完整、理论联系实际，尽管力臻完善，但难免有不足与疏漏之处，请广大读者批评指正，使教材日臻完善。

前言

本书是一本旨在帮助护理学专业学生深入了解妇产科护理知识和技能，帮助读者全面理解妇产科护理重要性和专业要求的教材。在本书编写过程中，我们致力于结合最新的学术研究成果和临床实践经验，为广大读者提供一本全面系统的妇产科护理学习工具书。

秉承科学、系统、实用的原则，本书以介绍妇产科护理的基本理论知识、临床实践技能和专业发展趋势为主线，涵盖了从基础概念到前沿技术的全面内容，主要包括女性生殖系统发育和解剖、正常妊娠妇女的护理、妊娠期并发症患者的护理等。本书的特点在于将扎实的理论基础和丰富的实际操作内容相结合，注重将理论知识与实践技能有机融合，使读者既能掌握护理学的理论核心，又能应用于临床实践。同时，我们还特别关注了国内外最新的研究进展和先进的医疗技术，以便让读者了解行业的最新动态和发展趋势。

在编写过程中，我们借鉴了多位专家学者的意见，充分调研各家医院的妇产科护理实践，力求做到权威性和实用性并重。我们相信本书将成为广大护理学专业学生和护理从业者的重要参考书，并对其在未来的学习和工作中起到积极的指导作用。本书主要供护理学（专科起点升本科）及相关专业使用，也可作为广大在职护理人员、护理教育者及对护理学有深入研究兴趣者使用的参考书。

衷心感谢参与本书编写的所有专家学者和编辑人员的辛勤付出与支持。尽管编者力臻完善，但本教材难免存在一些不足之处。我们真诚地欢迎各位专家和读者提出宝贵的意见和建议，以便我们能够不断完善和更新内容，更好地为广大读者提供精准、全面的妇产科护理学知识；为推动妇产科护理学领域的发展、提高医学人才质量贡献一份力量。

编　者

2024 年 4 月

目 录

第一章 绪　　论

教学课件

学习目标

1. 素质目标

(1) 培养学生对于女性健康和生殖健康的尊重和关心，树立正确的性别观念和价值观。

(2) 弘扬社会主义核心价值观，在妇产科护理实践中体现道德修养和职业道德，传递正能量。

2. 知识目标

(1) 掌握：妇产科护理学的学习内容。

(2) 熟悉：妇产科护理学的专业特点。

(3) 了解：妇产科护理学的发展简史和发展趋势。

3. 能力目标

(1) 能根据社会发展情况更新妇产科护理学的知识和技能，以适应医学和社会的变化，确保持续学习和专业发展。

(2) 能够勇敢面对各种挑战，包括来自技术、道德和心理层面的挑战，并且以积极的态度和职业精神来克服这些挑战，不断提升自己，保持专业素养。

案例

【案例导入】

某医院的妇产科护士长小王发现一位孕妇出现了高血压和其他并发症。小王将此事汇报给医生后，经医生慎重评估，为规避母子双方的风险，需要进行紧急剖宫产手术。然而，医院妇产科手术室已经排满了其他紧急手术。小王作为护士长，决定立即展开行动，积极与其他科室协调安排手术室时间，最终争取到了一个合适的时间段，确保了孕妇能够及时得到救治。

【请思考】

护士小王在患者的护理实践中体现的素养是什么？

【案例分析】

一、妇产科护理学概述

妇产科护理学是一门研究与妇女生殖健康、妊娠、分娩和产褥期相关的护理专业学科。妇产科护理学的核心目标是保障妇女健康和促进正常的生殖过程，同时提供高质量的护理服务。它关注的范围不仅包括妇女的生殖健康问题，还包括妇女的生理、心理和社会健康需求，以及妊娠期、分娩期、产褥期等阶段的护理实践、妇科疾病的护理等。

妇产科护理学的内容主要包括以下几方面。

1. 生殖健康与妇女生理 关注女性生殖系统的结构、功能和生理变化，女性生理周期、月经和排卵过程等知识，以及影响生殖健康的因素。

2. 妊娠期护理 关注孕妇的全程护理，包括孕前检查、孕期保健、产前筛查、妊娠期并发症预防与管理等内容。涉及孕妇的体征变化、胎儿发育、营养需求、孕期检查、产前教育和孕期问题管理等。

3. 分娩期与产褥期护理 关注分娩过程中的护理干预、监护和协助，产褥期的护理和恢复，新生儿护理和喂养。涉及产程护理、分娩方式与镇痛方法的选择、产后出血与伤口护理、母乳喂养等内容。

4. 妇科疾病护理 涉及常见的妇科疾病如宫颈炎、子宫肌瘤、盆腔炎等的预防、早期识别与干预措施、术后护理及术后恢复和康复等内容。

5. 心理与社会支持 关注妇女的心理和社会需求，提供相应的支持和指导，包括孕期焦虑与抑郁、产后抑郁症、家庭支持与教育及家暴和性侵等问题的应对与干预。

6. 健康促进与教育 通过卫生教育和健康促进活动，提高妇女的健康意识和健康行为，包括性教育、避孕方法的介绍与指导、妇科癌症筛查、妊娠期健康饮食和运动等内容。

妇产科护理学的发展需要关注现代医学和生物技术的进步、护理理论的创新和社会需求的变化。妇产科护理学在保障妇女健康和提升生殖健康水平方面发挥着重要作用，通过对妇产科护理学的学习，医护人员能提供高质量的护理服务，不断更新知识与发展技能。

二、妇产科护理学发展简史

1. 起源和早期阶段（公元前 3000 年至 18 世纪） 自有人类开始，就有早期的产科及产科护理。而从古至今，有关妇女生殖健康理论的演变和发展，受着医学理论、文化等多个因素的影响。在不同的时期和地区，人们对于妇女的生殖健康有着不同的认识和观念。在原始社会，人们对于生命和繁衍的力量充满了敬畏，妇女的生殖能力被视为一种特殊的神圣力量，因此妇女受到尊重和崇拜。原始社会的妇女通常享有一定的地位，妇女的生殖健康得到了一定程度的关注和保护。随着文明的进步，妇女生殖健康逐渐得到了更深入的研究。古罗马《论妇女病》中记载了许多关于妇女生殖健康的内容，包括月经周期、避孕方法和分娩技术等。

然而，当时社会对于妇女生殖健康的认识也存在着一些误解和不完善之处，令妇女遭受孕期并发症、难产和产后抑郁等问题的困扰。

妇产科护理的方法和技术在各个文明古国中存在着丰富多样的实践和探索。尽管古代的医学知识有限，但人们通过观察、实践和经验总结，掌握了妇产科护理一些基本的方法和技术。古埃及，护理妇女时会以植物、动物为药，来镇痛和止血。同时，他们还与产妇谈话，进行心理疏导，给予分娩妇女精神和情感的支持。古印度的妇产科护理也有自己独特的方法和技术。古希腊医师希波克拉底，是西方医学奠基人，对妇女的生殖健康有独到的见解，提出了一系列妇女生理的观点和妇科疾病的治疗方法，对于后来的妇产科护理学的发展起到了重要的推动作用。古巴比伦也有一些妇产科护理的方法和技术。

尽管当时妇产科护理的方法和技术相对简单，这些实践仍为后来的妇产科护理学奠定了基础。这些早期的努力和经验对于现代妇产科护理学的发展起到了重要的推动作用。随着时间的推移和科技的进步，妇产科护理的方法和技术得到了极大的改善和丰富，为保护和促进妇女的生殖健康提供了更好的条件和手段。

直到18世纪，随着西方医学的发展和现代科学的兴起，妇产科护理学开始逐渐形成。许多具有先驱性的妇产科护士和护理教育者开创了这一领域。

2. 19世纪至20世纪初的妇产科护理学发展 19世纪到20世纪初，妇产科护理学又迎来了一次重要的发展契机——妇女解放运动，对现代妇产科护理的发展起到了重要的推动作用，促进了妇产科护理学作为一个独立的专业学科的形成和发展。

妇女解放运动使得社会和政府开始更加关注妇女的健康和福祉，政策和法律的改革为妇女获得高质量的妇产科护理提供了保障，推动了妇产科护理学作为一个专业领域的形成和发展。妇女解放运动也使妇女开始在医学领域中发挥更大的作用。女医生和女护士的增加，为妇产科护理带来了新的视角和实践方法，妇产科护理人员对妇产科护理有了更深刻的认识，并开始关注妇女生理和心理健康的全面发展。例如，对产后抑郁症的认识得以提高，并为产妇提供了更好的心理支持和治疗。妇女解放运动还促进了妇产科护理服务的改进和普及，妇产科服务变得更加包容和平等，更加适应和尊重每个妇女的个人需求。例如，避孕和计划生育服务的普及也让妇女能够自主地决定生育和家庭规划，改善了妇女的生活质量和健康状况。妇女解放运动为妇产科护理教育的发展提供了机遇，随着对妇产科护理人员的需求增加，各个大学和医学院开始开设相关的妇产科护理课程和专业学位项目，培养具有专业知识和技能的妇产科护理人员，使他们能够提供高质量的妇产科护理服务。同时，针对不同层级的妇产科护理人员，也建立了相应的培训和继续教育项目，以保证其专业素养和知识更新。

总之，妇女解放运动对妇产科护理学的发展起到了积极的推动作用，引起了社会对妇女健康权益的关注，促进了相关政策和法律的改革，推进了妇产科护理学作为专业学科的组织和发展，拓展与强化妇产科护理学的研究领域，推动了妇产科护理的教育体系和专业教育的进步，使妇产科护理学得以不断发展和完善，为保护妇女的生殖健康作出更大的贡献。

3. 20世纪中叶至今的现代妇产科护理学发展 20世纪中叶至今，现代妇产科护理学迎来了快速的发展和变革。在这个阶段，妇产科护理专业知识、技术及实践水平有了较大的进步，护士的角色作用得到了丰富。

（1）专业知识和技术的进步：20世纪中叶至今，医学技术的不断进步对妇产科护理学产生了重大影响。一系列先进医疗设备和技术的引入，如超声、电子胎心监护等，使得妇产科护士能够更准确地评估孕妇和产妇的健康状况，并为其提供更有效的护理措施。

（2）综合护理：现代妇产科护理学强调综合护理的概念，即将身体、心理和社会因素纳入护理过程中，从而提供全面的护理服务。通过全面的评估，妇产科护士可以更好地了解妇女及其家庭的需求，制定个性化的护理计划。此外，妇产科护士还积极参与产前咨询、疾病预防和健康教育等工作，促进妇女的生殖健康及其家庭的整体福祉。

（3）新兴的护理理论和实践模式：20世纪中叶至今，新兴的护理理论和实践模式不断涌现，为妇产科护理学的发展提供了新的思路和方法。例如，以女性为中心的护理模式强调尊重和关怀女性的独特需求，注重女性的个体差异和文化背景；围产期连续护理模式强调在分娩和产后阶段提供连续的护理服务，以提高患者的护理满意度和保障母婴安全。

（4）国际标准化与认证：为了推动妇产科护理学的规范化和提高护理质量，国际上出现了一系列的护理标准和证书认证制度。这些标准和认证要求妇产科护士具备一定的专业知识、技能和职业道德，确保其能够提供高质量的护理服务。此外，一些国际组织和机构也通过培训和交流的方式，促进不同国家之间的合作和互惠，推动妇产科护理学的国际交流与发展。

因此，现代妇产科护理学从20世纪中叶至今取得了显著的发展，为妇女和家庭提供了更全面、安全和个性化的护理服务。未来，妇产科护士需要不断学习和适应时代的变化，以提供持续优质的护理服务。

三、妇产科护理的专业化与学科建设

妇产科护理的专业化与学科建设是现代医学发展的重要组成部分，对保障妇女的健康和福祉起到了至关重要的作用。

1. 婚育计划和家庭计划服务的推进 婚育计划与家庭生育计划是当前中国人口政策中的关键概念，其目的是促进人口的长期均衡发展。这两个计划不仅是国家政策的重要组成部分，同时也关系到每个家庭的未来发展和幸福。婚育计划和家庭计划服务是指通过科学合理的方法，帮助夫妇确定生育时间和子女数量，并提供相关的医疗和心理支持。这种服务的推行需要具备妇产科护理学系统的专业知识和技能，包括避孕方法、生殖健康教育、性教育和心理咨询等。专业妇产科护士通过深入学习和研究，掌握最新的科学知识和技术，能够向妇女提供全面的婚育计划和家庭计划服务。其次，政策支持是推进婚育计划与家庭计划服务的重要保障。国家在制定相关政策和法律时，应注重婚育计划与家庭计划服务的重要性，为专业化的妇产科护理提供支持和资源。政府可以出台必要的政策和指导意见，明确妇产科护士的权限和责任，为他们提供培训和专业发展机会。此外，政府还可以加强婚育计划和家庭计划服务的宣传和普及工作，提高公众对于婚育计划与家庭计划服务的认知和接受度。最后，实践推广是婚育计划与家庭计划服务专业化的重要环节。通过在实际工作中推广婚育计划与家庭计划服务，妇产科护士能够不断积累经验，提高专业技能和解决问题的能力。此外，妇产科护士还可以参与相关研究和项目，对婚育计划与家庭计划服务进行科学评估和改进。实践推广的过程中，需注重社会文化因素的考虑，充分尊重当地人群的价值观和传统习俗，因地制宜地推广相关服务。

总的来说，婚育计划和家庭生育计划是中国人口政策中的两个重要组成部分，它们不仅关系到国家的长远发展和社会的稳定，也直接影响到每个家庭的福祉和未来。通过这些计划的实施，可以有效地促进人口结构的优化，提高家庭的生活质量，同时也为中国的可持续发展奠定了坚实的基础。政策支持是推进婚育计划和家庭计划服务的重要保障，促使妇产科护士得到政府的支持和认可。实践推广则是实现婚育计划与家庭计划服务的关键环节，妇产科护士在实践中不断提高专业能力。

2. 妇产科护士的职业认可与专业协会的成立

（1）妇产科护士的职业认可：妇产科护士的职业认可可以确保他们具备必要的知识、技能和道德伦理，为妇女提供安全和高质量护理服务的重要环节。职业认可旨在提高妇产科护士的社会地位和职业声誉，增加对其专业能力和责任的认可。妇产科专科护士需要在完成护理专业学历教育后，进一步接受妇产科护理方面的专业培训并通过职业认可，确保他们掌握了妇产科护理的知识和技能，能够在妇产科工作环境中胜任各种任务。

（2）妇产科护理专业协会的发展与功能：妇产科护理专业协会的功能与作用包括促进学术交流与研究、制定和推广专业标准、支持职业发展与教育培训、政策倡导和权益维护、促进国际合作与交流，以及指导和监督执业行为。首先，协会通过组织学术会议、研讨会和培训课程，促进从业者之间的学术交流和研究合作，推动妇产科护理领域的学术发展和技术创新。其次，协会制定和推广专业标准和指南，以确保从业者的工作质量和安全，并保障患者的权益和安全。同时，协会提供专业指导、资源支持和继续教育机会，帮助从业者提升专业水平，支持其职业发展。此外，协会代表妇产科护理专业参与政策制定和倡导工作，为行业提供政策支持和环境，维护从业者的权益和利益。另外，协会促进国际合作与交流，与国际组织和同行协会合作，分享经验和最佳实践，推动我国妇产科护理的专业化和国际化。最后，协会制定伦理规范，加强对执业行为的指导和监督。妇产科护理专业协会为妇产科护理的发展和从业者的专业提升发挥了重要作用。

四、妇产科诊疗护理技术的突破与进步

1. 超声技术 现代超声技术在妇产科诊疗护理中发挥着重要作用，是妇产科护理领域应用最为普遍和重要的技术之一。现代超声技术的图像质量得到了显著提高，如三维超声和四维超声可以提供更清晰、详细和全面的图像，有助于医护人员更准确地评估胎儿的发育和异常情况。因此，超声技术已成为产前筛查和诊断的重要工具，能早期评估胎儿生长发育和筛查遗传性疾病，为干预和治疗提供重要依据。此外，超声技术能观察子宫内膜异位症、卵巢肿瘤和子宫肌瘤等，在诊断妇科疾病方面发挥了关键作用。最后，便携式超声设备和远程

超声技术的发展使得超声技术更灵活地应用于一线护理场所，并通过在线平台实现远程监控和评估，为患者提供便利和及时的妇产科医疗服务。

2. 无创产前检测 无创产前检测（non invasive prenatal testing，NIPT）是利用孕妇血液中的胎儿游离脱氧核糖核酸（deoxyribonucleic acid，DNA）分析其中的基因信息来筛查胎儿的染色体异常，NIPT 可以在早期妊娠进行并可以同时检测多种常见的染色体异常。与传统的羊水穿刺相比，NIPT 具有高准确率、无创性和更早的检测时间的优势，可以提供准确的筛查结果，为孕妇提供更全面的胎儿健康评估，帮助家庭做出合适的选择和决策。NIPT 具有高准确率，但仍被定义为筛查工具而非诊断工具，阳性结果通常需要进一步进行诊断性测试确认或排除染色体异常。总之，NIPT 作为一项重要的妇产科技术突破为孕妇提供了一种准确、低风险的胎儿染色体异常筛查方法，对于胎儿的健康评估具有重要意义。

3. 分娩镇痛技术 在近年来取得了显著的进步，为孕妇提供了更多种类、更安全有效的分娩镇痛选择。首先，药物镇痛技术方面，新型麻醉药物的应用使得分娩镇痛更加准确和可控。例如，局部麻醉药物的开发和使用改善了阴道分娩的镇痛效果，同时减少了对胎儿的不良影响。此外，硬膜外腔阻滞等区域麻醉方法的进一步完善，使得分娩镇痛更加精确和安全。其次，非药物镇痛技术方面，心理疼痛调节和音乐疗法等各种方法能够通过干预患者的心理状态和注意力转移来缓解疼痛。同时，产前教育和支持也起到了积极的作用，帮助孕妇更好地应对分娩疼痛。此外，通过综合运用不同的镇痛技术和个体化的护理方案，医生和护士能够更好地满足孕妇的需求，提供个性化的分娩镇痛服务。总之，分娩镇痛技术的进步为孕妇提供了更多安全、有效和个性化的选择，有助于改善分娩体验和保障母婴健康。

4. 远程监测技术 远程监测系统能够收集和传输孕妇的生理数据，如胎心率、宫缩强度和胎动情况等。云服务器传输生理数据到医院或医务人员的电子设备上，以实时监测孕妇和胎儿的健康状况。当出现异常情况时，医护人员可迅速进行干预。此外，远程产前咨询和医学指导可通过视频通话进行，孕妇能在家中与医务人员远程咨询，咨询与孕期相关的问题。远程监测技术还对产后恢复起到积极的作用，孕妇可以定期向医务人员汇报产后恢复情况，医务人员能根据信息评估产妇恢复情况并提供指导和支持。特殊情况下的远程监测也很重要，如高危妊娠或早产儿的远程监测，通过专业设备和远程监控，医务人员能密切监护并提供及时的救治和管理。总之，远程监测技术为妇产科提供了更便捷及时的监护和治疗手段，改善了患者的医疗服务体验。

5. 妇科内镜技术 通过特制的内镜直接观察和检查子宫、卵巢和阴道等器官的病变。其应用范围广泛，可以减少创伤和恢复时间，提高患者的生活质量。妇科内镜技术在诊断方面取得了显著进展，通过放大视野和高清晰度成像，医务人员能够更加清楚地观察和评估病变，为早期诊断提供机会。内镜技术在妇科手术中的应用也取得了巨大突破，内镜手术具备创伤小、恢复快的优势，可广泛用于妇科手术，并保护周围组织的安全。同时，妇科内镜技术还常常与其他技术相结合，如电切割、电凝和激光治疗等，提供更准确、精细的治疗。然而，妇科内镜技术仍面临挑战，需要进一步研究和培训。总体而言，妇科内镜技术将为妇产科诊疗带来更多的突破和进步，以改善女性的生殖健康。

6. 产后康复护理 近年来，对产后康复护理的重视逐渐增加，为新生儿母亲提供了更全面、个性化的关怀。产后康复护理不仅关注产妇的身体恢复，还关注心理、营养和社会支持。产后康复护理强调通过定期身体检查，促进产妇身体功能和健康快速恢复。此外，心理支持方面，关注产妇可能出现的产后抑郁、焦虑等心理问题，并提供心理咨询和支持。营养方面，鼓励合理膳食，满足产妇的营养需求，促进身体康复和乳汁分泌。社会支持方面，鼓励家庭、社区、亲朋好友进行帮助和建立支持网络，缓解产妇压力，增强家庭的凝聚力。此外，一些先进的康复设施和服务也逐渐普及，如康复护理中心和专业团队提供的理疗、康复训练等，有助于优化康复效果。总的来说，对产后康复护理的重视和进步为新生儿母亲提供了更全面的护理支持，有助于促进产妇身心健康的恢复和家庭幸福。

五、妇产科护理的跨学科合作与综合管理

1. 医护团队的协作与合作 妇产科护理的跨学科合作与综合管理是提供优质、安全和综合护理的关键。妇产科涉及妇女生殖健康和婴儿的护理，需要医护团队的协作与合作来确保患者得到最佳的治疗和护理。在妇产科护理领域，医务人员包括妇产科医生、助产士、护士、麻醉师、产前咨询师和心理咨询师等，他们需密切合作以提供全面的妇产科护理。首先，妇产科医生是在诊断和治疗方面的核心角色。他们负责评估患者病情、制定诊疗计划、进行手术操作并提供必要的药物治疗。医生与其他专业人员之间的紧密合作对于准确诊断、个性化治疗和及时干预至关重要，在医生的指导下，护理团队能够为患者提供有效的医疗护理。其次，助产士在妇产科护理中发挥着重要作用，特别是在分娩过程中。助产士具备专门的知识和技能，能够辅导孕妇进行顺利的分娩，监测胎儿和孕妇的生命体征，有效地应对分娩期间出现的紧急情况。助产士与医生一起能够提供全方位的产妇护理，并在孕产期为患者提供持续的支持和教育。护士在妇产科护理中扮演多重角色，包括提供基础护理、监测患者状况、执行医嘱和协助医生进行各类检查和治疗。在产后护理中，护士还负责指导产妇进行母乳喂养、早期亲子接触和产后恢复指导等。护士需要与医生、助产士和其他护理人员合作，共同制定并执行护理计划，以确保患者获得全面、个性化的护理和关怀。麻醉师在妇产科手术中发挥重要的作用，他们通过评估患者的麻醉需求，选择适当的麻醉方法并进行麻醉操作，以确保手术期间患者的安全和舒适。麻醉师需与妇产科医生密切合作，了解手术类型和患者的特殊情况，以提供个性化的麻醉服务。此外，心理咨询师在妇产科护理中提供重要的心理支持和咨询。妇产科相关的诊断和治疗可能对患者的心理产生负面影响，心理咨询师通过帮助患者处理焦虑、沮丧和恐惧等情绪，提升其心理健康和社会适应能力。

因此，妇产科护理的跨学科合作与综合管理是提供全面、优质护理的关键。医护团队中的医生、助产士、护士、麻醉师和心理咨询师等各专业人员需要紧密协作，共同制定和实施个性化的护理计划，确保患者获得安全、有效和综合的医疗护理。他们的共同努力为妇产科患者提供了全方位的关怀和支持，促进了妇产科护理的发展与进步。

2. 妇产科护理的综合管理与病历管理 妇产科护理的综合管理与病历管理是确保患者获得全面和协调的护理关怀的重要环节。综合管理强调医护团队成员之间的有效协作与合作，将各个环节的护理措施融合在一起，以提供一体化、连续性和高效的护理服务。病历管理则是对患者诊疗过程进行全面规划、协调和评估，以确保患者获得个性化、恰当的护理。

首先，妇产科护理的综合管理需要建立一个有效的护理团队。该团队通常由妇产科医生、护士、助产士、麻醉师、心理咨询师等多个专业人员组成。通过团队驱动，各个成员能够充分发挥专业优势，密切合作，确保患者获得全面、协调和连续的护理服务。其次，综合管理需要制定个性化的护理计划。根据患者的特点、诊断结果和治疗需求，医护团队共同制定相应的护理计划，并实时评估和调整。护理计划应包括多个方面的护理措施，如疾病管理、药物治疗、手术操作、产后护理、营养指导、心理支持等，以确保患者得到全面、个性化的护理关怀。此外，综合管理需要有效的信息交流和协调机制。医护团队应建立良好的沟通渠道，包括会议、讨论和电子健康记录等。这样可以确保团队成员之间及时分享和传递患者相关的信息，保持团队的协作性和一致性。同时，利用电子健康记录的优势，医护团队可以更好地了解患者的病情和护理需求，进行个案管理和跨学科协作。此外，病历管理是综合管理的核心环节之一。通过对患者病情的全面评估、诊断结论的明确和治疗计划的规划，医护团队能够协调和安排合适的护理资源，提供及时有效的护理服务。病例管理还包括对患者的护理进程和效果进行跟踪和评估，以便根据需要进行调整和改进。最后，综合管理强调整合和衔接各个环节的护理服务。从入院、手术、术后护理到康复和出院，医护团队应按照一体化的思维和流程，提供全程的综合护理服务。通过整合各种资源和协调各个环节的工作，患者能够获得连续性的护理服务，提高护理效果和患者的满意度。

因此，妇产科护理的综合管理与病例管理对于确保患者获得全面、个性化和协调的护理关怀非常重要。通过医护团队的协作与合作，制定个性化的护理计划、建立良好的信息交流和协调机制，并细致管理和评估患者的病情和护理进程，可以提供高质量、连续性的妇产科护理服务。综合管理的目标是为患者提供全面的身体、心理和社会支持，提高疗效和患者的生活质量。

3. 执行临床路径与指南的推广 妇产科护理的跨学科合作与综合管理中，执行临床路径与指南的推广对于提供一致性、高质量的护理服务至关重要。临床路径和指南是基于循证医学的最佳实践，旨在规范和优化妇产科护理过程，提高护理质量和患者满意度。首先，执行临床路径与指南可以促进标准化护理流程的实施。通过制定和执行临床路径和指南，医务人员能够按照预定的流程和步骤进行护理工作，确保患者获得一致性和规范化的护理关怀。这不仅提高了医务人员工作效率，也降低了因个体差异而带来的护理质量的波动。其次，临床路径和指南有助于改善护理质量和治疗效果。临床路径和指南制定时依据最新的研究证据和专家共识，结合了最佳的护理实践，为医务人员提供了指导和参考。通过推广和执行临床路径和指南，医务人员能够更好地运用最新的科学知识和临床经验，提高护理质量，减少并发症的发生率，并确保患者获得最佳的治疗效果。此外，临床路径和指南的推广还可以提高医务人员的专业素养和协作能力。在执行临床路径和指南的过程中，医务人员需要相互协作、密切合作，遵循统一的护理标准和流程。这种跨学科的合作与协调不仅能够促进专业技能的共享和交流，还能加强团队合作，提高整个护理团队的协同效能。此外，临床路径与指南的推广还可以提高患者的参与度和满意度。临床路径和指南中通常包含了对患者的教育、自我管理和自我护理的指导，使患者能够更好地理解自己的疾病和治疗过程，并主动参与护理决策。这不仅可以提高患者的治疗依从性和满意度，还能为患者提供更好的健康结果和生活质量。

因此，执行临床路径与指南的推广是妇产科护理跨学科合作与综合管理中一项重要的举措。通过推广和执行临床路径和指南，可以实现妇产科护理的标准化、规范化和优化，提高护理质量和患者满意度。此外，推广临床路径和指南还可以促进医务人员之间的协作与合作，提高专业素养和协作能力。最重要的是，临床路径和指南的推广可以提高患者的参与度和满意度，为患者提供更好的护理关怀和健康结果。

六、妇产科护理的未来发展趋势与面临的挑战

1. 特色妇产科护理服务的发展 特色妇产科护理服务指的是根据地区或医疗机构的特殊需求和资源优势，提供具有个性化、多元化和创新性的护理服务。首先，特色妇产科护理服务将更加注重个性化护理。随着社会的进步和人们对健康的重视，患者对于个性化护理的需求也越来越高。未来的特色妇产科护理服务将更加关注患者的个体差异和需求，通过全面评估患者的健康状况和生理、心理需求，提供针对性的护理计划和关怀，以提高患者的满意度和治疗效果。其次，特色妇产科护理服务将注重多元化的护理模式。未来的特色妇产科护理服务将面向多样化的需求和人群，如高龄孕妇、高危孕妇、产后康复患者等。不同群体的患者需要定制化的护理方案，特色妇产科护理服务将采取灵活多样的护理模式，包括家庭护理、社区护理、远程护理等，以满足各个群体的需求。最后，特色妇产科护理服务将注重创新和技术应用。随着医疗技术的不断发展，特色妇产科护理服务将紧跟时代的步伐，引入创新的技术手段和护理方法。例如，借助远程监测技术和人工智能技术，可以实现对孕妇、产妇和新生儿的远程监控和查询。同时，特色妇产科护理服务还将利用信息技术平台和电子健康记录，提供便捷、高效的护理服务。

然而，特色妇产科护理服务的发展也面临一些挑战。首先是专业素质的提升和培训。为了提供具有特色的妇产科护理服务，护理人员需要不断更新自己的知识和技能，提高专业水平，适应新的护理需求和护理模式。此外，特色妇产科护理服务还需要与其他相关部门和专业进行有效合作，共同实施综合性的护理管理，这也需要加强跨学科的合作与沟通。

总之，特色妇产科护理服务的发展是妇产科护理领域的重要趋势。它注重个性化护理、多元化护理模式和创新技术的应用，旨在提供更好的护理关怀和服务。然而，特色妇产科护理服务的发展还需要面对专业素质提升、跨学科合作和资源配置等挑战。通过持续的努力和合作，相信特色妇产科护理服务将更好地满足患者的需求，推动妇产科护理领域的进一步发展。

2. 科技创新与数字化护理的应用 妇产科护理的未来发展趋势之一是科技创新与数字化护理的应用。随着科技的不断进步和数字化时代的到来，妇产科护理将迎来更多创新技术和数字化工具的应用，提供更高效、便捷、安全的护理服务。

第一，科技创新将在妇产科护理中发挥重要作用。例如，远程监护技术的出现使得护理人员可以实时监测孕妇和产妇的生命体征，及时发现异常情况并采取相应的护理措施。这样可以避免患者频繁到医院进行检查，节省时间和精力。另外，智能穿戴设备如健康手环和智能胎心仪等也为妇产科护理提供了更多数据支持，帮助护理人员更好地了解患者的身体状况和健康指标。

第二，数字化护理将改善妇产科护理的效率和质量。通过电子病历和健康记录系统，护

理人员可以记录和共享患者的健康信息，减少纸质记录的烦琐和错误。数字化护理还可以实现护理过程的信息化和自动化，提高护理的准确性和及时性。例如，自动化的药物分配系统和电子签字技术可以减少药品误用和交叉感染的风险。此外，数字化护理还可以通过提供在线咨询和教育资源，帮助患者更好地了解和管理自己的健康状况。

然而，在科技创新与数字化护理的应用中，还存在一些挑战需要面对和解决。首先是隐私和安全问题。在数字化护理过程中，涉及大量的患者个人信息和医疗数据的收集和传输，因此需要加强对数据隐私和安全的保护。护理机构和技术提供商需要制定合适的隐私政策和安全措施，确保患者的数据得到妥善管理和保护。其次是技术应用和培训的问题。尽管科技的发展给妇产科护理带来了诸多益处，但同时也要求护理人员具备相应的技术能力和知识。护理人员需要接受相关的培训和教育，以熟悉和掌握科技工具的使用方法，确保其正确应用和有效地服务于妇产科护理实践。

总的来说，科技创新与数字化护理的应用是妇产科护理未来的发展趋势。通过应用创新技术和数字化工具，可以提高护理的效率和质量，并为妇产科护理提供更多的数据支持和资源。然而，在推动科技创新和数字化护理的过程中，仍需解决隐私和安全问题，并加强护理人员的技术培训和教育。通过克服这些挑战，科技创新与数字化护理将为妇产科护理带来更多的机遇和发展潜力。

3. 人口老龄化与妇产科护理需求的变化 随着人口老龄化进程的加速，老年妇产科护理需求的增加，将对妇产科护理提出新的挑战和机遇。第一，人口老龄化导致老年妇产科护理需求的增加。随着生活水平的提高和医疗条件的改善，越来越多的妇女能够长寿。然而，随着年龄的增长，妇女在妇产科健康方面面临更多的问题，如更高的孕产并发症风险、更多的慢性病管理需求，以及心理社会支持等。因此，妇产科护理需要适应老年妇产科患者的特殊需求，提供个性化、综合性的护理服务。第二，人口老龄化也意味着对产科护理的需求将发生变化。随着人口老龄化，妇女晚婚和晚育的现象越来越普遍。这将导致高龄孕妇、高风险孕妇等特殊群体的增加，对孕期监测、分娩管理和产后护理等方面提出更高的要求。因此，妇产科护理需要根据患者的特殊需求和情况，提供相应的护理方案和关怀，以确保母婴健康和安全。

除了以上两点，人口老龄化还给妇产科护理带来了一些挑战。第一，护理资源的不足和压力增加。老年妇产科患者通常面临更多的健康问题和护理需求，而医疗资源有限，护理人员的数量也相对较少。因此，妇产科护理需要更好地配置护理资源，提高工作效率，满足老年妇产科患者的需求。第二，人口老龄化还增加了护理人员的培训和专业素养的要求。老年妇产科患者的护理通常需要综合考虑身体、心理和社会因素，护理人员需要具备相关的知识和技能。因此，提升妇产科护理人员的专业素质和综合能力，需要加强护理教育和培训。

总之，人口老龄化将给妇产科护理带来新的挑战。护理人员需要适应老年妇产科患者的特殊需求，提供个性化、综合化的护理服务。同时，妇产科护理还需要面对护理资源的不足和压力增加的问题，并加强护理人员的培训和专业素养。通过合理规划和发展，相信妇产科护理能够以科学、专业的态度应对人口老龄化带来的挑战，为老年妇产科患者提供优质的护理关怀和服务。

知识拓展

助产士（midwife）专门从事妇产科护理和接生服务。助产士的起源可以追溯到数千年前。在人类历史的不同时期和地区，助产士扮演着关键的角色，为孕妇和新生儿提供专业的护理和服务。中世纪是助产士的重要发展时期。他们与医师协会合作，共同推动分娩的医学化和专业化，并在城市和乡村建立分娩中心和医疗机构，提供妇产科护理和接生服务。18 世纪和 19 世纪，随着现代医学的进步和科学的发展，助产士开始接受更为系统的教育和培训。助产士巡回访问孕妇和家庭，并在家庭环境中提供分娩的支持和护理。20 世纪以来，助产士在国际范围内得到了广泛的认可和重视。各国政府和卫生组织认识到他们在妇产科护理和接生领域的重要性，推动助产士的专业化和标准化。助产士在临床实践、社区护理和健康教育方面发挥着关键的作用。总之，助产士作为一种医学专业，有着悠久的历史和丰富的发展经验。从公元前到现代社会，助产士通过不断的发展，为孕妇和新生儿提供专业的护理和接生服务。随着医学科学的不断进步和社会需求的变化，助产士将继续在妇产科领域做出贡献，并发挥着重要的职业角色作用。

本章小结

思考题

1. 妇产科护理作为一个专业领域，它的重要性和价值在当代社会中如何体现？如何更好地推动和促进妇产科护理的发展？

2. 科技创新和数字化护理对妇产科护理的未来发展有何影响？你认为这些技术和工具如何改变妇产科护理的实践和患者体验？

3. 你对人口老龄化给妇产科护理带来的挑战和机遇有何见解？如何应对老年妇产科患者的特殊需求，提供优质的护理服务？

更多练习

（李 娜）

第二章　女性生殖系统发育和解剖

教学课件

学习目标

1. 素质目标

（1）培养学生关爱女性，具有严谨、求实、仁爱的护理职业素养。

（2）培养学生同理心，共情能力。

2. 知识目标

（1）掌握：女性骨盆的组成与分界，女性外生殖器与内生殖器的解剖结构组成。

（2）熟悉：骨盆各平面与径线，内生殖器邻近器官，女性生殖系统的神经、血管和淋巴。

（3）了解：女性卵巢的发育、生殖道的发育。

3. 能力目标

（1）能够应用女性生殖系统的解剖特点解决女性生殖系统损伤等临床问题。

（2）能够应用女性生殖系统的解剖特点对女性进行健康教育。

案例

【案例导入】

患者，女性，28岁，已婚，未育，工作时不小心从高处坠落，骑跨式摔落，外阴受伤。急诊接诊，医生进一步检查发现该患者的大阴唇、小阴唇、阴阜部位均出现大面积皮下血肿。患者十分痛苦，焦虑不安，一直不停地说："太疼了，太疼了。"并抓住急诊护士的手，问："我还能怀孕生孩子吗？"

【请思考】

该患者为什么一直不停地说"太疼了"，请从解剖学角度解释原因。

【案例分析】

第一节　女性生殖系统发育

性腺的分化主要由性染色体和性激素决定，而女性生殖系统的发育成熟主要受雌激素影响。

一、卵巢的发育

在人类胎儿期，卵巢的发育过程包括 3 个阶段：生殖细胞增殖期、生殖细胞分化期和卵泡形成期。卵巢主要由 3 部分组成，即皮质、髓质和卵巢门。卵巢皮质部发育并容纳生殖细胞，髓质部逐渐退化，其残留部分形成卵巢门（又称卵巢网），卵巢门区含有密集的脉管和间质细胞（又称卵巢门细胞）。卵巢门细胞可以促进雌激素的分泌，与睾丸内的间质细胞的作用机制十分接近。

胚胎 3 周时，观察卵黄囊内胚层，有多个大于体细胞的生殖细胞存在，称为原始生殖细胞。当胚胎发育到第 5 周，两侧中肾内侧的间皮增厚，形成原始生殖嵴。此时并无性别分化。未分化期持续 7 ~ 10 天。在胚胎第 4 ~ 6 周时，原始生殖细胞自卵黄囊经背部上皮凹陷迁徙至性腺部位；在迁徙的同时，生殖细胞开始增殖，形成原始性腺。尽管原始生殖细胞不引起性腺发育，但未按时抵达性腺部位时，性腺则不会正常发育，最终将导致性腺发育不全或形成纤维条索状性腺。

研究表明，Y 染色体短臂末端的性决定区（sex-determining region of the Y chromosome, SRY）蛋白在男性性别发育中起着至关重要的作用，能诱导未分化性腺向睾丸分化并产生雄激素。睾丸的形成是一种主动过程，在无 SRY 蛋白，雄激素及抗米勒管激素的情况下，生殖器倾向向女性发育。

在两个 X 染色体作用下，未分化性腺的皮质倾向分化为女性胎儿。并在胎儿第 10 周，分化出卵巢结构。

异常情况有两种：一是在性染色体为 XY 的女性患者中发现 *SRY* 缺失或基因突变；二是从性染色体为 XX 的男性患者中发现 *SRY* 基因的存在。以上均证实 *SRY* 基因在生殖腺分化中起关键作用，该基因可能是影响性腺发育的调控基因之一。但卵巢正常分化需要有完整的染色体核型（46,XX）和常染色体及促卵泡激素的参与。因此，第 2 条性染色体上必然含有维持卵巢发育和功能的基因。最新的研究表明，*SRY* 基因在性别决定和分化中发挥着重要作用，并且这一过程涉及多个基因的协同作用。

在胚胎 6 周后，原始性腺开始分化，至 8 ~ 10 周性腺组织才出现卵巢的结构。胚胎 6 ~ 8 周，原始生殖细胞会迅速进行有丝分裂，形成卵原细胞。而在胚胎 16 ~ 20 周，生殖细胞的数量会达到高峰（600 万 ~ 700 万个）。在胚胎 11 ~ 12 周，卵原细胞会经历第一次减数分裂，然后静止于前期双线期，形成初级卵母细胞。

胚胎 16 周至生后 6 个月，单层梭形前颗粒细胞围绕停留于减数分裂双线期的卵母细胞形成始基卵泡。胎儿期卵泡不断闭锁，至青春期只耗约 30 万个。

卵巢作为女性生殖系统中至关重要的调控中心，主导着生殖器官的发育与成熟过程。其核心功能在于能够产生卵细胞（卵子）并分泌多种性激素，主要包括雌激素与孕激素，这些激素对女性的生理周期及生殖健康具有决定性作用。自女性儿童进入 8 岁起，卵巢即步入一个显著的发展阶段，特别是在 8～10 岁这一关键期内，其体积显著增大，质地也发生明显变化，标志着卵巢功能逐渐激活。尽管卵巢在这一时期快速发展，但在女性首次月经初潮时，卵巢并未达到完全成熟的状态，其体积仅为最终成熟状态的约 30%。随着青春期的深入，卵巢继续经历着显著的增长与成熟，开始规律性地释放成熟的卵细胞，这一过程被称为排卵，并同步分泌出必要的性激素，以维持和调节女性的生殖健康及生理周期。在 10～18 岁青春期阶段，不仅卵巢不断发育，女性的子宫也明显增大，其体积与长度均实现了倍增，同时伴随着一定程度的形态调整，以适应未来可能的妊娠需求。

二、女性生殖道的发育

女性的生殖道主要由输卵管、子宫及阴道组成。由胚胎时期的中肾旁管（又称副中肾管）和泌尿生殖窦隆起的窦阴道球发育而来。1759 年，年仅 26 岁的沃尔夫（Wolff）首次对中肾管进行了详尽的描述，因这一贡献，中肾管又称沃尔夫管（Wolffian duct），以纪念他的科学成就。而到了 1830 年，德国杰出的生物学家约翰·米勒（Johannes Müller）进一步推动了生殖器官胚胎发生学的研究，全面总结并构建了该领域的完整理论体系。因此，中肾旁管又称米勒管（Müllerian duct）。中肾旁管由中肾管诱导产生，为位于泌尿生殖嵴外侧中肾旁的两对纵形管道。中肾管是男性生殖管道的起始结构，而副中肾管则是女性生殖管道的起始结构。在胚胎性分化间性体时期，所有胚胎的中肾管和副中肾管短期共存，并处于未分化的原始状态。如某一管道系统持续正常发育为特定的生殖道时，那么，另一管道系统则最迟于早孕期末消失，偶尔遗留无功能的残迹。

第二节 女性生殖系统解剖

一、骨盆

女性骨盆（pelvis）是身体的重要组成部分，不仅能够支撑躯干，保护盆腔内的器官，还是胎儿出生时必经的骨性产道。骨盆的尺寸和形态会直接影响到女性的分娩过程。一般来说，女性的骨盆比男性的更宽、更浅，这样更有利于胎儿的娩出。

（一）骨盆的组成

1. 骨盆的构成 包括骶骨、尾骨及左右两侧的髋骨。髋骨由髂骨、坐骨、耻骨融合而成，使髋骨能够承受外力的影响。而骶骨由 5～6 块骶椎组成，盆面凹陷，上缘向前突出，从而形成一个特殊的岬状结构，称骶岬。在测量骨盆内对角径时起着重要的作用。由 4～5 块尾椎融合而成，它们相互连接，构成了一个完整的结构（图 2－1）。

2. 骨盆的关节 在人体中起着重要作用，包括耻骨联合、骶髂关节及骶尾关节。其中，两侧耻骨由纤维软骨相连，构成耻骨联合。在骨盆的背面，两髂骨与骶骨相接，形成骶髂关节。而骶尾关节由骶骨和尾骨相连而形成，是人体的重要关节，有一定活动度。这些关节共同协作，以维持骨盆的稳定性和正常的生理功能。

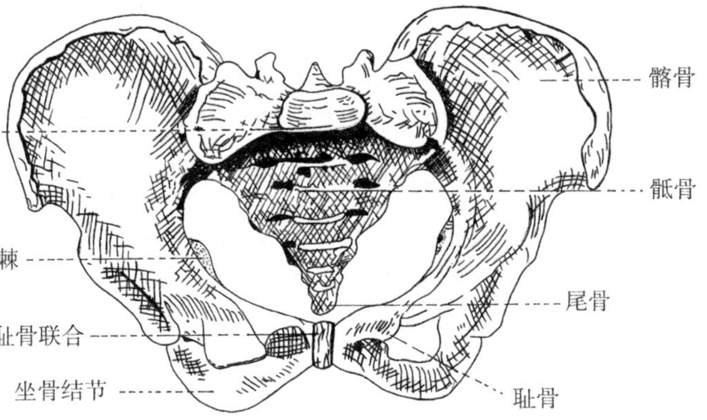

图 2-1　骨盆

3. 骨盆的韧带　由两对相互联系的结缔组织组成。一对联系着骶骨、尾骨和坐骨结节，即骶结节韧带，在保护骨骼结构的完整性上起着十分重要的作用。另一对是骶、尾骨及坐骨棘间的骶棘韧带的宽度即坐骨切迹的宽度，可以作为判断中骨盆是否狭窄的指标。由于性激素的影响，妊娠期这两对韧带会变得松弛，利于分娩。

（二）骨盆的分界

以耻骨联合上缘、髂耻缘及骶岬上缘的连线作为分界，骨盆可被划分为假骨盆和真骨盆。

1. 假骨盆　亦称为大骨盆，位于骨盆分界线的上方，是腹腔的一部分。其前方为腹壁下部，两侧为髂骨翼，后方则与第 5 腰椎相邻。尽管假骨盆与产道无直接联系，但其径线的长短对于判断真骨盆的大小具有参考价值。因此，测量假骨盆的径线可作为评估真骨盆大小的依据。

2. 真骨盆　也称小骨盆，位于骨盆分界线的下方，是胎儿娩出的骨产道。它有上、下两个口，也就是骨盆入口和骨盆出口。两口之间所围成的腔室即为骨盆腔。骨盆腔的后部由骶骨与尾骨构成，两侧则为坐骨、坐骨棘、骶棘韧带，而前部则为耻骨联合。坐骨棘位于真骨盆的中部，可通过直肠指检或阴道检查触及，是分娩过程中评估胎先露下降程度的关键标志。真骨盆的两个低点之间的联系构建起耻骨弓，骨盆腔的形态呈现出前浅后深的特征，其中轴被定义为骨盆轴，胎儿在分娩时会沿着此轴娩出。

（三）骨盆平面及径线

1. 入口平面　共有 4 条径线。

（1）入口前后径：通常被称为真结合径，其平均长度大约为 11cm。

（2）入口横径：入口横径的宽度可以通过测量来确定，是左右髂耻缘间的最大距离，并且平均宽度约为 13cm。

（3）入口斜径：左右各一。左骶髂关节至右髂耻隆突间的距离为左斜径；右骶髂关节至左髂耻隆突间的距离为右斜径，平均值约为 12.75cm。

2. 中骨盆平面　前方为耻骨联合的下缘，后部为骶骨下端，两侧为坐骨棘，有两条径线。中骨盆平面的大小与分娩的关系非常密切。

（1）中骨盆前后径：平均值约为 11.5cm。

（2）中骨盆横径：两侧坐骨棘之间的距离，又被称作坐骨棘间径，其平均长度大约为 10cm。

3. 骨盆的出口 位于骨盆的下部，它的结构由一个双向的三角形组成。坐骨结节间径与骨盆出口横径相等。前三角的顶部位于耻骨联合的下方，而两侧则分别为耻骨的降支；而后三角的顶部位于骶尾关节，而两侧为骶结节韧带。骨盆出口平面共有4条径线。

（1）出口前后径：从耻骨联合处到骶尾关节之间的直线长度，大约为11.5cm。

（2）出口横径：坐骨结节内侧缘之间距离，即出口横径，大约在9cm。

（3）出口前矢状径：表示耻骨联合下缘到坐骨结节连线中点的长度，它们的平均值大概在6cm。

（4）出口后矢状径：从骶尾关节到坐骨结节连线中点之间的距离，其平均约为8.5cm。若出口横径短，但出口后矢状径与出口横径之和大于15cm，中等大小的足月胎头亦可通过占三角区经阴道顺利分娩。

（四）骨盆的类型

1. 女型 入口通常呈横椭圆形，其入口横径比前后径长，两侧坐骨棘的间距应≥10cm。这种骨盆是一种普遍存在的骨骼结构，在我国妇女中占52%～59%。

2. 扁平型 其特点是入口前后径比横径略小，形状为扁椭圆。此外，由于耻骨弓宽，骶骨的曲线会发生改变，即变直向后翘或深弧形。因此，它属于浅性骨盆。

3. 类人猿型 这种骨盆有着独特的外观，其入口是一个长椭圆形，前后径大于横径。坐骨切迹宽，骨盆两侧壁略微紧凑，坐骨棘比较突出，耻骨弓比较窄，骶骨向后倾斜。因此，类人猿型骨盆的前面比较狭小，后部较宽大。在我国的妇女中，这种骨盆的比例为14.2%～18.0%。

4. 男型 骨盆入口略呈三角形，其外围有一个狭长的管状结构，其内部有一个凸起的髂骨，髂骨的尖端有一个狭小的弧度，髂骨的尖端向上延伸，使得髂骨的矢状径变得更加细小。由于这种特殊的漏斗型骨盆结构，通常会导致难产。

4种骨盆类型仅仅是理论上的分类，而临床上，混合型骨盆更为常见。此外，骨盆的形态、大小不仅受种族因素的影响，也受遗传、营养和性激素的影响。

二、外生殖器

女性外生殖器（external genitalia）又称外阴，是女性生殖器的外露部分，位于两股内侧间（图2－2），包括阴阜、大阴唇、小阴唇、阴蒂和阴道前庭。

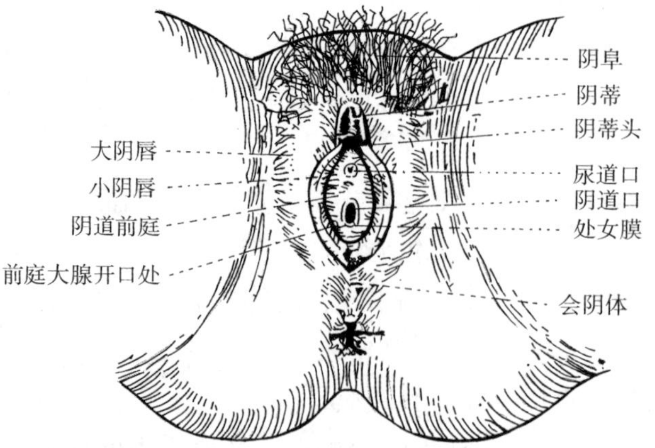

图2－2 外生殖器

（一）阴阜

阴阜（mons pubis）位置在耻骨联合之前，其内部由厚实的脂质构成。随着青春期的发育，阴阜处会生长一些细小的阴毛。阴毛的疏密和颜色因人与种族而异。有的稀疏，有的浓稠。

（二）大阴唇

大阴唇（labium majus）为一对从阴阜到会阴，纵行隆起的皮肤皱襞。大阴唇的外层是皮肤，内含皮脂腺、汗腺及黏膜。青春期后，大阴唇会生长阴毛；但随着年龄的增加，大阴唇的表层会逐渐变薄，并且容易受到损伤。对于未产的女性来说，大阴唇会自然合拢，产后向两侧分开。

（三）小阴唇

小阴唇（labium minus）位于大阴唇内侧，系一对薄皮肤皱襞，表面富含神经末梢，颜色为褐色，没有阴毛。小阴唇的前端融合，分为前后两叶，前叶形成阴蒂包皮，而阴唇的后叶则形成阴蒂的韧带，大阴唇与小阴唇在后端汇合。小阴唇系带位于阴唇的正中央，是一条细长的皮肤皱襞。它的表面覆盖着大量的油性分泌物和少量的汗液，其周围的神经末梢十分丰富，对外界刺激极其敏感。

（四）阴蒂

阴蒂（clitoris）位于两侧小阴唇顶端的下方，由两个阴蒂海绵体构成，与男性阴茎同源阴蒂头有丰富的神经末梢，对刺激敏感。

（五）阴道前庭

阴道前庭（vaginal vestibule）是位于两个小阴唇中间的菱形区域，它的前面是阴蒂，而后面是阴唇系带，这一结构中还包括一个浅窝，即舟状窝，位于阴唇和阴唇系带的交界处，并且还包含了一些特殊的结构，如尿道外口、阴道口等。

1. 前庭球　前庭球（vestibular bulb）是一种在前庭内部发育的结缔组织，其外层包裹着一层厚厚的肌肉，内部则是一层静脉丛。

2. 前庭大腺　前庭大腺（major vestibular gland）又称巴氏腺（Bartholin gland）处于大阴唇的后面，由一个大小相当的球形海绵组成，约为黄豆大小，两端分别有一个腺管。腺管的长度在1～2cm，并且在小阴唇和处女膜的交界处开口。性兴奋时，腺体分泌黏液，以提供润滑作用。如果腺管口被堵住，就会导致前庭大腺囊肿。

3. 尿道外口　尿道外口（external orifice of urethra）为圆形，位于阴蒂头的后下方。在尿道外口的后壁上，有一对并列腺体，称为尿道旁腺，能够分泌润滑液，但也容易滋生。

4. 阴道口和处女膜　阴道口（vaginal orifice）位于尿道外口后方的前庭后部。周缘附有黏膜皱襞，为处女膜（hymen），内含结缔组织、血管及神经末梢，多在中央有一圆形或新月形小孔。因性交或激烈活动，处女膜可发生撕裂。此外，由于阴道分娩，产后会留有处女膜痕。

三、内生殖器

女性内生殖器（internal genitalia）由阴道、子宫、输卵管及卵巢组成，输卵管和卵巢合称为子宫附件（图2-3）。

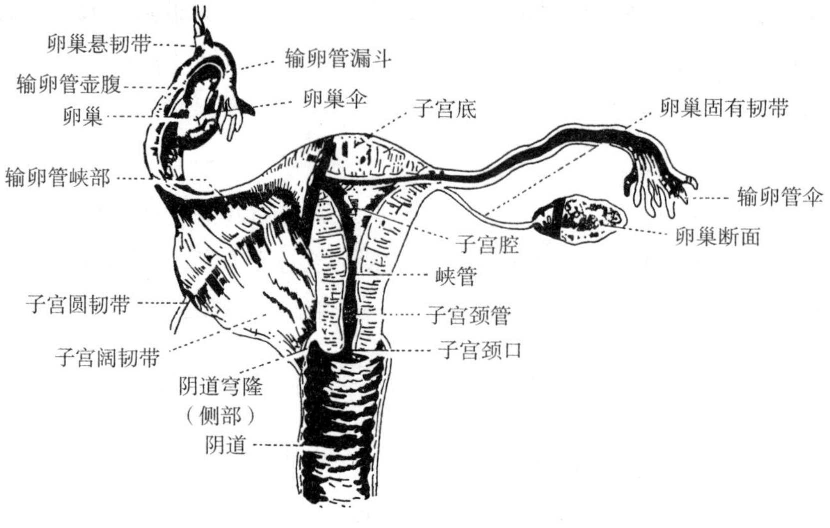

图2-3 女性内生殖器

（一）阴道

1. 位置和形态 阴道（vagina）为性交器官、月经血排出及胎儿娩出的通道。位于真骨盆下部中央，为上宽下窄的管道，其前壁长7～9cm，与膀胱和尿道相邻，而后壁长10～12cm，贴近直肠。阴道上端包绕子宫颈，下端开口于阴道前庭的后部。阴道顶端环绕宫颈周围的部分称为阴道穹隆（vaginal fornix）。分为前、后、左、右4个部分，其中后穹隆与直肠子宫陷凹紧密相邻，具有重要的临床意义，可经过此处进行穿刺或引流治疗。

2. 组织结构 阴道壁自内而外由黏膜、肌层和纤维组织膜构成。具有许多细小的横行皱襞，因此具有良好的弹性。阴道壁颜色淡红，表面被复层鳞状上皮细胞覆盖，没有腺体，而且会受激素的作用而发生周期性的改变。阴道壁上的两层平滑肌中间具有一层薄薄的纤维结缔组织，而且这些结缔组织中的弹性蛋白质比起两层平滑肌更为丰富。但这种结缔组织也容易受到破坏，导致出血和血肿。

（二）子宫

1. 位置和形态 子宫（uterus）是有腔、壁厚的肌性器官，位于盆腔中央，连接着膀胱与直肠，并且在腹部的上部与阴道相连。在膀胱空虚的情况下，呈轻度前倾前屈位。子宫的正常位置通过子宫的韧带、骨盆底肌及筋膜的支托来维持。

子宫腔呈倒置的梨形，前后略扁。子宫的重量约为50g，长度在7～8cm，宽度在4～5cm，厚度在2～3cm，而容量则大约为5ml。子宫的上半部分比下半部分更加宽敞，被称作宫体，而子宫的两边则是宫角，并且与输卵管相连。由于其狭小的特性，宫颈呈现出一种圆柱状。不同的年龄会有不同的结果，在青春期，宫体与宫颈的比例可能会达到1∶2，生育期为2∶1，绝经后则可能会达到1∶1。

宫腔上宽下窄，尖端朝下，与子宫颈管相连。宫体和宫颈之间最窄的部分称子宫峡部，在非孕期长约1cm，其上端由于解剖上较窄，称为解剖学内口；由于其下端的黏膜组织在此处由子宫腔内膜转为子宫颈黏膜，故称组织学内口。子宫颈内腔呈梭形，称子宫颈管，成年妇女宫颈管长 2.5～3.0cm，下端为子宫颈外口，宫颈下端伸入阴道内的部分称子宫颈阴道部。阴道以上的部分称子宫颈阴道上部。

2. 组织结构　宫体和宫颈的组织结构不同。

（1）宫体：是一个复杂的结构，由子宫内膜层、肌层和浆膜层组成。

子宫内膜层衬于宫腔表面，分为致密层、海绵层、基底层，内膜表面 2/3 为致密层与海绵层，统称为功能层，受性激素影响，发生周期性变化而脱落。

子宫肌层是子宫内壁最厚的一层，在非怀孕期间厚度大约为 0.8cm，由平滑肌组织和弹性纤维、胶厚纤维组成，可以划分为 3 层，内层肌纤维环状、外层肌纤维纵向和中层肌纤维交叉。中层肌纤维收缩时能压迫血管，能有效地制止子宫出血。

宫腔内的浆膜层覆盖于宫体底部及前后面的脏腹膜，在子宫前面近峡部处的腹膜向前反折覆盖膀胱，形成膀胱子宫陷凹（vesicouterine pouch）。在子宫后面，腹膜沿子宫壁往下延伸，至子宫颈后方及阴道后穹隆，然后折向直肠，形成直肠子宫陷凹（rectouterine pouch）也称为道格拉斯陷凹（Douglas pouch）。

（2）子宫颈：由结缔组织构成，含少量平滑肌、血管和弹力纤维。子宫颈管黏膜为单层高柱状上皮，可以分泌碱性的黏液，堵塞子宫颈管。子宫颈阴道部由复层鳞状上皮覆盖，表面光滑。子宫颈外口柱状上皮与鳞状上皮交接处是子宫颈癌的好发部位。

3. 子宫韧带　共 4 对，与骨盆底肌、筋膜一起维持了子宫的正常位置（图 2－4）。

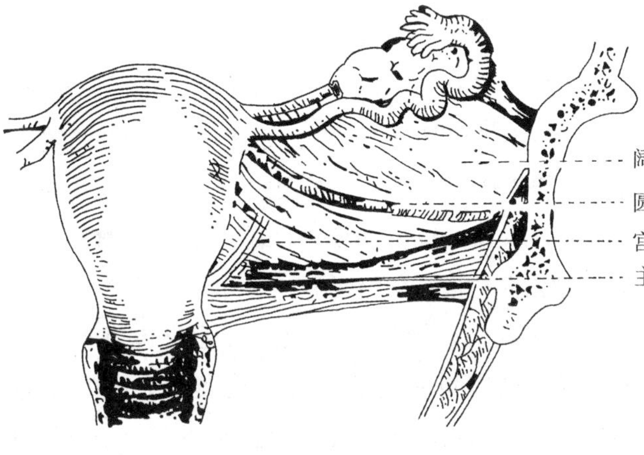

图 2－4　子宫韧带

（1）圆韧带：圆韧带（round ligament）是一种具有维持子宫前倾位的功能的结构，呈圆索状，从子宫角的前面开始，沿着骨盆侧壁向前延伸，经过腹股沟管，最终止于大阴唇前端。

（2）阔韧带：阔韧带（broad ligament）是子宫两侧呈翼形的双层腹膜皱襞，子宫前后壁腹膜自子宫侧缘向两边延伸到骨盆壁，保证了子宫在盆腔的正中位置。韧带分为前后两叶，其上缘游离，内侧 2/3 部分包绕着输卵管（伞部没有腹膜覆盖），而外 1/3 包绕卵巢动静脉形成骨盆漏斗韧带，又称卵巢悬韧带，下端有卵巢动静脉穿行。阔韧带内侧略厚的部分位于卵巢与宫角之间，称作卵巢固有韧带或卵巢韧带。阔韧带内的血管、神经、淋巴管及疏松结缔组织很丰富，统称为宫旁组织。在阔韧带基底部有子宫动、静脉和输尿管穿行而过。

（3）主韧带：主韧带（cardinal ligament）又称子宫颈横韧带，是一对紧密的、具有良好弹性的平滑肌及其周围的结缔组织纤维束，横行于子宫颈两侧及骨盆侧壁之间，将子宫颈固定。

（4）宫骶韧带：宫骶韧带（uterosacral ligament）起自子宫颈和子宫体的后上侧方，绕过直肠，抵达第2、3骶骨的前部筋膜，是一条由平滑肌、结缔组织及神经共同构成的韧带，能够向后上方牵引子宫颈，从而维持子宫的前倾位置。

（三）输卵管

1. 功能 输卵管（fallopian tube）是精子和卵子结合并进行受精的通道，同时还是将受精卵传送到宫腔的重要通道。

2. 位置与形态 这是一对弯曲且细长的肌性管道，位于阔韧带上缘，内侧与子宫角连通，外端与卵巢相近，总长度8～14cm。按照结构，输卵管从内到外划分成4个部分：①间质部，潜行子宫壁内，管径最窄，长1cm。②峡部，管径窄，位于间质部外侧，长2～3cm。③壶腹部，长5～8cm，多在此受精，位于峡部外侧。④伞部，是输卵管的最终端，长1.0～1.5cm，具备“拾卵”的功能。

3. 组织结构 输卵管由3层组织构成：①外层是浆膜层，是腹膜的重要组成部分，也就是阔韧带的上边界。②中层是平滑肌层，这一层的收缩可以帮助捡取卵子，并将受精卵运送到子宫里，同时还能够在某种程度上阻止宫腔内感染向腹膜传播，阻止经血逆流。③内层是黏膜层，是由单层的高柱形上皮覆盖，其中的纤毛细胞，通过朝着子宫的方向摆动纤毛，帮助受精卵移动。性激素对于输卵管的生理功能有着重要的周期性调节作用。

（四）卵巢

1. 功能 卵巢（ovary）的主要作用是产生与排出卵子，并分泌甾体激素。

2. 位置与形态 卵巢是一对扁椭圆形的性腺，处于输卵管的末端，卵巢外侧与骨盆壁以骨盆漏斗韧带相连，内侧以卵巢固有韧带与子宫相连。卵巢前缘中部有卵巢门。在青春期卵巢表面光滑，青春期开始排卵后，卵巢表面变得凹陷不平。生育期妇女，卵巢的大小一般在4cm×3cm×1cm，重量一般在5～6g。在绝经后，卵巢会发生萎缩，变小变硬。

3. 组织结构 卵巢表面无腹膜，被厚厚的单层立方上皮包裹，称为生发上皮，能够帮助卵子的正常排泄，但是却容易被卵巢癌的恶性细胞侵袭。上皮的深面有一层致密纤维组织，称为卵巢白膜。再往内为卵巢实质，分为皮质与髓质两部分，皮质在外层，由各级发育卵泡、黄体和退化的残余结构及间质组织构成；髓质在卵巢的中央，无卵泡，有疏松结缔组织及丰富的血管、神经、淋巴管及少量的平滑肌纤维等。

（五）血管

女性的生殖器丰富的血液供应来自卵巢动脉、子宫动脉、阴道动脉和阴部内动脉。这些动脉与各器官间静脉吻合，形成静脉丛。

1. 卵巢动脉 自腹主动脉发出。腹膜后，卵巢动脉沿着腰大肌向外下行至骨盆缘，跨越输尿管与髂总动脉下段，并经骨盆漏斗韧带向内横向穿行。随后，通过卵巢系膜经卵巢门进入卵巢。在输卵管系膜内部，卵巢动脉分为若干分支供应输卵管。这些末梢分支在宫角附近与子宫动脉上行的卵巢支相吻合。

2. 子宫动脉 从髂内动脉的前干支分出，在腹膜后沿骨盆侧壁向下、向前行。经阔韧带基底部和宫旁组织，到达子宫的外侧，即水平子宫颈的2cm处。横跨输尿管，延伸到子宫的边缘后分成了两支。上支为子宫体支，形状弯曲，在子宫的边缘向前延伸，到达宫角，又会向后继续延伸，形成三个支系，即宫底支（负责供应宫底部血液）、卵巢支（与卵巢动脉末梢吻合）和输卵管支（供应输卵管血液）。下支较细，位置在宫颈和阴道的上段，称为宫颈－阴道支。

3. 阴道动脉　起源于子宫动脉的宫颈－阴道支，阴道中下段前后壁、膀胱颈、膀胱顶。阴道的上段是子宫动脉子宫颈－阴道支供应，而阴道的中段是阴道动脉供应，下段是阴部内动脉和痔动脉供应。

4. 阴部内动脉　源自髂内动脉前干终支，经坐骨大孔的梨状肌下孔穿出骨盆腔，绕过坐骨棘背面，再经过坐骨小孔到达坐骨肛门窝，并分出 4 支：①痔下动脉分布于直肠下段及肛门部。②会阴动脉分布于会阴浅部。③阴唇动脉分布于大、小阴唇。④阴蒂动脉分布于阴蒂及前庭球。

（六）神经

1. 外生殖器的神经　主要是阴部神经。阴部神经由第Ⅱ、Ⅲ、Ⅳ骶神经分支构成，含感觉和运动神经纤维，与阴部内动脉走行相同，并在坐骨结节内侧分成 3 支。

2. 内生殖器的神经　交感神经纤维从腹主动脉前神经丛分离，在进入盆腔后分为卵巢神经丛和骶前神经丛，并分布到卵巢、输卵管、子宫、子宫颈和膀胱上部。子宫平滑肌具有自主节律活动，完全切断神经，仍能保持节律性收缩，这使得低位截瘫的孕妇也可以安全分娩。

（七）淋巴

内、外生殖器和盆腔有丰富的淋巴系统。当内、外生殖器发生感染或癌变，会沿各部回流的淋巴管扩散或转移。

1. 外生殖器淋巴　分为深部和浅部两种。

（1）腹股沟浅淋巴结：分为上、下两组，上组沿腹股沟韧带排列，收纳外生殖器、会阴、阴道下段及肛门部的淋巴；下组位于大隐静脉末端周围，收纳会阴及下肢的淋巴。其输出管大部分汇入腹股沟深淋巴结，少部分汇入髂外淋巴结。

（2）腹股沟深淋巴结：位于股静脉内侧，收纳阴蒂、股静脉区及腹股沟浅淋巴，汇入闭孔、髂外等淋巴结。

2. 盆腔淋巴　分为 3 组，即髂淋巴组、骶前淋巴组和腰淋巴组。

（八）骨盆底

骨盆底（pelvic floor）由多层肌肉和筋膜组成，封闭骨盆出口，承托膀胱、子宫及直肠等盆腔脏器，若盆底肌肉和筋膜受损，致盆底功能障碍可引起一系列疾病，包括压力性尿失禁、子宫脱垂、大便失禁等。

骨盆底前方为耻骨联合的下缘，后方则为尾骨尖。在两侧，骨盆底由耻骨降支、坐骨升支及坐骨结节构成。两侧坐骨结节前缘的连线，精准地将骨盆底部分为前后两部分。前三角区为尿生殖三角，是尿道和阴道的通道。而后三角区则为肛门三角，是肛管通过的部位。这种构造布局不仅体现了人体结构的精妙，也确保了相关生理功能的顺畅进行。

骨盆底由外向内分为 3 层。

1. 外层　是一种薄而柔软的结构，它位于外生殖器、直肠和腹腔的底部，包括 3 对肌肉和一条括约肌。这些肌肉的肌腱紧密地联系着直肠和肛管，并且形成中心腱。

（1）球海绵体肌：是一种复杂的肌肉结构，它位于阴道的两侧，覆盖前庭球和前庭大腺，并且与肛门外括约肌交叉混合。收缩时，可以紧缩阴道，也被称为阴道括约肌。

（2）坐骨海绵体肌：始于坐骨结节，沿坐骨升支和耻骨降支，延伸至阴蒂海绵体。

（3）会阴浅横肌：从两侧坐骨结节的内侧面中线开始，向中心腱汇合。

（4）肛门外括约肌：是一条环形肌束，前端与中央腱汇合。

2. 中层 即泌尿生殖膈。包含了两层坚韧的骨质纤维及一层较弱的骨质纤维，覆盖于耻骨弓和两个坐骨结节形成的骨盆出口前部三角形平面的尿生殖膈上，又称三角韧带。

3. 内层 即盆膈。包含了肛提肌和其内、外面两层筋膜，并且有尿道、阴道和直肠穿过。

（1）肛提肌：是一对位于骨盆底的扁阔肌，两侧肌肉对称，形成一个向下的漏斗状结构，包括耻尾肌、髂尾肌和坐尾肌，它们能够有效地增强盆底的支撑力。因肌纤维在阴道和直肠之间交织，能够增强肛门和阴道括约肌的作用。

（2）会阴：会阴位于阴道口与肛门间的楔形软组织。其厚度 3～4cm。其表面覆盖着皮肤，包含皮下脂肪筋膜、部分肛提肌和会阴中心腱，又称会阴体（perineal body）。在妊娠后期，会阴组织变软，利于分娩。

（九）邻近器官

1. 尿道 尿道（urethra）为肌性管道，长 4～5cm，直径约 0.6cm，从膀胱三角尖端开始，穿过泌尿生殖膈，终止于阴道前庭部的尿道外口。尿道内括约肌为不随意肌，外括约肌为随意肌，且与会阴深横纹肌密切联合。由于女性尿道短而直，邻近阴道，易发生泌尿系统感染。

2. 膀胱 膀胱（urinary bladder）为肌性空腔器官，排空的膀胱位于耻骨联合和子宫之间，膀胱充盈时可突向盆腔，甚至腹腔。膀胱壁由浆膜层、肌层和黏膜层构成。膀胱可分为顶、底、体和颈 4 个部分。前腹壁下部腹膜覆盖膀胱顶，向后移行达子宫前壁，两者之间形成膀胱子宫陷凹。膀胱底部内面有一个三角区，称膀胱三角，三角的尖向下为尿道内口，三角底的两侧为输尿管口，两口相距约 2.5cm。膀胱底部与宫颈及阴道前壁相连，其间的组织疏松。

3. 输尿管 输尿管（ureter）为一对由肌肉构成的圆柱形管道，输尿管的直径约 30cm。输尿管的起点是肾盂，然后经由骶髂关节，进入骨盆腔，再经由阔韧带的其底部，到达子宫颈部外侧 2cm，再经由子宫动脉的下方，到达宫颈阴道上部外侧，斜向前走，穿过输尿管隧道，最终到达膀胱。当进行宫颈癌手术并结扎宫颈动脉时，必须注意不对输尿管造成破坏。

4. 直肠 直肠（rectum）位于盆腔后部，上接乙状结肠，下连肛管，前为子宫及阴道，后为骶骨，从左侧骶髂关节至肛门，全长 10～14cm。直肠上段有腹膜覆盖，至直肠中段腹膜折向前上方，覆于宫颈及子宫后壁，形成直肠子宫凹陷。直肠前面与阴道后壁相连，盆底肌肉与筋膜受损伤，常与阴道后壁一并脱出。肛管长 2～3cm，在其周围有肛门内、外括约肌及肛提肌。肛管借会阴体与阴道下段分开，分娩时应注意保护会阴，避免损伤肛管。

5. 阑尾 阑尾（vermiform appendix）上连接盲肠，长 7～9cm，通常位于右髂窝内。其位置、长短、粗细变化较大，下端有时可达右侧输卵管及卵巢部。阑尾炎症可累及成年女性患者的子宫附件。妊娠期阑尾的位置可随子宫增大而向上向外移位。

知识拓展

米勒（Müller）的胚胎发育假说

近年来，法图姆（Fatum）等人在对一个生殖道畸形病例的分析中，对副中肾管单向融合发育的胚胎学概念提出质疑，转而支持米勒的胚胎发育假说，认为此假说修正补充了传统的女性生殖道发育理论。

副中肾管中段和尾段的融合是两个独立的过程，副中肾管融合始于中部，即子宫峡部水平，随后融合和重吸收向两端同时进展。有几个关键性的实验证实了米勒等的胚胎发育假说：博克（Bok）和德鲁斯（Drews）在体外培养的小鼠胚胎观察到副中肾管在中线部位与对侧融合后向远端继续生长的部分向外侧分离；桑切斯（Sanchez）费雷尔（Ferrer）等观察雌性小鼠胚胎发现，副中肾管向尾端生长的同时向中线靠拢，于受孕后15天和内侧的中肾管之间形成交叉，其后，内聚的两侧副中肾管末端相遇并融合。两侧副中肾管合二为一部分的尾端又向外侧分离生长，直到与外侧的中肾管远端上皮相接相融。

本章小结

思考题

1. 子宫下段是由子宫的哪部分结构形成的？
2. 穿刺的最佳部位是哪里？
3. 维持子宫前倾的韧带是哪条？
4. 自子宫体两侧达骨盆侧壁的韧带是哪条？
5. 防止子宫向下脱垂的韧带是哪条？

更多练习

（栗　新）

第三章　女性生殖系统生理

教学课件

学习目标

1. 素质目标

（1）培养学生的临床沟通能力。

（2）培养学生与患者的共情能力。

2. 知识目标

（1）掌握：子宫内膜周期性变化及月经周期调节的特点，卵巢性激素的生理作用。

（2）熟悉：女性各时期生理特点，卵巢周期性变化与生殖器官周期性变化的特点。

3. 能力目标

能正确进行女性月经周期调节的科普教育。

案例

【案例导入】

患者，女性，40 岁。近半年月经不规律，平时月经周期 30 天，近半年月经周期缩短 7～10 天。医生需要检查该患者的子宫内膜情况。

【请思考】

检查子宫内膜周期性变化最可靠的诊断依据是什么？

【案例分析】

第一节　女性生命周期中各阶段的生理特点

女性从胚胎发育到衰老是一个循序渐进的正常生理过程，是下丘脑－垂体－卵巢轴的功能发育、成熟和衰退的生理变化过程。女性的生命按照其生理特点可区分为 7 个发展阶段：

胎儿期、新生儿期、儿童期、青春期、性成熟期、绝经过渡期、绝经后期，各个发展阶段并无绝对的分界线，可因遗传、环境、营养等的影响而有个体差异。

一、胎儿期

妊娠 8 周到胎儿娩出母体的阶段被称作胎儿期。XX 合子发育为女性，胚胎 6 周后原始性腺开始分化。8～10 周，性腺组织出现卵巢结构。卵巢形成后，无雄激素及副中肾抑制因子，两条副中肾管发育成女性的生殖道。

二、新生儿期

出生后 4 周内的阶段被称作新生儿期。女性新生儿由于在母亲的子宫里接收到雌激素的刺激，外阴较丰满，乳房略隆起或少量泌乳；此时，由于脱离母体，血液中的雌激素含量会急剧减少，故可能会有少量的阴道流血。但是这都是正常的生理变化，会很快消退。

三、儿童期

从出生后 4 周至 12 岁称为儿童期。8 岁之前属于儿童期早期，女童雌激素水平低，下丘脑－垂体－卵巢轴处于抑制状态。因此，此期女童虽身体生长发育很快，但生殖器为幼稚型，即阴道上皮薄，细胞内糖原缺乏，阴道酸度低，抗感染的能力弱，容易发生婴幼儿外阴阴道炎。子宫体与子宫颈比例为 1∶2，输卵管弯曲且细，卵巢长而窄。8 岁之后属于儿童期后期，女童身体继续生长发育，体内促性腺激素释放激素（gonadotropin－releasing hormone，GnRH）抑制状态解除，促使性腺合成少量促性腺激素，卵巢内的卵泡受促性腺激素的影响，有一定发育并分泌性激素，皮下脂肪开始在胸、肩、髋及耻骨堆积，逐渐出现女性特征。

四、青春期

儿童发育到成人的过渡期，内分泌、生殖器、体格逐渐发育至成熟的阶段被称作青春期，指 10～19 岁。青春期发动时间受许多因素的影响，包括遗传、环境、饮食和心态。当中枢性负反馈抑制状态解除时，GnRH 会突然释放，促性腺激素和卵巢性激素的水平上升，并且表现为 4 个方面明显的改变。

（一）第一性征的发育

随着身高的快速增加，卵巢增大，卵泡发育并开始分泌雌激素，卵巢分泌的性激素推动了生殖器从未完全发育的状态转为成人状态，从而表现为阴阜的隆起，大、小阴唇变得更加肥厚、阴道延伸和扩张，阴道黏膜也会变得更加丰满并且会形成许多皱襞和细微的纤毛。此外，还会导致输卵管的变粗、弯曲程度的降低，子宫体明显增大，子宫体与子宫颈比例变为 2∶1。

（二）第二性征的发育

乳房发育是女性青春期第二性征发育的最初特征。一般女性 10 岁左右乳房开始发育，约经过 3 年半发育为成熟型。此外，第二性征还包括音调变得更高。一般女性乳房开始发育的数月至 1 年后，阴毛开始生长，约 2 年后腋毛开始生长。女性胸、肩、髋部的皮下脂肪增加，并且骨盆变得更宽，从而呈现女性特征。

（三）月经来潮

月经来潮是青春期的明显特征。此时，卵巢仍处于早期发育阶段，因此月经周期可能缺乏规律，易出现无排卵的异常子宫出血，在之后的 5～7 年中，建立规律的周期性排卵，月经逐渐正常。

（四）心理变化

青春期女性心理变化很大，开始出现性意识，情绪容易波动，常常会产生焦虑情绪，应恰当地给予心理疏导，引导其正确认识这一必经的生理阶段。

五、性成熟期

从 18 岁起，人体进入卵巢生殖功能与内分泌的功能最旺盛的阶段，也被称为生育期，大概持续 30 年。在这个阶段，人体的卵巢成熟，并且分泌性激素，导致包括子宫、阴道等生殖器及乳房的变化。

六、绝经过渡期

从开始出现绝经趋势至最后一次月经的时期，称为绝经过渡期。这一阶段可以持续 1～2 年，也可以持续 10 多年。在这个阶段，女性的卵巢功能衰退，导致卵子无法正常发育和排卵，并且容易出现无排卵的月经。

我国女性平均绝经年龄为 49.5 岁，80% 的女性在 44～54 岁绝经。人类绝经年龄主要取决于遗传。世界卫生组织（World Health Organization，WHO）将卵巢功能开始衰退至绝经后 1 年称为围绝经期。此期因雌激素水平降低，生殖器萎缩，许多女性发生血管舒缩障碍及神经精神症状，如潮热、出汗、情绪不稳定、抑郁或烦躁、头痛及失眠等。

七、绝经后期

绝经后的生命时期称为绝经后期。早期，由于卵巢不再分泌雌激素，卵巢间质仍能分泌少量的睾丸激素，而睾丸激素可以转变成雌酮，故能保持身体中的雌激素水平。然而，随着年龄的增长，60 岁以后女性机体逐渐老化。进入老年期，卵巢的功能衰竭，无法再保持女性第二性征，导致生殖器的萎缩和老化，同时也会导致骨质疏松，容易骨折。

第二节　子宫内膜周期性变化及月经周期调节

一、子宫内膜周期性变化

随着卵巢激素的周期性调节，生殖系统会出现周期性变化，而子宫内膜这种周期性变化尤为明显。以正常月经周期 28 天为例，子宫内膜周期性改变可分为 3 期。

1. 增殖期　为月经周期的第 5～14 天。在雌激素的作用下，子宫内膜逐渐增生、增厚，腺体数量增多，血管增殖并弯曲呈螺旋状，间质致密，宫腔增大。

2. 分泌期 为月经周期的第 15 ~ 28 天。雌激素与孕激素使得子宫内膜不断变厚，内膜腺体的数量也随之增加，腺腔变得更宽，从而促使间质疏松水肿内膜厚且松软，适合受精卵着床发育。月经周期的第 25 ~ 28 天，黄体萎缩，孕激素和雌激素的水平降低。

3. 月经期 为月经周期的第 1 ~ 4 天。此期雌孕激素撤退，子宫内膜坏死，坏死的内膜组织剥脱与血液一同排出，表现为月经来潮。

二、月经周期调节

月经周期的调节极其复杂，下丘脑神经细胞脉冲式分泌促性腺激素释放激素（gonadotropin-releasing hormone，GnRH），调节腺垂体促性腺激素即卵泡刺激素（follicle stimulating hormone，FSH）和黄体生成素（luteinizing hormone，LH）的合成、分泌，从而调控卵巢功能。卵巢分泌的性激素一方面作用于子宫内膜使其发生增生、分泌与月经期的变化，另一方面对下丘脑 - 垂体又具有反馈调节作用。下丘脑、垂体与卵巢之间相互调节、相互影响，形成完整而又协调的神经内分泌系统，称为下丘脑 - 垂体 - 卵巢轴（hypothalamic-pituitary-ovarian axis，HPO）。在此神经内分泌调节系统的调控下，女性月经具有周期性：下丘脑通过分泌 GnRH 调节垂体 FSH 和 LH 的合成与分泌，卵巢在促性腺激素的作用下发生周期性排卵，并伴有性激素分泌的周期性变化；而卵巢性激素对下丘脑和垂体生殖调节激素的合成和分泌又具有反馈调节，使血液循环中的 FSH 和 LH 呈现周期性变化。

HPO 轴对月经周期的调节有以下四个过程。

（一）卵泡期 FSH/LH 低水平的产生（负反馈）

早期的卵泡期，雌激素水平上升（但始终 < 200pg/ml），子宫内膜增厚。下丘脑负反馈增强，从而抑制了 GnRH、FSH、LH 的分泌（负反馈），雌激素水平逐渐升高，负反馈作用逐渐加强，使 FSH 分泌减少。

（二）排卵前 FSH/LH 峰的产生（正反馈）

随着卵泡的逐渐发育，开始产生更多的雌激素，直到雌二醇 ≥ 200pg/ml 并维持一定时间时，刺激下丘脑 GnRH 和腺垂体 FSH、LH 大量释放（正反馈），从而出现排卵前的 FSH/LH 峰值。

（三）黄体期的双重抑制（负反馈）

排卵后，LH 与 FSH 水平下降，黄体形成并发育成熟。黄体分泌雌激素并使其浓度达第二高峰，但仍低于 200pg/ml，同时分泌孕激素，雌、孕激素两者共同的负反馈作用会导致 FSH、LH 分泌减少，黄体萎缩，雌、孕激素水平降低，子宫内膜因失去性激素的支持，发生剥脱而月经来潮。

（四）下丘脑、垂体负反馈的解除（正反馈）

雌激素、孕激素的减少使下丘脑、垂体的负反馈解除，FSH、LH 的水平也会恢复正常，新的月经周期到来。

第三节　卵巢及其他生殖器官的周期性变化

一、卵巢功能

卵巢作为一个重要的器官，具备两种基本的功能，一是产生并排出卵子，二是负责分泌女性激素。

二、卵巢的周期性变化

从青春期开始到绝经期前，卵巢在形态和功能上发生周期性的变化称为卵巢周期，包括卵泡的发育及成熟、排卵和黄体的形成及退化三个阶段。

（一）卵泡的发育及成熟

当胚胎发育到6～8周时，卵泡就会开始自主发育和闭锁，而这一过程不依赖促性腺激素。原始生殖细胞经历持续的有丝分裂，数量增多，体积变大，称为卵原细胞，约60万个。胚胎11～12周时，卵原细胞进行第一次减数分裂，静止于前期双线期，这一阶段的卵子称为初级卵母细胞。胎儿16～20周时生殖细胞数值达到最高值，两侧卵巢共含600万～700万个生殖细胞（卵原细胞占1/3，初级卵母细胞占2/3）。胎儿16周至生后6个月，单层梭状前颗粒细胞环初级卵细胞形成始基卵泡，成为女性的基本生殖单位，同时也成为卵细胞储备的形式。从胎儿到成年，卵泡数量从200万个逐渐减少至30万个。

青春期后，卵泡在促性腺激素的影响下不断发育，从卵泡的形态、大小、生长速度和组织学特征分析，有4个不同的阶段：分别是始基卵泡、窦前卵泡、窦卵泡和排卵前卵泡阶段。排卵前卵泡为卵泡发育的最后阶段，卵泡液急骤增加，卵泡腔变大，卵泡体积增大，直径可达18～23mm，并且能够被B超检查所看到。卵泡向卵巢表面突出，从内至外的结构依次为透明带、放射冠、卵丘、卵泡腔、颗粒细胞、卵泡内膜、卵泡外膜。透明带位于放射冠与卵细胞之间，是一层很薄的透明膜。放射冠是围绕卵细胞的一层颗粒细胞，呈放射状排列。卵丘有卵细胞深藏其中，丘状突出于卵泡腔。卵泡腔内充满大量清澈的卵泡液和雌激素。性成熟期每月有一批卵泡发育，通常只有一个最佳卵泡可以成熟并排出卵细胞。女性一生中一般只有400～500个卵泡发育成熟并排卵。生育期只有300～400个卵母细胞发育成熟，并经排卵过程排出，其余的卵泡发育到一定程度自行退化，这个衰老过程称为卵泡闭锁。从月经第1天到卵泡发育成熟称为卵泡期，一般需10～14天。

（二）排卵

卵细胞和周围的卵冠丘结构一起从卵巢中排出的过程称为排卵。在这个阶段，女性的卵泡会产生大量的雌激素，刺激下丘脑，导致GnRH的分泌增加，从而刺激垂体分泌促性腺激素，出现LH/FSH峰。LH峰是即将排卵的可靠指标，出现于卵泡破裂前36小时。LH峰使卵泡黄素化导致较低水平的孕酮分泌，而这种分泌往往会持续14天。排卵多发生在下次月经来潮前14天左右，在两次月经之间。卵子排出后，经输卵管伞部拾获至输卵管，输卵管壁的蠕动和黏膜纤毛的活动，使卵子朝着子宫的方向移动。一般两侧卵巢轮流排卵，一侧卵巢也可连续排卵。

（三）黄体的形成及退化

当卵子发育完毕，卵泡液会流出，导致卵泡壁塌陷。随着 LH 的进一步刺激，卵泡颗粒细胞和卵泡内膜细胞向内侵入周围由结缔组织的卵泡外膜包围，最终形成黄体。当月经周期的第 22 天左右（排卵后 7 ~ 8 天），黄体体积最大。

如果没有受精，黄体在排卵后的 9 ~ 10 天开始退化，但具体的机制仍然有待研究。当黄体发生退化，会不断萎缩，最终被结缔组织代替，组织纤维化，外观色白，称为白体。

若卵子受精，黄体会因人绒毛膜促性腺激素（human chorionic gonadotropin，hCG）的刺激而发生膨胀，转变成妊娠黄体，直到妊娠 3 个月末退化。

三、卵巢性激素的合成、分泌及生理作用

卵巢合成、分泌的三种甾体激素为雌激素、孕激素和少量雄激素。

（一）性激素的合成

卵巢通过摄取胆固醇来制备孕烯醇酮。孕烯醇酮有 Δ^4 和 Δ^5 两条途径合成雄烯二酮。卵巢在排卵前以 Δ^5 途径合成雌激素，排卵后可通过 Δ^4 和 Δ^5 两条途径合成雌激素。雌激素的合成是由卵巢的卵泡膜细胞与颗粒细胞在 FSH 和 LH 的共同作用下完成的，即两细胞 - 两促性腺激素学说。

（二）性激素的分泌

1. 雌激素 随着卵泡的生长发育，雌激素合成逐渐增加，于排卵前达到第一高峰。排卵后卵泡液中雌激素释放至腹腔，出现循环中雌激素短暂下降。随着黄体的形成与发育，雌激素水平又逐渐上升，在排卵后 7 ~ 8 天黄体成熟时，雌激素达到第二高峰，此次峰值较排卵前第一高峰稍低。此后，黄体萎缩，雌激素水平急剧下降，至月经期达最低水平。

2. 孕激素 卵泡期早期不分泌孕激素，但是，在 LH 的作用下，卵泡的颗粒细胞黄素化，并且会分泌出少量的孕激素。在排卵之后的 7 ~ 8 天，随着黄体的形成，雌激素的释放量会达到顶点，然后随着时间的推移而慢慢减少。

研究表明，雌激素在排卵前、排卵后 7 ~ 8 天内显著增长；孕激素在排卵后 7 ~ 8 天出现显著的升高。

3. 雄激素 女性的雄激素大部分由肾上腺产生；少量来源于卵巢，由卵泡膜和卵巢间质细胞合成，主要包括睾酮和雄烯二酮。排卵前循环中雄激素水平升高，一方面促进非优势卵泡闭锁卵泡的生殖反应，另一方面提高性欲。

（三）性激素的生理作用

1. 雌激素的生理作用

（1）可以促进子宫肌细胞的增生和肥大，促进子宫的发育，同时提高子宫平滑肌对缩宫素的敏感性。

（2）使子宫内膜腺体和间质增生、修复。

（3）可以让宫颈口松弛、扩张，使宫颈黏液分泌增多，并且更容易拉成细长的丝状。

（4）通过促进输卵管肌层的生长和发育，可以提高其节律性收缩的振幅。

（5）通过增强阴道上皮细胞的增生、角化，以及增加其细胞内的糖原，可以有效地维持阴道的 pH 值。

（6）使乳腺腺管增生，乳头、乳晕着色。

（7）雌激素对卵巢的卵泡发育是必需的，可协助 FSH 促进卵泡发育。促进其他第二性征的发育。

（8）雌激素可以通过调节下丘脑和垂体的正、负反馈机制，来影响促性腺激素的产生。

（9）雌激素的作用是调节胆固醇和磷脂的水平，它有助于增加肝功能的高密度脂蛋白的产生，同时控制低密度脂蛋白的产生，进而减少循环中总胆固醇；此外，促进水钠潴留。在人体内，雌性激素和甲状旁腺素共同调节血中钙、磷含量。

2. 孕激素的生理作用

（1）降低子宫平滑肌肌纤维的兴奋性；同时降低子宫对缩宫素的敏感性，从而减少子宫收缩，利于胚胎在子宫腔内生长发育。

（2）使增殖期子宫内膜转化为分泌期内膜，为受精卵着床做准备。

（3）使宫颈口闭合，降低黏液的分泌，并降低黏度。

（4）抑制输卵管肌肉节律性收缩，减少其收缩的振幅。

（5）加速阴道上皮细胞脱落。

（6）促进乳腺腺泡发育成熟。

（7）孕激素在月经中期具有增强雌激素对垂体 LH 排卵峰释放的正反馈作用；而在黄体期对下丘脑、垂体有负反馈作用，抑制促性腺激素的分泌。

（8）通过分泌孕激素能使下丘脑体温调节中枢兴奋，导致体温升高。正常妇女排卵后基础体温可升高 0.3～0.5℃，而在排卵前基础体温低，故可依据体温变化可推断排卵情况。

（9）孕激素能促进水钠排泄。

3. 孕激素与雌激素的协同和拮抗作用 孕激素是在雌激素作用的基础上，进一步促使女性生殖器和乳房的发育，为妊娠做准备，可见两者有协同作用；另一方面，雌激素和孕激素又有拮抗作用，表现在子宫收缩、输卵管蠕动、阴道上皮细胞的角化与脱落，水钠潴留与排泄等方面。

4. 雄激素的生理作用

（1）对女性生殖系统的作用：在雄激素的影响下，可减缓子宫及其内膜的生长及增殖，抑制阴道上皮的增生和角化，促使阴蒂、阴唇和阴阜的发育。但若长期使用可出现男性化的表现。

（2）对机体的代谢功能作用：雄激素能有利于蛋白合成，有利于肌肉的生长；提高基础代谢水平；刺激骨髓中红细胞的增生。在性成熟期前，雄激素促进长骨骨基质生长发育和增加钙的储备。性成熟后可导致骨骺的关闭。雄激素有利于肾远曲小管对水、钠的重吸收，从而诱发水肿。

5. 多肽激素的生理作用 卵巢不仅会产生甾体激素，也会产生一些多肽激素，如抑制素 A、抑制素 B，以及一些生长因子，比如胰岛素样生长因子、表皮生长因子，这些都能够在一定程度上影响垂体 FSH 的合成及分泌。

四、其他生殖器官的周期性变化

（一）阴道黏膜的周期性变化

排卵前，受到雌激素的作用，女性阴道上皮的底层细胞开始发育，并演变为中层细胞和表层细胞，形成了更厚的阴道上皮。

排卵期，表层细胞会发生角化，细胞内富含糖原，阴道杆菌分解糖原产生乳酸，乳酸会将阴道 pH 调节到 4 ~5，从而阻碍了致病菌的滋生。

排卵后，受到孕激素的刺激，阴道壁的表层细胞会出现大规模的脱落。因此，通过观察脱落的细胞的形态和数目，可以评估体内雌激素水平和有无排卵。

（二）宫颈黏液的周期性变化

受到雌激素和孕激素的影响，宫颈腺细胞会产生黏液，其物理、化学性质和分泌量都会发生明显的周期性变化。当卵子处于发育期时，雌激素会刺激宫颈黏液的分泌，而当雌激素水平持续升高时，黏液分泌量相应增多，且黏液更为稀薄、更易于拉丝，能够延伸到 10cm。如果对黏液进行涂片检查，就能看到类似于羊齿植物叶状结晶。通常会发生在月经周期第 6 ~7 天，到排卵期会变得更加明显而典型。

排卵后，受孕激素影响，黏液分泌量逐渐减少，性状变黏稠而混浊，拉丝度差，易断裂。涂片检查时结晶逐步模糊，至月经周期第 22 天左右完全消失，出现排列成行的椭圆体。临床上，可根据宫颈黏液的周期性变化了解卵巢功能。

（三）输卵管的周期性变化

受到雌、孕激素的影响，输卵管的外观、结构、功能都会出现明显的变化。其中，雌激素有助于刺激输卵管黏膜上皮纤毛细胞的生长，体积增大；非纤毛细胞分泌增加；促进输卵管发育及肌层节律性收缩的振幅。而孕激素则抑制输卵管黏膜上皮纤毛细胞生长，减少黏液分泌，抑制卵管肌层节律性收缩的振幅。雌、孕激素协同，确保受精卵在输卵管中正常运行。

知识拓展

卵巢的细胞外基质

卵巢的细胞外基质（extracellular matrix，ECM）包含基底层、卵丘－卵母细胞复合体和基质。卵泡最初被卵巢基质包围，后从卵巢皮层移动到柔韧的髓质中发育生长，最终回到卵巢皮层排卵。卵巢基质中含有丰富的免疫细胞，其中数量最多的细胞是巨噬细胞。巨噬细胞可以经典地活化成 M1，交替活化成 M2 表型。随着年龄的增长，巨噬细胞的总数不会改变，M1/M2 的比例却会改变。主要表现为 M2 巨噬细胞增加，M1 巨噬细胞减少。前者在感染后期活跃，重塑 ECM 和促进组织修复，导致卵巢纤维化，是衰老的表现之一。

本章小结

思考题

1. 患者，女性，30岁。婚后3年，连续早期流产3次。查体：基础体温呈双相，排卵前期为36.2～36.3℃，排卵日为36.1℃，排卵后4天体温仍为36.2～36.3℃，排卵后第5天升至36.8℃，持续9天又降至36.3℃。请问：

（1）导致该患者流产的可能原因是什么？

（2）女性基础体温在排卵后升高0.5℃左右，通常是由于哪种激素增多所致？

2. 患者，女性，33岁。已婚，未育，月经周期为33天，监测排卵。请计算其排卵日应在月经来潮后的第几天。

更多练习

（栗　新）

第四章　正常妊娠妇女的护理

教学课件

学习目标

1. 素质目标

（1）培养学生尊重和关心妊娠妇女。

（2）培养热爱本职工作，具有良好的思想品德和职业道德，适应社会主义现代化建设服务的母婴保健工作人员。

2. 知识目标

（1）掌握：妊娠期母体生理变化的原因及特点，早期妊娠和中晚期妊娠的诊断要点；胎产式、胎先露、胎方位的定义，产前检查的内容，妊娠期营养与用药指导；妊娠期常见症状与自我监护的知识。

（2）熟悉：胎儿附属物的功能，胎儿发育特征，妊娠期母体心理变化，先兆临产的表现。

（3）了解：受精卵着床的过程，胎儿生理特点。

3. 能力目标

（1）具备良好的沟通能力，能对正常妊娠妇女实施健康宣教。

（2）能对正常妊娠妇女进行护理评估，熟练运用四部触诊、骨盆外测量等检查方法。

案例

【案例导入】

孕妇，35岁，已婚。因“G_2P_1，孕32周”在门诊常规产前检查。查体：身高160cm，体重65kg，T 36.8℃，BP 125/80mmHg，P 82次/分，R 20次/分，腹围90cm，宫高28cm，胎方位LOA，胎心率140次/分，脚踝有轻微水肿，夜间睡眠欠佳。

【请思考】

1. 除上述产前检查外，还需要评估哪些内容？

2. 应如何为该孕妇做孕期健康宣教？

【案例分析】

第一节 妊娠生理

妊娠指胚胎和胎儿在母体内生长发育的过程。卵子受精是妊娠的开始，胎儿及其附属物自母体排出是妊娠的终止。孕周指从末次月经第 1 天开始计算，至胎儿胎盘娩出的全过程，一般持续 280 天（40 周）。

一、受精卵形成、输送、发育与着床

（一）受精卵形成

正常情况下，一次性生活有 2～5ml 精液射入阴道，有 2～4 亿个精子随精液进入阴道。精子经过女性生殖道时，被生殖道分泌物中的 α、β 淀粉酶降解，解除了精子顶体酶上的“去获能因子”，使精子具有受精的能力，此过程称精子获能。

女性的卵巢排出健康成熟的卵子，经输卵管伞端的“拾卵”作用进入输卵管内，等待与精子的相遇。

受精是一个复杂的生理过程，当停留在输卵管处等待的卵子与获能的精子相遇后，发生顶体反应，即获能后的精子接触卵细胞时，精子头部顶体外膜破裂，释放出顶体酶溶解卵子外围的放射冠、透明带。之后，精子穿过放射冠、透明带，与卵子表面接触，卵子透明带结构改变，阻止其他精子进入透明带，称为透明带反应。精子进入卵子内，卵原核和精原核融合，核膜消失，染色体相互混合形成二倍体的受精卵。

（二）受精卵的输送与发育

输卵管具有输送卵细胞，为精子和卵子提供受精场所的作用。输卵管通过管壁蠕动和输卵管纤毛运动输送受精卵。受精卵向宫腔方向移动的过程中，进入有丝分裂的阶段，约在受精后 72 小时，分裂成 16 个细胞的实心胚，称为桑葚胚，随后早期囊胚形成，约在受精后第 4 天，早期囊胚进入宫腔。受精后第 5～6 天，早期囊胚的透明带消失，在子宫腔内继续分裂发育成晚期囊胚。

（三）受精卵着床

晚期囊胚侵入子宫内膜的过程，称受精卵着床（implantation）（图 4-1）。着床成功的关键条件包括：①透明带消失。②囊胚细胞滋养细胞分化出合体滋养细胞。③囊胚和子宫内膜同步发育且功能协调。④体内分泌足够的雌激素和孕激素。

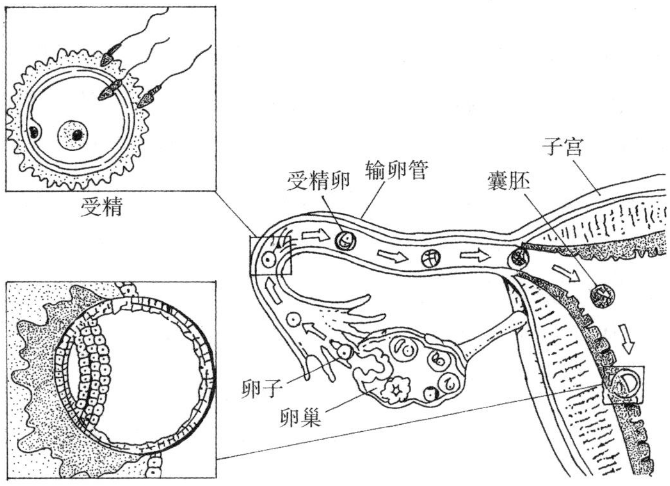

图 4－1　受精卵形成、输送、发育与着床

二、胎儿附属物的形成与功能

胎儿附属物包括胎盘、胎膜、脐带和羊水，它们对维持胎儿宫内的生命及生长发育起着重要作用。

（一）胎盘

胎盘的结构和功能对母体和胎儿的健康起到重要的作用，无论是胎盘的结构异常，还是功能异常，都与母儿不良预后结局有关。

1. 胎盘的结构　胎盘（placenta）由胎儿部分的羊膜（amnion）和叶状绒毛膜（chorion frondosum）及母体部分的底蜕膜构成，是母体与胎儿间进行物质交换的重要器官（图 4－2）。

正常足月胎盘呈盘状，多为呈圆形或椭圆形，重 450～650g，直径 16～20cm，厚 1～3cm，中间厚，边缘薄。胎儿和胎盘的重量之比为（6.35～7.90）：1。自胎儿面到母体面，依次为羊膜、叶状绒毛膜及底蜕膜，其实质主要为叶状绒毛膜。

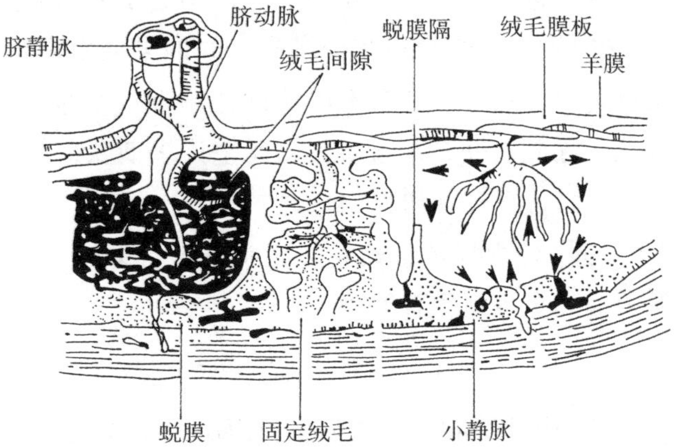

图 4－2　胎盘结构模式

（1）羊膜：是胎盘的最内层。附着于胎盘胎儿面的半透明、无血管神经或淋巴管、有一定弹性的光滑薄膜。

（2）叶状绒毛膜：为胎盘的主要结构。晚期囊胚着床后，着床部位的滋养层细胞分裂增殖，内层为细胞滋养细胞，外层为合体滋养细胞，滋养层内面有一层胚外中胚层，与滋养层共同组成绒毛膜。与底蜕膜相接触的绒毛营养丰富发育良好，称为叶状绒毛膜。随着妊娠的发展，绒毛数量逐渐增加，绒毛直径进行性减少，而各级绒毛干直径增大，叶状绒毛膜形成经历了初级绒毛、次级绒毛、三级绒毛 3 个阶段。妊娠足月时绒毛表面积可达 $12 \sim 14m^2$，因此母胎之间有个较大的交换面积。

（3）底蜕膜：构成胎盘的母体部分，占胎盘很小部分。固定绒毛的滋养层细胞与底蜕膜共同形成绒毛间隙的底，称为蜕膜板。从此板向绒毛膜方向伸出一些蜕膜间隔，不超过胎盘厚度的 2/3，将胎盘母面分成肉眼可见的 20 个左右母体叶。

2. 胎盘的功能 非常复杂，包括物质交换、防御功能、合成功能和免疫功能等。

（1）物质交换：母儿间的物质交换是胎儿正常发育的基础。通常母儿间的 O_2 和 CO_2 以简单扩散的方式进行交换，葡萄糖、氨基酸等营养物质的转运以主动转运和易化扩散方式进行，免疫球蛋白运输则通过胞饮作用完成。如果母儿间通过胎盘进行物质交换的机制出现问题，会影响胎儿的宫内生长发育，导致早产、胎儿发育不良，甚至胎死宫内等。因此胎儿和胎盘有一些强化的生理功能来保证胎儿正常的生长发育，如胎儿的血红蛋白对 O_2 的结合能力优于成人的血红蛋白，使之能获得充足的氧气。

（2）防御功能：胎盘建立了妊娠的免疫保护屏障，但是防御功能也是有限的。胎盘可以阻止一部分致病微生物感染胎儿，但是一些特定的细菌、病毒或寄生虫可以通过胎盘或者在胎盘上形成病灶，从而感染胎儿，如弓形虫、梅毒螺旋体、风疹病毒、巨细胞病毒及疱疹病毒等，会引发流产、胎儿宫内发育迟缓等不良妊娠结局。

（3）合成功能：胎盘合体滋养细胞能合成激素、酶、神经递质和细胞因子，具体如下。①人绒毛膜促性腺激素（human chorionic gonadotropin，hCG）：受精卵着床后，合体滋养细胞开始分泌 hCG，成为诊断早孕的敏感指标之一。至妊娠第 8～10 周时分泌达高峰，持续 1～2 周后下降，至妊娠中晚期血清浓度仅为峰值的 10%，分娩后 2 周内消失。②人胎盘催乳素（human placental lactogen，hPL）：可以促进乳腺发育和胎儿生长，为产后的泌乳做好准备，还可促进胰岛素生成，抑制母体对胎儿的排斥作用。于妊娠 5～6 周开始分泌，至妊娠 39～40 周达高峰，直至分娩。③雌激素和孕激素：妊娠早期由卵巢妊娠黄体产生，自妊娠第 8～10 周起，由胎盘合成。在雌、孕激素的协同作用下，妊娠期子宫内膜、子宫肌层、乳腺等发生了重要的变化。除此之外，胎盘还可以产生许多活跃的酶系统和妊娠相关蛋白，部分酶系统和蛋白的生理病理性质还在研究中。

（4）免疫功能：胎儿是同种半异体移植物，正常妊娠母体不排斥胎儿，可能与早期胚胎组织无抗原性、母胎界面的免疫耐受有关。

（二）胎膜

胎膜（fetal membranes）由外层的平滑绒毛膜和内层的羊膜组成。囊胚表面非着床部分的绒毛膜在发育过程中因缺乏营养，逐渐退化成平滑绒毛膜；羊膜为半透明的无血管薄膜，与覆盖胎盘、脐带的羊膜层相连接。至妊娠晚期，绒毛膜与羊膜紧密黏附，但能分开。胎膜能维持羊膜腔的完整性，同时含有大量前列腺素前体物质的磷脂，可能对分娩发动有一定的作用。

（三）脐带

脐带（umbilical cord）是连接胎儿和母体的条索状组织，胎儿借助脐带悬浮于羊水中。足月胎儿的脐带长30~100cm，平均55cm，直径0.8~2.0cm，脐带的表面由羊膜覆盖，内有一条管腔大而管壁薄的脐静脉和两条管腔小而管壁厚的脐动脉，血管周围有保护脐血管的胚胎结缔组织，称为华通胶。脐带是母体与胎儿进行物质交换的重要通道，脐带受压、打结、过短可使脐带内血流受阻；脐带过长，胎儿易发生脐带绕颈，以上均可导致胎儿缺氧引起胎儿宫内窘迫，甚至危及胎儿生命。

（四）羊水

1. 羊水的来源及性质　羊水（amniotic fluid）为充满于羊膜腔内的液体。不同妊娠时期，羊水来源各不相同。一般认为，妊娠早期的羊水是由母体血清经胎膜进入羊膜腔的透析液，此时的羊水澄清、无色，处于等渗状态。妊娠中期以后，胎儿尿液成为羊水的重要来源，胎儿通过排尿和吞咽达到羊水量的平衡，若胎儿存在肠道畸形，吞咽量减少，表现为羊水过多。足月妊娠时，羊水略混浊，不透明，比重为1.007~1.025，呈中性或弱碱性，pH为7.20。

2. 羊水量　羊水量随孕周增加而增加，妊娠36~38周达高峰，之后逐渐下降，过期妊娠羊水量迅速下降，正常足月妊娠羊水量为800~1000ml。

3. 羊水的作用

（1）羊水穿刺是产前诊断的重要手段，因羊水中内含有大量的上皮细胞及胎儿的一些代谢产物，穿刺抽取羊水进行针对性的检测，可以判断胎儿是否存在染色体异常，具有较高的临床应用价值。

（2）对胎儿而言，羊膜腔内恒温、适量的羊水对胎儿有缓冲压力的作用，可避免胎儿受到挤压，防止胎体粘连，临产后羊水使宫缩压力均匀分布，避免胎儿局部受压。

（3）对母体而言，羊水可减少妊娠期活动所致的不适感。临产后，前羊水囊扩张子宫颈口及阴道，破膜后羊水冲洗阴道可减少感染机会。

三、胎儿发育及生理特点

（一）胎儿发育特征

妊娠10周（受精后8周）内的人胚称胚胎。从妊娠第11周（受精第9周）起称胎儿。以下以4周为一孕龄单位，描述胚胎与胎儿发育的特征（表4-1）。

表4-1　胚胎及胎儿发育的特征

胎龄（孕周）	身长/cm	体重/g	特征
8周末	—	—	胚胎初具人形，超声可见早期心脏已形成且有搏动
12周末	9	14	胎儿外生殖器已可初辨性别，可见胎儿四肢活动
16周末	16	110	可确定性别，胎儿已开始出现呼吸运动，部分孕妇自觉有胎动
20周末	25	320	临床可听到胎心音，出生后有心跳、呼吸、排尿及吞咽运动
24周末	30	630	各脏器均已发育，皮下脂肪开始沉积，出生后可有呼吸，但生存力差

续 表

胎龄（孕周）	身长/cm	体重/g	特征
28 周末	35	1000	四肢活动好，可有呼吸运动，出生后可存活，但易患特发性呼吸窘迫综合征
32 周末	40	1700	生活力尚可，出生后注意护理，可以存活
36 周末	45	2500	出生后能啼哭及吸吮，生活力良好，基本能存活
40 周末	50	3400	胎儿已成熟，出生后哭声响亮，吸吮力强，能很好存活

注：妊娠前 5 个月，胎儿身长（cm）=（妊娠月数）^{2}；妊娠后 5 个月，胎儿身长（cm）= 妊娠月数 * 5。如妊娠 4 个月，胎儿身长（cm）= 4^2 = 16cm；如妊娠 7 个月，胎儿身长（cm）= 7 × 5 = 35cm。

（二）胎儿生理特点

1. 循环系统 胎儿循环系统不同于新生儿循环系统，胎儿体内是动、静脉混合血，无纯动脉血，脐静脉血液含氧量较高，进入肝、心、头部及上肢的血液含氧量致高且营养较丰富的。脐动脉中含氧量较低的混合血，注入胎盘与母血进行物质交换。动脉导管位于肺动脉与主动脉弓之间，出生后 2 ~ 3 个月动脉导管闭锁成动脉韧带；出生后卵圆孔因心房压力增高开始关闭，多在出生后 6 个月内闭锁。

2. 血液系统 红细胞的生成主要来自卵黄囊，约在受精后 3 周末建立，妊娠 10 周肝是红细胞的主要生成器官，之后骨髓、脾逐渐有造血功能。

3. 呼吸系统 胎儿在母体内可见呼吸样运动，母儿血液在胎盘进行气体交换，在出生前呼吸系统已发育成熟。

4. 消化系统 妊娠 16 周时胎儿胃肠功能已基本建立。胎儿肝功能不成熟，以致不能结合因红细胞破坏后产生的大量间接胆红素。

5. 泌尿系统 胎儿肾脏在妊娠 11 ~ 14 周时有排泄功能，妊娠 14 周胎儿膀胱内已有尿液，胎儿通过排尿参与羊水的循环。

6. 内分泌系统 甲状腺于妊娠第 6 周开始发育，妊娠 10 ~ 12 周已能合成甲状腺素。胎儿肾上腺可产生大量的甾体激素，与胎儿肝脏、胎盘、母体共同完成雌三醇的合成。

第二节 妊娠期母体变化

一、生理变化

在胎盘产生的激素和神经内分泌的影响下，妊娠期母体各系统发生了一系列生理变化以适应胎儿生长发育和分娩的需要，同时为产后哺乳做好准备。

（一）生殖系统

1. 子宫 妊娠期，子宫的容积、大小、重量均发生了非常大的变化，妊娠足月时宫腔容量增加至约 5000ml，子宫大小增大至 35cm × 25cm × 22cm，重量约 1100g，增加近 20 倍，需要注意的是子宫增大并不是由于细胞的数目增加，而主要是肌细胞的肥大；妊娠晚期由于盆腔左侧有乙状结肠占据，子宫多呈不同程度的右旋，因此孕期需指导孕妇左侧卧位，以增加胎盘血供；子宫血流量逐渐增加，从妊娠早期的 50ml/min 到足月时 450 ~ 650ml/min，主要供应给胎盘；子宫峡部逐渐伸展拉长变薄，扩展成为子宫腔的一部分，临产后伸展至7～10cm，成为产道的一部分，称子宫下段；宫颈水肿肥大，呈紫蓝色，宫颈黏液增多形成黏稠的黏液栓，保护宫腔免受外来感染的侵袭。自妊娠12～14周起，子宫出现不规则的无痛性收缩，特点为宫缩稀发、不规律和不对称，宫缩时宫腔内压力多为5～25mmHg，持续时间短，不伴宫颈口的扩张，称为Braxton Hicks收缩。

2. 其他器官　卵巢的黄体功能逐渐由胎盘取代。妊娠期输卵管伸长，黏膜上皮细胞变扁平，在基质中可见蜕膜细胞。阴道黏膜变软，水肿充血呈紫蓝色，伸展性增加，阴道上皮细胞含糖原增加，乳酸含量增加，使阴道的pH降低，不利于致病菌生长。

（二）乳房

胎盘分泌的雌激素刺激乳腺腺管的发育，孕激素刺激乳腺腺泡的发育，垂体催乳素、胎盘生乳素等多种激素也参与乳房的发育。受以上激素的影响，乳房于妊娠早期开始增大，自觉乳房发胀，乳头增大变黑，乳晕颜色加深，其外周的皮脂腺肥大形成散在的小隆起，称蒙氏结节（Montgomery's tubercles）。妊娠期妇女一般在妊娠20周左右会分泌催乳素，开始分泌乳汁，这是泌乳期开始的时间，称泌乳一期。妊娠后期尤其是近分娩期，挤压乳房时可有少量淡黄色稀薄液体溢出，称初乳（colostrum）。

（三）循环系统

妊娠期增大的子宫使膈肌升高，心脏向左、向上、向前移位，更贴近胸壁，心尖部左移，心浊音界稍扩大，部分孕妇可闻及心尖区柔和吹风样收缩期杂音。心脏容量至妊娠末期约增加10%，心率每分钟增加10～15次。心输出量约自妊娠10周即开始增加，至妊娠32～34周时达高峰。临产后，尤其是第二产程期间，心输出量显著增加。

（四）血液系统

1. 血容量　自妊娠6～8周开始增加，至妊娠32～34周时达高峰，增加40%～45%，平均增加约1450ml，维持此水平至分娩。其中血浆的增加多于红细胞的增加，血浆约增加1000ml，红细胞约增加450ml，使血液稀释，出现生理性贫血。若孕妇合并心脏病，在妊娠32～34周、分娩期（尤其是第二产程）及产褥期最初3天内，因心脏负荷较重，易发生心力衰竭。

2. 血压　妊娠早期及中期，血压偏低。妊娠晚期，血压轻度升高。一般收缩压没有变化，舒张压有轻度降低，脉压略增大。孕妇体位影响血压，若孕妇长时间仰卧位，可引起回心血量减少，心输出量降低，血压下降，称仰卧位低血压综合征（supine hypotensive syndrome），左侧卧位休息可缓解。

3. 血液成分　妊娠后，由于血液稀释，红细胞计数约为$3.6\times10^{12}/L$，血红蛋白值约为110g/L，血细胞比容降为0.31～0.34。应在妊娠中、晚期补充铁剂，以防缺铁性贫血；妊娠期白细胞计数稍增加，为$(5\sim12)\times10^{9}/L$，有时可达$15\times10^{9}/L$，主要为中性粒细胞增加；为预防产后出血，减少分娩期出血相关并发症的发生，母体的凝血功能发生了重要的变化，除凝血因子Ⅺ外，凝血因子Ⅱ、Ⅴ、Ⅵ、Ⅷ、Ⅸ、Ⅹ及纤维蛋白原均增加；D-二聚体是判断血栓形成的一项重要间接指标，妊娠早期即开始显著增高，并随孕周增加逐渐增高。妊娠期红细胞沉降率加快，可达100mm/h；由于血液稀释，血浆蛋白在妊娠早期即开始降低，主要是清蛋白减少，约为35g/L，以后维持此水平至分娩。

（五）泌尿系统

妊娠早期，膀胱受增大的子宫影响，可出现尿频，子宫体高出盆腔后尿频症状消失，妊娠晚期，胎头入盆后，膀胱、尿道压力增加，可出现尿频及尿失禁；妊娠期肾脏负担加重，肾血浆流量（renal plasma flow，RPF）及肾小球滤过率（glomerular filtration rate，GFR）均增加，而肾小管对葡萄糖重吸收能力未相应增加，可出现生理性糖尿；受孕激素影响，泌尿系统平滑肌张力降低，输尿管蠕动减弱，尿流缓慢，孕妇易发生肾盂肾炎。

（六）呼吸系统

解剖形态方面，妊娠期上呼吸道常有不同程度的充血、水肿，可出现鼻炎样症状，易导致上呼吸道感染，同时孕妇胸廓横径及前后径加宽使周径加大，膈肌上升4～5cm，呼吸以胸式呼吸为主。由于解剖形态方面的改变及激素变化的影响，肺功能方面也发生了较大的变化，通常在妊娠28周后肺容量有所下降，同时每分通气量增加，气道阻力和总肺阻力均降低，孕妇的耗氧量增加和功能残气量降低导致氧储备降低，分娩时的应激反应和胎儿对氧的需求也导致耗氧量急剧增加。

（七）内分泌系统

内分泌系统的变化主要包括垂体、甲状腺和胰腺的变化。妊娠期腺垂体增大，于产后10天左右恢复。产后有出血性休克者，可能导致垂体缺血坏死，引起希恩综合征（Sheehan syndrome）。妊娠期母体甲状腺生理功能发生了一系列改变，主要表现为血清甲状腺素结合球蛋白增加、血清人绒毛膜促性腺激素增加和妊娠期相对碘缺乏，易引发甲状腺功能亢进症或甲状腺功能减退症等问题。妊娠期胰腺分泌胰岛素增多，胎盘产生的抗胰岛素分泌激素分泌相对不足，导致孕妇空腹血糖略低，餐后高血糖和高胰岛素血症，有利于对胎儿葡萄糖的供给，但也易发生妊娠期糖尿病。

（八）消化系统

受孕激素的影响，胃肠道平滑肌张力下降使蠕动减少、减弱，易有上腹部饱胀感及便秘，同时因直肠静脉压增高，孕妇易发生痔或使原有痔加重。妊娠期增大的子宫可使胃、肠管向上及两侧移位，导致阑尾炎时疼痛部位改变，表现为右腹中上部疼痛。

（九）皮肤

受体内激素变化的影响，孕妇乳头、乳晕、腹白线、外阴等处出现色素沉着。面颊呈蝶形分布的褐色斑，称为妊娠黄褐斑，于产后逐渐消退。随着妊娠子宫增大，孕妇腹壁皮肤张力增大，皮肤弹力纤维断裂，孕妇腹部出现紫色或淡红色不规则平行妊娠纹，部分孕妇伴瘙痒的症状。妊娠纹产后变为银白色，持久不退。

（十）新陈代谢

基础代谢率在妊娠早期略下降，妊娠中期略增高，妊娠晚期可增高15%～20%。孕妇体重在孕早期前无明显变化，三个月后体重平均每周增加350g，正常不应超过500g，根据孕前体重的不同，宜增加的体重范围各有不同，孕前体重指数越高，宜增加的体重越少，孕期体重平均增加12.5kg。孕前体重增加过多，易导致妊娠期高血压疾病、妊娠糖尿病及巨大儿等。此外，由于妊娠期能量消耗多，糖原储备少，遇能量消耗过多时，大量脂肪被消耗，血中酮体增加，容易发生酮血症。

（十一）骨骼、关节及韧带

妊娠期间骨质通常无变化。部分孕妇自觉腰骶部及肢体疼痛不适，一般不影响正常生活。极少部分可能会出现耻骨联合分离的情况，严重时影响孕妇的正常生活。这可能与胎盘分泌的松弛素使骨盆韧带及椎骨间的关节、韧带松弛有关。

二、心理变化

妊娠是女性一生中最特殊的一段时期，受体内激素的变化、妊娠后母体的生理变化及家庭社会因素的影响，妊娠期妇女易出现情绪波动，每个妊娠时期妇女主要的心理变化如下。

1. 妊娠早期　对妊娠的态度决定了这个时期的心理行为特征。大多数女性妊娠的心理情绪是积极和乐观的，但计划外妊娠的妇女可能会对妊娠产生抗拒心理。加之恶心、呕吐等早孕反应，此时期的妇女更希望得到家人的关心和照顾。

2. 妊娠中期　妊娠中期心理相对稳定，是孕早期心理适应的结果。随着胎心、胎动的出现，多数孕妇会感到兴奋并积极应对，开始购买新生儿的衣物等。部分孕妇可能会过度关注怀孕过程，担心妊娠是否顺利，胎儿发育是否正常。

3. 妊娠晚期　主要表现为对分娩的担忧。妊娠晚期胎儿逐渐增大，孕妇和家庭会积极为分娩做准备，包括分娩方式、分娩时间、分娩地点的选择。部分孕妇可能会因为抚养、经济等问题和家人发生冲突，引发负性情绪。

随着社会经济的发展，妊娠期妇女的心理变化越来越得到重视，部分妊娠期妇女可能出现心理问题或精神障碍，如产前焦虑、产前抑郁、分娩恐惧、创伤后应激障碍等，这些心理变化不仅影响妊娠和分娩的过程，也会对胎儿及新生儿造成不同程度的影响。

第三节　妊娠诊断

根据妊娠不同时期的特点，临床上将妊娠分为三个时期：妊娠 13 周末以前称为早期妊娠（first trimester）；第 14 ~ 27^{+6}周末称为中期妊娠（second trimester）；第 28 周及其后称为晚期妊娠（third trimester）。妊娠的诊断主要依赖于症状、体征及辅助检查。

一、早期妊娠诊断

（一）停经

停经是早期妊娠最早、最常见的信号。月经周期规律、有性生活史的妇女，月经过期 10 天以上，应首先考虑早期妊娠的可能。但是停经并不是妊娠的特有症状，女性受内分泌、环境、心理等因素的影响，也可出现停经的症状。

（二）妇科检查

最主要的体征是黑加征，即阴道检查时发现子宫峡部极软，子宫体与子宫颈间似不相连的体征。

（三）实验室检查

停经后通过测定血尿中的 hCG 含量，协助诊断早期妊娠。

（四）超声检查

超声是检查早期妊娠快速准确的方法。超声检查不仅可以确定此次妊娠是否为宫内妊娠，而且可以判断胚胎发育是否良好，协助产前诊断。最早在停经 35 天时，超声下宫腔内可见圆形或椭圆形妊娠囊。妊娠 6 周时，可见胚芽和原始心管搏动，可以确诊为早期妊娠、活胎。妊娠 9～13^{+6}周超声检查可以排除无脑儿等严重的胎儿畸形。妊娠 11～13^{+6}周，测量胎儿顶臀长能较准确地估计孕周，矫正预产期。超声测量胎儿颈项透明层和胎儿鼻骨等指标，可作为孕早期染色体疾病筛查的指标。

二、中、晚期妊娠诊断

（一）子宫增大

随着妊娠进展，子宫逐渐增大。测量子宫底高度可以初步判断妊娠的月份。子宫底高度因人而异，与孕妇腹部特征、胎儿发育情况、羊水量等有关，妊娠晚期胎儿入盆后，子宫高度较前略有下降。妊娠周数与子宫高度相关性如下图所示（图 4－3）。

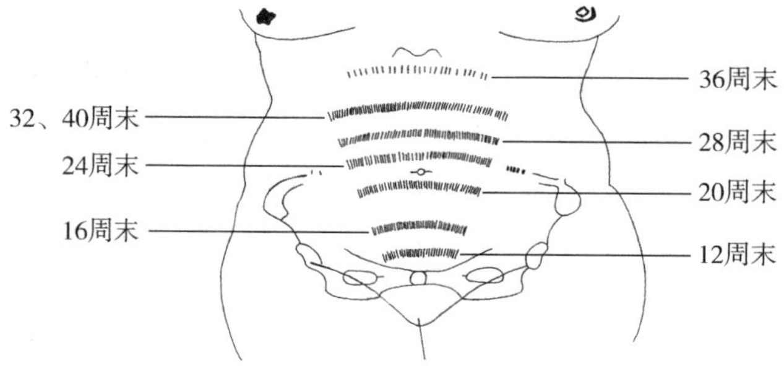

图 4－3　妊娠周期与子宫高度相关性

（二）胎动

胎儿在子宫内的躯体活动称胎动（fetal movement，FM）。孕妇最早于妊娠 16 周末开始自觉有胎动，妊娠 20 周末开始胎动明显，至妊娠 32～34 周达高峰，妊娠 38 周后逐渐减少。每小时胎动次数因人而异。

（三）胎心音

妊娠 12 周，临床上通常采用多普勒胎心听诊器探测胎心音。妊娠 18～20 周开始，可以用一般听诊器经孕妇腹壁听诊到胎心音，正常胎心为 110～160 次/分。胎心音呈双音，第一音与第二音相接近，如钟表的“滴答”声，速度较快。听诊时需要注意与子宫杂音、腹主动脉音及脐带杂音相鉴别。

（四）胎体

妊娠 20 周及以后，经腹壁可以触及子宫内的胎体，妊娠 24 周及以后，运用四步触诊法可以区分胎头、胎臀、胎背及胎儿肢体，从而判断胎产式、胎先露和胎方位。胎头圆而硬，用手经阴道轻触胎头并轻推，得到胎儿浮动又回弹的感觉，称之为浮球感，亦称浮沉胎动感（图 4－4）。

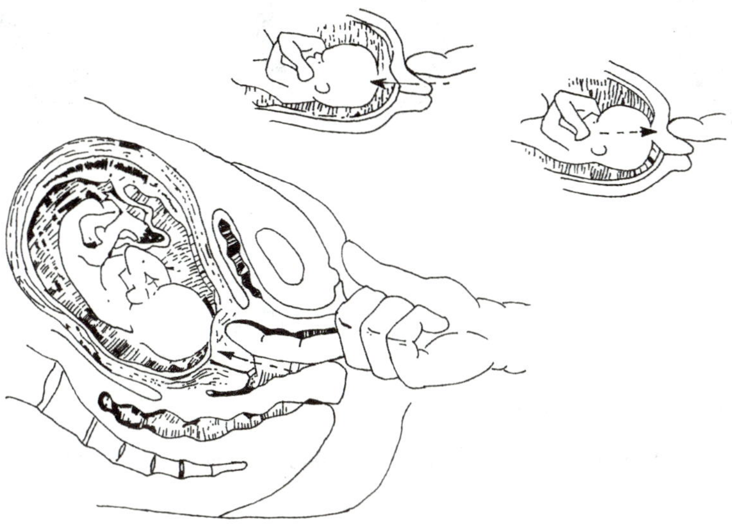

图 4－4　经阴道检查胎头浮球感

（五）辅助检查

B 超检查可以通过测定胎头双顶径、股骨长、头围、腹围等多条径线，了解胎儿生长发育情况，判断胎儿出生体重，还可以显示胎儿数目、胎方位、胎心搏动、胎盘位置、羊水量等。妊娠 20～24 周，采用 B 超检查进行胎儿系统检查，筛查胎儿有无结构畸形。

三、胎产式、胎先露、胎方位

妊娠 28 周以前，因子宫内羊水较多、胎儿较小，胎儿在子宫内的活动范围较大，胎儿在宫内的位置和姿势易于改变，即使胎位不正，后期也能自行矫正。妊娠 32 周以后，胎儿在宫内发育较快、羊水相对减少，胎儿在宫内的位置和姿势相对恒定，在确保安全的情况下，可采用胸膝卧位、外倒转术等方法矫正胎位。胎儿在子宫内的姿势，简称胎姿势（fetal attitude）。正常胎姿势为胎头朝下俯屈，颏部贴近胸壁，脊柱略前弯，四肢屈曲交叉弯曲于胸腹部前方。整个胎体形成一个椭圆形的形状。由于胎儿在子宫内位置和姿势的不同，因此有不同的胎产式、胎先露和胎方位。

（一）胎产式

胎儿身体纵轴与母体身体纵轴之间的关系称胎产式（fetal lie）。两轴平行者称纵产式（longitudinal lie），占足月妊娠分娩总数的 99.75%，纵产式一般可经阴道分娩。两轴垂直者称横产式（transverse lie），仅占足月妊娠分娩总数的 0.25%，横产式胎儿一般不经阴道分娩，常行剖宫产终止妊娠。两轴交叉者称斜产式（oblique lie），在分娩过程中可转为纵产式，偶尔转为横产式（图 4－5）。

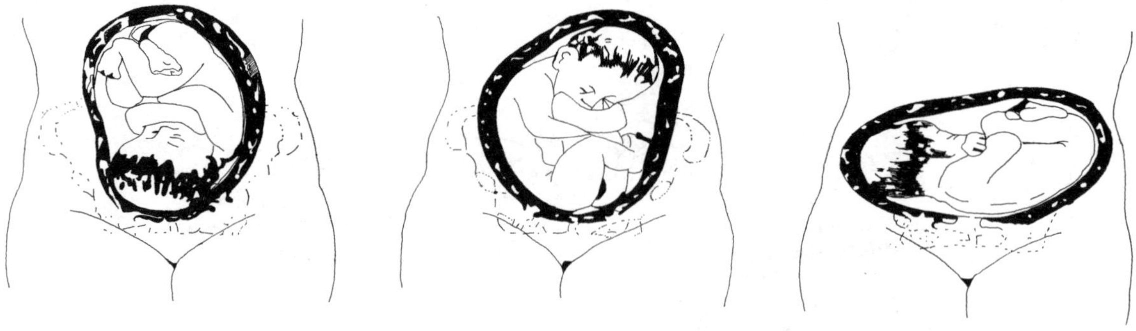

A 纵产式　　B 斜产式　　C 横产式

图 4－5　胎产式及胎先露

（二）胎先露

最先进入骨盆入口的胎儿部分称为胎先露（fetal presentation）。纵产式有头先露、臀先露，横产式有肩先露。

头先露可因胎头屈伸程度不同分为枕先露、前囟先露、额先露、面先露（图 4－6），正常胎儿以枕先露入盆，枕先露占纵产式中的 95.55%～97.55%，前囟先露、额先露、面先露较少见。

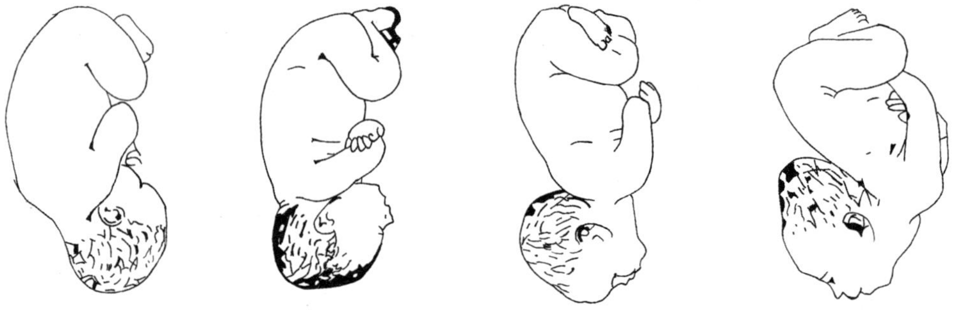

A 枕先露　　B 前囟先露　　C 颈先露　　D 面先露

图 4－6　头先露的种类

臀先露可因入盆先露部分不同分为单臀先露、完全臀先露和不完全臀先露，不完全臀先露可分为单足先露、双足先露（图 4－7），偶见头先露或臀先露与胎手或胎足同时入盆，称之为复合先露（compound presentation）。臀先露占纵产式中的 2%～4%，是最常见的胎位异常，阴道分娩风险高，经充分评估沟通后的阴道试产者，应严密监护和管理，同时医护人员需熟练掌握臀位助产技术。

（三）胎方位

胎儿先露部指示点与母体骨盆的关系称胎方位（fetal position），简称胎位。枕先露以枕骨、面先露以颏骨、臀先露以骶骨、肩先露以肩胛骨为指示点。根据指示点与母体骨盆左、右、前、后、横的关系而有不同的胎位。以枕先露为例，又分为枕左前（LOA）、枕左横（LOT）、枕左后（LOP）、右枕前（ROA）等胎方位。产程中胎方位异常是导致难产和顺产转剖宫产的重要原因。

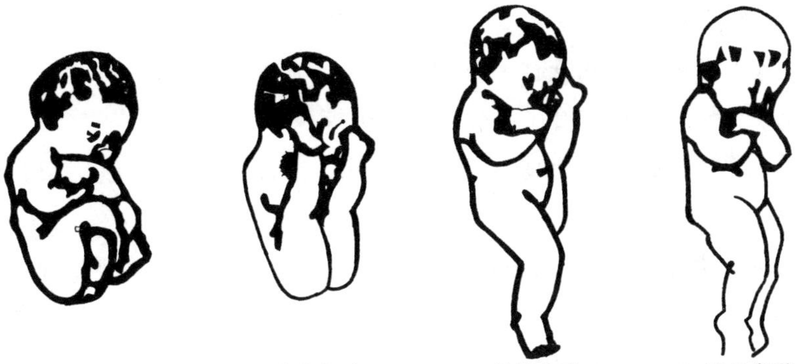

A 完全臀先露　　B 单臀先露　　C 单足先露　　D 双足先露

图 4－7　臀先露的种类

第四节　妊娠期管理

妊娠期管理的目的是降低围产期孕产妇和围产儿并发症的发生率及死亡率、保障母儿生命安全、减少出生缺陷。

围产期（perinatal period）是指产前、产时和产后的一段时间，我国围产期指从妊娠满 28 周至产后 1 周。围产期的胎儿与新生儿称为围产儿。围产期死亡率是衡量产科和新生儿科质量的重要指标。产前检查是妊娠期管理的一部分重要内容，包括胎儿和孕妇两方面的检查，有助于明确孕妇及胎儿的健康情况，及时发现异常情况，及早采取干预措施保障母婴安全。

一、产前检查的时间及次数

2016 年，世界卫生组织建议发展中国家无妊娠合并症及并发症的妇女至少进行 8 次的产前检查。我国《孕前和孕期保健指南（2018 版）》推荐的产前检查的孕周及次数为：6～13^{+6}周、14～19^{+6}周、20～24 周、25～28 周、29～32 周、33～36 周各 1 次，37～41 周每周检查 1 次。高危妊娠者酌情增加产前检查次数。

二、产前检查的内容

（一）妊娠早期

重点是建立围产期保健手册，确定妊娠的准确时间以推算预产期，了解既往和目前的健康状态，早期发现高危妊娠。

1. 详细询问病史

（1）个人基本情况：包括年龄、职业、受教育程度、婚姻状况等资料。＜18 岁或≥35岁的高龄产妇，容易并发妊娠期高血压疾病、产力异常和产道异常。工作中接触放射线或铅、汞、苯及有机磷等有毒物质的孕妇，流产、胎儿畸形等的风险增加。同时还要关注配偶的健康状况，了解有无烟酒嗜好及遗传性疾病等。

（2）月经史、孕产史及本次妊娠的经过：询问月经初潮的年龄、月经周期和月经持续时间。了解既往孕育、分娩情况，孩子存活数量等。重点了解本次妊娠的经过，有助于准确推断预产期，经产妇还要重点了解前次分娩有无异常及新生儿的情况。此外，需关注孕妇的饮食、休息与睡眠等情况及是否有头晕、头痛、阴道流血、心悸等症状。

（3）既往史及手术史：询问既往有无高血压、心脏病、糖尿病、肝肾疾病等，有无手术史及术式名称，手术过程是否顺利，有无过敏史等。

（4）家族史：询问家族中有无高血压、糖尿病、双胎妊娠、结核病及其他遗传相关疾病的病史。

2. 评估目前健康状态 进行全面的体格检查，包括心肺听诊，测量血压、体重，计算体重指数（body mass index，BMI），BMI = 体重（kg）/[身高（m）]^2，评估营养状况，检查眼睑有无苍白、乳房发育、乳头大小、有无乳头凹陷等。

3. 推算预产期 询问末次月经（last menstruation period，LMP）的日期，推算预产期（expected date of confinement，EDC）。计算方法为：末次月经第 1 天起，月份减 3 或加 9，日期加 7。若孕妇记不清末次月经日期或哺乳期妊娠者，则可根据妊娠早期超声检查顶臀长（crown-rump length，CRL）来估计孕周并推算预产期。

4. 辅助检查 实验室检查方面，完成血型、血尿常规、肝肾功能、乙肝等感染性疾病的筛查。一般在孕 6 ~ 8 周行超声检查确定是否宫内妊娠、孕周及胎儿是否存活。

（二）妊娠中、晚期

重点是产前筛查、腹部检查、骨盆测量、阴道检查等产前检查。

1. 产前筛查 高危人群重点做产前筛查，如高龄产妇、胎儿发育异常、有遗传病家族史的产妇等。不同孕周有不同的产前筛查，如无创产前基因检测的最佳时间是妊娠 12 ~ 22^{+6}周；唐氏综合征血清学筛查的最佳时间是妊娠 16 ~ 18 周；羊膜腔穿刺术检查胎儿染色体核型的最佳时间是妊娠 16 ~ 22 周。

2. 腹部检查 腹部检查包括视诊、触诊和听诊。检查时，产妇取半卧位，双腿略屈曲分开，检查者站在孕妇右侧。

（1）视诊：观察腹部形状及大小。腹部过大者，考虑双胎、羊水过多、巨大儿的可能性；腹部过小者，应考虑胎儿生长受限或孕周推算有误等，若腹部向下悬垂（悬垂腹），应考虑有骨盆狭窄的可能。

（2）触诊：妊娠中晚期，常采用四步触诊法（four maneuvers of Leopold）（图 4 – 8）检查子宫大小、胎产式、胎先露、胎方位及胎先露部位是否衔接。四步触诊法是产科常见的检查方法，熟练掌握四步触诊法有利于分辨胎位异常，判断胎方位，为进一步诊疗做准备。

第 1 步的手法：检查者面向孕妇头部，双手置于子宫底部，手测子宫底高度，估计胎儿大小与妊娠周数是否相符。然后以双手指腹相对轻推，判断子宫底部的胎儿部分，若为胎头，则硬而圆且有浮球感；若为胎臀，则软而宽且形状略不规则。

第 2 步的手法：检查者两手分别置于腹部左右两侧，一手固定，另一手轻轻深按检查，两手交替，分辨胎背及胎儿四肢的位置。平坦饱满者为胎背，确定胎背是向前、侧方或向后，可变形的高低不平部分是胎儿的肢体。

第 3 步的手法：检查者右手置于耻骨联合上方，拇指与其余 4 指分开，握住胎先露部，进一步查清是胎头或胎臀，并左右推动以确定是否衔接。检查时，若先露部仍可左右晃动，表示胎儿尚未入盆；若不能被推动，则已衔接。

第 4 步的手法：检查者面向孕妇足端，两手分别置于胎先露部的两侧，向骨盆入口方向向下深压，再次判断先露部的诊断是否正确，并确定先露部入盆的程度。

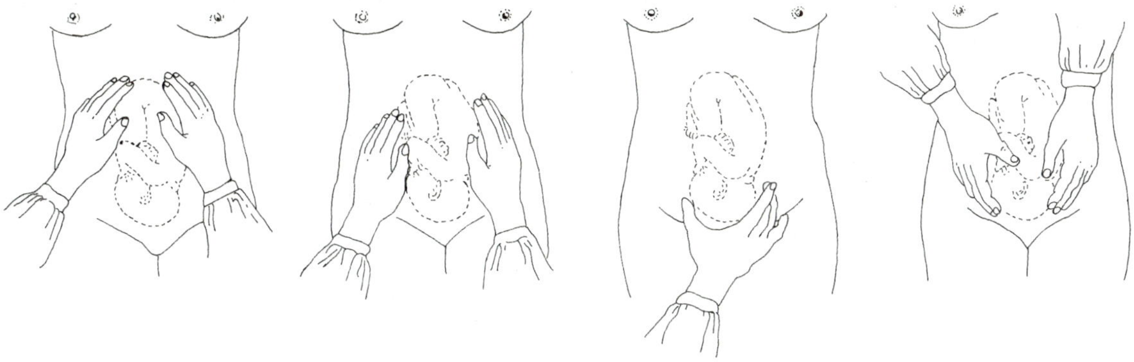

图 4-8　胎位检查的四步触诊法

（3）听诊：根据四步触诊得出的结果，可以判断胎心音的位置。胎心音听诊最清楚的位置是靠近胎背一侧上方处。枕先露时，胎心音在脐下方的右或左侧，枕左前时胎心音在脐下左侧，枕右前时胎心音则在脐下右侧；臀先露时，胎心音在脐上方的右或左侧；肩先露时，胎心音在脐部下方最清楚（图 4-9）。

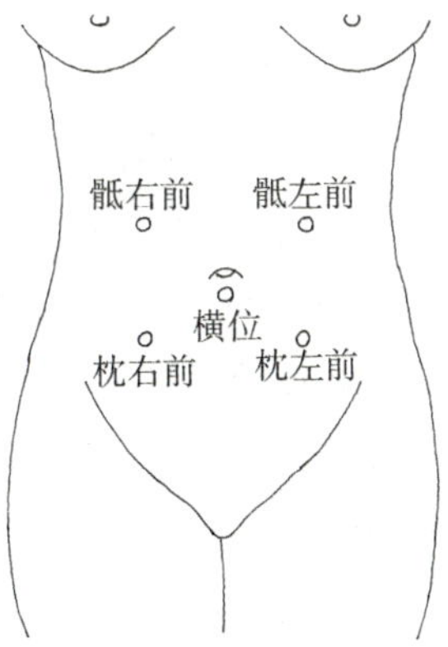

图 4-9　不同胎位胎心音听诊位置

（4）宫高及腹围测量：宫底高度可采用手测或软尺测量，腹围用软尺测量。

3. 骨盆测量　了解骨产道情况，以判断胎儿能否经阴道分娩。分为骨盆外测量和骨盆内测量。骨盆外测量不推荐常规检查，对于阴道分娩的孕妇，妊娠晚期可测定骨盆出口径线。

（1）骨盆外测量：最常见的径线有髂棘间径、髂嵴间径、骶耻外径、坐骨结节间径。

1）髂棘间径：孕妇取伸腿仰卧位，测量两侧髂前上棘外缘的距离（图 4-10），正常值为 23～26cm。

2）髂嵴间径：孕妇取伸腿仰卧位，测量两侧髂嵴外缘最宽的距离（图 4-11），正常值为 25～28cm。

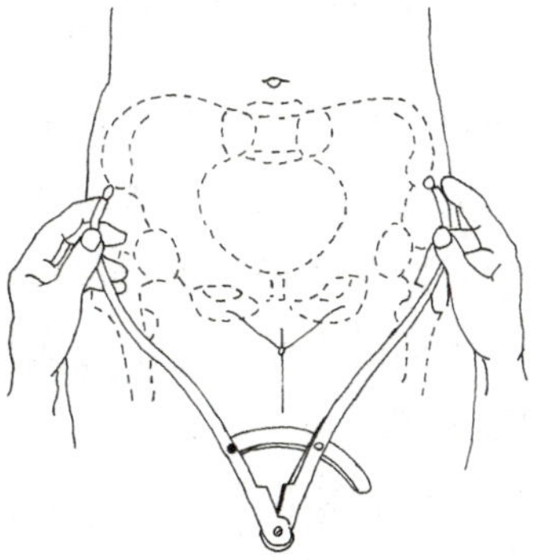

图 4-10　测量髂棘间径

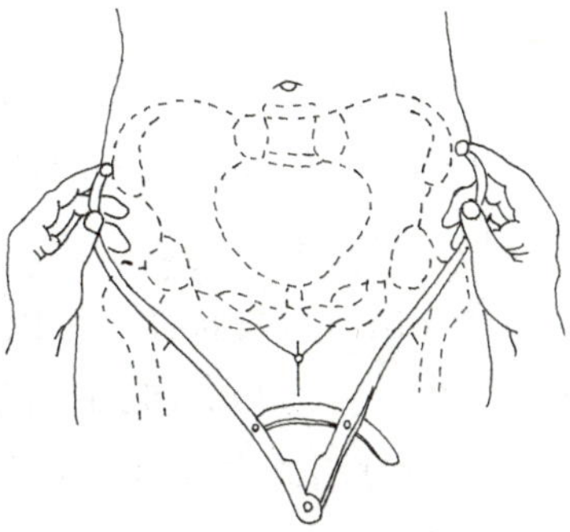

图 4-11　测量髂嵴间径

3）骶耻外径：孕妇取左侧卧位，右腿伸直，左腿屈曲，测量第5腰椎棘突下凹陷处（相当于腰骶部米氏菱形窝的上角）至耻骨联合上缘中点的距离（图4－12），正常值为18～20cm。

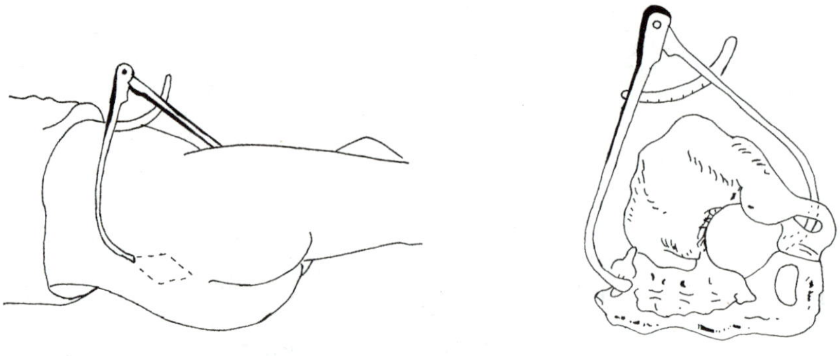

图4－12　测量骶耻外径

4）坐骨结节间径：又称出口横径（transverse outlet，TO）。孕妇取仰卧位，两腿屈曲，双手抱膝。测量两侧坐骨结节内侧缘之间的距离（图4－13），正常值为8.5～9.5cm。

（2）骨盆内测量：适用于阴道分娩需要确定骨产道情况。主要包括坐骨棘间径和出口矢状径。测量时孕妇取膀胱截石位，外阴消毒，检查者洗手，戴无菌手套。

1）坐骨棘间径（interspinous diameter）：又称出口横径，即两侧坐骨棘间的距离。检查者一手的示指、中指伸入阴道内，分别触及两侧坐骨棘，估计其间的距离（图4－14），正常值约10cm。

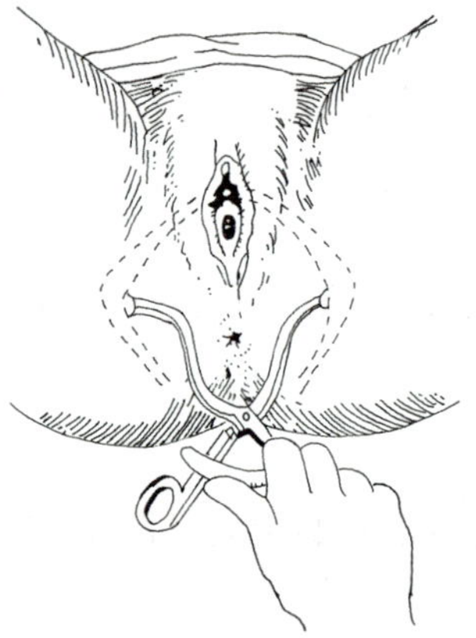

图4－13　测量坐骨结节间径

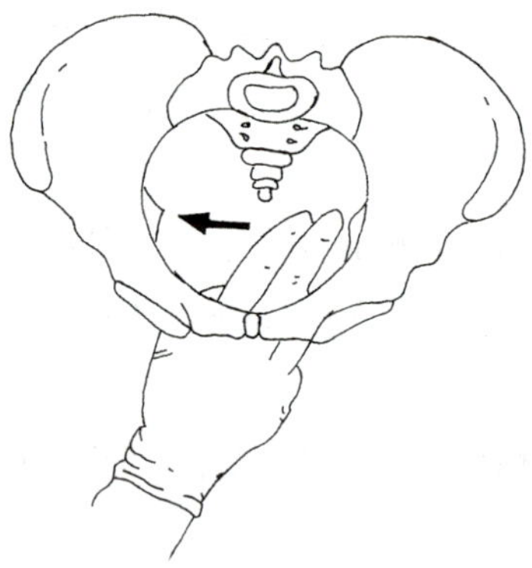

图4－14　测量坐骨棘间径

2）出口后矢状径（posterior sagittal diameter of outlet）：指坐骨结节间径中点至骶骨尖的距离，检查者一手的示指伸入孕妇肛门后向骶骨方向，拇指在孕妇体外骶尾部配合确定骶骨尖端位置，骨盆出口测量器一端放于此，另一端放在坐骨结节间径中点，正常值为8～9cm。通过测量出口横径与出口后矢状径，可以判断骨盆出口平面的大小。若出口横径偏小，但是出口横径与出口后矢状径之和＞15cm，仍有可能经阴道分娩。

4. 阴道检查　通过阴道检查可以判断宫颈口大小，胎先露下降程度、宫颈质地、宫颈管消退程度等。为避免流产及感染，妊娠早期及中期一般不常规检查。妊娠晚期进行阴道检查，需外阴消毒，医护人员洗手，戴无菌手套，以防感染。

5. 辅助检查　包括血常规检查、尿常规检查、超声检查、电子胎心监护（electronic fetal monitoring，EFM）检查等，每次产前检查的项目因妊娠周数不同而有所不同。如妊娠20～24周行胎儿系统超声检查，妊娠24～28周行妊娠期糖尿病筛查。

三、妊娠期营养和用药指导

（一）营养指导

孕妇的营养状况影响自身和胎儿的健康。妊娠期间孕妇必须合理增加营养的摄入以满足自身代谢及胎儿生长发育的需要。

1. 妊娠期的主要营养需求

（1）能量：妊娠早期不需额外增加能量。妊娠4个月后至分娩，应在原有基础上增加能量200kcal/d。我国居民的主要能量来源于主食，建议每日摄入200～450g。

1）蛋白质：妊娠早期不需要额外增加蛋白质，妊娠中期开始每日增加蛋白质15g，蛋白质主要来源于鱼、禽、蛋、瘦肉和奶制品等。

2）糖类：是能量的主要来源，占总能量的50%～60%。妊娠中晚期，每日增加约35g粗粮类食物即可。

3）脂肪：占总能量的25%～30%，脂肪摄入过多易引起妊娠期并发症。但长链不饱和脂肪酸有助于胎儿大脑和视网膜发育，因此，妊娠期宜适当多吃鱼类等水产品及核桃。

（2）维生素：是孕妇维持生理功能及胎儿生长发育所必需的物质，妊娠期需增加维生素的摄入，尤其是妊娠早期。值得注意的是，维生素供应不足或过量都可能增加胎儿畸形的风险。

（3）无机盐和微量元素：妊娠期需增加无机盐和微量元素的摄入。胎儿生长发育需要无机盐中的钙、镁及微量元素，妊娠早期缺乏供应易引起胎儿畸形或发育不良。

（4）膳食纤维：膳食纤维有降低糖和脂肪的吸收、减缓血糖升高、预防和改善便秘的作用。因此，妊娠期应该增加膳食纤维丰富的食物，如蔬菜、低糖水果和粗粮类。

2. 妊娠期的膳食计划　孕妇应在妊娠前和妊娠期制订合理的膳食计划，以满足自身和胎儿的需要，为分娩和哺乳做准备。中国营养学会《中国孕期妇女膳食指南（2016版）》建议妊娠期妇女膳食应在一般人群的膳食基础上补充以下5项内容。

（1）补充叶酸，常吃含铁丰富的食物，选用碘盐。推荐整个妊娠期应口服叶酸补充剂400μg/d，每日摄入绿叶蔬菜和含铁丰富的食物，适当补充海产品如海带、紫菜等。

（2）孕吐严重者，可少量多餐，保证摄入含必要量碳水化合物的食物，首选易消化的谷类食物。膳食选择清淡、可口、易消化食物，少食多餐，以减轻早孕反应。

（3）妊娠中晚期适量增加奶、鱼、禽、蛋、瘦肉的摄入。从妊娠中期开始，胎儿生长速度加快，优质蛋白的摄入至关重要。

（4）适量身体活动，维持妊娠期适宜增重。正常孕妇每天应进行不少于30分钟的中等强度身体活动。常见的中等强度运动包括快走、跳舞、孕妇瑜伽、各种家务劳动等。

（5）禁烟酒，适当进行户外活动和运动，积极准备母乳喂养。

（二）用药指导

许多药物可通过胎盘进入胚胎内，影响胚胎发育。尤其是在妊娠最初2个月，是胚胎器官发育形成时期，此时用药更应审慎。

1. 用药原则 应告知孕妇切勿随意用药，妊娠期没有特殊原因不要用药。若必须用药，也要遵医嘱，坚持合理用药的原则：严格掌握用药指征；遵医嘱选用疗效肯定且对胎儿相对安全的药物；选用一种药物，避免联合用药；严格掌握用药剂量和用药持续时间，注意及时停药。若病情允许，尽可能推迟到妊娠中、晚期用药。

2. 用药风险评估 1979 年美国食品药品监督管理局（Food and Drug Administration，FDA）根据药物对动物和人类不同程度的致畸风险，将其分为 A、B、C、D 和 X 类，并对每种药物强制标注警示登记。2014 年 FDA 发布了一项妊娠期用药风险评估规则，主要从妊娠用药登记信息、风险概述、临床考虑和数据信息四个方面进行妊娠期用药的安全性评价。

四、妊娠期体重和胎动自我监测

（一）妊娠期体重

孕妇体重增长过多或增长不足均影响母儿的身体健康，甚至增加妊娠期合并症及难产的风险。指导孕妇监测体重增长情况十分必要。妊娠早期，孕妇体重变化不大，可每月测量 1 次，妊娠中、晚期应每周测量 1 次体重。妊娠期间，妊娠前低体重者（BMI < 18.5）宜增加的体重范围是 12.5 ~ 18.0kg；妊娠前体重正常者（BMI 18.5 ~ 24.9）宜增加的体重范围是 11.5 ~ 16.0kg；妊娠前超重者（BMI 25.0 ~ 29.9）宜增加的体重范围是 7.0 ~ 11.5kg；妊娠前肥胖者（BMI ≥ 30）宜增加的体重范围是 5 ~ 9kg。

（二）胎动自我监测

胎动计数是孕妇自我监护胎儿宫内健康的一种重要手段。指导孕妇和家庭成员计数胎动并做记录，还可以增进孕妇和家庭成员关系。初产妇多于妊娠 20 周左右开始自觉胎动，胎动在夜间和下午较活跃，在胎儿睡眠周期（持续 20 ~ 40 分钟）停止。

常用的胎动监测方法是：每天在同一时间计数胎动，早、中、晚各计数 1 次，每次“计数 10 次胎动”并记录所用时间，若用时超过 2 小时，建议就医检查；临近足月时，孕妇可能感觉胎动略有减少，若计数 2 小时胎动不足 10 次，可变换体位，如左侧卧位后，再计数 2 小时，若仍少于 10 次，应及时就医检查。胎动计数 < 10 次/2 小时或减少 50% 者，应考虑子宫胎盘功能不足、胎儿有宫内缺氧的可能。

五、妊娠期健康教育与指导

1. 常见症状的护理及指导 妊娠期常见症状有白带增多、下肢水肿、便秘与痔、腰背痛等。白带增多者，指导其穿透气性好的棉质内裤，经常更换，必要时检查有无生殖道感染；下肢水肿者，嘱其左侧卧位，稍垫高下肢，避免长时间站立或坐姿；便秘与痔者，嘱其养成每日定时排便的习惯，多吃水果、蔬菜等含纤维素多的食物，增加每日饮水量，注意适当的活动；腰背痛者，嘱其穿低跟软底鞋，俯拾或抬举物品时保持上身直立，疼痛严重者需及时就医。

2. 异常症状的识别 妊娠期常见的异常症状有阴道流血或流液。先兆流产、前置胎盘、胎盘早剥，均可引起阴道流血，妊娠期应高度重视，应及时就医排除以上疾病。孕妇若阴道流液需警惕胎膜早破，应立即平卧位并送医院就诊，以防脐带脱垂而危及胎儿生命。此外，出现其他异常症状，如头痛、头晕、胸闷、气促、视物模糊、胎动减少等，也应及时就医。

3. 保持清洁和舒适 妊娠期孕妇应保持居室内安静和空气清新。养成良好的卫生习惯，特别注意身体和口腔清洁，不宜穿紧身衣或袜带，以免影响血液循环；宜穿轻便舒适、低跟的鞋子，以防腰背痛及身体失衡。

4. 适当活动与休息 妊娠期间，孕妇应避免长时间站立或重体力劳动。孕妇需要充足的休息，每日应有 8 小时睡眠。孕期规律运动与孕妇体重、胎儿体重和腰背痛呈负相关，有利于增进食欲和睡眠，减少便秘、缓解压力，还可以降低妊娠期糖尿病、产前抑郁的发生率及分娩相关的并发症，孕妇运动时要注意安全，应循序渐进。

5. 建立亲子关系 妊娠期间，孕妇应积极主动与胎儿建立良好的情感交流。妊娠早期，孕妇可表达对妊娠与期盼孩子到来的喜悦之情。妊娠中、晚期，孕妇可经常抚摸腹部，跟胎儿说话或为其轻声朗读精彩的文章或为胎儿播放舒缓、轻松、美妙的音乐。

6. 性生活指导 为避免流产、早产或感染，妊娠后的前 3 个月及妊娠后的末 3 个月，指导孕妇避免性生活。

7. 舒缓压力 鼓励孕妇通过向家人或好友倾诉，做感兴趣的事情，想象美好的事物等方式来释放压力或宣泄情感。必要时，由心理医生给予心理疏导。

六、分娩的准备

因为缺乏分娩相关知识、惧怕分娩时疼痛和不适、对分娩过程中的担忧等，孕妇会产生焦虑，甚至恐惧心理，因此分娩的准备非常重要，主要包括：识别先兆临产、分娩物品的准备、分娩不适的应对技巧等。

（一）识别先兆临产

分娩发动前，出现预示孕妇即将临产的症状，称之为先兆临产（threatened labor）。先兆临产是一个正常的生理过程，一般不需要干预。

1. 不规律宫缩 通常在临产前几天或数周，出现不规律宫缩，也称假临产（false labor）。这种宫缩持续时间短（<30 秒），强度弱，间歇时间不规则且不会越来越密集，疼痛仅表现下腹部的不适，不会越来越剧烈，不伴宫颈口的扩张。受机体内分泌影响，夜间缩宫素分泌增加，因此不规律宫缩通常在夜间出现，白天消失。

2. 胎儿下降感 妊娠晚期，由于胎先露下降衔接及羊水量减少，造成子宫底高度下降，多数孕妇会感觉上腹部较前舒适，呼吸较前轻快，食欲较前增大，同时由于胎先露入盆压迫膀胱，孕妇常出现尿频症状。

3. 见红 通常发生在分娩发动前 24～48 小时，由于接近分娩，子宫下段形成且宫颈已成熟，宫颈内口附近的胎膜与该处的子宫壁分离，毛细血管破裂出现少量的阴道流血，因伴有宫颈管内黏液而呈淡血性，称为见红，是分娩即将开始的比较可靠的征象。但是要注意，若阴道流血量超过月经量，则应考虑妊娠晚期出血性疾病，如前置胎盘、胎盘早剥、胎盘前置血管破裂等。

（二）分娩物品的准备

1. 孕妇的用物准备 孕妇准备的用物主要以舒适和安全为主，如防滑的拖鞋、舒适的内衣裤等，同时准备好分娩和母乳喂养用品，如卫生垫、收腹带、纸巾、吸奶器等。另外，还需要准备一般生活用品，如水杯、吸管、毛巾等。

2. 新生儿的用物准备 新生儿生活用品包括新生儿柔软舒适的衣物、尿不湿、新生儿包被、小毛巾、小帽子等。母乳喂养者可适当准备储奶袋，必要时准备奶瓶、奶粉、奶嘴等备用。

（三）分娩不适的应对技巧

帮助孕妇减轻对分娩疼痛和分娩过程的恐惧，在分娩前掌握应对分娩不适的方法，有助于降低剖宫产率，减少孕妇身体损伤和产后抑郁的发生。

1. 产前 使孕妇获得有关分娩方面的知识，讲解分娩过程，解答其疑惑；妊娠 32 ~ 36 周，教孕妇进行腹式呼吸运动练习，使其会应用腹式呼吸运动来缓解分娩疼痛；在专业人员指导下适当的产前运动可减轻分娩的不适。指导孕妇掌握正确的拉梅兹法呼吸和放松的方法，每日练习直至分娩。为减轻对分娩的恐惧，孕妇应积极学习分娩的相关知识并熟练掌握，如自由体位分娩、热敷疗法、无痛分娩等。目前，越来越多的医院开设产前健康教育的课程，应鼓励孕妇及家庭成员共同参与。

2. 分娩中 指导孕妇学会分散注意力，以缓解紧张、焦虑或不适。单独舒适的空间、家属的陪伴、听轻音乐、全身擦浴等均可以减轻分娩的不适。常用的减轻分娩不适的方法有拉梅兹法（Lamaze method），又称“精神预防法”，由法国医生拉梅兹提出，是使用较广泛的预习分娩法。

知识拓展

孕期运动的相关建议

缺乏运动是全世界早期死亡的第四大危险因素。妊娠期间，缺乏运动和体重过重已被认为是孕产妇肥胖和相关妊娠期并发症的独立危险因素。对于正常妊娠的妇女，没有证据表明进行定期运动可能会导致流产、胎儿生长不良、骨骼肌肉损伤或早产等。因此，正常妊娠期间进行体育锻炼是安全的。

美国妇产科学会（American College of Obstetricians and Gynecologists，ACOG）认可了妊娠期有氧运动的安全性，2020 年 ACOG 更新了妊娠期间和产后的体育活动和锻炼的意见，主要包括以下内容。

1. 孕期运动益处包括减少妊娠期糖尿病、剖宫产发生率，缩短产后恢复时间，预防产后抑郁等。

2. 广泛研究证明，妊娠期安全的运动有步行、固定式骑行、有氧运动、跳舞、抗阻力运动、伸展运动、水中有氧运动等。

3. 正常妊娠妇女妊娠期间每周至少进行 150 分钟的中等强度有氧运动。

4. 医护人员在推荐锻炼计划之前，应进行全面的临床评估，应当与孕妇一起制定运动计划，保证在一周的大部分时间或每天进行至少 20 分钟的中等强度运动，并根据医学适应证进行调整。

本章小结

思考题

1. 简述妊娠期胎儿附属物的结构和功能。

2. 妊娠期生殖系统发生了哪些适应性的变化？

更多练习

（王晓蕾）

第五章　高危妊娠患者的护理

教学课件

学习目标

1. 素质目标

培养学生具有较强的责任感和临床思维，积极关注高危妊娠患者，进行健康宣教，维护母儿安全。

2. 知识目标

（1）掌握：高危妊娠的概念和风险因素，高危妊娠的评估、监测与管理；正常电子胎心监护结果的解读。

（2）熟悉：常见的异常电子胎心监护结果和临床意义。

3. 能力目标

（1）能够运用所学的知识对高危妊娠母儿进行针对性护理管理及健康教育。

（2）能够具备筛查孕妇的危险因素的能力。

案例

【案例导入】

某孕妇，38岁。G_4P_0，妊娠33周，本次妊娠为试管婴儿。因头晕、视物模糊3天到产科门诊就诊。入院查体：面色苍白，身高154cm，体重81kg，血压160/110mmHg，脉搏120次/分，双下肢水肿（+++），宫高32cm，腹围86cm，胎方位ROA，胎心率145次/分。初中文凭，孕前体重68kg，曾自然流产3次。

【请思考】

1. 该孕妇有哪些高危因素？
2. 该孕妇为分级管理的哪一类？
3. 对该孕妇及胎儿应进行哪些监护措施？

【案例分析】

高危妊娠（high risk pregnancy）指在已知存在一个或多个危险因素时，孕妇和/或胎儿在妊娠或分娩期间危及其健康的风险高于普通或参考人群的基线水平。高危妊娠是孕妇和围产儿并发症发生率增加的主要原因，对孕妇和围产儿的健康和生命构成重大威胁。高危孕妇指具有高危妊娠危险因素的孕妇，高危儿是指具有高风险妊娠危险因素孕妇所孕育和分娩的胎儿、新生儿。对于高危孕妇，需要根据其高危妊娠危险因素及母儿的整体健康状况来制订相应的治疗及护理措施，以改善妊娠结局。

为了保障孕产妇和围产儿的生命健康，早期筛查和监测高危孕妇并对其进行系统管理是重要手段之一，这将有助于对妊娠期间的潜在风险和风险因素进行及早检测，以便能够对其进行早期干预，使其能够更好地改善高风险妊娠的状态，能更好地降低围生期妊娠合并症及并发症发病率、母儿伤残率和死亡率。

第一节　高危妊娠常见的风险因素

高危妊娠的风险因素有很多，主要包括母体风险因素和胎儿风险因素。

（一）母体风险因素

1. 基本情况

（1）年龄：青少年妊娠（妊娠年龄≤18 岁）多为非计划妊娠，面临更高的健康风险。由于青少年生殖系统尚未完全发育成熟，所以更容易出现早产、分娩低出生体重儿、围产儿死亡率升高等情况。同时青少年妊娠与营养不良、HIV 和其他性传播疾病也密切相关。因此，对于青少年妊娠的女性来说，及时接受适当的医疗指导和支持至关重要。

高龄孕妇（孕龄≥35 岁）的肌肉力量、子宫弹性、身体功能、代谢功能和产后恢复能力都有所下降，是部分胎儿异常、分娩并发症妊娠期并发症的独立危险因素，如自然流产、异位妊娠、死胎、子宫肌瘤、妊娠期高血压疾病和糖尿病、产程延长、产前出血（如前置胎盘、胎盘早剥）、低出生体重儿等。

（2）身高和体重：孕妇身高＜145cm 应警惕均小骨盆，有产道异常的风险。体重指数（body mass index，BMI）是妊娠期间体重的一个重要指标，在妊娠期 BMI 有助于了解胎儿成长和母亲身体 BMI 应无法提示脂肪分布情况医生制定个性化的营养指导方案。孕期适宜的体重增长依 BMI 不同而异（参见第四章）。

2. 异常妊娠和分娩史

（1）两次生育之间的间隔时间较短（通常不超过 12 个月），这种情况下的高危妊娠风险会显著增加。

（2）剖宫产史意味着有子宫损伤，若剖宫产术后未满 2 年，再次妊娠，不仅增加了母体损伤的风险，也为胎儿带来潜在的风险。

（3）不孕史往往是妊娠相关并发症和不良妊娠结局的高危因素。

（4）不良孕产史包括多次流产（≥3 次）、早产、围产儿死亡及妊娠滋养细胞疾病等。这些情况都可能影响未来的妊娠。如果孕妇曾患有妊娠并发症或合并症，那么其再次妊娠时的风险将增加，需要更细致的管理。

（5）一些特定的妊娠模式，如双胎妊娠，或利用辅助生殖技术（ART）助孕，可能会带来额外的健康风险。双胎妊娠因其特殊性，可能会引起母亲贫血、心脏负担加重等问题，而 ART 技术则涉及使用药物来提高受精卵质量，可能增加胎儿染色体异常的风险。因此，了解和评估这些异常情况对于制定个性化的孕期管理计划至关重要。

3. 妇产科疾病和手术史 包括生殖道畸形、子宫肌瘤或卵巢囊肿≥5cm、瘢痕子宫、子宫及子宫附件恶性肿瘤手术史，重要脏器疾病史，其他特重大手术史和药物过敏史等。

4. 家族史 有高血压家族史且孕妇血压≥140/90mmHg，家族成员中有人患有糖尿病、凝血因子缺乏等会增加孕产妇及胎儿发生并发症的风险。另外，有严重的遗传性疾病，如红斑狼疮、风湿性关节炎等，都可能对家族中的个体产生影响。

5. 妊娠合并症及并发症 包括妊娠期高血压疾病、多囊卵巢综合征、妊娠合并糖尿病、肾病、自身免疫性疾病、艾滋病等。

6. 其他 例如在妊娠初期，是否遭受了电离辐射、有毒化学物质的侵袭，或是不慎使用了某些可能对胎儿健康构成威胁的药物。孕产妇居住环境差、吸烟、吸毒、酗酒等，这些因素都是孕妇需要特别注意的潜在风险，因为它们可能对未来胎儿的发育产生不利影响。

（二）胎儿风险因素

围产期中出现以下任何一种，即为高危儿。

1. 胎龄<37 周或≥42 周。
2. 出生体重<2500g 或≥4000g。
3. 小于胎龄儿或大于胎龄儿。
4. 其兄姐有严重的新生儿病史、新生儿期死亡。
5. 新生儿窒息，脐动脉血气 pH<7.15，5 分钟阿普加评分（Apgar score）≤7 分。
6. 产时感染。
7. 高危孕产妇所生的新生儿。
8. 手术产儿。
9. 双胎或多胎儿。

第二节 妊娠风险的评估

妊娠风险评估是指各级各类医疗机构对孕期至产后 42 天的妇女进行妊娠相关风险的筛查、评估分级和管理，通过特定频率的产前、产后检查项目对高危因素进行排查，及时发现风险因素从而防范不良妊娠结局。通过管理这些风险因素并降低其风险，可以降低并发症发生的风险，确保安全分娩，提高孕妇和产后妇女的医疗保健水平。

（一）妊娠风险评估分级

为了确保母婴健康，对于妊娠风险筛查阴性的孕妇，医疗机构应对照《孕产妇妊娠风险评估表》，进行首次妊娠风险评估，并采取相应的管理措施来保护母亲和胎儿的健康。

1. 绿色　妊娠风险低。孕妇一般情况较好，无妊娠期并发症、合并症发生。

2. 黄色　妊娠风险一般。孕妇的基本情况可能有某些危险因素，或者在妊娠期出现合并症、并发症，但症状不严重且稳定。

3. 橙色　妊娠风险较高。年龄≥40 岁或 BMI≥28，或有严重的妊娠合并症、并发症的孕妇。

4. 红色　妊娠风险高。患有严重的妊娠期并发症和合并症，继续妊娠可能危及孕妇的生命。

5. 紫色　孕产妇患有传染病，并可能同时有其他颜色的风险标记。

（二）妊娠风险评估方法

1. 妊娠前筛查

（1）妊娠前高危因素评估

1）询问计划怀孕夫妇的健康状况。

2）评估既往慢性病史、家族史和遗传史，并及时告知不宜妊娠者。

3）详细询问有无不良孕产史和既往分娩史，有无疤痕子宫的病史。

4）评估孕产妇生活习惯、膳食营养、职业状况、工作环境和人际关系等。

（2）体格检查：进行心肺听诊，检查胸廓有无异常；测量血压、身高、体重、计算 BMI；妇科常规检查。

（3）辅助检查

1）必查项目：血常规、尿常规、血型、肝肾功能、血糖测定，以及乙肝筛查、梅毒筛查、艾滋病筛查、心电图检查等。

2）备查项目：子宫颈细胞学检查、TORCH 感染筛查（弓形虫、风疹病毒、巨细胞病毒及单纯疱疹病毒筛查）、阴道分泌物检查、甲状腺功能检测、75g 口服葡萄糖耐量试验（针对高危妇女）、血脂水平检查、妇科超声检查等。

2. 妊娠期筛查

（1）产前检查次数及孕周：《孕前和孕期保健指南（2018 版）》推荐的产前检查孕周分别为妊娠 6～13^{+6}周、14～19^{+6}周、20～24 周、25～28 周、29～32 周、33～36 周、37～41 周（每周一次）。此外，对高危妊娠孕妇，指南特别指出应根据实际情况适时增加产前检查的次数，以确保母婴安全。

（2）评估妊娠期间的高危因素：应当详细询问并记录孕妇的孕产史，特别是可能导致妊娠风险增高的情况，例如反复流产、早产及死胎等经历；对分娩方式进行详细了解，包括剖宫产史、是否存在胎儿畸形或巨大儿等问题；了解孕妇是否曾进行过生殖道手术；妊娠前的准备情况，如生活习惯、工作环境、营养状况等；孕妇及其配偶的家族史；孕妇是否有妊娠期并发症等，如高血压、糖尿病、心脏病等。

（3）体格检查：心肺听诊；测量血压、体重，计算 BMI；胎心率测定等。

（4）辅助检查

1）必查项目：血、尿常规等同孕前必查项目；妊娠期糖尿病筛查，75g 口服葡萄糖耐量试验；超声检查等。

2）备查项目：丙型肝炎筛查、抗 D 效价检测、结核菌素试验，双胎妊娠需确定绒毛膜性质行绒毛膜穿刺取样术，无创产前筛查（noninvasive prenatal testing，NIPT）、妊娠中期母体血清学筛查、羊膜腔穿刺、B 族链球菌（group B streptococcus，GBS）筛查、子宫颈检查及 Bishop 评分等。

第三节 高危妊娠的监测

在妊娠的关键阶段，特别是在妊娠 32～34 周这个时期，对于被认为具有高风险特征的孕妇，至关重要的一步是开始进行对胎儿未来健康的全面评估，以便医生能够全面了解胎儿的生长发育情况及孕妇自身的健康状况。对于患有妊娠期并发症或者其他严重疾病的孕妇而言，从妊娠 26～28 周就应开始监测病情变化，并采取相应措施以确保母婴安全。这样的早期监测可以大大提高孕妇和胎儿的存活率。

（一）胎儿生长发育的监测

1. 胎儿测量指标 根据末次月经、早孕反应出现的时间、胎儿颈项透明层（nuchal translucency，NT）、首次胎动出现的时间、B 超检查测量的胎儿顶臀长、双顶径和股骨长等推算胎龄。

2. 孕妇测量指标 孕妇的宫高、腹围，以间接了解胎儿宫内的发育情况。

（二）胎儿宫内状态的监测

1. 胎动计数 不仅是孕妇用来监测胎儿健康状况的一种方法，而且也是孕产妇能够在日常生活中了解胎儿宫内环境的重要方式。通过对胎动次数的细致观察，孕妇可以及时发现异常情况，确保母婴安全。这种日常的监测过程有助于建立起母亲与胎儿之间的紧密联系，同时也为医生提供了宝贵的信息，可以更好地评估胎儿的发育情况和预防潜在问题。胎动计数≥10 次/2 小时为正常，＜10 次/2 小时或减少 50% 者，可能有子宫胎盘功能不足、胎儿有宫内缺氧等情况。

2. B 超监测 B 超可以精确地测量胎儿的大小和体重，确认胎儿是否有足够的空间移动或翻身；监测胎位，以确定胎儿是头位还是臀位等姿势，这对于后续的分娩方式选择至关重要；检测到胎心搏动的存在，帮助评估胎儿的心跳节奏和健康状态；胎盘的位置和成熟度，也能直观地显示出来，为医生提供评估孕妇营养状况和胎儿发育情况的信息；评估胎儿是否存在某些先天异常，如心脏缺陷、唇腭裂等，从而在早期进行干预和治疗。

对于正常孕产妇，整个妊娠期 B 超检查不少于 4 次。对于高危孕产妇应酌情增加检查次数。

3. 血流动力学监测 在胎儿发育的关键阶段，彩色多普勒超声技术以其无创、精确的特点成为监测脐动脉血流和大脑中动脉血流的重要手段。使用彩色多普勒超声进行血流监测时，三个主要指标被广泛应用于临床：①搏动指数（pulsation index，PI），反映了脐动脉搏动率，是衡量胎儿血液循环活跃度的一个重要指标。②收缩期峰值流速与舒张期峰值流速比值，即收缩期/舒张期（systolic phase/diatolic phase，S/D）比值，提示了血流在不同时间点的变化情况。③阻力指数（resistance index，RI），能显示血管壁对血流的阻力大小，有助于判断是否存在动脉狭窄等问题。这些监测指标的综合运用可以帮助产科医生作出相应的治疗决策。例如，如果在舒张末期观察到无血流通过脐动脉，这通常意味着胎儿可能面临生命危险。若进一步发现该地区出现明显的血流中断或不规则现象，那么胎儿死亡的风险将大大增加。因此，通过彩色多普勒超声监测，医生能够及时采取措施，挽救即将出生的婴儿。

4. 胎心监测

（1）胎心听诊：通过听胎心的强弱及节律判断胎儿宫内安危的一种简便方法。可用胎音听诊器或多普勒胎心仪听诊。

（2）电子胎心监护：电子胎心监护（electronic fetal monitoring，EFM）可以连续观察并记录胎心率的动态变化，同时还能了解胎心、胎动与宫缩的关系。

1）监测胎心率：胎心率是一个重要的生理指标，不仅可以反映胎儿的健康状况，还能为医生提供有关妊娠进展和胎儿发育的宝贵信息。主要监测指标有胎心率基线（FHR - baseline，BFHR）、胎心率基线变异、胎心率一过性变化，其中胎心率一过性变化主要是加速、早期减速（early deceleration，ED）、变异减速（variable deceleration，VD）和晚期减速（late deceleration，LD）（表 5 - 1）。

表 5 - 1　电子胎心监护评价指标及临床意义

胎心率评价指标	定义	临床意义
胎心率基线	指在无胎动和子宫收缩的情况下，胎心率平均值（>10 分钟）	1. 正常情况：胎心率为 110 ~ 160 次/分 2. 异常情况：包括心动过速和心动过缓 （1）心动过速：经过 10 分钟，胎心率 >160 次/分 （2）心动过缓：胎心率 <110 次/分
胎心率基线变异	指胎心率基线在振幅和频率上的不规则波动或小的周期性波动，又称为基线摆动，包括胎心率摆动幅度（胎心率上下摆动波的高度）和摆动频率（是指 1 分钟内波动的次数）	1. 正常：摆动幅度变动范围在 6 ~ 25 次/分。摆动频率≥6 次/分。BFHR 变异表示胎儿有一定的储备能力，是胎儿健康的表现 2. 异常：频率增高、降低或消失，提示胎儿储备能力丧失
加速	指宫缩时，胎心率加速≥15 次/分，持续时间≥15 秒，表明胎儿情况良好	散发的、短暂的胎心率加速是无害的，如果脐静脉持续受压可能会发生减速
早期减速	指胎心率曲线下降几乎与宫缩曲线上升同时开始，胎心率曲线最低点与宫缩曲线高峰相一致，即波谷对波峰，减速的开始到胎心率最低点的时间≥30 秒，宫缩后迅速恢复正常（图 5 - 1）	一般发生在第一产程后期，胎头受压引起，胎儿有缺氧的危险，并且不随孕妇体位及吸氧而改变
变异减速	指胎心率减速与宫缩无固定关系，下降迅速且下降幅度大（大于 70 次/分），持续时间长短不一，但恢复迅速（图 5 - 2）	表明可能有脐带受压的情况
晚期减速	指胎心率减速多在宫缩高峰后开始出现，即波谷落后于波峰，减速的开始到胎心率最低点的时间≥30 秒，恢复所需时间较长（图 5 - 3）	表明可能有胎盘功能不良、胎儿有宫内缺氧的情况出现

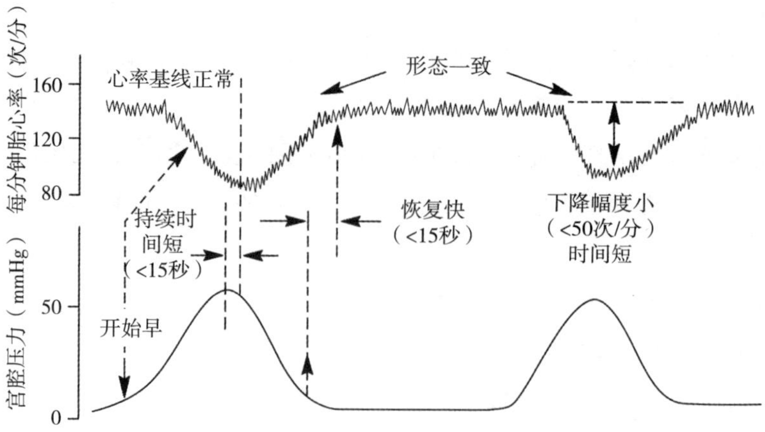

图 5－1　胎心率一过性变化之早期减速

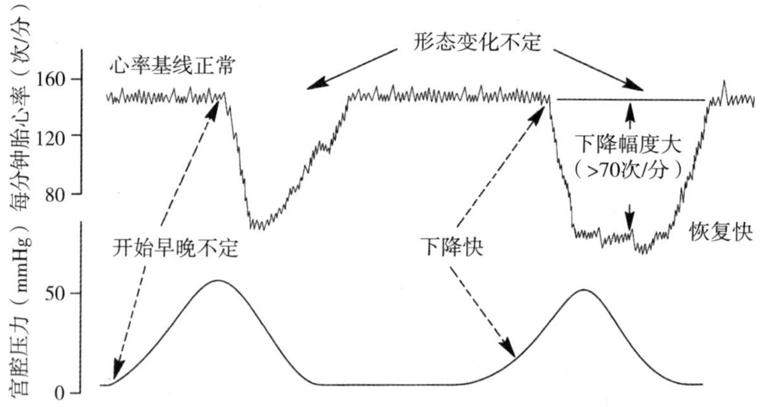

图 5－2　胎心率一过性变化之变异减速

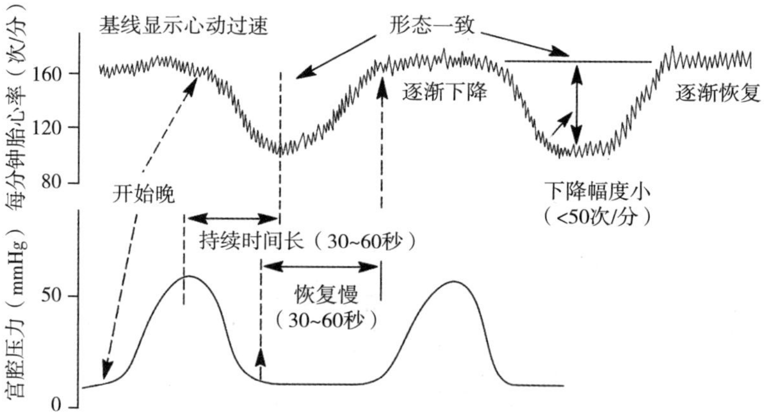

图 5－3　胎心率一过性变化之晚期减速

2）预测胎儿宫内储备能力：可采用无应激试验、缩宫素激惹试验和胎儿生物物理评分进行预测。

无应激试验（non-stress test，NST），即在没有宫缩和其他外界负荷刺激的条件下，了解胎儿宫内储备情况，明确有无宫内窘迫及缺氧的情况。在此试验中，通过使用电子胎心监护，医生可以监测并记录胎心率基线及其变异情况，这些都是判断胎儿是否正常发育的关键指标之一。通过观察胎动的次数及宫缩图形的变化，也能够评估胎儿的宫内环境和子宫收缩情况，为孕妇提供宝贵信息，以便做出更加精准的孕期管理和医疗决策。正常情况下，20 分钟内有 3 次以上胎动时胎儿心率会短暂升高，这表明胎儿的自主神经系统功能正常。方法为，孕妇选取一个自己最舒服的姿势，理想的选择是侧卧位或者坐位，能够让孕妇感到更加舒适和放松，同时也有助于保持血液循环通畅。进行胎心监护 20 分钟，在监护过程中，孕妇应该保持安静，避免任何可能干扰监护结果的活动。根据胎心率基线和胎动过程中胎心率的一过性变化（变异性、减速和加速），NST 分为正常、不典型和异常（表 5-2）。

表 5-2　NST 评估结果及处理

参数	正常 NST	不典型 NST	异常 NST
胎心率基线	110～160 次/分	100～110 次/分；>160 次/分，<30 分钟	胎心过缓<100 次/分；胎心过速>160 次/分，超过 30 分钟
胎心率基线变异	6～25 次/分	≤5 次/分	<5 次/分；≥25 次/分，>10 分钟；正弦波型
减速	无减速或偶发变异减速持续小于 30 秒	变异减速，持续 30～60 秒	变异减速，持续≥60 秒；晚期减速
加速（≥32 周）	40 分钟内≥2 次加速，超过 15 次/分，并且持续 15 秒	40～80 分钟内 2 次以下加速，超过 15 次/分，持续 15 秒	大于 80 分钟内小于 2 次加速大于 15 次/分，持续 15 秒
加速（<32 周）	40 分钟内≥2 次加速超过 10 次/分，持续 10 秒	40～80 分钟内 2 次以下加速，超过 10 次/分，持续 10 秒	大于 80 分钟，2 次以内的加速超过 10 次/分，持续 10 秒
处理	继续随访	需进一步评估	复查并且全面评估胎儿的情况；胎儿生物物理评分；及时终止妊娠

缩宫素激惹试验（oxytocin challenge test，OCT）：又称宫缩应激试验（contraction stress test，CST），是一种专门用于评估妊娠妇女和胎儿健康状况的医疗技术。在试验中，医护人员使用缩宫素人为引发子宫收缩，再以电子胎心记录仪记录宫缩时的胎心率变化，了解宫缩期间胎盘一过性缺氧的负荷变化，预测胎儿的宫内储备能力。要求宫缩≥3 次/10 分钟，每次持续≥40 秒。若孕产妇自发的宫缩符合上述要求，则无须诱导宫缩。宫缩时子宫动脉血流量减少，会使胎儿出现短暂缺氧，即胎儿一过性缺氧。若胎儿已处于亚缺氧状态，在宫缩的刺激下缺氧逐渐加重，会诱发晚期减速。宫缩还会引起脐带受压，从而导致变异减速。OCT 图形的判读主要基于是否出现晚期减速。若试验结果无晚期减速或明显的变异减速则为 OCT 阴性；若 50% 以上的宫缩后出现晚期减速则为 OCT 阳性；若间断出现晚期减速或明显的变异减速则为可疑阳性；若宫缩>1 次/2 分钟或每次宫缩持续时间>90 秒时出现胎心减速则为可疑过度刺激；若宫缩频率<3 次/10 分钟或出现无法解释的图形则为不满意 OCT。

胎儿生物物理评分（biophysical profile，BPP）：是一种重要的孕期评估工具，它综合了 5 项关键指标来全面监测胎儿的健康状况。这五个指标分别是 NST、胎儿呼吸运动（fetal breathing movement，FBM）、胎动（fetal movement，FM）、胎儿张力（fetal tension，FT）及羊水最大暗区垂直深度（amniotic fluicl volume，AFV）。常用 Manning 评分法，通过 NST 和实时超声检查联合评估。NST 可以对胎儿宫内储备能力和胎盘功能进行实时、有效的观察，实时超声检查可以判断胎儿器官发育、胎儿血液循环、胎盘循环、胎盘子宫循环的血流动力学状态。Manning 评分法观察时间为 30 分钟，共 5 项指标，每项指标 2 分，总分为 10 分，8～10 分表示胎儿健康；5～7 分表示可疑胎儿窘迫，4 分及以下建议终止妊娠（表 5－3）。

表 5－3 Manning 评分法

指标	2 分（正常）	0 分（异常）
NST（20分钟）	胎动≥2次，FHR加速，振幅≥15次/分，持续≥15秒	<2次胎动，FHR 加速，振幅<15次/分，持续<15秒
FBM（30分钟）	≥1次，持续≥15秒	无或持续<30秒
FM（30分钟）	≥3次躯干和肢体活动（连续出现累计1次）	≤2次躯干和肢体活动 无活动或肢体完全伸展；伸展缓慢，部分恢复到屈曲
FT	≥1次躯干伸展后恢复到屈曲，或手指摊开合拢	无活动；肢体完全伸展；伸展缓慢，部分屈曲
AFV	≥1个羊水暗区或最大羊水池垂直直径>2cm	无羊水暗区或最大羊水池垂直直径≤2cm

5. 胎盘功能检查 包括孕妇血液或尿液中的雌三醇、血液中的人胎盘催乳素和妊娠特异性 β 糖蛋白等。

6. 胎儿成熟度检查 抽取羊水检测卵磷脂/鞘磷脂比值（lecithin/sphingomyelin ratio，L/S）、磷脂酰甘油（phosphatidyl-glycerol，PG）、羊水振荡试验（foam stability test）等。

7. 胎儿缺氧程度检查 常用方法有胎儿头皮血血气测定、血氧饱和度等，或使用羊膜镜直接观察羊水的颜色、量、性状。

第四节 高危妊娠管理

一、常见症状的观察与处理

（一）生命体征观察与处理

1. 血压异常 主要为血压增高（BP≥140/90mmHg）、血压过低（BP≤90/60mmHg）及血压不对称（左、右血压差>10mmHg）三种异常情况。

（1）血压增高：在妊娠期间，高血压是一种常见的并发症，如子痫前期、妊娠期高血压、慢性高血压并发子痫前期及妊娠合并慢性高血压，对于这些妊娠相关的高血压疾病，关键的处理策略是使用镇静、解痉和利尿药来降低血压，减轻症状，防止病情恶化。

（2）血压过低：常见于产后出血、直立性低血压、心脏疾病等。产后出血是分娩过程中常见的并发症，可能导致患者血压急剧下降。首要任务是迅速识别出血源头并有效止血，后立即开始输血治疗，补充因失血而减少的血容量，以此来纠正休克状态。同时，医护人员还需要密切监测患者的血压变化，直到患者恢复正常的循环功能和血压水平。直立性低血压采取左侧卧位，症状可自然消失。

（3）血压不对称：主要由大血管病变和呼吸系统疾病引起。大血管病变主要有主动脉夹层、多发性大动脉炎、先天性动脉畸形等。呼吸系统疾病主要有呼吸道阻塞、肺淤血、肺栓塞、肺水肿等。

2. 体温异常 主要为体温过高（腋温>37℃或口温>37.5℃）和体温过低（口温

<35℃）体温过高常见于产褥感染、泌尿系统感染、上呼吸道感染等。体温过低常见于大出血、休克等重症疾病。

3. 呼吸异常 呼吸困难，可见硫酸镁中毒和急性羊水过多。呼吸过缓，常见于麻醉或镇静药物中毒、硫酸镁中毒。呼吸过速，常见于感染性疾病导致的发热。

4. 脉搏异常 脉搏增快，见于甲亢、发热；脉搏减慢，见于休克晚期；脉搏短绌，见于房颤、频发室性期前收缩。

（二）心电监护观察

心电监护能实时反映患者病情的变化。

1. 心率异常 窦性心动过速，常见于贫血、发热；窦性心动过缓，见于使用麻醉或者镇静药物。

2. 血氧饱和度下降 常见于发绀型先天性心脏病、心力衰竭、感染性休克、失血性休克、严重贫血、羊水栓塞等。

（三）产科专科症状观察

1. 胎心异常

（1）胎心率增快（>160次/分）：胎儿因素，包括心脏畸形或传导异常、脐带脱垂或受压、胎盘功能不全等；孕妇因素，包括发热、贫血、甲亢、过度紧张、焦虑、宫内感染等。

（2）胎心率减慢（<110次/分）：胎儿因素，包括脐带脱垂、胎儿先心病或传导异常、过期妊娠；孕妇因素，包括子宫收缩过强、低体温、低血压、抽搐等。

（3）各类减速：早期减速，常见于胎头受压；变异减速，常见于早产或使用硫酸镁、镇静药、麻醉药等药物；晚期减速，常见于胎儿宫内缺氧和脐带受压。

2. 胎动异常 胎动在夜间和下午较为活跃，在胎儿睡眠周期（持续20～40分钟）停止。孕妇应在每日同一时间计数胎动，判断记录胎动增加或减少情况，若有异常应及时就医检查。

（1）胎动增多：见于胎儿轻度缺氧如外力撞击、胎盘早剥。如果胎动计数明显增加后出现胎动明显减少，则提示胎儿有宫内窘迫。

（2）胎动减少：见于胎儿严重或长时间缺氧如脐带绕颈、胎盘早剥、前置胎盘、胎盘功能障碍等。孕妇因素为低血糖、羊水过多、使用镇静药。

3. 阴道流血 妊娠28周前可见于先兆流产、难免流产；妊娠28～37周可见于早产、先兆早产；妊娠37周后为临产、先兆临产，前置胎盘、胎盘早剥。

4. 阴道流液 常见于胎膜早破、阴道炎，可用羊水试纸对两者进行鉴别。若明确诊断，可按胎膜早破或阴道炎处理。

5. 肛门坠胀感 可考虑便秘、胎儿先露下降压迫直肠、会阴缝合不当。

（四）其他症状

1. 意识障碍 可见于药物中毒，如硫酸镁中毒；严重的肝肾疾病，如妊娠期肝内胆汁淤积、尿毒症等；神经系统病变；脑组织缺血缺氧；内分泌疾病，如低血糖、甲状腺危象等。

2. 视物模糊 可见于妊娠期高血压疾病、妊娠合并糖尿病、头部神经损伤等。

3. 惊厥、抽搐 可见于子痫、颅内感染、神经系统疾病等。

4. 疼痛 妊娠期高血压疾病导致头痛；胎盘早剥、子宫破裂、妊娠各期流产、先兆早产等均可引起腹部及腰背部疼痛。

5. 皮肤瘙痒 可见于妊娠合并糖尿病、妊娠期肝内胆汁淤积等。

6. 水肿 可见于妊娠期高血压疾病、心衰、妊娠合并糖尿病、急慢性肾炎等。

二、高危妊娠妇女的管理

可根据孕妇妊娠风险评估分级进行管理。

（一）分级管理

医疗机构应根据孕妇和产后妇女的妊娠风险评估结果，在《母子健康手册》中注明评估的结果和日期。

被归类为“绿色”分级的孕产妇，应按照《孕产期保健工作规范》、相关诊疗指南和技术规范提供规范的产前产后保健服务。

被归类为“黄色”分级的孕产妇，建议其在二级以上医疗机构进行孕产期保健和住院分娩。如果出现任何异常，应尽快转诊至三级医疗机构。

被归类为“橙色”分级的孕产妇，建议其在县级及以上危重孕产妇救治中心进行孕产期保健服务。在条件允许的情况下应当在三级医疗机构住院分娩。

被归类为“红色”分级的孕产妇，建议其尽快到三级医疗机构，明确是否可以继续妊娠。如适宜继续妊娠，建议其在县级及以上危重孕产妇救治中心进行孕产期保健服务，原则上在三级医疗机构住院分娩。

被归类为“紫色”分级的孕产妇，应按照传染病防治相关要求进行管理并落实预防和干预措施。

如果妊娠风险等级为“橙色”“红色”“紫色”，医疗机构应将这一人群作为重点人群纳入高危孕产妇专案管理，合理配置资源，做到专人负责、全程管理、动态监管、集中治疗，确保“发现一例、登记一例、报告一例、管理一例、治疗一例”。

如果妊娠风险等级为“橙色”和“红色”，应在 3 天内向辖区妇幼保健机构报送相关信息，并尽快与上级危重孕产妇救治中心共同研究制订个性化管理方案、诊疗方案和应急预案。

（二）产后风险评估与管理

医疗机构应在产后访视和产后 42 天健康检查期间落实孕产妇健康管理服务规范有关要求，并对产后妇女再次进行风险评估，以便及时发现阳性症状和体征从而进行干预。另外，医疗机构应当结合孕产期保健服务，根据孕产妇健康状况变化，对妊娠风险进行动态评估。

三、高危妊娠的预防

高危妊娠虽不能完全预防，但可通过科学规范的孕前和产前检查来评估孕妇综合情况，采取针对性治疗及护理，来改善不良妊娠结局。

（一）做好孕前准备

1. 做好生育计划 该计划指夫妻双方妊娠次数和怀孕时间计划。医护人员应帮助其解决妊娠前的潜在问题。

2. 确保叶酸的摄入 研究表明，妊娠前3个月和后3个月服用叶酸可以将神经系统疾病的风险降低70%。

3. 控制体重 超重或肥胖可能会使孕妇在妊娠期间面临妊娠期并发症的风险，并增加剖宫产的概率；同时，孕期营养摄入过少，则易导致胎儿发育不良，甚至影响脑部神经发育。因此，医护人员应帮助孕妇制定合理的体重控制计划。

4. 了解家庭健康史 医护人员应询问夫妻双方家族基因和健康史。如果存在某些慢性疾病或家族遗传性疾病，应建议转诊至相应专科咨询治疗。

5. 维持良好的心理状态 孕妇长期精神过度紧张，容易导致内分泌紊乱，增加妊娠心理压力。

（二）规范孕期管理

1. 按要求规律孕期检查 应准确筛查高危孕妇，并增加其孕期检查频次。

2. 科学营养支持 在孕妇首次产检时应计算其BMI，定期对其进行饮食、运动及孕期增重指导和监测，同时避免营养失调的问题。

3. 适当活动及锻炼 根据孕妇的综合情况制订个体化运动计划。

4. 避免暴露于有害环境 暴露于辐射、杀虫剂及某些化学物质会导致出生缺陷、早产和流产。

5. 避免滥用药物 如有特殊情况应嘱其严格遵医嘱用药。

6. 避免感染 某些感染可能会增加妊娠期胎儿畸形、流产及早产等风险，应积极进行健康教育及监测，防止感染的发生。

7. 维持稳定情绪状态 消除妊娠期间的焦虑和恐惧，积极主动地配合治疗。

8. 其他 提醒孕妇适当限制咖啡因的摄入（<200mg/d）；禁止吸烟、饮酒及毒品的使用等。

知识拓展

电子胎心监护的应用指征

电子胎心监护在临床实践中可以为评估胎儿宫内状况提供重要信息，但也有一定的局限性。胎儿随胎龄增加而逐渐发育成熟，胎心率监测的图形特征在不同孕周有所不同。妊娠晚期的胎心率基线在胎儿静止期和胎动周期呈现不同的图形。因此，国内外大多数指南建议妊娠32周后进行胎心监测，对于特别高危的胎儿，可以从妊娠28周开始监测。例如，建议在妊娠32周时开始监测使用胰岛素控制血糖的妊娠期糖代谢异常的孕妇。对于胎龄28周以下的胎儿，由于神经系统发育不完全，电子胎心监护的结果存在较大误差，因此其电子胎心监护的特点不同于足月儿。

本章小结

思考题

1. 初产妇，30 岁，胎膜已破 10 小时，临产 4 小时，胎动明显减少 1 天。入院后产科检查：宫口开大 2cm，枕右前位，头先露，S-2，胎心率 100 次/分，胎心监护出现子宫收缩开始后一段时胎心率减慢，下降缓慢，下降幅度 20～30 次/分，持续时间长，恢复缓慢。请问：

（1）该产妇正确的诊断是什么？

（2）请问该产妇胎心监护出现胎心率变化的类型是什么？

（3）此时该产妇的护理措施有哪些？

2. 孕妇，30 岁，G_3P_1。妊娠 30^{+3} 周，因夜间再次发生无痛性阴道流血 2 小时，急诊收入院。查体：T 36.5℃，BP 90/60mmHg，P 81 次/分，宫高 29cm，腹围 90cm，胎方位 LOA，胎心率为 146 次/分。尿蛋白（+），下肢水肿（+），血红蛋白 82g/L。B 超提示胎盘位于子宫右后壁延至前壁覆盖宫颈口。请问：

（1）根据本案例孕妇的现状，写出 1 个医疗诊断。

（2）根据本案例孕妇的现状，写出 2 个主要的护理诊断/问题。

3. 孕妇，35 岁，G_2P_0。妊娠 34^{+2} 周，因“阴道流液 2 小时”急诊入院。查体：T 36.0℃，BP 170/120mmHg，P 78 次/分，宫高 32cm，腹围 94cm，无宫缩，胎方位 LOA，胎头高浮，胎心率 136 次/分。实验室检查：随机尿蛋白（+++），血清肌酐 120μmol/L，血清 ALT 200U/L。孕妇因对自身及胎儿预后过分担忧和恐惧而心神不宁。请问：

如何评估胎儿的成熟度？

更多练习

（宋依平）

第六章　妊娠期并发症患者的护理

教学课件

学习目标

1. 素质目标

（1）培养学生关爱孕产妇，具有严谨、细心、爱心、仁心的护理职业素养。

（2）树立“敬佑生命、救死扶伤、甘于奉献、大爱无疆”的医者精神。

2. 知识目标

（1）掌握：常见妊娠期并发症的概念、临床表现和护理措施。

（2）熟悉：常见妊娠期并发症的病因、辅助检查、处理原则，异位妊娠的病理。

（3）了解：自然流产的病理、妊娠期高血压疾病的发病机制。

3. 能力目标

（1）能够运用所学知识分析患者病情变化，作出正确的判断并运用护理程序为妊娠期并发症妇女进行护理评估、列出护理诊断和护理计划、作出护理评价。

（2）能够与团队合作为妊娠期并发症妇女提供专业护理。

案例

【案例导入】

孕妇，26岁，宫内孕29周。近两天来自觉头痛、头晕、下肢水肿，一个月前在家自测血压为150/100mmHg，目前为180/120mmHg，尿蛋白为6g/24h。宫高、腹围正常。胎心率150次/分，枕右前位。

【请思考】

1. 该孕妇最可能的诊断是什么？
2. 该孕妇为什么会出现头疼、头晕等症状？
3. 请给出护理措施。

【案例分析】

第一节　自然流产

孕周不足28周、胎儿体重不足1000g而终止妊娠即为流产（abortion）。早期流产发生在妊娠12周之前，晚期流产发生在妊娠12～28周。流产分为自然流产（spontaneous abortion）和人工流产（artificial abortion），本节主要讲自然流产。研究显示，在胚胎着床后，31%的妊娠会发生自然流产，而其中80%则是属于早期流产。约有2/3的早期流产在月经期前发生，这种情况被称为隐性流产（clinically silent miscarriage），也被称作生化妊娠（chemical pregnancy）。

一、病因

自然流产的病因包括胚胎、母体、胎盘和环境因素等。

（一）胚胎因素

胚胎或胎儿染色体异常是导致自然流产最常见的原因之一。据统计，有50%～60%的自然流产与染色体异常有关。这种异常主要包括染色体数目异常和结构异常，可能导致胚胎发育异常，进而引发自然流产。

（二）母体因素

1. 全身性疾病　如流感、伤寒、肺炎等急性传染病，高温会增加子宫收缩的可能性，导致流产的危险增加。严重贫血、心力衰竭、慢性肾炎和高血压等慢性疾病也会对妊娠造成影响。另外营养不良、维生素缺乏、酒精中毒等，也可能引起流产。

2. 生殖器异常　子宫畸形、盆腔肿瘤（尤其是黏膜下肌瘤）、宫颈内口松弛或宫颈深部撕裂等，可能影响胚胎的着床和发育，导致流产。

3. 内分泌异常　孕激素分泌不足、甲状腺功能降低等，可能影响受精卵的发育和子宫内膜的生长，进而引发流产。黄体功能不足也是常见的内分泌异常原因。

4. 免疫因素　妊娠后母体与胚胎之间有着复杂而特殊的免疫学关系。如果这种免疫平衡被打破，母体就会对胎儿产生排斥反应，从而导致自然流产的发生。

知识拓展

免疫因素导致的流产通常包括自身免疫功能异常和同种免疫功能异常两种情况。前者主要发生在抗磷脂抗体、抗核抗体、抗精子抗体等阳性孕妇；后者是基于同种异体移植的理论，主要见于夫妇双方人类白细胞抗原（human leukocyte antigen，HLA）不相容性低，母体免疫系统产生保护胎儿胎盘功能的封闭抗体量不足，使胚胎受到免疫损伤而导致流产。

5. 创伤刺激及不良习惯　子宫创伤如手术、直接撞击、性交过度等可能导致流产。精神创伤，如过度紧张、焦虑、恐惧、忧伤，以及过量吸烟、酗酒不良的生活习惯和吸毒，都可能导致流产。

（三）环境因素

暴露于有害化学物质和辐射可能会影响胎儿的正常发育，甚至导致流产的风险增加。

（四）胎盘因素

胎盘滋养细胞发育和功能不全、胎盘梗死、前置胎盘及胎盘早剥，都可能会导致流产的发生。

（五）父亲因素

父亲染色体结构或数目异常，如平衡易位、倒位等，可能导致胚胎染色体异常。精子的数量、活力、形态异常，或者精子 DNA 损伤，都可能影响受精和胚胎发育，从而导致自然流产。例如，精子畸形率过高可能影响胚胎的正常发育；随着父亲年龄的增加，精子发生突变和染色体异常的概率升高，这也会增加自然流产的可能性。

二、病理生理

早期流产和晚期流产的病理特点存在差异。

1. 早期流产 在早期流产中，胚胎在死亡后伴随底蜕膜出血，导致胚胎绒毛分离，促使机体将其视为异物，进而引发子宫收缩，最终排出妊娠产物。根据胎盘绒毛与底蜕膜连接牢固程度的不同，出血量也会有所不同。一般而言，妊娠 8 周前流产者出血量较少，而妊娠 8～12 周流产者则出血量较多。

2. 晚期流产 在晚期流产中，由于胚胎尚未死亡，胎盘大多已完全形成，因此流产往往以腹痛和阴道流血为先兆，随后排出胎儿和胎盘。部分情况下，胎儿无法自行排出或导致反复出血，从而形成肉样或血样胎块，甚至因钙化形成石胎（lithopedion）。

三、临床表现

自然流产的主要临床表现是停经后出现阴道流血和腹痛。根据自然流产发展阶段的不同，可分为以下临床类型。

（一）先兆流产

先兆流产（threatened abortion）即流产的前兆，通常会表现为停经后出现少量阴道流血，伴有轻微下腹痛，少数情况可以出现腰痛或腰部下坠感。如果这些症状消失，胎儿仍然存活且妇科检查结果正常，妊娠便可以继续进行。

（二）难免流产

如果先兆流产的症状恶化，就会发展成不可避免的流产，即难免流产（inevitable abortion），表现为阴道流血增多和阵发性腹痛加剧。妇科检查发现，子宫大小等于或略小于停经周数，宫颈口扩张，但妊娠产物尚未排出，有时宫颈口可见组织堵塞。

（三）不全流产

不全流产（incomplete abortion）指妊娠产物未完全排出宫腔，其中一些残留在子宫内，导致子宫收缩乏力、阴道持续流血，严重的情况下还会导致失血性休克。妇科检查发现，宫口扩张，持续流血。宫颈口或阴道内可见妊娠残留物，子宫小于停经周数。

（四）完全流产

完全流产（complete abortion）指妊娠产物已经成功排出，阴道流血逐渐减轻，随之腹痛也逐渐缓解。妇科检查发现，宫颈口已经闭合，子宫接近正常大小。

（五）稽留流产

稽留流产（missed abortion）也称为过期流产，指胚胎或胎儿已经死亡但仍滞留在宫腔内未被自然排出。在胚胎或胎儿死亡后，子宫不再继续增大，而是开始缩小。早孕反应可能减弱或消失，原本有的胎动也消失。妇科检查中，通常会发现宫颈口未开，子宫小于实际妊娠周数，而且未闻及胎心。

（六）复发性流产

与同一性伴侣连续发生 3 次及以上自然流产即为复发性流产（recurrent spontaneous abortion，RSA）。导致早期复发性流产的原因包括胚胎染色体异常、免疫功能异常、黄体功能不全、甲状腺功能减退。晚期复发性流产的原因为子宫解剖异常、自身免疫异常等。针对不同原因导致的早期和晚期复发性流产，需要通过及时的诊断和个体化的治疗方案，以减少复发性流产的发生率。

另外，还有一种特殊类型是流产合并感染（septic abortion）。流产过程中，一些原因有可能引起宫腔内感染，如阴道流血时间过长、宫腔残留等，若感染恶化且扩散到盆腔、腹腔，甚至全身，可能并发盆腔炎、腹膜炎、败血症和感染性休克等，此时被称为流产合并感染。

四、处理原则

根据不同类型的自然流产情况采取相应的措施。

1. 先兆流产 首要原则是卧床休息，减少刺激，并禁止性生活。对于黄体功能不足的患者，应按医嘱注射黄体酮或口服孕激素制剂。甲状腺功能减退的患者可口服小剂量甲状腺片。及时进行超声检查以了解胚胎发育情况，避免盲目保胎。

2. 难免流产 一旦确诊，应尽早将胚胎和胎盘组织完全排出，以预防出血和感染。清宫术后应送病理检查。晚期流产可使用缩宫素促进子宫收缩，必要时刮宫。

3. 不全流产 应进行吸宫术或钳刮术以清除残留组织。

4. 完全流产 若无感染迹象且超声检查确认宫腔内无残留妊娠物，则一般不需特殊处理。

5. 稽留流产 首先进行凝血功能检查，若出现凝血功能障碍，需输注新鲜血液、血浆或纤维蛋白原，在凝血功能正常后及时促使胎儿和胎盘排出。

6. 复发性流产 需确定病因并进行治疗。

7. 流产合并感染 处理原则是控制感染同时迅速清除宫内残留物。

治疗成功的保胎患者需要监测胎儿发育，并在出生后进行出生缺陷筛查。

五、护理评估

（一）健康史

护士应当询问孕妇年龄、婚姻、工作状态、停经史、早孕反应等；出现阴道流血的时间，可能的诱因、病情经过等；是否有疼痛，疼痛的位置、性质和程度。另外，还要注意阴道有无水样排液、有无异味。对孕妇在孕期是否存在全身性疾病、生殖器官疾病、内分泌紊乱、是否接触有害物质、不良嗜好等情况进行全面了解。

（二）身体状况

1. 一般状况　重点评估孕妇的各项生命体征，以便及时判断流产的类型，并留意可能与贫血、感染相关的征象。

2. 妇科检查　在消毒条件下进行妇科检查，进一步了解宫颈口是否扩张，羊水囊是否突出，宫颈口是否被妊娠产物堵塞。此外，还需要检查子宫的大小是否符合停经的周数，是否存在子宫压痛等症状，以及注意双侧附件是否有肿块、增厚或压痛等情况。在进行检查时，运作需要轻柔，以确保患者的舒适和安全。

（三）心理－社会状况

流产孕妇常常感到焦虑、恐惧，对未来的健康和生育能力充满担忧。患者可能会不断担心自己是否还能再次怀孕，以及下次怀孕是否还会遭遇同样的问题。这种焦虑情绪可能导致失眠、食欲缺乏等症状，进一步影响身体恢复。

（四）辅助检查

1. 实验室检查　尿 β-hCG 测定可快速判断是否怀孕；血 β-hCG 的动态监测可以用来评估妊娠的发展情况。在正常情况下，妊娠 6 ~ 8 周时，β-hCG 的值应该每日增长约 66%。如果 48 小时内的增长速度低于 66%，可能提示妊娠预后不良。相比之下，孕酮在体内是以脉冲式分泌的方式存在的，因此其测定值会有较大的波动。这意味着孕酮的测定结果在临床上并没有太大的指导意义。

2. 超声检查　可显示有无妊娠囊及胎心搏动等，确定妊娠部位及胎儿是否存活，帮助诊断并鉴别流产及其类型，指导正确处理。

3. 宫颈功能　宫颈功能不全是由宫颈先天发育异常或后天损伤引起的病症，导致无法维持妊娠，最终流产。诊断宫颈功能不全主要依据病史、超声检查和临床表现。

六、常见护理诊断/问题

1. 有感染的危险　与阴道流血时间过长，宫腔内有残留组织等因素有关。
2. 潜在并发症　如失血性休克。
3. 焦虑　与担心胎儿健康有关。

七、护理目标

1. 出院时，孕妇无感染表现。
2. 孕妇的血容量能得到恢复，血压、脉搏、尿量正常，未出现休克表现。
3. 先兆流产孕妇焦虑缓解，能积极配合保胎措施，继续妊娠。

八、护理措施

1. 一般护理　为孕妇提供安静、舒适、明亮的环境，给予富含蛋白质和维生素的食物。

2. 先兆流产孕妇的护理 为了减少各种刺激，孕妇应该卧床休息并避免性生活。同时，要根据医生的建议使用药物，同时密切观察孕妇的病情变化，如是否出现腹痛加重或阴道流血增多等情况。出现先兆流产症状时，孕妇往往会因担心胎儿健康有不同程度的焦虑，要密切关注产妇的情绪变化，做好产妇的心理护理，争取孕妇及家属的理解与合作。

3. 妊娠终止者的护理 术前提供心理支持，护理人员应与患者建立信任关系，了解其担忧和需求，通过提供信息、解释手术过程及介绍成功案例等方式来减轻其焦虑感；护士协助患者进行必要的术前检查，对有凝血异常的患者，在引产或外科治疗前，必须进行纠正；在手术前，需要确保静脉通道畅通，及时准备输液和输血所需物品。手术期间需要密切监测患者的生命体征，包括观察患者面色变化、腹痛情况及阴道流血等症状。这些细致的观察和准备工作可以确保手术顺利进行。协助医生完成手术；术后及时发现并处理异常情况，并鼓励患者进行适当的床上活动，以促进身体恢复。

4. 预防感染 护士应监测患者的体温、脉搏变化；指导孕妇使用消毒会阴垫，严格遵守无菌操作规范，每日进行会阴擦洗，保持会阴部清洁和干燥；观察阴道流血量、颜色、气味和持续时间，若流血量增多或不减少、有异味应及时报告医生进行抗感染处理。

5. 健康教育 1个月后复查，确认身体状况良好后方可恢复性生活。无生育要求者应选择合适的避孕方法，以避免再次妊娠。对于希望再次妊娠者，建议在流产后的3～6个月再进行备孕。备孕前应进行全面的身体检查，确保身体状况良好。同时，注意调整生活方式，如戒烟、戒酒、避免过度劳累等。妊娠期间，定期进行产检，及时发现并处理可能的问题。

九、护理评价

通过治疗和护理，判断患者是否存在以下情况。

1. 出院时体温正常，血红蛋白及白细胞计数正常，无出血、感染征象。
2. 孕妇生命体征平稳，全身症状改善。
3. 对于先兆流产，表示愿意配合保胎治疗，继续妊娠。

第二节 异位妊娠

受精卵在子宫体腔外着床发育时，称为异位妊娠（ectopic pregnancy）。根据其发生的部位不同，异位妊娠分为输卵管妊娠、卵巢妊娠、腹腔妊娠、宫颈妊娠及阔韧带妊娠等。异位妊娠和宫外孕所指的范围不完全一致，宫外孕（extrauterine pregnancy）仅指子宫以外的妊娠，不包括宫颈妊娠。输卵管妊娠是宫外孕中最常见的类型。在本节中，我们将以输卵管妊娠为例进行介绍。

输卵管妊娠是妇产科急腹症中常见的一种，占异位妊娠的95%左右，也是早期孕妇死亡的主要原因。根据发生部位的不同，输卵管妊娠可分为壶腹部、峡部、伞部和间质部妊娠，其中壶腹部妊娠最为常见，约占输卵管妊娠的78%，其次是峡部、伞部和间质部妊娠（图6－1）。

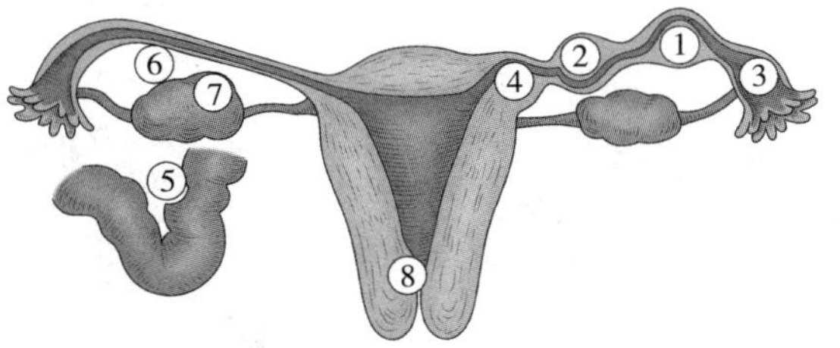

①输卵管壶腹部妊娠；②输卵管峡部妊娠；③输卵管伞部妊娠；④输卵管间质部妊娠；⑤腹腔妊娠；⑥阔韧带妊娠；⑦卵巢妊娠；⑧宫颈妊娠。

图 6-1　异位妊娠发生部位

一、病因

任何妨碍受精卵正常进入子宫体的情况都可能导致输卵管妊娠的发生。

（一）输卵管炎症

输卵管炎症是导致输卵管妊娠的主要原因之一。当输卵管受到炎症影响时，可能导致管腔黏膜粘连或输卵管与周围组织粘连，引起管腔变窄，从而影响受精卵的通过和着床，最终导致输卵管妊娠。另外，常见的生殖系统性传播疾病，可诱发输卵管解剖和功能完整性丧失，诱发输卵管妊娠。

（二）输卵管发育不良或功能异常

输卵管发育不良、肌层发育不全、黏膜纤毛缺失等，以及输卵管蠕动、纤毛活动和上皮细胞分泌功能异常，都可能对受精卵的正常移行产生影响。

（三）受精卵游走

受精卵在一侧输卵管受精后，通过输卵管移行到对侧输卵管，但由于移行时间过长或受精卵发育过大，无法顺利通过输卵管，从而着床在对侧输卵管中。

（四）其他

雌、孕激素调节失常会影响输卵管蠕动，导致受精卵在输卵管中的移行障碍。精神状态会影响自主神经系统，导致输卵管松弛或者痉挛。输卵管手术、子宫内膜异位症、辅助生育技术等都可能增加受精卵在输卵管内着床的可能性。研究显示，宫内节育器是导致避孕失败后异位妊娠的主要危险因素，尽管使用宫内节育器并不会增加异位妊娠的绝对风险，但有可能会增加异位妊娠的概率。

二、病理

输卵管妊娠时，由于输卵管管腔狭窄且黏膜层薄，受精卵无法形成完善的蜕膜，导致孕卵无法正常发育。此外，由于胚泡向管腔突出，突破包膜出血，最终导致胚泡与管壁分离，而发生输卵管妊娠流产（tubal abortion）（图 6-2）。输卵管妊娠流产分为完全流产或不完全流产，后者会影响管壁的收缩并导致持续出血。若妊娠发生在输卵管的峡部，胚泡生长时可能穿破管壁，形成输卵管妊娠破裂（rupture of tubal pregnancy）（图 6-3），引起大量腹腔内出血，导致孕妇休克。输卵管妊娠流产或破裂后，胚胎可能被排入腹腔，可导致继发性腹腔妊娠或阔韧带妊娠。如果未及时清除妊娠产物，盆腔血肿可能机化变硬，形成陈旧性宫外孕。

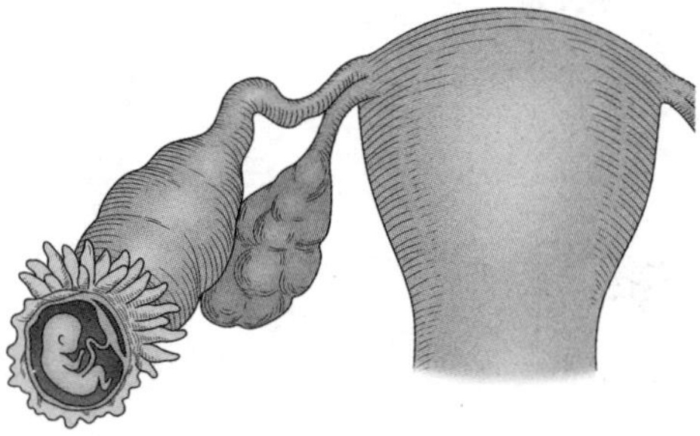
图 6－2 输卵管妊娠流产

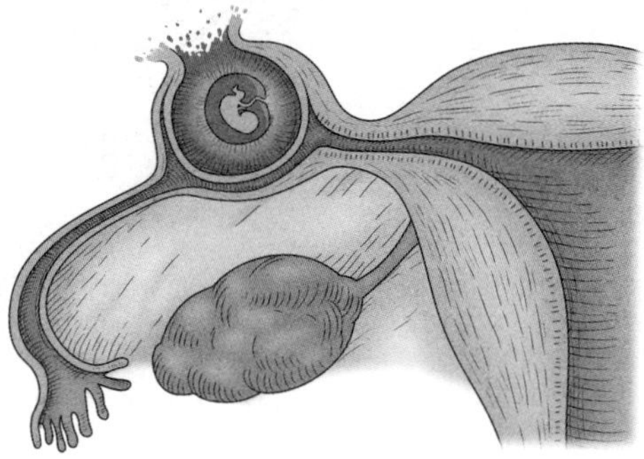
图 6－3 输卵管妊娠破裂

输卵管妊娠后，滋养细胞产生 hCG，促使雌、孕激素分泌增加，子宫内膜出现蜕膜反应，月经停止。子宫增大、变软，但与停经月份不一致。如果胚胎死亡，蜕膜脱落，出现阴道流血，蜕膜中没有绒毛和滋养细胞。

三、临床表现

输卵管妊娠的症状和体征常与受精卵着床部位、有无流产或破裂、出血量和持续时间等因素相关。常见表现包括停经、腹痛、阴道流血、晕厥、休克、腹部包块。

大部分患者在停经 6～8 周后就诊，然而有 20%～30% 的患者没有停经症状，或者将异位妊娠时的不规则阴道流血误认为月经。输卵管妊娠患者常出现腹痛症状，未发生流产或破裂时表现为一侧下腹部酸胀或隐痛感，发生流产或破裂时则可能出现撕裂样疼痛，伴有恶心和呕吐。阴道流血通常不规则，为暗红或深褐色，并与实际出血量不成正比。腹部包块可能在输卵管妊娠流产或破裂后形成，尤其是当血肿时间过久时。如果内出血速度快、出血量多，则可发生休克。

四、处理原则

以手术治疗为主，其次是药物治疗。

1. 手术治疗 根据患者病情，可采用开腹手术或腹腔镜手术。目前，腹腔镜手术是治疗异位妊娠的一种常用且微创的方法，包括腹腔镜输卵管切开取胚术和输卵管切除术。

2. 药物治疗 可采用中药治疗和/或化学药物治疗。

五、护理评估

1. 健康史 应仔细询问病史和月经史，了解患者的一般状况、判断停经时间。对存在输卵管妊娠高危因素的人群应认真排除。

2. 身体状况 评估患者生命体征，判断是否存在贫血貌、休克等表现。评估下腹部体征，是否有明显压痛和反跳痛，及有无移动性浊音、肿块等。在盆腔检查中，医生通常会检查子宫的大小及输卵管是否有压痛。如果输卵管妊娠导致流产或破裂，阴道后穹隆饱满有压痛。出现输卵管妊娠的主要体征宫颈抬举痛或摇摆痛。若内出血较多，会有移动性浊音和子宫漂浮感。

3. 心理－社会状况 与孕妇或家属沟通，了解他们的心理和社会支持状况非常重要。输卵管妊娠流产或破裂孕妇的心理状况常常伴随着自责、抑郁和恐惧等情绪，常因无法接受现实出现较为激烈的情绪反应。

4. 辅助检查 输卵管妊娠未发生流产或破裂时，临床表现不明显，需要辅助检查帮助确诊。

（1）超声检查：在诊断异位妊娠尤其是早期异位妊娠方面准确性较高。结合临床表现及血 hCG 测定，可以更有效地确定患者是否患有异位妊娠。

（2）妊娠试验：血 hCG 动态检测也是诊断异位妊娠的重要手段，因为大多数异位妊娠患者 hCG 阳性，但水平较宫内妊娠者低。

（3）阴道后穹隆穿刺：对于怀疑有腹腔内出血的患者，阴道后穹隆穿刺是一种有效的诊断方法。输卵管妊娠破裂时一般会抽出暗红色不凝血。如抽不出血液也不能排除输卵管妊娠破裂存在，可能内出血量少、血肿位置较高或直肠子宫陷凹有粘连。

（4）腹腔镜检查：适用于无腹腔内出血的早期患者或诊断有困难者，但有 3%～4% 的漏诊率，或因输卵管扩张和颜色改变而误诊。目前更多地作为治疗手段。

（5）诊断性刮宫：进行子宫内膜病理检查，仅用于排除合并宫内妊娠流产阴道流血量较多者。

六、常见护理诊断/问题

1. 潜在并发症 失血性休克。

2. 恐惧 与担心生命安危有关。

七、护理目标

1. 患者未发生休克或生命体征平稳。
2. 患者正确认识手术，恐惧减轻，配合接受手术治疗。

八、护理措施

（一）手术治疗患者的护理

1. 术前 护士需要密切监测患者的生命体征，并协助他们完成必要的检查。做好皮肤、肠道等准备。对于出血量较多的患者，护士应该遵医嘱建立静脉通道，准备交叉配血、输血输液。

2. 术中 密切观察患者病情变化，根据患者的情况调节输液速度。

3. 术后 注意观察腹部手术口有无渗血、渗液；评估患者疼痛程度，按医嘱给予镇痛药物，减轻患者痛苦；鼓励患者在床上适当活动四肢，预防深静脉血栓形成。

4. 心理护理 术前，加强沟通，解释手术的必要性，以赢得患者的信任。在这个过程中，护士需要耐心倾听患者的诉求，并解答患者可能存在的疑惑，从而增强患者对治疗的信心和安全感。在手术结束后，护士应该帮助患者接受这次治疗的结果，调节患者的不良情绪，帮助患者树立对未来的信心。

（二）药物治疗患者的护理

1. 一般护理 给患者提供良好的环境，鼓励患者进食高蛋白、富含纤维素的易消化食物，预防便秘，解答患者的疑问，缓解心理压力。

2. 严密观察病情 密切观察患者生命体征，及时询问患者是否出现异常情况，如腹痛加剧、肛门坠胀感等，以便及时处理；保持会阴部清洁、干燥，预防感染。

3. 药物护理 一般选用化疗药物，如甲氨蝶呤等。用药期间，进行超声检查并监测 hCG 的变化，协助患者正确留取血标本，监测治疗效果。患者出现恶心、呕吐、药物性皮疹、脱发等药物不良反应时，告知患者这些反应是可逆的，减轻其焦虑。

（三）健康教育

护士告知患者输卵管妊娠的相关知识，指导患者保持良好的卫生习惯。发生生殖系统炎症时及时就诊，彻底治疗。保持健康的生活习惯，合理饮食，避免接触有毒、有害物质。下次妊娠前应进行全面的孕前健康检查，评估生殖系统健康状况，及时发现并处理导致输卵管妊娠的潜在问题。做好避孕，避免不必要的人工流产。妊娠后及时进行孕期检查，发现异位妊娠迹象，及时就医。

九、护理评价

通过治疗和护理，患者是否存在以下情况。

1. 未发生休克或休克症状得以及时发现。
2. 了解手术，情绪平稳，愿意接受并配合手术治疗。

第三节 早　产

早产是指妊娠满 28 周但不满 37 足周分娩者。早产的新生儿称早产儿。早产儿的死亡率和发病率比足月儿高，胎龄越小，结局越差。随着医学不断进步，早产儿的存活率也在不断提高。然而，与足月儿相比，早产儿的远期预后仍存在较大的不确定性。

一、病因

1. 孕妇因素 孕妇如有早产史、妊娠间隔 <8 个月或者 >5 年、严重的生殖道感染或全身感染，有吸烟、酗酒等不良生活习惯，存在免疫因素、营养不良、缺乏微量元素或维生素、宫颈功能不全、子宫畸形、妊娠合并症或并发症等可发生早产。

2. 胎儿、胎盘因素 最常见的原因是胎膜早破、绒毛膜羊膜炎，此外多胎妊娠、子宫病理性扩张、蜕膜出血、胎盘早剥、前置胎盘、胎盘功能减退、胎儿窘迫或胎儿生长受限、胎儿先天畸形等，均可致早产。

二、临床表现

早产可分为两个不同的阶段，即先兆早产和早产临产。①先兆早产（threatened preterm

labor)：指有规则或不规则宫缩，伴有宫颈管进行性缩短。②早产临产（preterm labor）：指有规则宫缩（20分钟内出现4次以上或60分钟内出现8次以上），伴有宫颈的进行性改变；宫颈扩张1cm以上；宫颈容受≥80%。其过程与足月临产相似。

三、处理原则

抑制宫缩，控制感染，积极治疗合并症和并发症。若母胎情况良好、胎膜未破，可延长孕周至足月；当胎膜破裂导致早产不可避免时，重点应放在预防感染和避免新生儿损伤上。

四、护理评估

1. 健康史 根据导致早产的病因，护士应详细询问并记录患者既往出现的症状及接受治疗的情况；评估末次月经时间，推测孕周。

2. 身体状况 通过产科检查，评估宫缩及宫颈管消退情况，确定早产进程。

3. 心理－社会状况 早产发生时，孕妇常会认为是自己的过失所致，内心产生自责感；因不能预测早产的结局，也会产生恐惧、焦虑、猜疑等心理。家属也常因担心孕妇及胎儿的安危产生焦虑的情绪。

4. 辅助检查 经阴道超声测定宫颈长度和宫颈分泌物生化检测是常用的辅助检查方法。若阴道超声测定妊娠24周前宫颈长度低于25mm，或宫颈内口漏斗形成伴有宫颈缩短，表明有早产可能；宫颈分泌物生化检测中的胎儿纤连蛋白（fetalfibronectin，fFN）阴性对预测早产价值较大。

五、常见护理诊断/问题

1. 自主呼吸障碍 与早产儿呼吸中枢不完善、肺表面活性物质不足有关。

2. 焦虑 与担心早产儿安危有关。

六、护理目标

1. 早产儿发生低氧血症，能及时发现并进行干预。
2. 患者了解早产儿预后，焦虑缓解，并积极配合治疗。

七、护理措施

1. 预防早产 存在早产高危因素者，妊娠后应尽早就诊、定期产前检查；指导孕妇加强营养，保持良好的情绪，卧床休息，以左侧卧位为宜，尽早发现早产高危因素，积极治疗妊娠期并发症和合并症；注意生殖系统卫生，避免感染。

2. 药物护理 护士在遵守医嘱的情况下，需要了解每种药物的作用和用法，及时评估药物的不良反应，以避免可能发生的毒性反应，并为患者提供相关的健康教育。常见的抑制宫缩药物主要分为以下几类。

（1）β受体激动药：如利托君、沙丁胺醇等，该类药物可激动子宫平滑肌β受体，抑制宫缩。使用时应注意观察患者有无心率加快、血压下降、恶心、头痛等不良反应。

（2）硫酸镁：该药物发挥作用的主要是镁离子，使平滑肌松弛，抑制子宫收缩。使用硫酸镁时，应密切观察患者有无硫酸镁中毒迹象。

（3）钙通道阻滞药：如硝苯地平，该类药物可阻滞钙离子进入肌细胞而抑制宫缩。用药时注意观察心率、血压及宫缩情况，并根据宫缩强弱进行调整。该药一般不与硫酸镁同用，以防血压急剧下降。

（4）前列腺素合成酶抑制药：如吲哚美辛、阿司匹林等，该类药物可减少前列腺素合成，抑制宫缩。但此类药物可导致严重不良反应，使胎儿动脉导管早闭，因此，临床已较少用。必要时仅在妊娠32周前短期选用。

3. 预防新生儿并发症的发生 为预防新生儿呼吸窘迫综合征，分娩前可遵医嘱给予糖皮质激素如地塞米松、倍他米松等，促进胎肺成熟，特别是妊娠周数<34周者；每日进行胎心监护，监测胎动，有异常时及时采取应对措施。

4. 选择合适的分娩方式，适时终止妊娠 胎位异常或胎儿成熟度低而产程又长者，可选择剖宫产术；经阴道分娩者，可选择无痛分娩，慎用吗啡、哌替啶等抑制新生儿呼吸中枢的药物，不提倡常规会阴切开和没有指征的产钳助产术。产程中应密切监护胎儿状况，给孕妇吸氧；早产儿出生时，如果在60秒后或者脐带停止脉动后再断脐带，可以降低新生儿需要输血的可能性，并减少50%的新生儿脑室内出血的发生。

5. 心理护理 观察孕妇的情绪反应，与其沟通、讨论发生早产的原因，减轻孕妇的负罪感。告知孕妇早产的发展过程及处理原则，鼓励孕妇积极配合医生治疗，减少焦虑情绪和对未知的恐惧。与家属讨论孕妇的情况，鼓励家属给孕妇提供心理支持，帮助孕妇接受早产的结局。

八、护理评价

通过治疗和护理，患者是否存在以下情况。

1. 早产儿是否发生低氧血症，如发生是否被及时发现并抢救。
2. 患者是否了解早产儿预后，焦虑症状是否缓解。

第四节 妊娠期高血压疾病

妊娠期高血压疾病（hypertensive disorders of pregnancy，HDP）是妊娠与血压升高并存的一组疾病，包括妊娠期高血压、子痫前期、子痫、慢性高血压并发子痫前期及妊娠合并慢性高血压。可增加剖宫产、胎盘早剥、肾功能障碍，心血管疾病、胎儿生长受限、早产和低出生体重的风险。本病是孕产妇和新生儿死亡的主要原因，约占全球孕产妇死亡的14%。前三种疾病的发病机制和临床处理方式与后两种有明显不同。本节将着重讨论前三种疾病的特点和护理。

一、病因与发病机制

妊娠期高血压疾病的病因和发病机制目前仍不清楚，但研究发现了一些危险因素，如存在抗磷脂抗体综合征、多囊卵巢综合征、辅助生殖妊娠和多胎妊娠，以及有高血压病史、慢性肾脏病病史、系统性红斑狼疮和类风湿关节炎等疾病的妇女，本病的发病率较高。另外，首次或多次妊娠年龄≥35 岁、妊娠间隔 >10 年、首次就诊时 BMI≥35 也是该病的危险因素。

1. 子宫螺旋小动脉重铸不足　胎盘滋养层对母体子宫内膜的侵袭对于建立妊娠期的母体 – 胎儿血液供应至关重要。正常妊娠时，胎盘绒毛外滋养层细胞可通过进入母体螺旋小动脉替换血管壁内的内皮细胞、平滑肌细胞，促进母体螺旋小动脉在整个妊娠期重铸为低阻力、高容量血管，从而提供有效的母体 – 胎儿营养交换。但子痫前期绒毛外滋养细胞对子宫肌层的侵袭不足，导致子宫螺旋小动脉的管腔径小、阻力高，胎盘灌注减少，从而引发子痫前期的一系列症状。

2. 免疫学说　妊娠类似于同种异体移植，胎儿表达的人类白细胞抗原与母体免疫系统具有半同源性。因此，诱导胎儿耐受对妊娠的生理结果至关重要。蜕膜中存在几种类型的免疫细胞，包括 T 细胞、B 细胞、NK 细胞等。正常情况下，这些细胞受到正常调节来实现胎儿耐受，当这些免疫细胞调节失常时，出现炎症、氧化应激和内皮功能障碍，促炎细胞因子如 TNF、IL-6 和 IL-17 升高，并促进细胞毒性炎症反应，引发子痫前期。

3. 血管内皮细胞受损　胎盘功能障碍导致内皮细胞受损，扰乱了内皮来源的舒张和收缩因子的产生，导致前列环素 I_2（prostaglandin，PGI_2）等扩血管物质减少，而血栓素 A_2（thromboxane A_2，TXA_2）等缩血管物质增多。TXA_2 和 PGI_2 之间的平衡是微血管张力的主要局部调节因子。在正常妊娠中，这种平衡倾向于 PGI_2。存在子痫前期的妊娠中，脂质过氧化激活环氧化酶，但抑制前列环素合酶，这使 TXA_2/PGI_2 平衡有利于 TXA_2，PGI_2 迅速下降，从而导致血管痉挛。

4. 遗传因素　随着遗传学和分子生物学的发展，发现该病存在易感基因，且存在家族聚集性，由此提示遗传因素在子痫前期的发生中起着一定的作用。在遗传易感性的研究中，寻找易感基因仍是现在的难题。

5. 营养缺乏　已发现多种营养素缺乏参与子痫前期的发生。研究发现，补充铁等多种微量元素可降低妊娠期高血压疾病的风险；子痫前期妇女体内钙和维生素 D 的代谢发生改变，胎盘中维生素 D 代谢酶的 mRNA 表达增加，而维生素 D 受体的 mRNA 表达减少，这种现象与子痫前期发生、发展的关系尚不完全清楚，可能与 $1,25\text{-}(OH)_2D_3$ 缺乏导致免疫功能失衡有关。除此之外，低蛋白血症，锌、硒等的缺乏也与子痫前期的发生有关。

二、病理生理

本病的主要病理生理变化包括内皮细胞受损和全身小动脉痉挛。小动脉痉挛导致血管狭窄和外周阻力增加，而内皮细胞受损则引发毛细血管通透性增加，从而出现血压升高、蛋白尿、水肿和血液浓缩等症状。不同组织器官由于缺血和缺氧而遭受不同程度的损害，可能导致抽搐、昏迷、脑水肿、脑出血、心肾衰竭、肺水肿、肝细胞坏死及其他并发症。此外，在胎盘方面也可能出现一系列变化，如绒毛退行性变、出血和梗死，胎盘早剥，甚至弥散性血管内凝血。

三、分类及临床表现

妊娠期高血压疾病中的高血压诊断标准为收缩压≥140mmHg 和/或舒张压≥90mmHg，

收缩压≥160mmHg 和/或舒张压≥110mmHg 诊断为重度高血压。

妊娠期高血压疾病主要分为五种类型。

1. 妊娠期高血压 妊娠 20 周后新发高血压，无蛋白尿或其他提示子痫前期的表现。根据血压高低分为轻度妊娠期高血压和重度妊娠期高血压。

2. 子痫前期 一种多系统疾病，其特征是广泛的内皮功能障碍，表现为妊娠期高血压合并≥1 种新发的器官或子宫胎盘功能障碍，如蛋白尿和其他母体末端器官功能障碍，包括严重头痛或持续性视觉暗点、肺水肿、血小板计数 $<100\times10^9/L$、急性肾损伤、肝功能异常、右上腹或上腹部疼痛、子宫胎盘功能障碍等。

知识拓展

子痫前期曾分为轻度子痫前期和重度子痫前期，但子痫前期病情可持续性进展，任何程度的子痫前期都可能导致严重不良后果，因此不再诊断“轻度”子痫前期，而诊断为子痫前期，以免造成对病情的忽视。同时为引起临床重视，将伴有严重表现的子痫前期诊断为重度子痫前期，即伴有以下任何一种表现：①重度高血压。②血小板减少。③肝功能损害，严重持续性右上腹或上腹疼痛，不能用其他疾病解释，或二者均存在。④肾功能损害。⑤肺水肿。⑥新发生的中枢神经系统异常或视觉障碍。

3. 子痫 在子痫前期的基础上出现不能用其他原因解释的抽搐，称为子痫。通常发生在分娩前或分娩后 48 小时内，最晚可出现在产后 1 个月（晚期产后子痫）。子痫抽搐之前通常会有子痫前期的临床表现，但也可能在几乎没有血压升高和蛋白尿预警的情况下发生抽搐。

子痫的典型发作过程如下：首先是眼球固定，瞳孔散大，头偏向一侧，紧闭牙关；接着是口角和面部肌肉开始颤动，口吐白沫，进入深昏迷状态；随后全身和四肢肌肉变得强直，双手握紧，双臂伸直，开始有剧烈抽动。抽搐时呼吸暂停，面色发绀。整个过程持续 1.0～1.5 分钟，抽搐逐渐减弱，肌肉逐渐松弛，然后深呼吸恢复呼吸，患者依然处于昏迷状态，最终意识恢复，但可能易激惹和烦躁（图 6-4）。

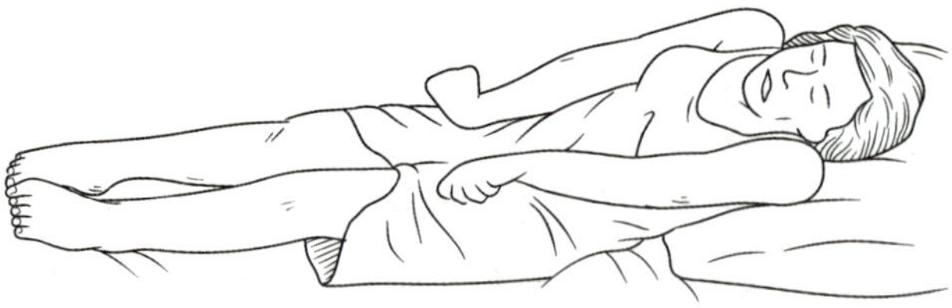

图 6-4 子痫典型发作

4. 慢性高血压并发子痫前期 慢性高血压孕妇出现尿蛋白≥0.3g/24h；或尿蛋白增加，血压升高。

5. 妊娠合并慢性高血压 在妊娠前或妊娠 20 周前已经发现高血压，但在妊娠期间没有出现严重的加重症状；或者在妊娠 20 周后第一次被诊断出高血压，但产后 12 周后仍未消失。

四、处理原则

在处理妊娠期高血压疾病时，关键原则包括正确评估母婴整体情况，休息、镇静并积极降压，预防抽搐及复发，必要时进行利尿和纠正低蛋白血症处理。此外，需要密切监测母婴情况，以预防和及时治疗严重并发症，适时终止妊娠，治疗基础疾病，同时提供良好的产后处置和管理。

妊娠期高血压疾病病情复杂多变，对不同类型孕妇应实行分层、分类管理。

1. 妊娠期高血压 轻度妊娠期高血压患者门诊随访，加强孕期检查，密切监测孕妇、胎儿状况，注意休息。根据情况可考虑降压治疗，治疗方法参考重度子痫前期。

2. 子痫前期 需住院治疗，积极处理。治疗原则为有指征地降压、利尿和纠正低蛋白血症，预防抽搐、镇静，密切监测母儿情况，预防和治疗严重并发症的发生，适时终止妊娠。

（1）解痉：首选硫酸镁。该药可使小动脉扩张、骨骼肌松弛，可用来治疗子痫和预防抽搐复发，适用于子痫前期和子痫。

（2）降压：降压治疗的目的是减少心脑血管疾病和其他严重并发症的发病风险。可选用拉贝洛尔和硝苯地平口服给药。如果口服效果不佳，可以考虑使用拉贝洛尔或酚妥拉明等药物进行静脉注射。

（3）镇静：目的是缓解孕产妇的紧张、焦虑情绪，改善睡眠，一般可用于禁用硫酸镁或硫酸镁疗效不佳者。子痫发生时使用镇静药物也有一定的预防和控制作用。常用地西泮和冬眠合剂。

（4）扩容：通常不推荐扩容治疗，除非有严重的液体丢失使血液明显浓缩、血容量相对不足或高凝状态者。

（5）利尿：妊娠期一般不使用利尿药，虽然利尿药有一定的降压作用，但可导致血液浓缩、有效循环血量减少和高凝倾向。

（6）适时终止妊娠：结合孕周、孕妇病情及胎儿情况选择终止妊娠的时机，在母儿安全的前提下尽量保证胎儿的成熟。应考虑的因素如下。①妊娠期高血压、病情未达重度子痫前期孕妇，可期待至妊娠 37 周终止妊娠。②重度妊娠期高血压及重度子痫前期，妊娠不足 26 周的孕妇经治疗病情危重者，建议终止妊娠。妊娠 26 周至不满 28 周的孕妇，根据母儿情况及当地医院母儿诊治能力决定是否可以行期待治疗。妊娠 28 周至 34 周，如病情不稳定，经积极治疗 24～48 小时病情仍加重，应终止妊娠；如病情稳定，可以考虑期待治疗，并建议转诊至具备早产儿救治能力的医疗机构；妊娠 >34 周的孕妇，应考虑终止妊娠。

3. 子痫患者的处理 控制抽搐，预防复发，减少并发症，抽搐控制后及时终止妊娠。

五、护理评估

1. 健康史 护士询问孕妇妊娠前有无高血压病史或高血压相关病史及家族史；了解孕妇的既往病理妊娠史；了解此次妊娠血压情况及相关检查情况，了解孕妇的一般情况。

2. 身体状况 护士在评估孕妇情况时，应关注患者的身高、体重、血压、水肿及自觉症状。特别是当孕妇出现头痛、视物模糊、上腹部不适等症状时，可能是病情进展的征兆，护士应高度重视；注意评估胎儿胎心、胎动及生长发育情况。

3. 心理-社会状况 孕妇的心理状态受到多种因素影响，包括病情的严重程度、对疾病的认知水平、个人性格特点等。出现水肿时，有些孕妇及其家属没有引起足够的重视，也有些孕妇会过于焦虑。

4. 辅助检查

（1）尿常规检查：24 小时尿蛋白定量检测以判断病情严重程度。

（2）血液检查：包括血常规、凝血功能，以及肝、肾功能测定（如进行丙氨酸氨基转移酶、血尿素氮、肌酐及尿酸等测定）。

（3）眼底检查：在病情恶化时，眼底小动脉可能发生痉挛，导致动静脉比例出现异常变化。由正常的 2∶3 变为 1∶2，甚至 1∶4。也可能会出现视网膜水肿等病变。

（4）其他检查：如心电图、超声心动图、胎盘功能、胎儿成熟度检查等，可视病情而定。

六、常见护理诊断/问题

1. 体液过多 与全身小动脉痉挛引起的血管通透性增加或营养不良性低蛋白血症有关。

2. 潜在并发症 子痫、胎盘早剥。

3. 有受伤的危险 与发生抽搐导致唇舌咬伤或坠床有关。

七、护理目标

1. 孕妇出入量平衡，水肿程度减轻或不再增加。
2. 孕妇未发生相关潜在并发症，或出现有关征象时及时发现并及时干预。
3. 孕妇未发生坠床及舌咬伤。
4. 孕妇清楚妊娠期高血压疾病的相关知识，配合检查与治疗。

八、护理措施

（一）妊娠期护理

1. 一般护理 给孕妇提供良好的环境，确保孕妇有充足的休息时间。每天睡眠时间不少于 10 小时，并且要保证有 2 小时的午休时间。在休息和睡眠时，鼓励采取左侧卧位。指导孕妇保持合理的饮食，特别是高蛋白、高维生素及富含铁、钙、锌的食物。可减少盐的摄入，若无全身水肿不必严格限盐。

2. 心理护理 加强与孕妇的交流沟通，了解其心理状况，采取针对性的心理疏导，及时解答孕妇的疑问，减轻焦虑，充分发挥家属作用给予孕妇心理支持。

3. 密切监护母儿状态 定期监测孕妇生命体征、胎心、胎动等情况，每日或隔日复查尿蛋白，如有重要脏器缺血、缺氧的表现，及时通知医生，间断吸氧。

4. 用药护理 子痫前期和子痫的首选解痉药物是硫酸镁，护士应掌握硫酸镁的用药方法、毒性反应及注意事项。

（1）用药方法：根据孕妇病情遵医嘱选择肌内注射或静脉注射。因为硫酸镁刺激性较强，所以在进行肌内注射时应该选择长针头深入注射到肌肉深部，并且可以在硫酸镁溶液中加入利多卡因以减轻疼痛刺激。静脉给药后血药浓度迅速达到有效水平，用药后注意观察血压变化。

（2）毒性反应：硫酸镁的治疗剂量与中毒剂量接近，使用时应严格控制硫酸镁的入量，并监测其毒性。专家建议硫酸镁的滴注速度以1g/h为宜，不超过2g/h。每天用量为25～30g。毒性反应首先表现为膝反射减弱或消失，严重者出现全身肌张力减退、呼吸抑制或心搏骤停。

（3）注意事项：在使用硫酸镁时，必须定期监测血压、膝腱反射、呼吸和尿量。如果发现膝腱反射减弱或消失，呼吸＜16次/分，尿量＜25ml/h（即＜600ml/d）等中毒症状，应立即停止使用硫酸镁，并用不少于5～10分钟的时间缓慢静脉注射10%葡萄糖酸钙10ml。

5. 子痫患者的护理

（1）保持呼吸道通畅，防止受伤：子痫一旦发作，立即将患者头偏向一侧，取头低侧卧位，保持呼吸道通畅，面罩给氧；备好开口器、压舌板、吸痰管等急救物品，将缠好纱布的压舌板置于上、下磨牙间，防止唇舌咬伤；禁食水，拉上床档。

（2）协助医生控制抽搐：遵医嘱给予硫酸镁治疗，必要时可加用强力镇静药物。

（3）减少刺激，防止诱发：为了避免刺激和诱发抽搐，可将患者安排在单人间并做好保暖措施。保持室内绝对安静，拉上窗帘。所有治疗活动和护理操作都应该尽可能轻柔和集中，以避免干扰患者引发抽搐。

（4）病情观察：严密监测生命体征和尿量，观察阴道流血和子宫收缩等情况，注意呼吸恢复的情况及有没有呕吐物或黏液误吸现象。及时进行必要的血、尿化验和特殊检查，发现异常及时通知医生。

（5）做好终止妊娠准备：一旦抽搐控制，即可考虑终止妊娠，护士应做好母婴抢救的准备。

（二）分娩期护理

分娩方式应该根据母子的具体情况来确定。选择阴道分娩的产妇，在临产时需要加强各个产程的护理工作。一旦产程开始，如果病情较为严重，应该立即开放静脉通路，密切监测产妇的生命体征、尿量、胎心和子宫收缩情况，并及时询问产妇有无不适症状，出现异常及时通知医生；与产妇建立信任关系，增加分娩信心，及时进行心理安慰，缓解产妇紧张情绪。宫口开全后，嘱产妇不要用力，通过阴道助产尽快协助胎儿娩出。在胎儿前肩娩出后立即静脉推注缩宫素，促进宫缩，协助胎盘娩出，此时禁用麦角新碱，以免引起静脉压升高。

（三）产褥期护理

1. 继续硫酸镁治疗，加强用药护理 针对重症患者，应在产后继续硫酸镁治疗1～2天。值得注意的是，产后24小时至5天仍存在发生子痫的可能性，因此在这段时间内不能松懈治疗和护理措施。另外，即使产前未曾发生抽搐，产后48小时也有可能出现抽搐，因此产后48小时内应继续硫酸镁治疗。

2. 预防产后出血 胎盘娩出后，按摩子宫底部，促进子宫收缩，使用大量硫酸镁的产妇需要密切监测子宫复旧情况和恶露情况，同时继续监测血压以防止产后出血。产后48小时内，每4小时至少检查一次血压，以确保孕妇病情稳定。

3. 母乳喂养指导 合理营养，避免劳累，指导哺乳方法，重症患者应尽早退奶。

(四) 健康教育

护士指导孕妇认识妊娠期高血压疾病高危因素，强调产前检查的重要性，鼓励孕妇自觉按时进行产前检查。进行饮食指导，增加蛋白质、维生素和矿物质的摄入。注意休息，按时服药，加强胎儿监护，发现异常及时就诊。

九、护理评价

通过治疗和护理，孕妇是否存在以下情况。

1. 出入量平衡，水肿程度有所缓解。
2. 病情得以控制，没有出现并发症。
3. 发生坠床或舌咬伤。
4. 清楚妊娠期高血压疾病的相关知识，配合检查与治疗。

第五节　妊娠期肝内胆汁淤积症

妊娠期肝内胆汁淤积症（intrahepatic cholestasis of pregnancy，ICP）是一种以皮肤瘙痒和胆汁酸升高为特征的妊娠期特异性肝脏疾病，一般发生于妊娠中、晚期，对孕妇影响不大，主要危害胎儿，使围产儿疾病发病率、死亡率及早产率增高。由于地域和种族差异，ICP 的发生率差异很大，从 <1% 到 27.6% 不等。

一、病因与发病机制

ICP 的发病是多因素作用的结果，与激素、免疫、遗传和环境因素相关，相关发病机制还不完全明确。

1. 激素　高水平雌激素和硫酸化孕激素代谢物可能是导致 ICP 的原因之一。一方面，雌激素可能影响肝的硫酸盐化过程，从而干扰胆汁酸的正常运输并引发疾病。另一方面，孕激素代谢物可能降低胆汁酸受体的功能，破坏肝内胆汁酸的平衡。

2. 免疫　在 ICP 妊娠的动物模型胎盘中，炎症细胞因子如 IL-1β、TNF-α 和 IFN-γ 增加，这提示该病与免疫因素有关。一些文献指出，自噬、免疫、炎症、氧化应激、内质网应激、凋亡等因素参与 ICP 的发病过程。

3. 遗传与环境　ICP 家族史是 ICP 的一个风险因素。研究发现，多种编码胆汁酸转运蛋白的基因变异与 ICP 的遗传易感性相关。ICP 在世界各地的发病率明显不同，提示该病的发生与种族遗传有关。另外，ICP 发病率受季节影响，在冬季的发病率高于夏季。

二、临床表现

1. 皮肤瘙痒　是 ICP 的首发症状，一般发生于妊娠中、晚期，但以晚期常见。无皮肤损伤的瘙痒是首要特征，一般表现为持续性瘙痒，程度不一，在夜间加剧。最初，瘙痒会在手掌和脚掌出现，然后逐渐向肢体靠近，有时甚至会蔓延至面部。症状多在分娩后数小时或数日内迅速消失。

2. 黄疸 见于部分患者，程度较轻，通常在瘙痒发生后2～4周内出现，分娩后1～2周消退。

3. 其他 可见条状抓痕，少数孕妇可有厌食、乏力、上腹部不适、脂肪泻、脂溶性维生素缺乏等表现。

三、处理原则

采取适当的措施缓解瘙痒症状，进行保肝治疗，降低血胆汁酸水平，严密监护胎儿宫内状况，选择最佳的分娩方式和时机终止妊娠，以获得良好的妊娠结局。

四、护理评估

1. 健康史 应重点询问孕妇现病史，特别是瘙痒或黄疸的起病和持续时间，症状的主要发生部位及是否有其他伴随症状。除此之外，护士还需要详细了解孕妇是否有使用性激素药物的病史，以及是否有ICP家族史。

2. 身体状况 护士应注意评估孕妇黄疸程度、皮肤抓痕情况，皮肤是否受损，以及急、慢性肝病的体征。同时，应当询问有无阴道流液情况，因为胆汁酸毒性可能导致胎膜早破。护士还需要密切监测胎儿情况，以及新生儿可能出现的颅内出血等情况，以确保母婴健康。

3. 心理-社会状况 ICP孕妇及家属担心胎儿健康与安全，且精神较敏感，易出现焦虑、抑郁等情绪，护士应评估孕妇及家属心理状况，了解不良情绪的原因。

4. 辅助检查

（1）血清胆汁酸测定：空腹血清总胆汁酸≥10μmol/L伴皮肤瘙痒，可考虑ICP的诊断；总胆汁酸>40μmol/L伴全身严重瘙痒，提示病情较重。

（2）肝功能检查：大多数ICP患者会表现出天冬氨酸转氨酶和谷丙转氨酶轻至中度升高，而部分患者可能会有血清胆红素水平升高。

五、常见护理诊断/问题

1. 有皮肤完整性受损的风险 与皮肤瘙痒搔抓有关。

2. 焦虑 与担心疾病不良后果有关。

六、护理目标

1. 孕妇皮肤瘙痒症状缓解。
2. 孕妇焦虑情绪缓解。

七、护理措施

1. 一般护理 护士应提供舒适、整洁、干净的病房，确保病房温度及湿度适宜。保持皮肤清爽、干净。选择纯棉透气衣物，以有效降低衣物对皮肤的刺激。避免过度搔抓，以免引发皮肤感染。可使用温和的润肤剂，保持皮肤湿润。嘱患者多卧床休息，吸氧。

2. 饮食护理 选择低脂、清淡饮食，多摄入富含维生素和硒的食物，如新鲜水果、蔬菜。避免辛辣、油腻食品，以减少对肝的刺激。

3. 药物护理 按时给予药物治疗，如保肝、止痒等药物。护理人员应确保药物剂量准确，观察药物疗效和不良反应，及时调整药物方案。

4. 产科监护 加强胎儿监护，适时终止妊娠，预防产后出血。根据孕妇和胎儿的具体情况来制定适当的分娩计划是非常重要的。一旦孕妇出现黄疸且胎儿接近成熟（胎龄≥36周），或者孕妇没有黄疸且胎儿已经达到37周足月或胎肺成熟，或者胎儿存在宫内窘迫的情况，就应该及时终止妊娠。

5. 心理护理 孕妇在面对病情时，经常会出现焦虑和恐惧等负面情绪。这时护士的角色就显得尤为重要，护士应提供必要的心理支持来帮助孕妇应对这些情绪。通过沟通、解释病情和治疗方法，帮助孕妇建立信心，缓解其心理压力。

6. 健康教育 向孕妇和家属宣讲ICP的相关知识，教育孕妇如何预防并发症，提高自我保健意识。

八、护理评价

通过治疗和护理，孕妇是否存在以下情况。

1. 瘙痒症状缓解或消失。
2. 焦虑情绪缓解。

知识拓展

妊娠剧吐和母儿血型不合

一、妊娠剧吐

妊娠剧吐（hyperemesis gravidarum，HG）是在妊娠早期，孕妇出现严重且持续的恶心、呕吐症状，严重者可引起脱水、酮症，甚至酸中毒，通常需要住院治疗。HG在全球的发病率为0.3%~3.6%。妊娠剧吐的症状通常在妊娠6周左右开始出现，并随着妊娠的进展逐渐加重。到妊娠8周左右，可能发展为持续性的呕吐，导致孕妇无法进食。在更为严重的情况下，孕妇可能会出现嗜睡、意识模糊、谵妄，甚至昏迷和死亡。

妊娠剧吐的发病机制目前还不明确，多种因素如内分泌、精神、遗传等可能参与其中。目前，有部分研究认为β-hCG与HG的发展有关，血清β-hCG浓度和早孕反应在妊娠早期同时达到峰值。但也有与之相反的研究，对于HG患者中β-hCG水平升高的不一致发现，一种解释是只有特定的β-hCG亚型才能导致HG，不同的异构体在促黄体生成素和促甲状腺激素受体上具有不同的半衰期和效力。β-hCG的不同亚型模式可能是遗传和/或表观遗传因素造成的，可能是不同种族间HG发病率变化的原因。HG家族史一直被认为是HG的危险因素，目前发现*GDF15*和*IGFBP7*这两个基因都在妊娠早期发挥作用，可能与HG有关。

妊娠剧吐是排除性诊断，在排除了其他引起呕吐的疾病后结合辅助检查可确诊。对于妊娠剧吐的治疗，主要采取的是综合治疗的策略，包括规律作息、均衡饮食、适度锻炼、补充水分和电解质、使用镇吐药物等。

二、母儿血型不合

母儿血型不合也称胎儿和新生儿溶血性疾病（Hemolytic disease of fetus and newborn，HDFN），是指由于胎儿的基因有一半来自父方，胎儿红细胞可能携带来自父方的抗原，表现出来的胎儿血型不同于母体。HDFN 是由母体 IgG 类红细胞同种异体抗体引起的，该抗体通过胎盘主动转运并破坏携带相关抗原的胎儿红系细胞。该病以 ABO 血型不合最常见，其次是 Rh 血型不合，但大多数严重病例是由 RhD 抗原的同种免疫引起的，严重时可导致胎儿贫血、黄疸、胆红素脑病，甚至死亡。通过孕妇血型（ABO 和 RhD）的常规检测、无创产前 DNA 检测和妊娠早期抗体筛查有助于早期确诊。本病治疗的重点是采取综合措施以减轻黄疸，降低血清胆红素，防止发生胆红素脑病。产前胎儿若出血严重、贫血可进行宫内输血；产后的治疗方法主要包括光照疗法、换血疗法、静脉注射免疫球蛋白等。虽然母儿血型不合是不可避免的，但通过孕前、孕中进行红细胞抗体筛查可有效降低死亡风险。

本章小结

思考题

1. 孕妇，妊娠 35 周。宫缩规律，间隔 5 ~ 6 分钟，持续约 40 秒，查宫颈管消退 80%，宫口扩张 3cm，最可能的诊断是什么？应如何处理？

2. 孕妇，38 岁。在妊娠 32 周时突然出现全身抽搐，持续约 1 分钟。家人将其送往医院检查，发现血压为 150/100mmHg，LOA，胎心率 132 次/分。诊断为子痫，护士遵医嘱使用硫酸镁解痉，用药时的注意事项有哪些？

3. 孕妇，妊娠 7^{+1} 周。阴道流血 3 天，腹痛加剧 1 天，出血量增加 5 小时。查宫颈口扩张，可见胎囊组织堵塞宫颈口，子宫比妊娠周数小。最可能的诊断是什么？应如何护理？

更多练习

（朱　平）

第七章　妊娠期合并症患者的护理

教学课件

学习目标

1. 素质目标

（1）培养学生对于妊娠合并症母儿的尊重和关心，树立正确的疾病观念和价值观。

（2）培养学生具有同理心，主动理解孕产妇的行为，善于倾听交流，积极引导其正性情绪，促进妊娠期合并症患者的身心健康。

2. 知识目标

（1）掌握：妊娠合并心脏病、糖尿病、乙型病毒性肝炎、缺铁性贫血患者的护理评估及护理措施。

（2）熟悉：妊娠合并心脏病、糖尿病、乙型病毒性肝炎、缺铁性贫血的临床表现。

（3）了解：妊娠妇女在围生期的血流动力学改变、糖代谢特点及肝脏的生理改变。

3. 能力目标

（1）能根据妊娠合并症患者的临床表现，进行全面的护理评估，提出正确的护理诊断，设立合理的护理目标，实施适宜的护理措施，并适时进行护理评价。

（2）能够早期识别疾病进展的征兆，预防并发症的发生，降低疾病对母儿的影响。

案例

【案例导入】

某孕妇，36 岁。G_6P_1，妊娠 33 周，孕期未规律产检。今因“先心术后 10 年，停经 6 月余，呼吸困难 2 天”至社区医院进行产前检查。查体：T 37.8℃，P 130 次/分，BP 135/75mmHg，R 28 次/分，全身水肿（++++），端坐呼吸，咳嗽频繁，痰液呈粉红色泡沫状，肺部听诊闻及少许湿啰音，予救护车送至上级医院救治。

【请思考】

1. 作为接待该孕妇的护士，你认为该孕妇可能存在何种并发症？
2. 如何实施护理评估？
3. 该采取的护理措施有哪些？

【案例分析】

第一节 妊娠合并心脏病

妊娠合并心脏病是一种严重且发生率逐年增多的产科合并症，在我国的发病率约1%，是导致孕产妇死亡原因顺位的第2位，且位居非直接产科死因的首位。它包括妊娠前后发现或发生的心脏病，其中最常见的为先天性心脏病，占35%～50%。近年来，我国先天性心脏病诊疗技术不断提高，获得妊娠和分娩机会的先天性心脏病妇女逐渐增多，提高护理水平以实现早期识别、密切监测、规范用药、控制诱发因素、适时终止妊娠并选择合适的分娩方式是降低此类妊娠期并发症发病和不良预后的关键。

一、常见类型

1. 结构异常性心脏病 包括先天性心脏病、瓣膜性心脏病、心肌炎等。

2. 功能异常性心脏病 包括室上性心动过速、室性期前收缩、窦性心动过缓、房室传导阻滞等无心血管结构异常的心律失常。

3. 妊娠期特有心脏病 包括围产期心肌病、妊娠期期高血压疾病性心脏病。

二、临床表现

1. 症状 轻者可无症状，重者有食欲缺乏、心悸、胸闷、呼吸困难、活动不耐受、胸痛、咯血、水肿等症状。

2. 体征 心脏结构或瓣膜异常者可闻及不同类型的心脏杂音，心律失常者可闻及异常心律（率）；心力衰竭时可有心率增快，肺部闻及干啰音及湿啰音，听诊呼吸音变弱，触诊可及肝大，肝颈静脉回流征阳性，下肢水肿等。

三、妊娠合并心脏病的并发症及对母儿的影响

（一）妊娠合并心脏病的并发症

1. 心力衰竭

（1）急性心力衰竭：以急性左心衰竭多见，主要表现为肺水肿。患者突发呼吸困难，

需端坐卧位，常伴有烦躁、窒息感、发绀、咳出痰液呈粉红色泡沫样。两肺底部可闻及散在的湿性啰音，严重者两肺布满湿性啰音及哮鸣音。危重者，可出现神志不清、脉搏细弱、血压下降、昏迷、休克，甚至死亡。

（2）慢性心力衰竭：以呼吸困难为其主要表现的多见于慢性左心衰竭。以水肿、食欲缺乏、上腹部饱胀、恶心、呕吐、颈静脉怒张、肝颈静脉回流征阳性等为主要表现的多见于慢性右心衰竭。

2. 缺氧和发绀 孕妇外周血管阻力在妊娠期间降低、肺动脉高压、分娩失血等可引起缺氧和发绀。

3. 感染性心内膜炎 常表现为发热、寒战、食欲缺乏，还可在心脏闻及杂音，出现动脉栓塞等，血培养结果常呈阳性，控制不及时易进展为心力衰竭。

4. 静脉栓塞和肺栓塞 妊娠时孕妇血液呈高凝状态，合并心脏病者若伴有静脉压增高及静脉淤滞，可诱发静脉血栓栓塞症（venous thromboembolism，VTE）导致孕产妇死亡。

5. 恶性心律失常 原有心脏病基础的孕妇易出现恶性心律失常致心源性休克和猝死。发作时患者出现血压下降、心源性休克导致重要器官供血不足。

（二）妊娠合并心脏病对母儿的影响

妊娠合并心脏病的预后与年龄、心脏病类型、心功能状态及是否出现并发症有关。心功能为Ⅰ级和Ⅱ级的孕产妇死亡率≤1%，预后较好。而心功能Ⅲ或Ⅳ级的孕产妇死亡率约为7%。妊娠禁忌的心脏病患者妊娠后心功能恶化，会使胎儿血供不足，引起流产、早产、胎儿窘迫等。

四、护理评估

1. 健康史 详细评估产科和既往病史，是否有不良孕产史、心脏病诊治史、心脏病手术史、心脏病相关疾病史、心脏病家族史及心功能状态及诊疗史。

2. 身体状况

（1）评估心功能状态：纽约心脏病协会（New York Heart Association，NYHA）1994 年开始采用并行的两种分级方案。

1）患者主观功能量：该分级方案简便易行，不依赖任何器械检查，主要依据心脏病患者对一般体力活动的耐受情况，将心功能分为 4 级。

Ⅰ级：一般体力活动不受限制。

Ⅱ级：一般体力活动轻度受限制，活动后心悸、轻度气短，休息时无症状。

Ⅲ级：一般体力活动明显受限制，休息时无不适，轻微日常工作即感不适、心悸、呼吸困难，或既往有心力衰竭史者。

Ⅳ级：一般体力活动严重受限制，不能进行任何体力活动，休息时有心悸、呼吸困难等心力衰竭表现。

2）客观检查手段：根据心电图、心脏负荷试验、X 线检查、超声心动图等来评估心脏病严重程度，将心脏病分为 4 级。

A 级：无心血管病的客观依据。

B 级：客观检查表明属于轻度心血管病患者。

C 级：客观检查表明属于中度心血管病患者。

D 级：客观检查表明属于重度心血管病患者。

其中轻、中、重的标准未做出明确规定，由临床医生根据检查结果进行判断。将患者的两种分级并列描述，如心功能Ⅱ级 A、Ⅰ级 C 等。

知识拓展

中国心脏病妇女妊娠风险分级

（1）Ⅰ级风险：为孕妇死亡率未增加、母儿并发症未增加或轻度增加。该风险层级的孕妇无须特殊处理，产前检查及分娩建议至二、三级妇产科专科医院或者二级及以上综合性医院进行。

（2）Ⅱ级风险：为孕妇死亡率轻度增加或母儿并发症中度增加。该风险层级的孕产妇处理意见和Ⅰ级风险孕产妇一致。

（3）Ⅲ级风险：为孕妇死亡率中度增加或母儿并发症重度增加。该风险层级孕妇死亡率和母儿并发症发生率较高，建议至三级妇产科专科医院或者三级综合性医院密切监护和分娩。

（4）Ⅳ级风险：为孕妇死亡率明显增加或母儿并发症重度增加。该风险层级孕妇如果继续妊娠，建议至有良好心脏专科的三级甲等综合医院或综合实力强的心脏监护中心诊治，由产科和心脏科专家在孕产期严密监护母儿情况。

（5）Ⅴ级风险：孕妇死亡率极高且有严重的母儿并发症，属妊娠禁忌证。该风险层级的妇女如果妊娠，须讨论终止妊娠，如果继续妊娠，需充分告知风险，建议转诊至有良好心脏专科的三级甲等综合医院或者综合实力强的心脏监护中心诊治，由产科和心脏科专家在孕期、分娩期和产褥期严密监护母儿情况。

（2）评估心脏病相关症状及体征：妊娠合并心脏病孕妇在围产期不同阶段有不同的血流动力学改变，应依据不同时期的特征进行评估。

1）妊娠期：应评估孕妇胎儿大小是否与停经月份相符；评估休息、活动、出入量等情况；评估心功能状态及有无心力衰竭的表现。妊娠期妇女在妊娠期总循环血容量较非妊娠期增加 30%～45%，妊娠 32～34 周达高峰。血容量增加可引起心输出量增加和心率增快，使心脏负荷加重。妊娠晚期子宫增大、膈肌上升使心脏负荷进一步加重，出现明显症状，甚至诱发心力衰竭。

2）分娩期：需评估孕妇的心功能状态及产程进展。对合并有严重或复杂性心脏病者可行中心静脉压、血氧饱和度、动脉血气等监测。分娩期，心输出量在每次子宫收缩时增加约 24%。第二产程中孕妇肺循环压力在屏气用力时增加。第三产程时产妇子宫在胎盘娩出后突然缩小，大量血液由于腹压骤降向内脏灌注，回心血量急剧增加，极易诱发心力衰竭。

3）产褥期：应重点评估心力衰竭、产后出血和产褥感染相关的症状和体征。产后 72 小时内，子宫快速复旧使血液、组织间液回流至心脏，心脏负荷增大，若产妇因疼痛、分娩、哺乳等导致休息不充分，需警惕发生心力衰竭。

3. 心理－社会状况 应重点评估孕产妇及家属对疾病的接受程度，对生活方式改变的适应情况，对疾病护理知识的掌握情况及家庭社会支持水平。

4. 辅助检查

（1）心电图检查：检查心率（律）异常、心肌缺血程度、心肌梗死程度，以及梗死部位等。

（2）24小时动态心电图：提供心律失常的发作持续时间和发生频次等。

（3）超声心动图：能发现心脏结构变化和评估心脏功能状态等。

（4）心肌受损程度测定：心肌酶学和肌钙蛋白检测有无心肌损伤，脑钠肽检测心衰程度。

（5）胎儿电子监护：评估胎儿的宫内健康状况。

五、常见护理诊断/问题

1. 活动无耐力　与心输出量下降有关。

2. 自理能力缺陷　与活动受限有关。

3. 潜在并发症　心力衰竭、感染、肺栓塞。

六、护理目标

1. 孕产妇能结合自身情况，提高活动能力，达到目标活动水平。

2. 孕产妇能适应自理能力降低的状态，住院期间情感及生理需要得到满足。

3. 孕产妇能描述可能诱发并发症的因素并配合治疗和护理，不发生心力衰竭、感染和肺栓塞。

七、护理措施

1. 非妊娠期护理　应提前进行妊娠风险评估，根据心脏病的类型、严重程度、心功能水平、是否需要手术矫治及当地医疗条件等具体情况，综合判断是否能耐受妊娠。

（1）不适宜妊娠者：应予有效的避孕措施指导，做到严格避孕。如严重心脏病变或既往史者。

（2）有妊娠机会者：应建议在妊娠前行心脏手术治疗，术后由产科和心内科医生共同评估妊娠风险。有条件时进行胎儿遗传咨询，评估遗传风险。

2. 妊娠期护理

（1）加强孕期监测：定期产前检查，产前检查次数随妊娠风险级别增高而增加。妊娠32周后每周产检1次，并根据病情变化及时调整。动态监测母体心率、血压、心功能及胎儿宫内情况。心功能Ⅰ、Ⅱ级者，妊娠36～38周即可入院观察，待产。心功能在Ⅲ级或以上及出现心力衰竭征象的孕妇，应立即住院治疗。

（2）密切观察病情，预防心力衰竭

1）早期识别心衰征象：观察孕妇的呼吸、心率，有无活动受限及发绀等情况。若存在轻微日常活动后出现心悸、胸闷、气短；平静时心率、呼吸急促，心率>110次/分，呼吸>20次/分；夜间常坐起呼吸或开窗通风；肺底部出现咳嗽后不消失的持续性湿啰音等情况，需警惕心衰。

2）充分休息，合理营养：睡眠时间应保证每日≥10小时，休息体位以左侧卧位或半卧位为主，避免过劳、精神压力过大及情绪激动。营养科学合理，建议根据孕前BMI控制妊娠期体重的增长，以整个妊娠期增重不超过12.5kg为宜。保证合理的高蛋白、高维生素饮食及补充铁剂。控制每日食盐量，不超过4～5g为宜。少量多餐进食，增加膳食纤维的摄入，以防便秘加重心脏负担。

3）预防性治疗高危因素：如感染、贫血、妊娠期高血压疾病、血栓栓塞症等诱发心力衰竭的因素。妊娠期应加强保暖，做好个人卫生，长期卧床者应定时翻身、拍背，促进排痰，预防肺部感染。遵医嘱给予抗感染治疗，输液时严格控制滴速。鼓励患者活动，预防静脉血栓形成。

4）健康指导：指导孕妇及家属掌握自我护理知识，包括如何自我监护健康状况（母体及胎儿）、限制活动的程度、避免诱发心力衰竭的方法、识别早期心衰症状和体征的方法及用药知识等。

（3）适时终止妊娠：不宜妊娠者应在妊娠12周前终止；妊娠超过12周者，应根据医疗条件、疾病严重程度、疾病种类及心脏病并发症等综合判断终止时机。心功能Ⅰ级和Ⅱ级且无严重并发症者，可以妊娠至近足月或足月。心功能Ⅲ、Ⅳ级者，需尽快终止妊娠。若患者及家属拒绝，应尽快转诊至相应综合诊治实力强的医院进行处理。对顽固性心力衰竭者，应多学科共同救治，在心内科、心外科、麻醉科、重症科等科室医生严密监护下行剖宫产术终止妊娠。

（4）急性心力衰竭的紧急处理：①调整体位，减少回心血量。孕妇取半卧位或端坐位，双腿下垂，减少静脉血回流。②立即高流量吸氧。根据动脉血气分析结果进行氧流量调整，对抗组织液向肺泡内渗透。③开放静脉通道，控制输液速度。④按医嘱使用强心药，观察用药反应。⑤严重心衰者，在心内科医生控制病情的同时，紧急行剖宫产术终止妊娠，减轻妊娠带来的心脏负担，挽救生命。

3. 分娩期护理

（1）分娩方式选择：①经阴道分娩，心功能Ⅰ级和Ⅱ级者、胎儿体重适宜、宫颈条件良好者可进行阴道试产。有条件者可以采用硬膜外麻醉进行分娩镇痛。严密监测产程，避免产程过久，必要时可采用阴道助产技术缩短第二产程。②剖宫产分娩，心功能Ⅲ、Ⅳ级者，出现其他并发症者，无阴道分娩条件者，应选择剖宫产终止妊娠。结构异常性心脏病者剖宫产术前1～2天应用抗生素预防感染。

（2）一般护理：待产时避免仰卧位，可取左侧卧位，预防仰卧位低血压综合征。分娩时采取半卧位，下肢放低减少静脉血回流。胎儿娩出后，腹压骤降，应立即放置沙袋于腹部预防心力衰竭。使用输液泵控制输液滴速和补液量（≤40滴/分），以免增加心脏额外负担。

（3）产程中的监测：持续监测孕妇生命体征、尿量及心功能状态，观察是否有气急、发绀、咳粉红色泡沫样痰等症状。密切观察产程进展，监测胎儿宫内安危情况。对使用强心药者，注意用药后观察。

（4）缩短第二产程，减少产妇体力消耗：必要时行阴道助产缩短第二产程或行剖宫产术结束产程，做好新生儿复苏准备。

（5）预防产后出血和感染：积极使用缩宫素预防产后出血。为防血压升高，禁用麦角新碱。妊娠期使用抗凝药治疗者，分娩前遵医嘱及时停用抗凝药。静脉滴注抗生素预防感染，一切操作严格遵循无菌操作规程。

（6）心理护理：提供舒适安全的待产及分娩环境，鼓励助产士和家属陪伴，给予产妇身心支持与鼓励，积极配合医护工作。

4. 产褥期护理

（1）一般护理：保证充足的睡眠，必要时给予镇静药；鼓励早期适度床上或下床活动，预防血栓的形成；鼓励逐步恢复自理能力；及时排尿及清洁外阴部预防感染；指导清淡饮食，保持大便通畅。

（2）产后监测：产褥期需严密监测生命体征、主诉及心功能状态，正确识别早期心衰症状。注意观察产妇感染征象，如会阴切口或腹部切口愈合情况、恶露性状等。病情严重者应给予心电监护，监测中心静脉压、氧饱和度、动脉血气及出入量。定期监测电解质情况。

（3）预防产后出血及感染：使用宫缩药预防产后出血。适时恢复抗凝治疗。结构异常性心脏病者剖宫产术后应使用抗生素 5～10 天预防感染。

（4）母乳喂养指导：鼓励心功能Ⅰ、Ⅱ级的产妇进行母乳喂养，并保证充足的睡眠和休息。长期服用华法林或心功能Ⅲ级及以上者不宜哺乳，应及时采用合适的方法回乳。

（5）心理护理：鼓励产妇适度参与新生儿照护，有利于母亲角色的获得及良好适应。

（6）健康指导：不宜再妊娠的产妇，严格避孕或行绝育术，避免非意愿妊娠。指导至心内科定期随访，积极治疗原发心脏疾病。

八、护理评价

1. 能进行适度的日常活动，自身活动状况得以改善。
2. 适应自理能力降低的状态，住院期间情感及生理需要得到满足。
3. 积极采取措施应对心力衰竭和感染的诱因，未发生心力衰竭、感染和肺栓塞。

第二节　妊娠合并糖尿病

妊娠合并糖尿病是产科最常见的妊娠合并症。妊娠时，机体对葡萄糖的需要量增加，部分孕妇可能会在妊娠早期出现低血糖。随妊娠进展，孕妇对胰岛素的敏感性下降，有胰岛功能受损，胰岛素分泌受限的孕妇无法代偿性分泌足量胰岛素而导致血糖升高，出现妊娠期糖尿病或使原有的糖尿病病情加重。

一、常见类型

孕前糖尿病（pregestational diabetes mellitus，PGDM）和妊娠期糖尿病（gestational diabetes mellitus，GDM）统称为妊娠合并糖尿病。其中 GDM 占 90% 以上，大多于产后逐步恢复正常血糖水平，但将来 2 型糖尿病的患病机会增加。

（1）PGDM：是在妊娠前已被确诊糖尿病或妊娠前糖耐量异常，妊娠后发展为糖尿病。符合以下 2 项中任意一项者，可诊断为孕前糖尿病。

1）妊娠前已确诊为糖尿病的患者。

2）妊娠前未进行过血糖检查的孕妇，尤其是存在糖尿病高危风险因素者，首次产前检查时应明确是否达到以下标准，任何一项即可诊断为 PGDM：①空腹血糖（fasting plasma glucose，FPG）≥7.0mmol/L。②75g 口服葡萄糖耐量试验（oral glucose tolerance test，OGTT），服糖后 2 小时血糖≥11.1mmol/L（200mg/dl）。③糖化血红蛋白（HbA1c）≥6.5%。④伴有典型的高血糖或高血糖危象症状，同时任意血糖≥11.1mmol/L（200mg/dl）。

（2）GDM：为妊娠前糖代谢正常，妊娠期才出现的糖尿病。其诊断标准如下。①妊娠 24～28 周及 28 周后首次就诊时行 75g OGTT，空腹及服糖 1 小时、2 小时的血糖值分别低于 5.1mmo/L、10.0mmol/L、8.5mmol/L。任何一点血糖值达到或超过上述标准者诊断为 GDM。②孕妇具有 GDM 高危因素或医疗资源缺乏地区，建议 24～28 周首先检查空腹血糖。空腹血糖 ≥5.1mmo/L，可直接诊断为 GDM。

二、分级

判断病情的严重程度及预后，可按 White 分类法，即根据患者糖尿病的发病年龄，病程长短及有无血管病变对妊娠合并糖尿病进行分级。

A 级：妊娠期诊断的糖尿病。A1 级，经控制饮食，空腹血糖＜5.3mmol/L，餐后 2 小时血糖＜6.7mmol/L。A2 级，经控制饮食，空腹血糖≥5.3mmol/L，餐后 2 小时血糖≥6.7mmol/L。

B 级：显性糖尿病，20 岁以后发病，病程＜10 年。

C 级：发病年龄 10～19 岁，或病程达 10～19 年。

D 级：10 岁前发病，或病程≥20 年，或合并单纯性视网膜病。

F 级：糖尿病性肾病。

R 级：眼底有增生性视网膜病变或玻璃体积血。

H 级：冠状动脉粥样硬化性心脏病。

T 级：有肾移植病史。

三、临床表现

妊娠合并糖尿病孕妇在妊娠期可出现多饮、多食、多尿症状。重者症状明显，且易并发羊水过多或巨大胎儿。但大多数 GDM 孕妇无明显的临床表现。同时，母体和胎儿/新生儿可有以下并发症表现。

1. 母体并发症　①流产和早产。②感染。③妊娠期高血压疾病。④羊水过多。⑤糖尿病酮症酸中毒。

2. 胎儿、新生儿并发症　①25%～40%的胎儿为巨大儿。②21%的胎儿存在生长受限。高血糖在妊娠早期会抑制胚胎发育。若血糖管理不佳合并微血管病变者，胎盘血供不足，影响胎儿发育。③胎儿畸形：妊娠早期的高血糖水平易引起胎儿严重的心血管和神经系统畸形。④新生儿呼吸窘迫综合征：胎儿高胰岛素血症延迟胎肺成熟，增加新生儿呼吸窘迫综合征的发生。⑤新生儿低血糖：新生儿出生后体内胰岛素水平过高，易导致低血糖。

四、护理评估

1. 健康史　评估是否存在 GDM 高危因素、本次妊娠经过及血糖管理情况。GDM 高危因素评估包括：①孕妇年龄是否>35岁、妊娠前体重是否超重或肥胖、既往有无糖耐量异常史、是否合并有多囊卵巢综合征。②有无糖尿病家族史。③有无不明原因的流产、巨大儿分娩史、妊娠期糖尿病史。④本次妊娠是否存在羊水过多、胎儿发育大于孕周、反复外阴阴道假丝酵母菌病的情况。

2. 身体状况

（1）孕产妇的状况

1）妊娠期：应评估孕妇有无三多症状（多饮、多尿、多食），皮肤瘙痒尤其是外阴瘙痒，视物模糊，产科并发症。

2）分娩期：应重点评估孕妇的血糖水平及低血糖或酮症酸中毒的症状，主要为饥饿感、心悸、出汗、面色苍白、恶心、呕吐、视物模糊、呼吸快且有烂苹果气味等。分娩过程中，孕妇的紧张情绪及疼痛刺激可能会引起血糖波动。而相对减少的进食量，以及子宫收缩消耗大量糖原，若未及时调整胰岛素使用剂量，易发生低血糖。

3）产褥期：胎盘娩出后，产妇体内抗胰岛素物质迅速下降，血糖逐步恢复正常。该期主要评估产妇是否出现并发症，如低血糖、酮症酸中毒、产后出血、感染等。产褥期结束后应随访糖尿病患病情况。

（2）胎儿及新生儿的状况：加强对胎儿畸形的筛查，评估是否为巨大儿或有无胎儿生长受限，定期监测胎盘功能、胎动计数、胎心电子监护等，以了解胎儿健康状况。对新生儿加强监测，预防低血糖，及早发现呼吸系统并发症。

3. 心理-社会状况　应评估孕妇血糖自我管理能力，自我效能感，心理状态，家庭经济状况，家庭社会支持系统等。

4. 相关辅助检查

（1）胎儿超声检查：检查胎儿是否存在畸形及发育异常。

（2）胎儿电子监护：监测胎儿是否存在宫内窘迫。

（3）胎盘功能测定。

（4）肝肾功能检查。

五、常见护理诊断/问题

1. 营养失调　低于或高于机体需要量　与血糖代谢异常有关。

2. 知识缺乏　缺乏糖尿病、血糖监测、妊娠合并糖尿病自我管理等相关知识。

3. 有感染的风险　与孕妇血糖升高、抵抗力下降有关。

4. 有胎儿受伤的危险　与低血糖或高血糖引起的胎儿损伤有关。

六、护理目标

1. 孕产妇能描述个体化饮食、运动方案，体重增长符合管理要求。

2. 孕产妇能演示测血糖的方法，掌握并发症的处理。

3. 孕产妇能描述感染的危险因素，保持良好的卫生习惯，未发生新增感染的症状和体征。

4. 孕妇能通过自数胎动或听诊胎心监测胎儿宫内健康状况，有异常时能及时发现及处理。

七、护理措施

1. 非妊娠期护理　孕前糖尿病妇女在妊娠前应到内分泌科及产科进行全面身体检查，评估是否可以耐受妊娠，计划妊娠前应将血糖控制在基本正常的范围内。

2. 妊娠期护理　妊娠合并糖尿病孕妇的产前监护、血糖管理及治疗应由产科医生、内分泌科医生、营养师、糖尿病专科护士及产科护士等成员组成的多学科团队合作完成。

（1）定期产前检查：妊娠合并糖尿病孕妇的产前检查次数和间隔时间视病情轻重而定。

（2）加强孕期监测：监测血糖、血压、体重、宫高、腹围、肾功能、糖化血红蛋白含量及眼底检查。

妊娠期血糖控制目标设定如下。①GDM 孕妇，餐前及餐后 2 小时血糖值分别为 ≤5.3mmol/L 和 <6.7mmol/L，夜间血糖不低于 3.3mmol/L，妊娠期 HbAlc 宜 <5.5%。②PGDM 孕妇，餐前、夜间血糖及空腹血糖宜控制在 3.3 ~ 5.6mmol/L，餐后血糖峰值 5.6 ~ 7.1mmol/L，HbA1c <6.0%。

知识拓展

持续葡萄糖监测（continuous glucose monitoring，CGM）是通过葡萄糖感应器连续监测皮下组织间液葡萄糖浓度的技术，可提供连续、全面、可靠的全天血糖信息，了解血糖波动的趋势和特点，包括回顾性 CGM、实时 CGM 和扫描式葡萄糖监测。①回顾性 CGM：无法实时显示佩戴者的葡萄糖水平，需在监测结束后下载相关数据方可进行分析。②实时 CGM：可提供即时血糖信息，以高或低血糖报警及显示葡萄糖变化趋势（用箭头表示）实现预警功能。③扫描式葡萄糖监测（flash glucose monitoring，FGM）：属于按需读取式 CGM 的范畴。与实时 CGM（连续显示实时葡萄糖值）不同，FGM 佩戴者需通过主动扫描传感器获取当前葡萄糖数据。由于该系统无需指尖血校正，免去了频繁采血的痛苦，有助于提高患者血糖监测的依从性。与传统监测方法相比，CGM 主要的优势在于能发现不易被传统监测方法所探测到的隐匿性高血糖和低血糖，尤其是餐后高血糖和夜间无症状性低血糖。

（3）医学营养治疗：医学营养治疗是妊娠期糖尿病管理中最重要的方法。根据妊娠前 BMI 决定妊娠期能量摄入。结合妊娠期生理改变、能量需求、体重增长、饮食习惯、体力活动水平、血糖水平制定个性化方案，在限制能量摄入的同时保证母儿营养需求，将血糖维持在理想范围，并减少酮症的发生概率。碳水化合物每日应摄入≥175g，宜选择杂粮饭、全麦吐司、莜麦面、荞麦面等血糖生成指数较低的粗粮。每日摄入优质蛋白质，脂肪以不饱和脂肪酸为主。

（4）运动干预：应充分体现科学规划、个体化及安全性的特点。空腹或胰岛素治疗剂量过大时不宜运动。孕期运动宜采用瑜伽、散步、太极拳、孕妇操、固定自行车等有氧抗阻运动，强度以中等强度且孕妇能够耐受为原则，避免做剧烈运动。不宜下床活动的孕妇，可选择上肢运动、抬腿运动等床上活动。若孕妇血糖 <3.3mmol/L 或 >13.9mmol/L，或常出现低血糖症状、宫缩、阴道流血等，需要停止运动治疗。

（5）药物治疗：部分糖尿病孕妇经过非药物管理后血糖不达标时，应及时加用胰岛素治疗，从小剂量开始，并根据血糖值、病情、孕周加以调整。

（6）妊娠期酮症酸中毒的处理：①血糖＞16.6mmol/L者，先予以一次性静脉注射胰岛素0.2～0.4U/kg，再予以0.9%氯化钠注射液＋胰岛素，按胰岛素0.1U/(kg·h)或4～6U/h的速度持续静脉滴注。②监测血糖，每小时测血糖1次，及时调整输注速度，使血糖平均每小时下降3.9～5.6mmo/L或超过静脉滴注胰岛素前血糖水平的30%。若达不到此标准，患者可能存在胰岛素抵抗，应将胰岛素用量加倍。③当血糖降至13.9mmol/L时，将0.9%氯化钠注射液改为5%葡萄糖或葡萄糖盐水，每2～4g葡萄糖加入1U胰岛素，直至血糖降至11.1mmo/L以下，尿酮体阴性，并可平稳过渡到餐前皮下注射治疗时停止静脉输注。为避免治疗过程中出现严重低钾血症，应及时补钾。

（7）心理护理：向孕产妇及家属介绍疾病知识、治疗的重要性及必要性，给予心理支持。

（8）健康指导：指导孕妇自行监测血糖，预防感染。教会孕妇识别高血糖、低血糖及其他并发症的征兆，做好自我紧急处理的准备，避免发生不良后果。教会孕妇注射胰岛素的正确方法，解释药物作用的高峰时间。

3. 分娩期护理

（1）终止妊娠时机：若经饮食及运动管理后血糖控制良好且未出现母儿并发症的GDM孕妇，可等待至预产期终止妊娠。PGDM及接受胰岛素治疗的GDM孕妇，可至妊娠39周后终止妊娠。血糖控制不满意或出现母儿并发症者，应及时根据病情终止妊娠。

（2）分娩方式：应适当放宽剖宫产手术指征。

（3）产程中的监测：产程中监测孕妇血糖水平，查看有无低血糖及酮症酸中毒症状；控制静脉输液速度；监测产程进展、胎心率、母体生命体征等有无异常。

（4）调整胰岛素方案：产程中应停用皮下注射胰岛素，孕前患糖尿病者改为胰岛素静脉滴注。阴道分娩者，产程不宜过长，以免增加酮症酸中毒、胎儿窘迫和感染风险。剖宫产者，在手术日停止皮下注射胰岛素，改由小剂量胰岛素持续静脉滴注。术中血糖控制在6.7～10.0mmol/L。

（5）新生儿护理：按高危儿护理，鼓励母婴肌肤接触，母乳喂养，预防并发症。

4. 产褥期护理

（1）一般护理：产后可恢复正常清淡、低糖、低脂饮食。做好个人卫生，预防感染，及早识别感染征象并处理。母乳喂养有助于产后血糖管理及降低母婴患糖尿病的风险，鼓励并帮助产妇母乳喂养，做到早接触、早吸吮和按需哺乳。

（2）产后监测：监测产妇有无低血糖、高血糖、产后出血症状，监测新生儿呼吸、血糖、排便等状况。

（3）调整胰岛素方案：妊娠期使用胰岛素治疗者产后需根据血糖情况调整胰岛素用量。大部分GDM患者产后无须使用胰岛素，少数仍需胰岛素治疗者，胰岛素用量应减少至分娩前的1/3～1/2，并及时调整。

（4）健康指导：指导其改变生活方式、合理饮食及适当运动。GDM妇女在产后6～12周进行随访并行OGTT测定，若结果正常，每3年复查OGTT 1次。

八、护理评价

1. 孕产妇掌握饮食治疗的原则，营养摄入满足母儿营养需求。
2. 孕产妇血糖控制良好，母儿未发生并发症。
3. 孕产妇保持良好的卫生习惯，住院期间无新增感染。
4. 孕妇自我监护胎儿，未发生胎儿受伤。

第三节　妊娠合并病毒性肝炎

病毒性肝炎是由肝炎病毒引起，以肝脏病变为主的传染性疾病。妊娠期母体肝脏抗病能力下降，对脂肪的转运和胆汁的排泄能力受阻，肝脏负担加重，易感染肝炎病毒，且易进展为重症肝炎。因此，妊娠合并病毒性肝炎是较严重的妊娠合并症，是我国孕产妇死亡的主要原因之一。

一、分型及传播方式

1. 分型　根据病毒类型，病毒性肺炎可分为甲型、乙型、丙型、丁型、戊型病毒性肝炎等，最常见的为乙型病毒性肝炎。

2. 传播方式　乙型肝炎病毒（hepatitis B virus，HBV）的传播方式分别为母婴垂直传播、产时及产后传播。妊娠期，病毒可通过胎盘引起宫内传播。产时，胎儿经过产道接触母血、羊水、阴道分泌物，或子宫收缩使母血进入胎儿血液循环，导致新生儿感染。产后，新生儿接触到母亲的乳汁、汗液、唾液，也有发生传播的风险。

知识拓展

乙型肝炎病毒感染是全球性的公共卫生问题，中国是乙型肝炎病毒感染的疾病负担最大的国家。目前中国现有乙型肝炎病毒感染者约为 7000 万人，而母婴传播是造成中国乙肝病毒传播的重要途径。

一项对中国孕妇进行的全国性横断面研究，《2015—2020 年中国 2853 个县 9000 万孕妇乙型肝炎病毒感染情况》发表于《柳叶刀 - 区域健康（西太平洋）》，评估了乙肝病毒感染的患病率。研究结果表明，2015—2020 年，中国孕妇 HBV 感染呈中度流行，且流行率持续下降，降幅约 25%，其中东部地区从 8. 72% 降至 6. 04%，中部地区从 6. 76% 降至 4. 93%，西部地区从 6. 40% 降至 5. 43%。2015—2020 年，区域差距也有所缩小。

二、临床表现

甲肝病毒感染的潜伏期 2～7 周，特点为起病急、病程短、恢复快。乙肝病毒感染的潜伏期 6～20 个月，特点为病程长、恢复慢，易发展成慢性。其他类型肝炎潜伏期分别为丙肝病毒感染 2～26 周、丁肝病毒感染潜伏期 4～20 周、戊肝病毒感染潜伏期 2～8 周。

1. 一般表现 孕妇出现不明原因的食欲缺乏、厌油腻、腹胀、恶心、呕吐、乏力、肝区叩击痛等症状。

2. 重症肝炎 多见于妊娠末期，特点为起病急骤、病情严重，出现畏寒、发热，皮肤、巩膜黄染，尿色深黄、食欲缺乏、频繁呕吐、腹胀、腹水、肝臭气味、肝进行性缩小，急性肝衰竭及嗜睡、烦躁、神志不清，甚至昏迷等肝性脑病症状。

三、对母儿的影响

1. 对母体的影响 感染病毒性肝炎会加重妊娠早期的早孕反应；妊娠晚期可因肝功能下降增加子痫前期发病率且易发展为重型肝炎；病情严重时凝血因子合成受阻，易诱发产后出血。

2. 对胎儿及新生儿的影响 病毒性肝炎使流产、早产、围产儿死亡的发生率增加。如果母亲是乙型肝炎 e 抗原阳性且为高病毒载量，新生儿若不接受免疫预防，母婴传播风险可高达 90%。

四、护理评估

1. 健康史 评估有无家族史、流行病史、与肝炎患者的密切接触史。半年内输血、注射血制品史。了解本次妊娠经过。重症肝炎应评估其诱发因素；评估治疗用药情况。

2. 身体状况

（1）对孕妇的评估：应评估孕妇有无消化系统症状；有无皮肤、巩膜黄染，尿色深黄；有无出血倾向；有无肝脾大、肝区叩痛；有无子痫前期的表现。重症者应评估意识状况，有无肝性脑病前驱症状。

（2）对围产儿的评估：应通过胎动计数、胎儿电子监护、超声等加强对胎儿宫内状况的监测。

3. 心理－社会状况评估 孕妇及家人对病毒性肝炎的接受程度，母婴阻断依从性，及家庭社会支持系统是否完善。

4. 辅助检查

（1）肝功能检查：主要包括丙氨酸转氨酶、天冬氨酸转氨酶等。凝血酶原时间百分活度 <40% 是诊断重型肝炎的重要指标之一。

（2）血清病原学检测：①甲型肝炎病毒（hepatitis A virus，HAV），急性期患者血清中检出抗 HAV-IgM 阳性具有诊断意义。②乙型肝炎病毒（hepatitis B virus，HBV），感染 HBV 患者血液中可出现一系列相关的血清学标志物（表 7－1）。③丙型肝炎病毒（hepatitis C virus，HCV），患者血清中检测出 HCV 抗体多为既往感染，不可作为抗病毒治疗的证据。④丁型肝炎病毒（hepatitis D virus，HDV），急性感染者 HDV-IgM 会出现阳性，慢性感染者 HDV-IgM 呈持续阳性。⑤戊型肝炎病毒（hepatitis E virus，HEV），由于 HEV 抗原检测困难，而抗体出现较晚，需反复检测。

（3）影像学检查：B 超检查、MRI 检查，观察肝、脾大小，有无肝硬化、肝脏脂肪变性、腹腔积液等。

（4）其他检查：凝血功能、胎盘功能检查。

表 7-1 乙型肝炎病毒血清学标志物及其临床意义

项目	临床意义
乙肝表面抗原（HBsAg）	HBV 感染特异性标志，见于乙肝患者或无症状携带者
乙肝表面抗体（HBsAb）	曾感染 HBV 或已接种疫苗，已产生免疫力
乙肝 e 抗原（HBeAg）	血中有 HBV 复制，效价反映传染性强弱
乙肝 e 抗体（HBeAb）	血肿 HBV 复制趋于停止，传染性减低
乙肝核心 IgM 抗体（HBeAb-IgM）	HBV 复制阶段，出现于肝炎早期
乙肝核心 IgG 抗体（HBeAb-IgG）	主要见于肝炎恢复期或慢性感染

五、常见护理诊断/问题

1. 营养失调 低于机体需要量与食欲缺乏、恶心、呕吐等有关。

2. 知识缺乏 缺乏有关病毒性肝炎母婴阻断、自我管理的知识。

3. 预感性悲哀 与肝炎病毒感染造成的母儿健康损害有关。

4. 潜在并发症 产后出血、肝性脑病。

六、护理目标

1. 孕妇能描述导致营养失调的已知病因及保持体重的措施，体重增长良好。

2. 孕妇及家人能描述病毒性肝炎的阻断方式、母儿危害、感染途径及自我保健措施等。

3. 建立良好的家庭支持系统，令家人理解并支持产妇的决策，减轻负面情绪，创建轻松的家庭氛围，促进母亲角色的获得。

4. 在妊娠期、分娩期及产褥期母儿无并发症发生。

七、护理措施

1. 围婚期保健 患急性肝炎者痊愈半年后方可妊娠，最好在 2 年后于医生指导下妊娠。最佳受孕时机是肝功能正常、血清 HBV-DNA 低水平、肝超声无特殊改变。

2. 妊娠、分娩及产褥期护理

（1）一般护理：避免重体力劳动，保证充足睡眠。为产妇提供良好的待产分娩环境。加强营养，减少脂肪摄入，保持大便通畅。

（2）定期产前检查：慢性乙肝病毒感染者妊娠后，须定期随访肝功能。必要时住院，严重时终止妊娠。

（3）病情观察：严密监测生命体征。监测凝血功能，观察产妇有无口鼻腔、消化道、皮肤黏膜等部位的出血倾向。产后应注意观察子宫收缩及阴道流血情况。

（4）合理用药：病毒载量高时，可予替诺福韦、替比夫定或拉米夫定治疗。使用护肝药物减轻免疫反应损伤，协助转化有害代谢产物，改善肝循环。

（5）预防出血：于分娩前数日肌内注射维生素 K_1，配备新鲜血液。产后及时使用缩宫素预防产后出血。

（6）正确处理产程，防止母婴传播：宫口开全后可采取阴道助产技术缩短第二程，防止滞产，并尽可能避免软产道损伤及新生儿产伤。

（7）严格消毒隔离，预防感染：严格执行《中华人民共和国传染病防治法》中的有关规定。分娩期，应将产妇安置于隔离待产室和分娩间。

（8）健康指导及心理护理：介绍病毒性肝炎的传播和隔离知识，以及妊娠期注意事项。协助建立良好的亲子关系及家庭关系，提高母亲的自尊心。

（9）给予新生儿喂养指导：HBsAg 阳性母亲的新生儿，经过主动和被动免疫后，鼓励母乳喂养。肝炎急性期、重症肝炎禁止哺乳。对病情严重不宜哺乳者，禁用雌激素等对肝有损害的回乳药物。

3. 妊娠合并重症肝炎护理

（1）保护肝脏：遵医嘱给予保肝、改善低蛋白血症、促进肝细胞再生和补充凝血因子等治疗。

（2）防治肝性脑病：严格限制蛋白质的摄入，增加碳水化合物的摄入，预防便秘，严禁使用肥皂水灌肠。口服抗生素抑制大肠埃希菌生长，减少游离氨及其他毒素的产生及吸收。静脉滴注降血氨药物，改善脑功能。

（3）预防 DIC 及肝肾综合征：遵医嘱输注新鲜冰冻血浆、冷沉淀等改善凝血功能。肝肾综合征、肝性脑病、高钾血症患者等可行血液透析。

（4）预防感染：遵医嘱使用广谱抗生素。

（5）产科处理：经积极控制使病情稳定后尽快剖宫产终止妊娠，必要时行子宫次全切除术。

4. 母婴传播阻断方式

（1）甲型病毒性肝炎：接触甲型肝炎病毒后，孕妇应于 7 天内肌内注射丙种球蛋白 2～3ml。新生儿出生时及出生后 1 周各注射 1 次丙种球蛋白。感染急性期禁止哺乳。

（2）乙型病毒性肝炎：HBsAg 阳性母亲的新生儿，应在出生后 12 小时内尽早注射 100U 乙型肝炎免疫球蛋白，同时在不同部位接种 10μg 重组酵母乙型肝炎疫苗，并在 1 月龄和 6 月龄时分别接种第 2 针和第 3 针乙型肝炎疫苗。对于 HBsAg 不详母亲所生早产儿及低出生体重儿，应在出生 12 小时内尽早接种第 1 针乙型肝炎疫苗和 HBIG；满 1 月龄后，再按 0、1 个月和 6 个月程序完成 3 针乙型肝炎疫苗免疫。

（3）丙型病毒性肝炎：尚无特殊的免疫方法。对抗 HCV 抗体阳性母亲所生的婴儿，1 岁前注射免疫球蛋白可起保护作用。

八、护理评价

1. 孕妇孕期体重增长理想。
2. 孕产妇获得有关病毒性肝炎的疾病及护理知识，积极应对。
3. 产妇情绪稳定，母亲角色适应良好，家庭支持体系完善。
4. 妊娠及分娩经过顺利，母婴阻断有效，无并发症发生。

第四节 妊娠合并缺铁性贫血

妊娠期外周血红蛋白（hemoglobin，Hb）小于 110g/L 及血细胞比容小于 0.33 为妊娠期贫血。缺铁性贫血（iron deficiency anemia，IDA）是最常见的妊娠期贫血类型，约占妊娠期贫血的95%，是由孕妇铁摄入不足或铁吸收不良引起的贫血。妊娠期缺铁的主要原因是铁的需要量增加，孕妇体内铁储备不足、食物中铁的摄入不够或妊娠前后患有肝、肾疾病等慢性疾病。

一、分度

根据血红蛋白水平，妊娠合并缺铁性贫血可分为轻度贫血（100～109g/L）、中度贫血（70～99g/L）、重度贫血（40～69g/L）和极重度贫血（<40g/L）。

二、临床表现

轻度贫血者大多无明显症状，或仅有皮肤、口唇黏膜和睑结膜苍白。重度者可出现头晕、耳鸣、乏力、心悸、气短、皮肤干燥、指甲脆薄、食欲缺乏、腹胀、腹泻等。

三、对母儿的影响

1. 对母体的影响　贫血孕妇对分娩、产后出血的耐受力下降，容易发生分娩、产后出血，出现失血性休克，严重者危及生命。贫血孕妇抵抗力水平下降，容易并发各种感染。孕期其他并发症如妊娠期高血压疾病、胎膜早破等的发生风险增加。

2. 对胎儿及新生儿的影响　妊娠期妇女出现中、重度贫血时，易造成胎儿生长受限、胎儿窘迫、早产、死胎、死产、新生儿窒息等。

知识拓展

妊娠合并珠蛋白生成障碍性贫血（又称地中海贫血）是一种发生在妊娠期的单基因组遗传的溶血性疾病。轻型患者，无症状或轻度贫血，脾不大或轻度大。病程经过良好，能存活至老年。中间型患者，多于幼年出现症状，其临床表现介于轻型和重型之间，中度贫血，轻度或中度脾大，可能出现黄疸，骨骼改变较轻。重型α地中海贫血，又称巴氏胎儿水肿综合征，为致死性血液病，受累胎儿由于严重贫血、缺氧常于妊娠23～40周时在宫内或娩后半小时内死亡。重型β地中海贫血又称Cooley贫血。患儿出生时无症状，至3～6个月开始发病，呈慢性进行性贫血，面色苍白，肝脾大，发育不良，常有轻度黄疸，并具有典型的地中海贫血特殊面容，症状随年龄增长而日益明显并出现严重并发症，是导致患儿死亡的重要原因之一。目前地中海贫血尚无药物和成熟的基因治疗方法，地中海贫血基因携带者无须特殊治疗，中、重型地贫患者需要定期输血和排铁治疗维持生命。

四、护理评估

1. 健康史　了解孕妇既往有无慢性失血病史，如月经过多、消化道出血等，有无营养不良病史，如长期偏食或胃肠道功能紊乱，有无吸收不良或代谢性障碍病史。

2. 身体状况

（1）母体状况：评估孕妇贫血的症状和体征，有无感染征象。

（2）胎儿状况：评估胎儿宫内生长发育状况及有无缺氧征象。

3. 心理－社会状态 评估孕妇及家人对疾病的认知情况，有无倦怠心理，以及家庭、社会支持系统是否完善等。

4. 辅助检查

（1）血常规：外周血涂片表现为小细胞低色素贫血。血红蛋白 $<110g/L$，血细胞比容 <0.33，红细胞 $<3.5\times10^{9}/L$，白细胞及血小板计数则均在正常范围。

（2）血清铁测定：血清铁 $<6.5\mu mol/L$，即可诊断为缺铁性贫血。

（3）骨髓细胞学检查：骨髓细胞学检查表现为红细胞系统呈轻度或中度增生活跃，以中、晚幼红细胞增生为主，妊娠期较少使用该检查。

（4）铁代谢检查：评估铁缺乏最有效和最容易获得的指标为血清铁蛋白。IDA 可分为 3 期，如下。①铁减少期，血清铁蛋白 $<20\mu g/L$，转铁蛋白饱和度及血红蛋白正常。②缺铁性红细胞生成期，血清铁蛋白 $<20\mu g/L$，转铁蛋白饱和度 $<15\%$，血红蛋白正常。③IDA 期，血清铁蛋白 $<20\mu g/L$，转铁蛋白饱和度 $<15\%$，血红蛋白 $<110g/L$。

五、常见护理诊断/问题

1. 活动无耐力 与贫血导致的低氧血症有关。

2. 有感染的危险 与血红蛋白低下、组织低氧血症、机体免疫力低下有关。

3. 有受伤的危险 与头晕、乏力、心悸等贫血症状有关。

六、护理目标

1. 孕产妇能进行适应自身能力水平的日常活动。
2. 孕产妇妊娠、分娩期能维持最佳的身心状态，无感染、出血等并发症发生。
3. 孕产妇住院期间得到全面的护理，无跌倒等意外发生。

七、护理措施

1. 非妊娠期护理 患有慢性失血性疾病的备孕妇女，应积极治疗，改变饮食结构，改变饮食相关的不良习惯，增加营养摄入，必要时补充铁剂。

2. 妊娠、分娩及产褥期护理

（1）饮食护理：建议孕妇多摄取富含铁的食物，如动物血、肝、瘦肉等，同时多摄入深色蔬菜、水果等富含维生素 C 的食物，以促进铁的吸收及有效利用。纠正挑食、偏食等不良饮食习惯。

（2）正确补充铁剂：血红蛋白 $>70g/L$ 者，可在口服补充铁剂的同时服用维生素 C 促进铁吸收率。铁剂对胃黏膜有较大的刺激作用，应于饭后或餐中服用。服用铁剂后，排黑便属正常现象，为铁与肠内硫化氢作用所致，应与消化道出血进行鉴别。抗酸药不可与铁剂同服。口服铁剂不耐受或无效者、严重贫血者可采用注射铁剂改善贫血。

（3）必要时输血治疗：血红蛋白 $<70g/L$ 者建议给予输血治疗。血红蛋白在 70～100g/L

者，应根据患者手术与否和心脏功能等因素综合考虑。输血时应预防血容量快速增加而诱发急性左心衰竭。

（4）保障母儿安全：临产前后给予止血剂如维生素 K 等。重度贫血产妇临产后应配血备用。产程中给予低流量吸氧改善血氧浓度。必要时阴道助产缩短第二产程，动作轻柔避免引起产伤。无禁忌证时，延迟 1～3 分钟钳夹脐带，增加新生儿血容量。产后及时应用宫缩剂预防产后出血。及时识别出血过多并尽早输血。

（5）预防感染：产程中严格执行无菌操作，及时应用广谱抗生素可防治产时及产后感染。

（6）健康指导：加强营养，保证含铁丰富、高蛋白及富含维生素 C 食物的摄入，依据孕产妇的贫血程度安排活动量，保证充足的休息与早期活动。轻度贫血者无须卧床，可下床参与适度的日常活动；重度贫血者应卧床休息，预防因头晕、乏力发生跌倒引起意外伤害。鼓励并协助母乳喂养，增加母婴联结，对病情危重不宜哺乳者，指导人工喂养的方法。指导家庭参与照护，增进支持力度。

八、护理评价

1. 孕产妇能接受并面对缺铁性贫血给身心带来的影响，能够积极完成日常活动。
2. 产妇妊娠分娩经过顺利，无感染发生。
3. 产妇住院期间无跌倒等意外发生。

本章小结

思考题

1. 孕妇，40 岁。G_1P_0，妊娠 24 周，患 1 型糖尿病并长期使用胰岛素治疗，且未规范注射。空腹来医院产检时突发面色苍白、大汗淋漓，自诉心悸、头晕、恶心明显，查体：T 36.1℃，P 100次/分，BP 88/45mmHg，胎心率 130次/分，测末梢血糖 3.1mmol/L。目前该患者存在的主要问题是什么？该如何进行护理。

2. 产妇，28 岁。G_2P_1，合并有病毒性乙型肝炎 20 余年，妊娠 40 周顺产后 1 小时，产妇担心新生儿感染，情绪焦虑并拒绝母乳喂养。作为责任护士，你该如何进行健康教育。

3. 孕妇，35 岁。G_4P_1，妊娠 36 周。自诉头晕、乏力 2 周，口唇及甲床欠红润，查血液常规提示血红蛋白 80g/L，血细胞比容 27%。作为责任护士，你还需进行哪些护理评估？如何进行护理。

更多练习

（章　瑶）

第八章　胎儿及其附属物异常患者的护理

教学课件

学习目标

1. 素质目标

（1）培养学生关爱母胎健康。

（2）培养学生独立分析和解决问题的实践能力。

（3）培养学生多学科团队协作能力，及救死扶伤的精神。

2. 知识目标

（1）掌握：胎盘早剥、前置胎盘的临床表现和处理原则，胎儿及其附属物异常患者的护理。

（2）熟悉：前置胎盘与胎盘早剥的分类。

（3）了解：多胎妊娠类型、临床表现和处理原则，胎盘早剥、前置胎盘、胎膜早破、胎儿窘迫、羊水量异常的病因与病理。

3. 能力目标

（1）能运用护理问题对胎儿及其附属物异常的妇女进行护理诊断。

（2）能运用护理措施对胎儿及其附属物异常的妇女进行整体护理。

案例

【案例导入】

某孕妇，33 岁，G_2P_0，妊娠 31^{+5}周，主诉“夜间无明显诱因下发生阴道流血 1.5 小时”急诊入院。急诊测量生命体征：体温 36.5℃，脉搏 78 次/分，呼吸 17 次/分，血压 105/68mmHg，观察阴道流血 50ml。急诊 B 超检查提示：单胎，LOA，宫内孕 31 周，完全性前置胎盘。

【请思考】

1. 如何进一步评估母儿情况？
2. 该孕妇存在的护理诊断/问题是什么？
3. 针对上述护理诊断/问题的主要护理措施有哪些？

【案例分析】

第一节　多胎妊娠

一、概述

多胎妊娠（multiple pregnancy）是一次妊娠宫腔内孕育两个或两个以上胎儿。随着高龄产妇增加和辅助生殖技术的广泛应用，多胎妊娠数量增长迅速。然而，多胎妊娠常伴随着高血压、胎膜早破、早产等并发症，成为影响围产儿健康的重要因素。因此，多胎妊娠被视为高危妊娠，其中双胎妊娠最为常见，故本节以双胎妊娠为例。

二、分型

1. 双卵双胎　两个卵子分别受精而形成，占双胎妊娠的 70% ~80%。促排卵药物、多胚胎移植或家族遗传是相关因素。两个胎儿的基因不同，可能导致不同血型、性别、外观、性格等。常见有两个胎盘，但有时可合并为一个，但各自有独立的血液循环。胎盘通常有两个羊膜腔，之间有双层羊膜和绒毛膜。

2. 单卵双胎　一个受精卵分裂而形成，占双胎妊娠的 20% ~30%。形成原因尚不清楚，两个胎儿的性别、血型和外貌等均相同。

三、临床表现

1. 妊娠期症状　双胎妊娠孕妇早孕反应明显，如恶心、呕吐等，妊娠中期体重迅速增加，腹部明显肿大，子宫增大快速，压迫症状如水肿、静脉曲张等出现早且显著，尤其在妊娠 24 周后更为显著。妊娠晚期由于子宫过大，可能导致腰痛、呼吸困难、胃胀、痔等。孕妇通常感受到许多位置的活动感，且不断变化。

2. 妊娠期体征　产科检查显示子宫大小大于停经周数，宫底高度高于孕周标准；妊娠中晚期腹部触诊可感到多个胎儿头部和肢体，胎头相对较小且与子宫尺寸不成比例；妊娠 12 周后，不同位置可听到两个不同胎心音，或者在 1 分钟内，两个心率相差超过 10 次。

四、护理评估

1. 健康史　询问家族中有无双胎或多胎妊娠史、孕妇年龄、胎次，孕前是否使用促排卵药物，同时了解本次妊娠经过及产前检查情况。

2. 身心评估　评估孕妇早孕反应、饮食、呼吸、下肢水肿、静脉曲张等；评估孕妇心理健康，是否出现焦虑或睡眠质量下降的情况等；同时进行产前检查。

3. 辅助检查　B 超检查是双胎妊娠诊断和监护的最佳方法。妊娠 5 周可观察到两个妊娠囊，妊娠6周可见两个原始心管搏动，同时检测胎儿结构如神经管畸形等，确定胎位。妊娠13周后可查看胎儿的脊柱、肢体等，B超检查在中、晚期双胎妊娠诊断率高达100%。

五、处理原则

1. 增加产前检查频率，定期监测胎儿生长发育情况和胎位，发现胎儿异常应考虑终止妊娠；若胎儿正常，注意休息、补充营养，防止贫血、妊娠期高血压疾病和早产等并发症的发生。

2. 选择适合的分娩方式，明确剖宫产适应证；须注意阴道分娩过程中的产程和胎心情况，准备输血、输液和新生儿抢救措施；第一个胎儿出生后立即剪断脐带，辅助第二个胎儿位置，保持纵产方式，通常第二个胎儿20分钟内自然分娩。若15分钟后仍无宫缩，应使用催产素。对于宫缩乏力或产程延长者，应及时接受助产。一旦发现脐带脱垂或胎盘早剥，应立即处理。

3. 积极处理产后出血，关注子宫收缩情况。产后立即注射缩宫素促进宫缩，特别要注意监测产后2～4小时内出血情况，积极预防产后出血的发生。

六、常见护理诊断/问题

1. **营养失调**　与营养摄入不足，不能满足双胎妊娠需要有关。
2. **舒适的改变**　早孕反应严重，与双胎妊娠后身体不适有关。
3. **有胎儿受伤的危险**　与双胎妊娠引起早产有关。
4. **有出血的危险**　与子宫肌纤维弹力下降或断裂有关。
5. **焦虑**　与担心母儿安危有关。
6. **潜在并发症**　包括妊娠期高血压疾病、胎盘早剥、胎膜早破、产后出血和早产的风险。

七、护理措施

（一）妊娠期护理

1. 孕期监护。加强产前检查，保证卧床休息时间，取左侧卧位以增加子宫和胎盘的血液供应，从而降低早产率。预防胎膜早破，一旦出现阴道流液，应立即采取左侧卧位并监测胎心，观察流液性状，及时就医以防止并发症的发生。

2. 鼓励孕妇少食多餐，摄入含高蛋白质、高维生素和必需脂肪酸的食物。特别要注重摄入足够的铁、钙、叶酸和维生素等，预防贫血和胎儿发育不良。

3. 加强病情观察，及时处理妊娠期并发症，动态监测宫高、腹围、体重，评估胎儿生长状况和胎位，确保发现异常情况并及时处理。

（二）分娩期护理

1. 保证孕妇充足营养和睡眠，保持良好体力，积极配合监护和治疗，做好分娩准备。

2. 密切观察胎心和宫缩情况，如宫缩乏力或产程缓慢，可根据医嘱静脉滴注缩宫素及采取其他治疗措施。需注意胎心情况，及时处理异常情况。

3. 第二产程应适时进行会阴侧切，以减轻胎头受压。当第一个胎儿出生后，立即夹紧胎盘脐带，避免第二个胎儿失血，同时辅助调整第二个胎儿为纵产式，密切观察产程中的情况，及时发现胎心异常、脐带脱垂、胎盘早剥等情况，按医嘱及时处理。

4. 积极预防产后出血。产程中开放静脉通道，做好输液、输血准备；第二个胎儿娩出后立即使用缩宫素，同时放置腹部沙袋以避免腹压骤降导致休克；产后密切观察宫缩和阴道流血，如有异常，及时处理。

5. 做好心理护理。协助孕妇角色转变，减少担忧，确保情绪稳定，保持积极配合治疗，维持良好心态。

（三）健康教育

指导孕妇注意休息、保持营养充足。产后要注意观察阴道流血和子宫复原情况，早发现产后出血、感染等异常状况，正确指导母乳喂养和避孕。

知识拓展

双胎妊娠临床处理指南　（第一部分）——双胎妊娠妊娠期监护及处理

1. 问题：卧床休息可以减少双胎妊娠早产发生吗？

【专家观点或推荐】没有证据表明卧床休息和住院观察可以改善双胎妊娠的结局（推荐等级 A）。

2. 问题：双胎的胎方位影响分娩方式选择吗？

【专家观点或推荐】双绒毛膜双胎、第一个胎儿为头先露的孕妇，在充分知情同意的基础上可以考虑阴道分娩（推荐等级 B）。

3. 问题：宫缩抑制剂可以预防双胎妊娠早产的发生吗？

【专家观点或推荐】与单胎妊娠类似，宫缩抑制剂在双胎妊娠中的应用可以在较短时间内延长孕周，以争取促胎儿肺成熟（推荐等级 B）。

第二节　胎儿窘迫

一、概述

胎儿窘迫（fetal distress）是指胎儿在子宫内受急性或慢性缺氧，对胎儿健康和生命构成威胁的综合征，发生率在 2.7% ~38.5%，是导致围产儿死亡和脑损伤的主要原因之一，也是剖宫产的主要适应证之一，多发生在临产或妊娠后期。

二、病因与发病机制

导致胎儿窘迫的可能原因包括母体缺氧、母胎间血氧运输及交换障碍、胎儿自身异常。

1. 急性胎儿缺氧　可能由母胎间血氧运输及交换障碍或脐带血液循环问题引起。常见原因包括前置胎盘、胎盘早剥、脐带问题（如脐带绕颈、扭转、脱垂、血肿、过长或过短）、母体血液循环问题、缩宫素使用不当、孕妇麻醉药物过量。这些原因可能导致休克等严重后果，需及时应对。

2. 慢性胎儿缺氧　常见原因包括母体血液含氧量不足（如心脏病、肺感染、贫血、哮喘），子宫胎盘血管问题（如高血压、糖尿病），胎儿心血管、呼吸系统问题，畸形，母儿血型不合，宫内感染，颅内损伤，导致胎儿运输及利用氧的能力下降。这些情况需及时识别和处理，以维护胎儿健康。

三、临床表现

1. 急性胎儿窘迫 常出现在分娩期，胎心率异常是急性胎儿窘迫的主要临床表现。早期缺氧时，胎心率加快（>160次/分），严重缺氧时，胎心率减慢（<110次/分）。胎心率变化可反映胎儿氧供情况，胎儿监测是关键。

羊水胎粪污染是常见现象，胎儿孕周较大时发生的概率较高。肝内胆汁淤积症等高危因素也增加了污染风险。羊水胎粪污染程度分为3度：Ⅰ度为淡绿、稀薄；Ⅱ度为黄绿、较稠，可能污染胎儿；Ⅲ度为棕黄、稠厚少量。10%～20%的肝内胆汁淤积症会发生羊水胎粪污染，但不会均导致胎儿窘迫。羊水胎粪污染时若胎心正常，可不做特别处理；若胎心出现异常且缺氧，可能导致不良后果。

胎动异常是急性胎儿窘迫的征兆，早期胎动频繁，后逐渐减弱，最终减少到消失。胎动的变化可提示胎儿缺氧情况。进行羊水穿刺后检查胎儿头皮血酸碱情况，进行血气分析以评估酸中毒情况。

2. 慢性胎儿窘迫 常发生在妊娠后期，常表现为胎动减少。胎动减少是胎儿缺氧的重要表现。产前胎儿电子监护显示异常表现，包括胎动时胎心率加速不显著，基线变异频率低于5次/分，无反应型NST，OCT显示晚期或变异减速，这些迹象提示胎儿存在宫内窘迫。胎盘功能低下的迹象包括24小时尿雌三醇（E_3）值急剧下降30%～40%，或妊娠晚期多次检测在10mg/24h以下，或随即尿雌激素/肌酐比值<10，这些情况提示可能存在胎盘功能异常。

四、护理评估

1. 健康史 了解孕妇年龄、生育史、既往病史，同时了解本次妊娠经过及产程情况。

2. 身心评估

（1）急性胎儿窘迫：应评估早期胎动情况，了解胎动是否过频；评估羊水性状。

（2）慢性胎儿窘迫：评估胎动，是否出现胎动减少或消失，应采用电子胎儿监护实时进行胎心监护。胎动减少是慢性胎儿窘迫的一个重要指标。胎动过频则往往是胎动消失的前驱症状，应予以重视。

（3）心理评估：注意孕妇心理变化，给予心理支持。

3. 辅助检查

（1）电子胎儿监护：若胎心率>160次/分或<110次/分，或有晚期减速、变异减速、基线缺乏变异，可能表明胎儿窘迫。评估这些变化时，建议调整体位为左侧卧位，进行反复检查并持续监护。

（2）胎儿生物物理评分：用于评估胎儿宫内健康情况。评分8～10分表示胎儿健康，评分5～7分暗示胎儿可能有窘迫问题。评分结果可作为处理策略制定的重要参考依据。

（3）胎盘功能检查：可通过测量孕妇血液或尿液中的雌三醇、血液中的人胎盘催乳素和妊娠特异性β_1糖蛋白等指标来评估胎盘功能的情况，为胎儿和母体的健康提供重要参考。

（4）胎儿头皮血气分析：若pH低于7.2（正常值为7.25～7.35），PO_2低于10mmHg

（正常为15～30mmHg），PCO_2 高于60mmHg（正常为35～55mmHg），可诊断为胎儿酸中毒，这些指标反映了胎儿血气及酸碱平衡的情况。

（5）羊膜镜检查：显示羊水混浊且呈黄色至深褐色，可提示胎儿存在宫内窘迫情况，这种症状有助于诊断。

（6）超声多普勒血流测定：包括测量子宫动脉、胎儿大脑中动脉和脐动脉的血流情况，可帮助评估孕妇和胎儿的血液循环状况，诊断胎儿窘迫。

五、处理原则

处理原则以预防为主，若孩子娩出后存在窒息风险，应做好新生儿复苏准备。一旦发生，立即实施新生儿复苏计划（neonatal resuscitation program，NRP），降低死亡率，预防远期后遗症。

1. 急性胎儿窘迫　需要果断处理，改善缺氧情况，停止缩宫素使用，纠正脱水和低血压。如果这些干预措施无法纠正状况，应及时终止妊娠，以保障母婴健康。

（1）宫口已开全，胎先露部已达坐骨棘平面以下3厘米，应尽快经阴道助产娩出胎儿。这能加快产程及减轻胎儿窘迫的压力。

（2）宫口未开全，胎儿窘迫轻微，可吸氧、保持左侧卧位，监测胎心率。如胎心率正常，可继续观察。如缩宫素导致宫缩过强，胎心率异常减慢，应立即停用并监测。如处理无效，应紧急进行剖宫产。这些措施有助于保护母婴健康。

2. 慢性胎儿窘迫　应针对病因采取措施，根据孕周、胎儿成熟程度和窘迫程度，确定处理方案，以保护胎儿健康。

（1）定期产前检查者，评估胎儿情况尚可，持续监测以延长妊娠周数。

（2）情况难以改善且已接近足月妊娠，必要时考虑行剖宫产。

（3）胎儿越早娩出存活率越低，需向孕妇及家属清晰传达这一信息，使其做出理性决策。

六、常见护理诊断/问题

1. 有受伤的危险　与抢救操作、脑缺氧有关。

2. 气体交换受损　通常与子宫胎盘的血流变化、血流中断（如脐带受压）或减缓（如胎盘功能不全）相关。这可能导致胎儿缺氧，需要及时处理保障胎儿健康。

3. 焦虑/恐惧　与感到胎儿的健康受到威胁有关。

七、护理措施

1. 改变体位　发现胎儿窘迫时，迅速将母亲置于左侧卧位，提供吸氧，并立即评估母婴状况，分析胎儿窘迫可能的原因，以便及时采取适当的护理措施。这有助于维持母婴的健康和安全。

2. 密切观察胎心率变化　应进行连续的电子胎儿监护，持续监测胎心率、胎心基线变异及胎心与胎动或宫缩之间的关系。这有助于及时察觉胎儿健康状况的变化。

3. 协助治疗　如果需要终止妊娠，应立即做好手术前准备。对于宫口完全开放、胎先露部达到坐骨棘以下3cm的孕妇，应尽快进行助产。此外，准备好抢救新生儿窒息的设备。

当出现新生儿窒息时（即婴儿出生后1分钟仅有心跳而无正常呼吸），应立即进行新生儿复苏。复苏措施根据孕周、呼吸和肌张力等情况决定，并遵循维持气道通畅、恢复呼吸、保持循环和使用药物的步骤。整个复苏过程中持续评估，确保呼吸道通畅和有效通气。

（1）复苏前准备：分娩前做好新生儿复苏的设备和物品准备。

（2）迅速评估新生儿情况：新生儿出生后快速评估。

（3）初步复苏：首先保暖、调整体位、清理呼吸道、擦干全身、再次保暖、刺激呼吸。复苏后评估呼吸、心率、皮肤颜色。成功的关键是确保有效通气。正压通气是关键，频率为40～60次/分，每30秒评估1次心率。若心率<60次/分，进行胸外心脏按压和正压通气，两者比例应为3∶1，每个动作约1/2秒。其他情况下，继续观察心率并作相应处理。

（4）复苏后护理：包括确保呼吸道通畅，监测生命体征、血氧饱和度、神志、肌张力等。合理给氧，观察面色、肤色、尿量，并记录。对Apgar评分低于6分的新生儿，需关注神经系统表现。5分钟Apgar评分有助于评估治疗效果和预后。新生儿护理需要细致入微，以确保其健康和安全。

知识拓展

新生儿窒息（neonatal asphyxia）指胎儿娩出后1分钟，仅有心跳而无呼吸或未建立规律呼吸的缺氧状态。新生儿窒息是新生儿死亡及伤残的主要原因之一。

1. 病因 凡是造成胎儿或新生儿血氧浓度降低的任何因素都可以引起新生儿窒息，与胎儿在宫内的环境和分娩过程密切相关。包括胎儿窘迫的延续；胎儿吸入羊水、黏液致呼吸道阻塞，造成气体交换受阻；缺氧、滞产、阴道手术助产使胎儿颅内出血及脑部长时间缺氧，致呼吸中枢受到损害；产妇在分娩过程中接近胎儿娩出时使用麻醉药或镇静药；早产、肺发育不良、呼吸道畸形等。

2. 临床表现 根据窒息程度分轻度窒息和重度窒息，以Apgar评分作为评价标准。

（1）轻度窒息（青紫窒息）：Apgar评分4～7分。新生儿面部与全身皮肤呈青紫色；呼吸表浅或不规律；心跳规则且有力，心率为80～120次/分；对外界刺激有反应；喉反射存在；肌张力好；四肢稍屈。如果抢救不及时，可转为重度窒息。

（2）重度窒息（苍白窒息）：Apgar评分0～3分。新生儿皮肤苍白；无呼吸或仅有喘息样微弱呼吸；心跳不规则；心率小于80次/分且弱；对外界刺激无反应；喉反射消失；肌张力差，肌肉松弛。如果抢救不及时可致死亡。出生后5分钟Apgar评分对估计预后很有意义。如5分钟的评分数<3分，则新生儿死亡率提高，日后发生脑部后遗症的机会也明显增加。

3. 治疗 预防为主，一旦发生要争分夺秒进行抢救，采用ABCDE复苏方案。

第三节 胎盘早剥

一、概述

胎盘早剥（placental abruption）是妊娠20周后或分娩期，正常位置的胎盘在胎儿娩出前，部分或全部从子宫壁剥离的情况，常见于妊娠晚期，是十分严重的并发症。这种情况下，突如其来的出血可能导致胎儿急性缺氧，极端情况下还可能导致新生儿窒息、早产、胎儿死亡等严重后果，对母婴生命构成威胁。及时识别和应对胎盘早剥至关重要，可减少不良结局发生的风险。

二、病因与发病机制

胎盘早剥的确切病因尚不明确，其发病原因可能与以下因素有关。

1. 血管病变　妊娠期高血压疾病、慢性肾炎和长期高血压是导致胎盘早剥的主要原因。由于小动脉痉挛或硬化，远端毛细血管壁缺氧、变性，最终破裂出血，形成胎盘后血肿，导致胎盘剥离。此外，长时间仰卧位可压迫下腔静脉，导致回心血量减少、子宫静脉淤血，蜕膜静脉淤血或破裂，也可导致胎盘早剥。

2. 子宫腔内压力骤减　各种因素导致的子宫腔内压力突然下降，引发子宫突然收缩，导致胎盘与子宫错位，如胎膜早破、双胎第一个胎儿过快娩出等。这些情况可能使胎盘剥离，需要及时应对以防止妊娠期并发症的发生。

3. 机械性因素　腹部外伤、压迫、摔跤或外倒转术等情况也可能导致胎盘早剥。这些外部因素的干预可能会对胎盘的位置造成影响，引起胎盘早剥危机。

4. 子宫静脉压突然升高　子宫庞大压迫下腔静脉，造成静脉淤血和压力升高，可能导致蜕膜静脉床淤血或破裂，导致部分或全部胎盘与子宫壁剥离。这种情况下应及时干预以避免妊娠期并发症。

5. 其他　脐带过短或缠绕可能导致在分娩过程中下降的胎儿牵拉脐带，可能引发胎盘早剥。这种情况需要及时干预以确保母婴健康。

三、分型

胎盘早剥主要发生于底蜕膜出血形成血肿，导致胎盘脱离附着处。根据病理类型，可分为显性、隐性和混合性剥离三种（图 8－1）。不同类型的胎盘早剥需要根据具体情况应用不同的处理方式。

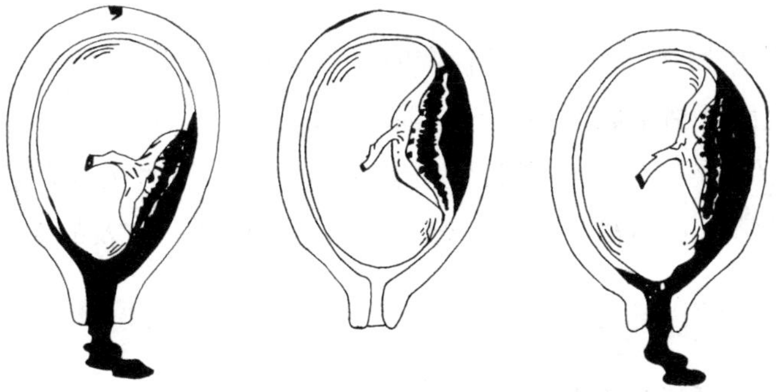

A 显性剥离　　B 隐性剥离　　C 混合性出血

图 8－1　胎盘早剥的类型

1. 显性剥离　显性剥离（revealed abruption）又称为外出血，常无典型症状，可能表现为无症状状态或少量出血。若出血较少，逐渐停止且血凝固，症状可能不甚明显或无症状；

若出血持续，血液涌出胎盘边缘沿子宫颈向外流，这种情况被称为显性剥离。

2. 隐性剥离 隐性剥离（concealed abruption）又称为内出血，在这种情况下，胎盘边缘仍然附着在子宫壁或胎膜与子宫壁位置没有完全剥离，血液无法外流而在胎盘与子宫壁之间积聚形成血肿，导致剥离面逐渐扩大，被称为隐性剥离。对这一情况做出及时的诊断和干预至关重要。

3. 混合性出血 混合性出血（mixed bleeding）是指在隐性出血情况下，胎盘后血肿继续增大，血液逐渐冲开胎盘边缘，进而沿胎盘边缘与胎膜向外流，造成混合性出血。严重内出血可致肌层血液渗入导致肌纤维变性、分离、断裂，进一步影响子宫肌层功能，当血液渗透到子宫浆膜层时，子宫表面呈蓝紫色瘀斑，尤其在胎盘附着处更明显，称为子宫胎盘卒中（utero-placental apoplexy）。胎盘早剥的严重后果还包括凝血功能障碍引发 DIC、羊水栓塞、急性肾衰竭等危及生命的疾病。及时识别和处理胎盘早剥至关重要，以防止这些严重并发症的发生。

四、临床表现

典型表现为妊娠晚期突发持续性腹痛，伴或不伴阴道流血。胎盘早剥可根据病情严重程度分为不同等级。

1. Ⅰ度胎盘早剥 多见于分娩期，外出血为主。由于剥离面积小、出血量少，一般无明显腹痛，贫血症状不明显。产后检查可观察胎盘母体面，发现凝血块和压迹即可确诊。子宫大小与孕周相符，胎位清楚，胎心正常。

2. Ⅱ度胎盘早剥 剥离面积约占胎盘面积的 1/3。典型表现为突然严重腹痛、腰部不适，可能无阴道流血或流血量不明显，子宫大于孕周，但胎位明确，胎心率通常正常。即使没有明显出血，突发的持续性腹痛应引起重视。

3. Ⅲ度胎盘早剥 通常表现为明显的腹痛，症状较Ⅱ度加剧，孕妇可能会出现大量出血的征象，还会出现恶心、呕吐、面色苍白、冷汗、四肢湿冷、脉搏减弱、呼吸急促、血压下降等休克症状。孕妇休克程度与失血量相关，与阴道流血量无关。子宫大小超过孕周，宫底升高，宫体持续收缩，硬如板，全腹压痛明显，胎位难以触及，胎心可能异常或消失。

五、护理评估

1. 健康史 评估孕妇在妊娠晚期或临产时是否突然发生腹部剧痛，是否存在急性贫血或休克现象。同时全面评估孕妇既往史与产前检查记录。

2. 身心评估 评估孕妇是否出现胎盘早剥典型症状。及时关注其阴道流血、腹痛、子宫收缩和子宫压痛的情况。胎盘早剥的孕妇入院如情况危急，应及时关注孕妇心理状况，并给予安慰与关怀。

3. 辅助检查

（1）产科检查：包括通过四步触诊法评估胎儿方位、胎心情况、宫高变化、腹部压痛情况。同时，通过电子胎儿监护可检测胎心基线的变异情况，包括变异消失、减速、晚期减速和心率过缓等，有助于及时监测胎儿的情况。这些检查方法有助于了解胎儿情况并及时采取合适的干预措施。

（2）B 超检查：能帮助确定胎盘位置、类型和胎儿情况，然而对于胎盘早剥的诊断有限。血肿形成时，超声可显示胎盘后方液性低回声区和胎盘增厚；但若无血肿，胎盘未分离时，可能无此表现，尤其是血肿位于子宫后壁时。因此，B 超检查虽有一定帮助性，但不能完全排除胎盘早剥。

（3）实验室检查：包括血常规、凝血功能、肝肾功能、电解质、血气分析、DIC 筛选试验等，可评估贫血程度和凝血功能。对Ⅱ度、Ⅲ度胎盘早剥应关注肾功能和 CO_2 结合力。DIC 筛选试验包括血小板计数、凝血酶原时间、纤维蛋白原测定。DIC 筛选试验结果可疑者，应做纤溶确诊试验，包括凝血酶时间、优球蛋白溶解时间和血浆鱼精蛋白副凝固试验。综合实验室检查结果与临床表现，可更全面了解患者状况，为医生提供诊断和治疗上的指导。

六、处理原则

早期识别、纠正休克、及时终止妊娠、控制 DIC 和防治并发症是胎盘早剥的处理原则。对于休克患者，应立即给氧、输液、输血以纠正休克。对于Ⅱ度、Ⅲ度胎盘早剥，应迅速实施剖宫产。同时需积极处理 DIC 和产后出血等并发症，以提高母婴的存活率和减少潜在风险。

七、常见护理诊断/问题

1. 有胎儿宫内窘迫的危险　与胎盘功能障碍有关。
2. 存在心脏组织灌注不足的危险　与胎盘剥离导致子宫－胎盘循环血量下降有关。
3. 恐惧心理　与胎盘早剥起病急、进展快、危及母儿生命有关。
4. 潜在并发症　失血性休克、弥散性血管内凝血、急性肾衰竭。
5. 母乳喂养中断　与早产儿转至新生儿重症监护室（NICU）治疗有关。
6. 预感性悲哀　与胎儿死亡、子宫切除有关。

八、护理措施

1. 一般护理

（1）绝对卧床休息，保持左侧卧位有助于维持胎儿血液供应。在卧床期间，提供必要的生活护理，满足产妇的基本需求，促进母体和胎儿的健康。

（2）密切观察病情，监测生命体征，及时发现休克迹象；注意观察皮肤、黏膜出血等情况，以早期发现 DIC；监测尿量和肾功能，有助于早期发现肾衰竭；观察子宫收缩和产后出血情况，确保早期发现并处理。

2. 心理护理　向孕妇及家属提供医疗护理措施的相关信息，包括护理目的、过程、预期结果及合作需求。解答疑虑，促使他们了解疾病。安慰患者，减轻紧张和恐惧情绪，为顺利处理胎盘早剥提供支持。

3. 缓解症状的护理

（1）紧急处理休克患者：立即进行氧气供应改善胎儿氧供；建立多条静脉通道，进行血型鉴定和配血；密切监测胎心和胎动情况，确保胎儿安全。

（2）病情观察：密切监测孕妇生命体征、阴道流血、腹痛、贫血、凝血功能、肝肾功能等。定期评估胎儿情况，发现异常立即汇报医生，积极配合处理，确保母婴安全。

（3）终止妊娠准备：确认胎盘早剥为Ⅱ度、Ⅲ度，立即终止妊娠，并紧急做好新生儿抢救准备，以确保母婴的安全。

4. 预防产后出血的护理 胎盘早剥患者产后易发生产后出血，故应提前做好准备。

5. 产褥期护理 要密切监测产妇生命体征、宫缩、恶露排出和伤口愈合情况。保持外阴清洁、干燥，以预防感染。如有母婴分离，指导产妇在分娩后 6 小时挤奶，送至 NICU，保证母乳喂养，并帮助保持泌乳功能。

第四节 胎膜早破

一、概述

胎膜早破（premature rupture of membranes，PROM）是在临产前胎膜自然破裂的情况，可分为足月胎膜早破和未足月胎膜早破。妊娠达到及超过 37 周的胎膜早破属于足月胎膜早破，妊娠 20 周后未满 37 周的胎膜破裂属于未足月胎膜早破。足月胎膜早破发生率约为 10%，未足月胎膜早破发生率为 2.0% ~3.5%。未足月胎膜早破可能引发早产、胎盘早剥、羊水过少、脐带脱垂等，且孕周越小，围产儿预后越差。及时诊断并处理胎膜早破有助于预防并发症。

二、病因与病理生理

（一）病因

胎膜早破常由多种因素相互作用引起，可能与以下因素相关。

1. 生殖道感染 可能由各种病原体引发，如细菌、病毒或弓形虫。上行性细菌感染释放的酶类物质可导致胎膜炎，降低胎膜组织的抗张能力，增加胎膜早破的风险。

2. 羊膜腔内压力升高 常见于多胎妊娠、羊水过多、巨大儿等。

3. 胎膜受力不均 胎儿头盆不称、胎位异常等情况，导致前羊膜囊受压不均。此外，宫颈过短、宫颈功能不全、宫颈锥形切除等情况也会使胎膜暴露在阴道环境中，增加感染风险，进而引发胎膜早破。

4. 机械性刺激 如创伤或妊娠后期性交，可能增加绒毛、羊膜感染机会，导致胎膜炎，最终引发胎膜早破。

5. 营养不良 如缺乏维生素 C、钙、锌和铜等元素，可能导致胎膜抗张能力下降，增加胎膜早破的概率。保持均衡膳食，摄入多种营养元素有助于维护胎儿及胎膜的健康。

6. 其他因素 如胎膜发育不良，或前置胎盘、胎盘早剥、咳嗽、负重、过度疲劳等情况，都可能引发胎膜早破。

（二）病理生理

胎膜早破可能导致病原微生物上行感染、羊水外流引发胎盘早剥、脐带受压和脱垂，甚至进一步导致胎儿窘迫和新生儿窒息的发生，同时也增加早产儿发生呼吸窘迫综合征的风险。及时诊断和处理胎膜早破，可降低并发症的发生率，确保母婴的健康。

三、临床表现

阴道流液是胎膜早破的典型体征，流量不定，可受活动影响。肛门指诊可触及阴道内液体增多，流量稀薄且可能带有胎脂。羊膜腔感染表现为母儿心率增快、子宫压痛。宫缩和开口扩张也可能发生。高位破膜时流量较少，可能被胎儿压迫而阻塞。密切观察这些体征有助于早期识别和处理胎膜早破。

四、护理评估

1. 健康史 评估孕妇在妊娠晚期或临产时是否突然发生腹部剧痛，是否存在急性贫血或休克现象。同时全面评估孕妇既往史与产前检查记录。

2. 身心评估 评估孕妇是否出现胎膜早破典型症状。及时关注其阴道流血、腹痛、子宫收缩和子宫压痛的情况。胎膜早破的孕妇入院时如情况危急，应及时关注孕妇心理状况，并给予安慰与关怀。

3. 辅助检查

（1）阴道液酸碱度检查：利用硝嗪或石蕊试纸检查阴道液 pH 有助于诊断胎膜早破。正常阴道液 pH 为4.5～5.5，羊水的 pH 为7.0～7.5，尿液为5.5～6.5。当流出液 pH≥6.5时，胎膜早破可能性很大。但注意，宫颈炎、阴道炎、血液、尿液或精液等可能导致假阳性。

（2）阴道液涂片检查：阴道液干燥涂片检查可以观察到羊齿植物状结晶为羊水，进一步染色可以观察到毛发、脂肪滴和胎儿皮肤脱落细胞。然而，精液和宫颈黏液可能导致结果出现假阳性，因此要谨慎诊断。

（3）羊水培养：是重要的诊断方式。通过超声引导下的羊膜腔穿刺抽取羊水，进行羊水细胞革兰染色、培养、白细胞计数、羊水血糖和乳酸脱氢酶水平测定，可帮助诊断绒毛膜羊膜炎。这是产前辅助诊断的关键步骤，有助于早期处理和干预。

（4）羊膜镜检查：可通过直接观察到胎先露部而无法看见前羊膜囊，从而确诊胎膜早破的重要方法。这一诊断方式简单直接，有助于及时确诊胎膜情况。

五、处理原则

1. 足月胎膜早破的处理 大多数情况下会自然发生分娩，若没有其他并发症，通常不需要过早干预；如果超过12小时仍未发生分娩，可以考虑进行缩宫素静脉滴注引产；存在明确剖宫产指征时，可行剖宫产手术。

2. 未足月胎膜早破的处理

（1）期待治疗：对妊娠28～35周，且无感染迹象和胎儿窘迫的情况，可以进行期待治疗，但需排除绒毛膜羊膜炎；若羊水池深度≥3cm，可延长孕周；若破膜>12小时，需使用抗生素预防感染。同时，可以使用药物抑制早产，帮助促进胎肺成熟。

（2）终止妊娠：妊娠<24周，如有必要应及早终止；胎肺成熟或感染征象明显，羊水池深度<2cm或胎儿受压均要求立即终止；≥35周、宫颈成熟、无禁忌可自然分娩；若出现感染和胎儿窘迫，应选择剖宫产。

六、常见护理诊断/问题

1. 存在感染的风险 可能导致下生殖道病原菌逆行感染，增加羊膜腔内感染的危险。

2. 有胎儿受伤的危险 与脐带脱垂、胎儿窘迫和早产等有关。

3. 潜在并发症 早产、脐带脱垂、胎盘早剥。

4. 恐惧、焦虑 与担心早产，担心胎儿及自身安危有关。

七、护理措施

（一）严密观察母儿情况

1. 监测体征 观察体温、脉搏、白细胞计数，胎动计数和胎心监测；留意羊水的特征，预防并发症。注意观察宫缩情况，必要时使用宫缩抑制药。足月妇女，胎膜破裂24小时未发生宫缩，可考虑诱发宫缩促进分娩。

2. 密切监测胎儿状况 利用胎心监护及时发现胎儿窘迫情况。妊娠<35周的胎膜早破妇女应按医嘱静脉滴注地塞米松促进胎肺成熟；35周≤妊娠<37周，根据胎儿窘迫实际情况判断，遵医嘱执行。妊娠≥37周，破膜12～18小时未分娩，应遵医嘱尽快结束分娩。

（二）积极预防感染

1. 维持外阴清洁，减少阴道检查次数，可降低早产和感染风险。注意个人卫生，有助于预防并发症的发生，保障母婴健康。

2. 勤换会阴垫，以保持外阴清洁干燥。

3. 一般于胎膜破裂后12小时即遵医嘱给予抗生素预防感染发生。

（三）脐带脱垂的预防及护理

针对胎膜早破且先露未衔接的孕妇，建议绝对卧床休息，选择左侧卧位，并抬高臀部，以预防脐带脱垂或受压引发胎儿缺氧或宫内窘迫，保障胎儿及孕妇健康。监测胎心，利用无应激试验（non-stress test，NST）及时发现异常，进行早期治疗。通过阴道检查确认脐带情况，若出现脐带脱垂，应在严密消毒下进行脐带还纳，必要时应迅速结束分娩以确保母儿安全。

（四）健康教育与心理支持

教育孕妇了解胎膜早破危害，分析状况，做好心理准备并参与护理。加强产前检查，注意营养均衡、防感染；避免过劳；保持外阴清洁。骨盆狭窄、先露不入盆应提前住院待产。

第五节　前置胎盘

一、概述

前置胎盘（placenta previa）指妊娠28周后，子宫下段胎盘覆盖宫颈内口，位置低于胎儿先露部，是妊娠晚期的严重并发症。处理不当可能危及母儿生命。

二、病因与病理生理

（一）病因

前置胎盘多见于经产妇和多产妇，病因尚不明确，可能与以下因素相关。

1. 子宫内膜病变和损伤　多次流产刮宫史、子宫手术史等可导致内膜瘢痕，或致子宫内膜炎和子宫内膜萎缩性病变。再次妊娠时可能出现胎盘生长异常，如前置胎盘。

2. 胎盘异常　如胎盘大小、形态不规则，双胎或巨大儿等情况，可导致前置胎盘。胎盘面积过大或额外胎盘伸展至子宫下段、遮盖子宫颈内口，也可能引发前置胎盘的发生。

3. 受精卵滋养层发育延迟　滋养层未具备着床能力时，受精卵在子宫腔中移动，到达子宫下段形成前置胎盘。

4. 其他因素　吸烟、吸毒会导致胎盘血流减少，缺氧致胎盘代偿性增大，可能导致前置胎盘。

（二）病理生理

胎盘前置部分随子宫下段扩展，临产宫缩扩张宫口，无法伸展导致胎盘分离、血窦破裂；前置胎盘影响胎儿下降、致胎位异常；子宫下段薄弱、收缩力减弱、易引发产后出血；免疫力下降、胎盘剥离近宫颈口易造成产褥感染。

三、临床表现与分类

（一）临床表现

1. 症状　妊娠晚期或临产时无明显诱因的阴道流血，且为无痛性、反复发作，是前置胎盘的典型表现。

妊娠晚期或临产期间，宫缩使子宫下段逐渐伸展，宫颈消失，容易导致胎盘附着处分离，血窦破裂出血。初次出血量较少，但随子宫下段伸展，出血量可能明显增加，表现为反复发生、逐渐加重。出血时间、量和次数与前置胎盘类型有关。

2. 体征　与出血量关联密切，贫血严重度与出血量成正比。大出血可导致苍白、脉搏细速、血压下降等休克症状。腹部检查显示子宫软、无压痛，大小符合孕周，胎位正常，胎心正常；前置胎盘位于前壁时在耻骨联合上方可能听到胎盘杂音。

（二）分型

前置胎盘可根据胎盘边缘与宫颈内口的关系分为不同类型（图 8－2）。

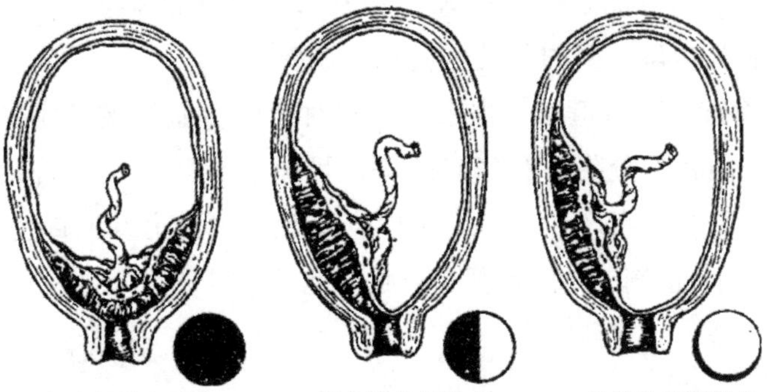

A 完全性前置胎盘　　B 部分性前置胎盘　　C 边缘性前置胎盘

图 8－2　前置胎盘的类型

1. 完全性前置胎盘　完全性前置胎盘（complete placenta previa）指胎盘组织完全覆盖宫颈内口。

2. 部分性前置胎盘 部分性前置胎盘（partial placenta previa）指胎盘组织部分覆盖宫颈内口。

3. 边缘性前置胎盘 边缘性前置胎盘（marginal placenta previa）指胎盘附着于子宫下段，边缘达到宫颈内口但未超过。低置胎盘（low lying placenta）指胎盘附着在子宫下段，距离宫颈内口 <2cm。

胎盘前置状态指孕中期超声发现胎盘接近或遮盖宫颈内口。

凶险性前置胎盘（pernicious placenta previa）指具有前次剖宫产史，本次妊娠出现前置胎盘，此情况下，胎盘覆盖前次剖宫产切口，增加发生胎盘植入的风险。

前置胎盘类型可能会随着临产前后的宫口状况改变，如完全性前置胎盘临产后可能变为部分性前置胎盘。因此，根据最后一次检查结果来确定前置胎盘类型，可根据不同诊断时期加以区别。这有助于准确诊断和处理前置胎盘的情况。

四、护理评估

1. 健康史 评估孕妇高危因素、阴道流血情况及具体经过、产前检查记录等。

2. 身心评估 确定孕妇前置胎盘的类型。根据不同类型进行评估。完全性前置胎盘初次出血时间一般在妊娠 28 周左右，边缘性前置胎盘初次阴道流血一般发生在妊娠晚期或临产后，部分性前置胎盘的初次出血时间、出血量及反复出血次数介于两者之间。评估孕妇的一般情况，其与出血量、出血速度有关。大量出血可出现贫血貌、面色苍白、脉搏增快、血压下降等休克表现。腹部检查可出现子宫软，无压痛，轮廓清楚，子宫大小符合妊娠周数。胎位清楚，胎先露高浮，伴有胎位异常。同时应评估孕妇心理情况，注意其心理变化，及时给予心理支持。

3. 辅助检查

（1）产科检查：显示子宫软、无压痛，大小符合孕周，胎方位清楚，胎心正常，先露高浮。在前置胎盘情况下，可听到耻骨联合上方的胎盘血管杂音。大出血导致胎儿缺氧或窘迫时，可能导致胎心音异常，甚至消失，需密切关注和及时处理。

（2）B 超检查：可准确显示子宫、胎先露部、胎盘和宫颈的位置，进而明确前置胎盘类型。要注意 B 超诊断前置胎盘时，妊娠周数对诊断结果的影响。由于孕期不同，胎盘组织位置会有变化，前置胎盘类型的分类也会相应调整。

（3）产后胎盘检查：产后检查过程中，特别对产前出血的患者应仔细检查娩出的胎盘，检查有无前置部分。前置部分附着有陈旧血块，呈黑紫或暗红色，若距胎盘边缘不到 7cm，可确定为前置胎盘。若为剖宫产，手术中可以直接观察胎盘附着位置明确诊断。

（4）其他：电子胎儿监护、血常规、凝血功能检查等。

五、处理原则

前置胎盘的处理原则是抑制宫缩、止血、纠正贫血、预防感染。综合考虑孕妇状况、出血情况、孕周、胎儿状态、产道条件等，可选择期待治疗或终止妊娠。期待治疗在确保母婴安全的前提下尽可能延长妊娠时间，以提高胎儿存活率。

1. 期待疗法 对于妊娠 <34 周、胎儿存活但体重 <2000g、阴道流血不严重、全身状况

良好的孕妇，可以考虑期待疗法。在确保孕妇安全的前提下，延长妊娠时间以增加胎儿存活率。可采用宫缩抑制药、镇静药、止血药和抗生素等药物。

2. 终止妊娠　具有下列情况之一者，应考虑终止妊娠。

（1）阴道大出血导致失血性休克，应立即终止妊娠，无需考虑胎儿成熟程度。

（2）胎龄≥36 周。

（3）胎儿成熟度检查提示胎儿肺成熟者。

（4）胎龄在 34～36 周，出现胎儿窘迫征象。

通常，完全性前置胎盘、部分性前置胎盘或伴有胎儿窘迫的情况选择剖宫产。对于边缘性前置胎盘且无异常出血或胎心情况，可考虑阴道分娩；若尝试失败，立即行剖宫产。对于未成熟胎儿可促胎肺成熟。

六、常见护理诊断/问题

1. 存在心脏组织灌注不足的风险　与阴道反复流血导致循环血量下降有关。

2. 存在感染的风险　前置胎盘剥离面容易与子宫颈口接近，易受细菌感染。

3. 潜在并发症　失血性休克。

4. 恐惧　与出血对妊娠及胎儿的影响有关。

5. 躯体移动障碍　与活动时出血增多有关。

6. 存在胎儿窘迫的风险　与阴道大量流血，可能发生胎儿宫内窘迫有关。

七、护理措施

（一）期待疗法患者的护理

适用于阴道流血少、孕妇状况良好、胎儿存活、孕周未满 36 周或胎儿体重 <2300g 的情况。这些条件下可考虑采用此治疗方案以保障母婴健康。

1. 密切观察病情　密切监测孕妇生命体征、阴道流血情况和胎儿情况，必要时进行胎心监护。注意观察休克、胎心/胎动异常等危险信号，如发现异常应及时汇报医生并配合处理。

2. 饮食指导　建议高蛋白、高热量、高维生素、富含铁的食物，改善贫血，增加营养储备，满足母婴需求。鼓励摄入粗纤维食物以促进排便，注意饮食卫生以避免腹泻引发宫缩。建议绝对卧床休息，取左侧卧位，并定时吸氧；避免刺激和增加腹压动作，有助于维持稳定的孕期健康状态。

3. 积极配合治疗　遵医嘱使用宫缩抑制药、补血药、抗感染药预防感染。开通静脉通路，按病情和孕周给予糖皮质激素促进胎儿肺成熟，同时做好抢救准备，确保及时有效应对潜在风险。

4. 预防产后出血和感染　胎儿娩出后及时使用宫缩剂以预防产后出血，并密切监测产妇生命体征、子宫收缩和阴道流血情况。观察恶露量、性状、气味，保持会阴清洁，预防上行感染。这些措施有助于减少产后并发症的发生，确保母婴健康。

（二）手术治疗患者的护理

1. 密切观察病情变化，协助抗休克治疗　仔细监测孕妇生命体征、阴道流血和胎心情况，迅速建立静脉通道，备好输血所需，积极配合医生采取措施应对休克状态，确保有效的急救处理。

2. 积极准备手术前环境 对需要剖宫产终止妊娠的孕妇，应立即安排仰卧枕头位置，同时应按照腹部手术的护理标准对其进行准备工作，确保做好母婴生命体征监测和抢救准备。这有助于顺利进行手术并保障母婴安全。

（三）健康教育

通过加强管理和宣教，提供及时产前检查和正确孕期指导。预防多次刮宫、引产和宫内感染，减少子宫膜损伤和炎症。提倡孕妇戒烟、戒毒、戒酒，避免危害自身和胎儿的行为，从而保障母婴的健康。

第六节 羊水量异常

妊娠期间，羊水的产生和吸收保持平衡。若此平衡受到干扰，可能导致羊水异常，如羊水过多或过少情况发生。

一、羊水过多

（一）概述

羊水过多（polyhydramnios）即妊娠期间羊水量超过2000ml。发生率为0.5%～1.0%。急性羊水过多是短时间内羊水急剧增加，而慢性羊水过多则是羊水缓慢增加，在较长时间内形成。羊水过多时，羊水的外观和性状通常与正常情况无明显差异，但需要密切注意并及时处理可能的并发症。

羊水过多与胎膜早破、胎盘早剥、增加早产风险、胎位异常和胎儿窘迫等并发症有关，监测和及时处理有助预防这些并发症的发生。

（二）病因与病理生理

羊水过多的孕妇中，约30%原因不明，称特发性羊水过多。羊水过多常与胎儿畸形、妊娠期并发症等相关。

1. 胎儿疾病 如胎儿结构异常、肿瘤、神经肌肉发育不良、代谢性疾病、染色体或遗传基因异常。羊水过多常见的胎儿畸形包括神经系统和消化道问题，神经系统问题如无脑儿和脊柱裂等神经管缺陷，导致脑脊膜裸露、羊水渗出增加，而无脑儿缺乏中枢吞咽引起羊水过多。消化道异常如食管及十二指肠闭锁则导致胎儿不能吞咽羊水，进而引发羊水过多。

2. 多胎妊娠 并发羊水过多的风险是单胎妊娠的10倍，其中以单绒毛膜性双胎居多；同时可能伴有双胎输血综合征，两胎间的血液循环相互沟通，从而导致羊水过多发生，优势胎儿血量增加，尿量增多。

3. 妊娠合并症 如母体高血糖可导致胎儿血糖升高，引起尿量增加，促使羊水增多；母儿血型不合造成胎儿水肿也可能增加羊水量。妊娠期高血压疾病和贫血等也与羊水过多相关。

4. 胎盘相关因素 绒毛血管瘤直径超过1cm者，15%～30%伴随羊水过多。此外，巨大胎盘和脐带帆状附着也是羊水过多的常见原因。

（三）临床表现

1. 急性羊水过多　通常发生在妊娠 20～24 周，相对不常见。由于短时间内羊水急剧增加，造成子宫明显增大和压迫症状，如腹部胀痛、食欲缺乏、呼吸困难等。检查发现腹壁皮肤紧绷、子宫过度扩张压迫下腔静脉、引起下肢静脉曲张。此外，产科检查显示子宫过大，可能难以确认胎位或听清胎心音。

2. 慢性羊水过多　多见于妊娠 28～32 周，因羊水逐渐增多而非急速增加，患者可能仅感轻度不适如胸闷、气短。产检显示子宫底高度超过预期周数、腹壁皮肤绷紧且薄，触诊时皮肤紧张，胎位不明确，胎心音远或难听清。

（四）护理评估

1. 健康史　询问孕妇年龄、生育史、既往史、有无妊娠合并症、有无畸形生育家族史。

2. 身心评估　监测孕妇生命体征，定期测量宫高、腹围和体重，判断病情进展；及时观察孕妇有无羊水过多引发症状，如胎膜早破、胎盘早剥等。观察胎心、胎动及宫缩情况，及时发现胎位异常、胎儿窘迫及早产的征象。同时注意孕妇心理状况，及时给予心理护理。

3. 辅助检查

（1）B 超检查：是诊断羊水过多的主要辅助检查方法，可评估羊水量和胎儿情况。根据超声检查结果，可以进一步确认是否存在羊水过多并做出相应处理。

1）羊水最大暗区垂直深度：羊水最大暗区垂直深度（amniotic fluid volume，AFV）≥8cm 为羊水过多，轻度羊水过多为 AFV 8～11cm、中度羊水过多为 AFV 12～15cm、重度羊水过多为 AFV＞15cm。

2）羊水指数：腹部分为 4 个区，测量各区羊水深度，然后计算羊水指数（amniotic fluid index，AFI）。AFI≥25cm 为羊水过多，轻度羊水过多为 AFI 25～35cm、中度羊水过多为 AFI 36～45cm 和重度羊水过多为 AFI＞45cm。

（2）胎儿疾病检查：包括通过羊水或脐带血细胞培养进行染色体核型分析，排除胎儿染色体异常。此外，羊水生化检查中发现甲胎蛋白水平增高，提示合并神经管畸形、上消化道闭锁等疾病。

（3）孕妇血型和血糖检查：包括 Rh、ABO 血型检查，以排除母儿血型不合情况。如有必要，进行口服葡萄糖耐量试验，排除妊娠合并糖尿病。

（五）处理原则

发现羊水过多合并胎儿畸形应及早终止妊娠。对于合并正常胎儿的羊水过多，需找出病因并积极治疗，以减轻压迫症状。

（六）常见护理诊断/问题

1. 存在受伤的风险　宫腔压力增加易导致早产、胎盘早剥、胎膜早破、脐带脱垂等危险。

2. 舒适度改变　与腹部胀满、呼吸困难、不能平卧等有关。

3. 焦虑　与担心胎儿可能合并畸形有关。

4. 潜在并发症　产后出血。

（七）护理措施

1. 一般护理

（1）强调营养均衡，适当限制钠的摄入。有压迫症状时，建议卧床休息，采取左侧或半坐卧位、抬高下肢，促进静脉回流。加强监测，密切关注孕妇需求

（2）密切观察孕妇生命体征、子宫大小变化，定期测量腹围、宫高、体重，及时评估病情；加强监测胎心、胎动、宫缩情况，早期发现胎儿窘迫、早产迹象，及时发现胎盘早剥、脐带脱垂迹象；注意产后监测宫缩、阴道流血、脉搏、血压等情况，及时发现产后出血风险，确保母婴平安。

2. 配合治疗 针对压迫症状显著、孕周较小、胎肺不成熟的情况，可进行羊膜腔穿刺放液。放液限量1500ml，过程中使用腹带或沙袋固定，严格消毒预防感染，必要时定期重复。监测孕妇血压、心率、呼吸，观察胎儿情况，必要时给予镇静药预防早产。这些措施有助于安全进行羊膜腔穿刺并保障母婴健康。

对于羊水过多合并胎儿畸形的情况，可以考虑通过人工破膜引产。在此过程中要密切关注产妇的血压、脉搏和自觉症状（如头晕、心悸等）。如果在破膜后12小时仍未出现临产迹象，应根据医嘱静脉滴注缩宫素诱发宫缩。确保及时采取合适措施，以保障产妇和胎儿的安全。

产后出血风险时，要在产前治疗贫血，避免产程延长和宫缩无力。分娩后立即按摩子宫促使胎盘娩出，并及时建立静脉通道。根据医嘱使用缩宫素促使子宫收缩止血。

3. 心理护理 安慰孕妇，为孕妇解释羊水过多的原因和预后，减轻忧虑，促使孕妇积极配合治疗。尊重并理解孕妇及家人因胎儿问题产生的情绪，缓解他们的负面情绪。

二、羊水过少

（一）概述

妊娠晚期羊水量少于300ml为羊水过少（oligohydramnios）。羊水过少易导致胎儿缺氧、畸形等并发症，对围产儿的预后造成严重影响。

（二）病因与病理生理

羊水过少通常是因为羊水产生减少或外漏所致，常见原因如下。

1. 胎儿结构异常 可能导致少尿或无尿，进而引发羊水过少。其他可能引起羊水过少的结构异常包括脐带膨出、膈疝、法洛四联症和小头畸形等。

2. 胎盘功能减退 主要是由过期妊娠、胎儿生长受限和胎盘衰退引起。胎儿慢性缺氧可能导致血液重新分配，减少肾血流量和尿液生成，从而造成羊水过少。

3. 羊膜病变 一些不明原因导致的羊水过少可能与羊膜通透性改变、炎症或宫内感染等羊膜病变有关。

4. 母体因素 妊娠期高血压疾病会导致胎盘血流减少。孕妇脱水或血容量不足时，孕妇血浆渗透压增加，使胎儿血浆渗透压升高，导致尿液减少，从而引起羊水过少。

（三）临床表现

羊水过少的症状一般不典型，包括宫高、腹围小于同期常规妊娠，尤其在胎儿生长受限

时更为显著。自觉胎动时腹痛，胎盘功能减退时胎动减少。宫缩不协调，临产时阵痛明显，宫口扩张缓慢，产程延长。子宫敏感，轻微刺激即可引发宫缩。前羊膜囊难以确定，胎膜紧贴胎先露。在早期可导致胎膜和胎体相连，晚期可造成胎儿姿势异常。羊水过少还可能影响胎肺发育。

（四）护理评估

1. 健康史 了解孕妇月经与生育史、既往史、用药史、有无妊娠合并症、有无畸形生育家族史等，如同时了解胎儿胎动情况。

2. 身心评估 监测孕妇宫高、腹围、体重；羊水过少者一般宫高、腹围增长缓慢。观察胎儿胎动情况。以及孕妇心理状况，注意其心理变化，给予心理护理。

3. 辅助检查

（1）产科检查：羊水过少者宫高、腹围增长缓慢。

（2）B超检查：可以发现胎儿生长受限和畸形，同时可以显示羊水过少的症状。在B超中，羊水过少通常表现为妊娠晚期 AFV≤2cm，而严重羊水过少则为 AFV≤1cm。同时，根据 AFI≤5cm 可诊断为羊水过少。

（3）电子胎心监护：在羊水过少的情况下，胎盘储备功能可能减弱，胎儿 NST 可能无反应。随着宫缩加强和脐带受压的增加，分娩过程中胎心变异加速和晚期减速的风险也会增加。

（五）处理原则

根据胎儿情况选择治疗方案。羊水过少合并胎儿畸形应及早终止妊娠；正常胎儿者要积极寻找原因。若胎儿正常但未足月或胎肺未成熟，可尝试向羊膜腔灌注生理盐水以增加羊水量，延长孕期后适时终止妊娠。

（六）常见护理诊断/问题

1. 焦虑 与担心胎儿可能合并畸形或早产有关。

2. 存在胎儿受伤的风险 羊水过少易导致胎儿发育异常和胎儿窘迫。

（七）护理措施

1. 一般护理

（1）指导孕妇采取左侧卧位休息，以改善胎盘血液供应，预防胎膜早破。

（2）孕妇自我监测宫内胎儿情况。

2. 病情观察 密切观察孕妇生命体征，定期测量腹围、宫高和体重；监测胎盘功能、胎动、胎心和宫缩情况，评估病情变化。发现羊水过少，通过B超监测羊水量，同时注意观察是否出现胎儿窘迫和畸形征象。

3. 积极配合治疗 对于羊水过少合并正常胎儿的情况，如果胎儿已足月，及时终止妊娠是必要的。如果出现胎儿窘迫、胎盘功能不佳，或破膜后有严重羊水胎粪污染并无法迅速分娩的情况，应准备进行剖宫产。如果胎儿未足月，应根据医嘱进行羊膜腔灌注液体疗法，严格无菌操作并密切监测孕妇和胎儿状态。对于羊水过少合并胎儿畸形的情况，应及早终止妊娠。

4. 心理护理 关注孕妇的需求，提供心理疏导，解答疑问，帮助孕妇积极面对病情变化，减轻焦虑情绪，理性看待妊娠和分娩情况。

5. 健康教育 包括定期产前检查，关注腹围和宫高的增长速度。及时监测胎心、胎动，如有异常应尽快就医检查，确保母婴健康。

本章小结

思考题

1. 解释妊娠晚期出血的常见并发症及它们之间的区别。

2. 试述前置胎盘的分类。

更多练习

（林晓晓）

第九章　正常分娩妇女的护理

教学课件

学习目标

1. 素质目标

（1）具备较强的责任心和同理心，保障母婴安全的同时体现人文关怀。

（2）尊重生命、敬畏生命，在为分娩期妇女提供护理的过程中能主动提供帮助，积极沟通。

（3）各项操作检查前均需要获得孕产妇的知情同意，注意保护孕产妇隐私。

2. 知识目标

（1）掌握：正常分娩和临产的定义，影响分娩的四大因素，临产后正常宫缩的特点，枕先露的分娩机制，总产程与产程分期，各产程的评估及护理要点，新生儿 Apgar 评分方法，分娩期妇女疼痛和焦虑护理措施。

（2）熟悉：骨盆各个平面及径线，软产道的构成，胎头的各条径线，分娩期妇女疼痛和焦虑的评估方法。

（3）了解：分娩期妇女的心理状态，分娩期妇女常见的护理诊断/问题。

3. 能力目标

能运用所学知识帮助正常分娩期妇女解决各个产程中遇到的各类护理问题，开展健康教育及心理护理，帮助其顺利度过分娩期。

案例

【案例导入】

林某，孕妇，27 岁。因停经 39^{+2} 周，规律性宫缩 6 小时，门诊拟“G_1P_0，妊娠 39^{+2} 周头位临产”收住入院。孕妇平素体检正常，入院后查宫高 32cm，腹围 93cm，胎心率 138 次/分，胎方位 LOA，宫缩 35 秒/(2～3 分钟)，强度中等。

【请思考】

1. 入院后应对孕妇进行哪方面的评估？

2. 如为了解该孕妇产程进展情况，行阴道检查需要了解哪些内容？

3. 5 小时后，林女士诉宫缩时有便意且逐渐加剧，再次行阴道检查，结果显示：宫口开全，S = +2。此时该如何处理？

4. 50分钟后，林女士顺利分娩一男婴，新生儿情况良好，胎盘、胎膜娩出完整，会阴Ⅰ度裂伤，常规缝合。产后2小时内，需要做哪些观察及护理？

【案例分析】

分娩（delivery）即妊娠天数达28周（196天）及以上，从临产开始直到胎儿及其附属物从母体娩出的过程。按妊娠时间计算，分娩时胎龄满28周（196天）至36^{+6}周（258天）的为早产（premature delivery）；胎龄满37周（259天）至41^{+6}周（293天）的为足月产（term delivery）；胎龄达到或超过42周（≥294天）的为过期产（postterm delivery）。

分娩发动机制十分复杂，目前有一些学说和理论解释这一现象，其中较为公认的是胎儿成熟和子宫功能性的改变是分娩发动的重要条件。

第一节　影响分娩的因素

产力、产道、胎儿及社会心理因素是影响自然分娩的四大主要因素。胎儿能顺利经阴道娩出，需要这些因素均正常，且相互适应。

一、产力

产力是由子宫收缩力（又称宫缩）、膈肌和腹壁肌收缩力（合称腹压）、肛提肌收缩力共同构成的将胎儿及其附属物从子宫内逼出的力量。子宫收缩力在临产后是主要的产力来源。在第二产程中，腹壁肌及膈肌的收缩力成为胎儿娩出过程中重要的辅助力量。第二产程末，当胎头到达骨盆腔底部时，肛提肌收缩力则变为帮助胎头内旋转及仰伸的必需力量。

（一）子宫收缩力

子宫收缩力存在于分娩的全过程，是分娩时的主要产力。临产后的正常宫缩具备节律性、对称性、极性、缩复作用四个特点。当临产后，随着宫缩逐渐变强，宫颈管呈现短缩直至其消失、随之宫口扩张、胎先露部下降、胎儿和其附属物娩出。

1. 节律性　是进入临产的重要标志，它是子宫体部肌肉呈现阵发性、规律性收缩。收缩来临时，强度是由弱逐渐加强的（即宫缩进行期），在持续一定的时间后（即宫缩极期），再由强渐渐转弱（即宫缩退行期），直至其完全消失进入间歇期（图9－1）。临产后宫缩如此反复出现节律性收缩，至整个分娩过程完成。临产开始时宫缩持续/间隔时间为30～40s/(5～6min)。宫口开全时，宫缩持续/间隔时间可达60s/(1～2min)。宫腔压力也随之逐渐增强，间歇期一般仅为 6～12mmHg，而在第一产程末宫缩极期时宫腔压力则可达到 40～60mmHg，进入第二产程末时更可至 100～150mmHg。宫缩时子宫肌壁血管和胎盘均受到挤压，使子宫血流量和胎盘绒毛间隙血流减少，间歇时血流量会逐渐恢复，使其重新充盈。宫缩的这一特点有益于胎儿的血流灌注，使其在产程过程中不发生缺氧损害。

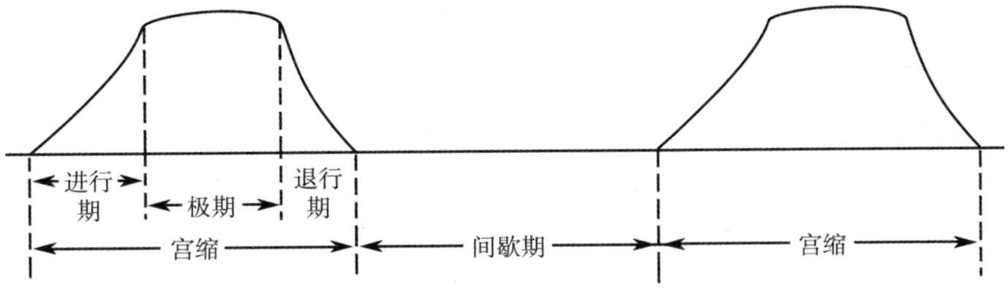

图 9－1　临产后正常宫缩节律性示意

2. 对称性　宫缩起源于子宫两侧宫角，呈左右对称向宫底部中线汇聚，此后向下均匀扩散至整个子宫。

3. 极性　整个子宫中宫缩最强、最持久的部位在宫底部，往下逐渐递减，即子宫的极性。通常情况下宫底部的宫缩强度会是子宫下段的 2 倍。宫缩的对称性和极性两个特点使宫缩的指示方向为宫颈口，起到促进胎儿的娩出作用（图 9－2）。

4. 缩复作用　子宫体肌纤维在宫缩时短缩变宽，间歇期松弛恢复，但松弛时无法完全恢复原有长度，如此反复，肌纤维越缩越短，宫腔也逐渐变小，宫颈管呈现短缩最后消失，宫口扩张，胎儿先露部随之逐渐下降。

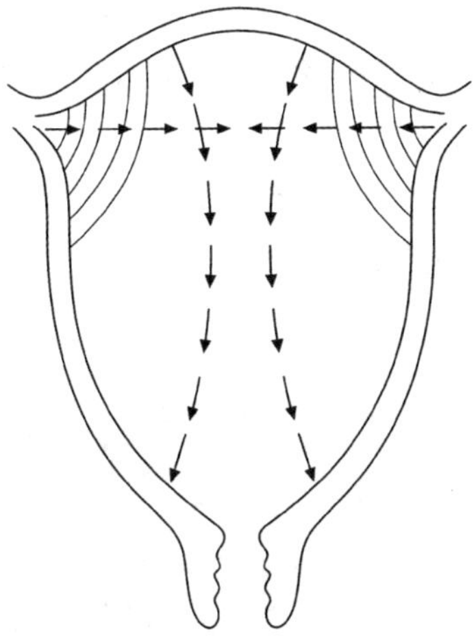

图 9－2　子宫收缩对称性示意

（二）腹壁肌及膈肌收缩力

腹壁肌和膈肌的收缩力是第二产程胎儿娩出时重要的辅助力量。第二产程中在宫缩驱使下，胎儿的先露部或前羊膜囊压迫到直肠、盆底组织，反射性引起产妇出现排便动作，此时，产妇会表现为主动向下用力屏气。腹壁肌和膈肌收缩时，腹腔压力增高，从而促使胎儿逐渐下降。在第二产程中，如能配合有效的腹压，可促使胎儿娩出；反之，如在宫口未开全等情况下过早运用腹压则易出现宫颈水肿影响产程进展。另外过早运用腹压也易导致产妇过度疲劳，致使产程延长。因此，目前临床上并不主张过产妇早使用腹压。第三产程运用腹压还可促使已剥离的胎盘娩出。

（三）肛提肌收缩力

当胎儿先露部或前羊膜囊压迫到盆底组织时，可反射性引起肛提肌收缩，协助胎儿先露部在盆腔内完成俯屈和内旋转动作。随着胎儿下降，胎头枕部位到达耻骨弓下方时，此力能帮助胎头仰伸和娩出。第三产程中，肛提肌收缩力也还有助于胎盘娩出。

二、产道

产道由骨产道和软产道两部分组成，是胎儿娩出的通道。骨盆的形态、大小，子宫下段的形成、宫口扩张、会阴体的延展性等共同影响着胎儿是否能顺利经过产道娩出。

（一）骨产道

骨产道又称真骨盆，其形态、大小都和是否能顺利分娩有着重要关系。由骶骨、两侧髂骨、耻骨、坐骨共同组成。分为三个不同的假想平面，各平面有多条径线。骨盆径线测量可以帮助判断骨盆大小及形态。此外，骨盆和胎儿的适应程度，也是胎儿能否顺利通过骨产道的重要因素。妊娠晚期，由于激素水平的变化，使得骨盆关节韧带及软骨间发生松弛，各关节的活动度随之变大，因此骨盆的形状和大小均可产生细微变化。现代分娩观念中，推荐产妇运用自由体位的待产姿势来调整骨产道的径线，从而提高胎儿与骨产道的适应性。

1. 骨盆入口平面 是真假骨盆的交界平面。共有入口前后径、入口横径和左右各一的入口斜径4条径线（图9－3），其中，入口前后径又称为真结合径，与胎先露衔接密切相关。

2. 中骨盆平面 中骨盆的前后径和中骨盆的横径2条径线中（图9－4），横径与胎头的内旋转关系密切。

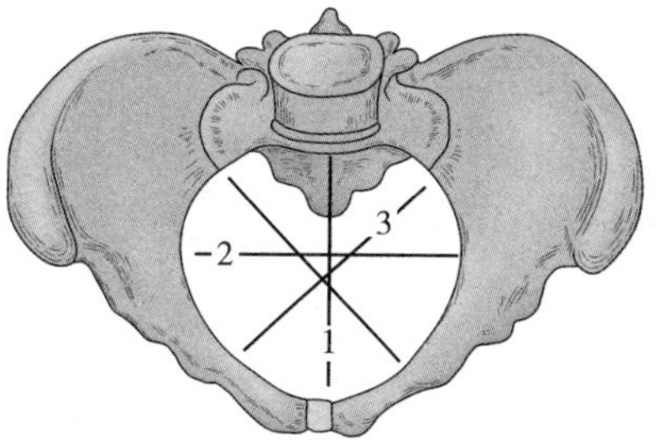

1—前后径；2—横径；3—斜径。

图9－3 骨盆入口平面径线

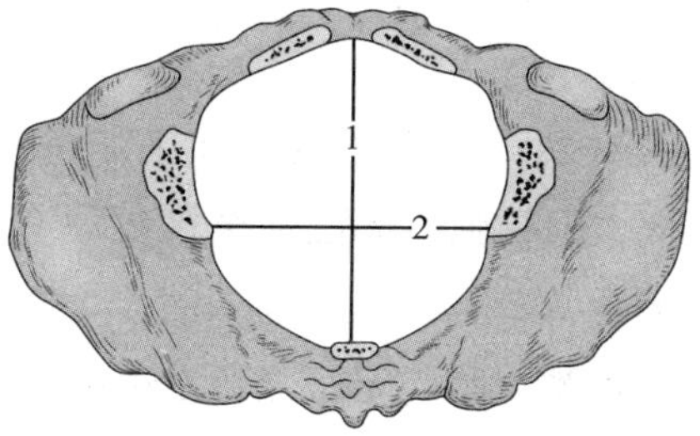

1—前后径；2—横径。

图9－4 中骨盆平面径线

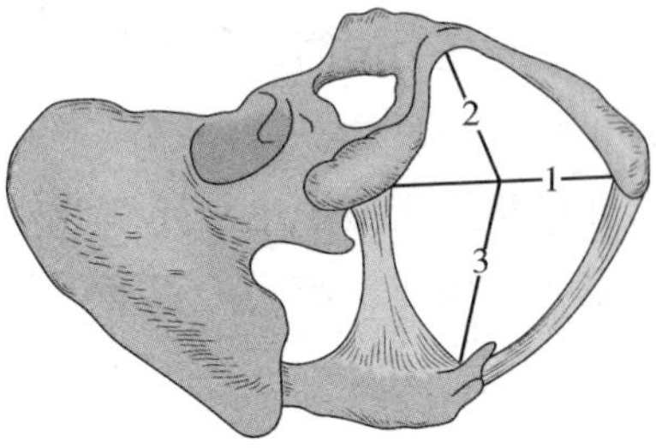

1—出口横径；2—出口前矢状径；3—出口后矢状径。

图9－5 骨盆出口平面径线

3. 骨盆出口平面 共有出口前后径、出口横径、出口前矢状径、出口后矢状径4条径线（图9－5）。当出口横径和出口后矢状径两者相加＞15cm时，即使出口横径稍短于正常值，利用后三角区的空间中等大小的胎儿也能经此娩出。

4. 骨盆轴及盆骨倾斜度 胎儿是沿骨盆轴分娩的，骨盆轴（图9－6）是一条连接骨盆各个假想平面中心点的假想曲线。正常女性骨盆倾斜度为60°，是女性站立情况下地平面形成和骨盆的入口平面所成的夹角度数（图9－7）。若骨盆倾斜度过大，常会影响胎头衔接，可通过改变体位来改变骨盆的倾斜度。

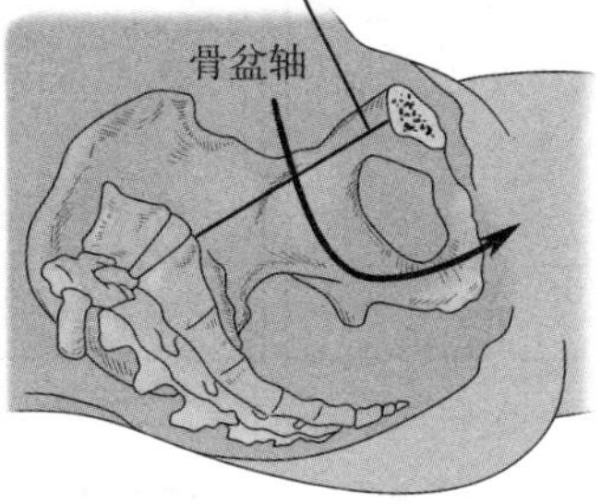

图 9－6　骨盆轴

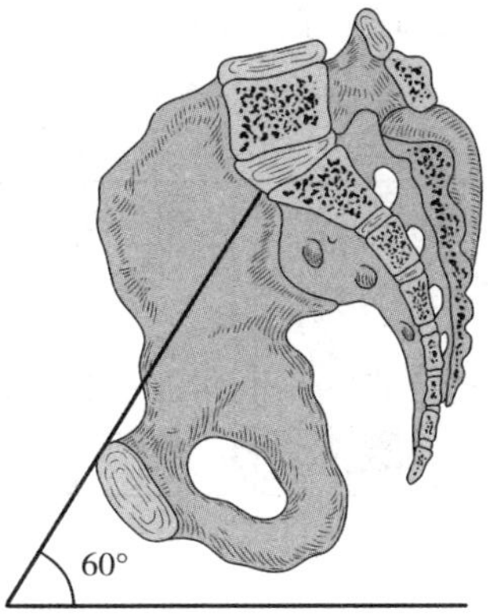

图 9－7　骨盆倾斜度

（二）软产道

软产道是由子宫下段、子宫颈、阴道、盆底软组织共同形成的一条弯曲的管道。

1. 子宫下段的形成　子宫下段是由未孕时的子宫峡部在妊娠期间逐渐拉伸而成的，其上、下端分别是宫颈管的解剖学内口和组织学内口。未孕时，子宫峡部长度约 1cm，直至妊娠 12 周后逐渐被拉伸，最终在妊娠晚期成为子宫下段。临产发动后，在规律宫缩的作用下子宫下段可进一步拉长至 7～10cm。同时，宫体部肌纤维的缩复作用使上段肌壁逐渐增厚，下段肌壁则因被动牵拉而变薄，在上下段的交界部位可形成一个环形凹陷，称生理性缩复环（physiologic retraction ring），通常情况下，在腹部往往是难以观察到生理性缩复环的存在（图 9－8）。

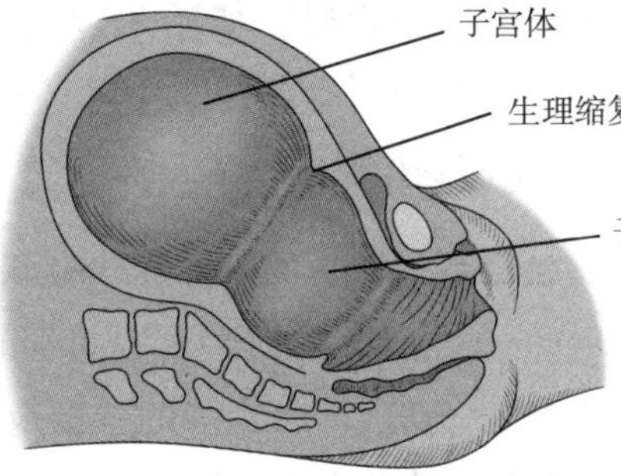

图 9－8　生理性缩复环

2. 宫颈管消失及宫口扩张　临产后子宫颈在宫缩的作用下发生宫颈管消失和宫口扩张两个变化（图 9－9），两者变化在初产妇与经产妇间并不相同。初产妇宫颈管短缩、消失先出现，再开始宫口扩张，经产妇则是两者同时进行。宫颈管在临产前长 2～3cm，进入临产期宫颈管受到规律宫缩牵拉和前羊膜囊、胎先露压迫呈现漏斗状，随后缩短、消失。初产妇与经产妇在临产前宫口容纳程度并不相同，初产妇临产前仅容纳一指尖，而经产妇则可能容纳一指，甚至一指松。因子宫下段处的蜕膜发育不良，此处的蜕膜较易和胎膜发生分离，使胎膜向下突出形成前羊膜囊。胎先露衔接后，前羊水不再会回流，能利于宫口的扩张。自然破膜多在宫口近开全的时候发生，破膜后前羊膜囊消失，胎先露部会直接压迫宫颈，相较于未破膜时宫口扩张会显著增快，但临床上并不推荐常规进行人工破膜来加快产程的进展。当宫口开全后（10cm），足月胎儿方能通过。

3. 阴道、骨盆底组织及会阴的变化　正常阴道因其具有很好的延展性，并不影响正常分娩。当前羊水囊或胎先露部压迫阴道时，阴道会扩张变宽、黏膜皱襞展开变平。宫口开全，下段软产道形成向前、向上的一个筒状弯曲通道。肛提肌向下、向两侧展开，会阴体部的肌纤维由原来的约 5cm 厚度拉薄至 2～4mm，从而利于胎儿的通过。胎儿娩出过程中，会阴体将承受很大的压力，处理不当，可造成会阴的严重裂伤。因此，助产时需指导产妇合理运用腹压，避免用力过猛、过快，同时可给予适度的保护，以减少和减轻裂伤的发生。

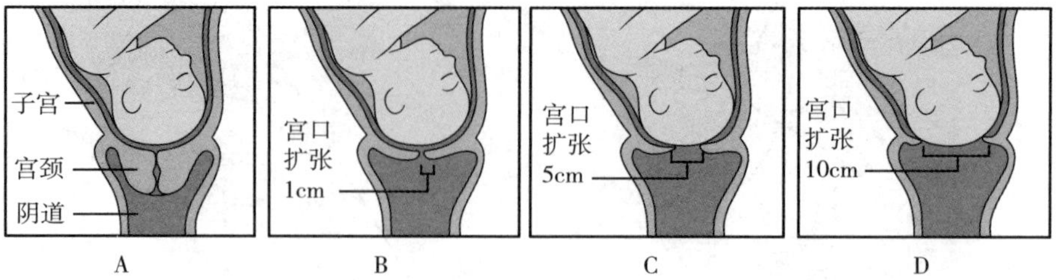

图9－9 宫颈管消失与宫口扩张

三、胎儿

胎儿大小、胎方位及有无畸形与是否能正常分娩及其难易程度密切相关。目前临床上估计胎儿体重主要通过宫高、腹围测量结合超声检查来预判。估计胎儿体重与实际出生体重相差10%以内，临床上视为该评估较准确。胎头因为胎体最大部位，往往是通过产道最困难的部分。分娩时，如胎儿过大，即使正常大小的骨盆，仍可因头盆不称而导致难产。

（一）胎头各径线和囟门

1. 胎头各径线 胎头的主要径线有双顶径（biparietal diameter，BPD）、枕额径（occipito frontal diameter）、枕下前囟径（suboccipito-bregmatic diameter）、枕颏径（occipito mental diameter）（图9－10A）。各径线的长度及测量方式详见表9－1。临床上常通过超声测量胎儿的双顶径来判断胎儿大小。胎头入盆时通常以枕额径衔接，此后为适应产道大小胎头发生俯屈，以枕下前囟径通过产道。

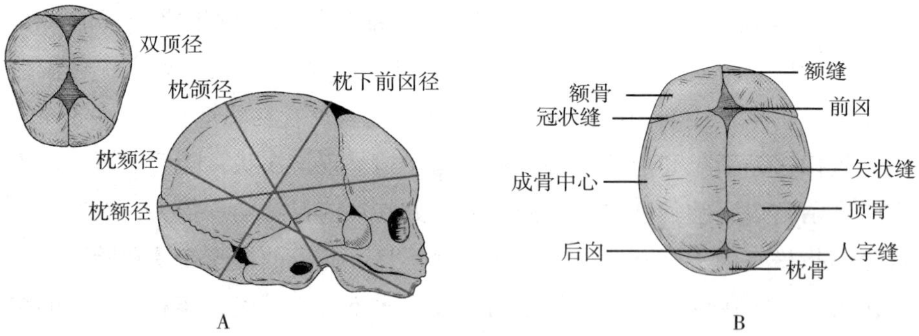

图9－10 胎头颅骨、颅缝、囟门及各径线

表9－1 胎头各径线的测量及长度

名称	测量方法	长度/cm
双顶径	两顶骨隆突间距离，是胎头的最大横径	9.3
枕额径	枕骨隆突到鼻根上方的距离	11.3
枕下前囟径（小斜径）	前囟中点与枕骨隆突下方的距离	9.5
枕颏径（大斜径）	后囟顶部与颏骨下方中点的距离	13.3

2. 囟门　囟门指的是胎儿头部两块颅骨的骨缝交界处的间隙，分为前囟和后囟（图9－10B）。①前囟：呈菱形，位于胎头的前方，又称为前大囟门，是由两侧额骨、顶骨、额缝、冠状缝、矢状缝共同围成的骨质缺如部位。②后囟：呈三角形，又称为小囟门，是由两侧顶骨、枕骨及颅缝共同围成的骨质缺如部位。囟门是确定胎方位的重要指示标志。分娩时，胎头在受产道挤压后，颅缝和囟门可出现轻度重叠，胎头变小，更利于胎儿的娩出。

（二）胎方位

纵产式（头先露或臀先露）时，胎体纵轴与母体纵轴一致，胎儿更易通过产道。胎头为胎儿身体最大的部分，当头先露时胎头受挤压周径变小，更利于胎头娩出，因此头先露为最易分娩的方式。其中，以枕前位最易顺利完成分娩机转。臀先露时，胎臀较胎头小且软，并不利于软产道的充分扩张，且胎头又未无挤压变小的机会，易发生胎头娩出困难。横产式时，胎儿身体纵轴与母体纵轴垂直，足月胎儿无法正常分娩，严重影响到母儿安全，多采取剖宫产结束分娩。囟门和矢状缝是确定胎方位的重要标志。

（三）胎儿畸形

胎儿畸形常因胎儿身体某部位的发育异常而致其在通过产道时发生梗阻，如联体双胎、脑积水等畸形，都可因胎儿过大导致自然分娩困难。

四、社会心理因素

即使分娩是一个正常的生理过程，但仍因为恐惧、疼痛等原因使产妇产生一系列心理应激，从而对产程进展产生不良影响。因此，现代临床医疗护理理论将精神心理因素纳入到影响分娩的重要因素。分娩期的产妇可表现为焦虑和恐惧，从而引起宫缩乏力、宫口扩张减慢，甚至增加胎儿窘迫、产后出血等不良妊娠结局的发生率。因此，在分娩全过程中护士应给予心理支持和安慰，指导其运用一些放松技术来缓解紧张情绪，使其能顺利度过分娩期。

第二节　临产及枕先露分娩机制

一、临产

（一）先兆临产

先兆临产（threatened labor）在分娩临产发动前，出现的一些预示着临产即将开始的征象，即不规律宫缩、见红、胎儿下降感。

1. 不规律宫缩　由于孕晚期的孕妇其子宫肌层的敏感性增加，使其能感受到不规则且较弱的子宫收缩，此现象又称假临产。其特点为：宫缩间隔时间较长、持续时间短、没有规律性，强度弱且不会逐渐增强，无宫颈管的短缩、宫口扩张，常于夜间出现而在次日清晨消失，使用镇静药可将其抑制。

2. 见红　是分娩前即将临产较为可靠的征象，它是由于宫颈内口的胎膜与之周围的子宫壁剥离，致使宫颈内口周围毛细血管破裂而出血，常混合宫颈管的黏液，因而排出时可见淡血性黏液。见红常出现于临产前24～48小时内，需与病理性的前置胎盘、胎盘早剥、前置血管破裂等疾病相鉴别。

3. 胎儿下降感 孕晚期当胎先露部下降、入盆后宫底出现下降，此时孕妇自觉上腹部不适较前改善，但同时由于先露压迫膀胱，孕妇尿频的症状较前明显。

（二）临产诊断

出现逐渐加强且规律的子宫收缩（持续30秒或以上，间歇5～6分钟），同时兼伴有宫颈管渐进性的消退、宫口扩张、胎先露进行性下降，可视为的临产（in labor）的标志，临床上需严密观察宫缩频率、持续时间和强度来判断是否临产，临产后的宫缩不能通过使用镇静药来抑制。阴道检查可了解宫颈情况及先露的高低。

临床上多采用Bishop宫颈成熟度评分法（Bishop评分），评估宫颈成熟度，预估试产成功率，见表9－2。Bishop评分13分为满分，评分>9分提示试产均能成功，评分7～9分提示试产的成功率在80%左右，评分4～6分试产的成功率仅为50%，而评分≤3分试产失败可能性较大。

表9－2 Bishop宫颈成熟度评分法

指标	分数			
	0分	1分	2分	3分
宫口开大/cm	0	1～2	3～4	≥5
宫颈管消退/%	0～30	40～50	60～70	≥80
先露位置（坐骨棘水平＝0）	－3	－2	－1～0	＋1～＋2
宫颈硬度	硬	中	软	—
宫口位置	朝后	居中	朝前	—

二、总产程及产程分期

总产程（total stage of labor）是自宫缩规律开始到胎儿及其所有附属物均从母体娩出的全过程。临床上目前多将其分为三个产程。

1. 第一产程 指自宫缩规律开始至宫口开10cm（即开全）这一时段，此期又被称为宫颈扩张期。根据宫口扩张的速度快慢又可分为潜伏期和活跃期。潜伏期（latent phase）一般不超过20小时，经产妇一般不超过14小时，此期宫口扩张较为缓慢。活跃期（active phase）宫口扩张加快，宫口扩张速度≥0.5cm/h，通常产妇宫口扩张4～5cm进入活跃期，最迟不超过6cm。但并不推荐将此作为判断产程进展与否的唯一标准。如母胎状况好，产程时间在规定范围内，不推荐在活跃期前常规采取医疗干预手段。

2. 第二产程 指自宫口开10cm至胎儿从母体娩出的时段，此期又被称为胎儿娩出期。初产妇通常时限是3小时，经产妇时限为2小时，但硬膜外麻醉镇痛者，产程可在此基础上延长1小时。在此期间需注意的是，不应盲目等待产程超过以上标准才开始评估，应提早让有经验的医生进行综合的母胎评估，从而尽早明确下一步的处理方案，同时也不推荐过早进行干预和处理。

3. 第三产程　为5～15分钟，通常不超过30分钟，是自胎儿娩出后到胎盘胎膜娩出的阶段，此期又被称胎盘娩出期。

三、枕先露分娩机制

分娩机制是胎儿为适应母体产道变化，进行顺应性转动，以胎儿身体各部位中的最小径线，穿过各个不同形态的骨盆各平面的过程。此过程包括衔接、下降、俯屈、内旋转、仰伸、复位及外旋转、胎儿娩出等一系列连续的过程。每个动作间并没有完全的界线，其中下降动作贯穿于整个分娩过程始终。临床上以枕先露（95.55%～97.55%）最多见，枕先露中枕左前位又是最为常见的。因而就以枕左前位为例，对分娩机制进行解析（图9－11）。

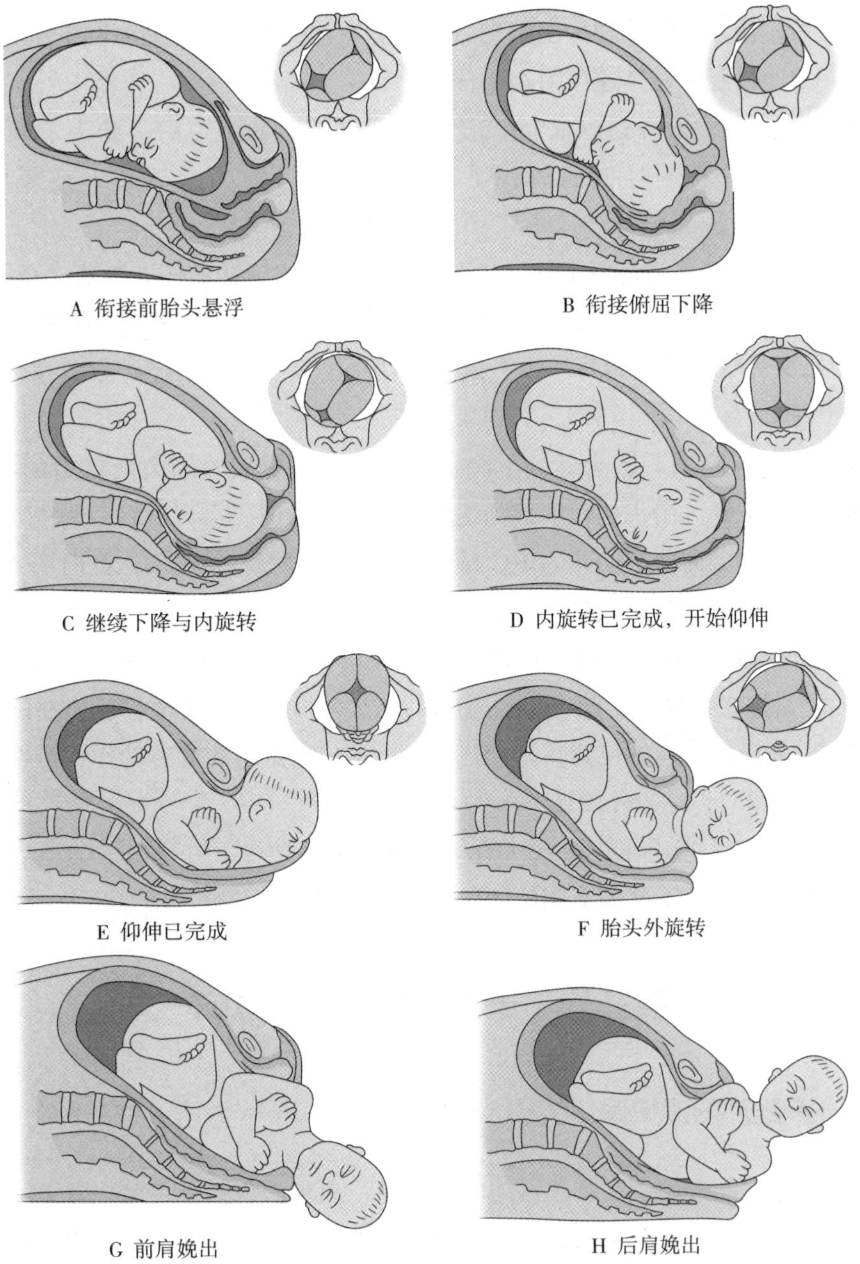

图9－11　枕左前位分娩机制示意

1. 衔接 是胎儿的双顶径进入到骨盆入口平面，胎头上颅骨的最低点到达或接近坐骨棘水平的动作，又称之为入盆。胎头通常会以枕额径进入到骨盆入口平面，此时胎头枕骨位于母体骨盆的左前方，胎头为半俯屈状态，其矢状缝在骨盆入口的右斜径上。初产妇衔接往往在预产期前的1～2周内即完成，经产妇则相对较晚，多在临产产程启动后才开始衔接。临床上如初产妇已进入临产期，检查时胎头仍未衔接，则需要考虑是否有头盆不称的可能。

2. 下降 是胎儿娩出的先决条件，贯穿于整个分娩过程中，是指胎儿沿骨盆轴娩出的动作，下降常与其他动作伴随。子宫收缩是下降动作的主要力量，宫缩时胎头下降，间歇时稍有回缩，但不会回缩到原有位置，如此反复，直到胎儿娩出。临床上判断产程进展时，胎头的下降程度是一个重要指标。促使下降的因素有：①宫缩时宫底部直接挤压胎臀。②羊水可传导宫缩压力，使宫缩经胎轴传至胎先露部。③胎体伸直时，宫缩时利于压力传递。④腹肌和膈肌收缩力间接经子宫传递压力至胎体。

3. 俯屈 胎头继续下降达盆底时，会在遇到肛提肌的阻力后，胎头下颏更加贴近胸壁，胎头由衔接时的枕额径俯屈为枕下前囟径，此径线为胎头最小径线更利于通过产道。

4. 内旋转 是指胎头为适应中骨盆的形状，而产生的旋转动作。为适应中骨盆横径短、前后径长这一特点，当胎头俯屈下降遇到肛提肌的阻力时，迫使其枕部向母体前方中线方向转动45°，使胎头矢状缝转动到与母体中骨盆及骨盆出口平面前后径一致的位置，该动作常完成于第一产程末。

5. 仰伸 内旋转完成后胎头继续下降，在宫缩和肛提肌收缩力两者力的共同作用下，沿骨盆轴方向继续下降。胎头枕骨下部到达耻骨联合下方时，会以耻骨弓为支点，胎头从向下向前的方向转为向上向前，胎儿的顶、额、鼻、口、颏等相继娩出。此时胎儿的双肩径会沿入口平面的左斜径进入骨盆入口。

6. 复位及外旋转 娩出时胎头与双肩径为扭曲状态，为顺应其正常解剖位置，胎头顺势向左转动45°，称之为复位。此后，为适应中骨盆、骨盆出口平面，胎肩在随后的下降过程中其前肩向前方母体中线的位置转动45°，随胎肩在骨盆内的旋转动作，可在阴道外口见到胎头顺时针转动45°，称为外旋转。

7. 胎儿娩出 胎头完成外旋转后，胎儿的前肩从耻骨弓下方娩出，随即后肩也从阴道口娩出。最后胎儿身体及下肢顺应侧位娩出，整个分娩完成。

第三节 正常产程妇女的护理

一、第一产程产妇的护理

第一产程是产程的开始。在规律宫缩的作用下，出现宫口扩张、胎先露下降。产程中对母胎情况的观察远比产程时间长短定义更为重要，因此医护人员需根据产程进展严密观察与评估，早期识别影响健康的问题，为产妇提供相应的支持和照护，同时应减少以缩短产程为目的的各类医疗干预，以保证第一产程进展顺利。

（一）护理评估

1. 快速评估　产妇生命体征，胎心，胎方位，宫缩，有无阴道流血、流液。

2. 基本情况评估

（1）产妇的年龄、身高、体重、营养、皮肤弹性等。

（2）临床表现：目前有无宫缩，如有宫缩，询问宫缩开始的时间、强度、频率。有无阴道流血、流液，如有，还需评估流血、流液的量、色、性状、伴随症状及开始时间。评估胎动，了解胎儿情况。了解临产后的饮食、二便及精神心理状况。

（3）既往产前检查情况：询问产前检查的情况，核准孕周和预产期。了解本次妊娠的过程，有无合并症。询问孕期各类检验、检查结果有无异常，如血型、凝血功能、肝肾功能、B超检查结果等。了解产妇分娩意愿，如分娩计划、新生儿喂养计划等。

（4）既往妊娠史：了解婚育史，妊娠、分娩次数，既往的分娩方式、有无不良孕产史及其原因，有无瘢痕子宫或其他并发症，如会阴Ⅲ度、Ⅳ度裂伤、产后出血等。

3. 专科情况评估

（1）胎心：是产程中极其重要的监测指标，正常为110～160次/分。胎心听诊应在宫缩间歇期进行，潜伏期间隔60分钟听诊胎心1次，活跃期缩短至30分钟1次，有异常随时听取，听诊时长应在1分钟以上。胎心监测的常用方法：胎心听诊器、多普勒胎心仪、电子胎心监护（electronic fetal monitoring，EFM）。电子胎儿监护能连续监测胎心率变化及其与胎动、宫缩的关系，能较为准确地判断胎儿宫内情况，但也存在假阳性的情况。近年来循证医学显示，持续的胎儿电子监护在产程中改善围产儿预后方面能优于间断的胎心听诊，此外，持续胎心监护限制了产妇产程中的活动可能影响产程进展。因此，临床上并不主张对低危产妇进行持续的胎心电子监测。高危产妇需结合具体情况，增加听诊频率或进行持续胎心监护。当低危产妇产程中出现胎粪污染、可疑感染等高危因素时亦建议持续胎心监护。

（2）宫缩：子宫收缩贯穿于整个分娩过程，是产程中重要的观察指标。产程中需每1～2小时观察并记录1次宫缩，每次至少观察3～5次宫缩，观察其持续和间歇时间及强度。10分钟内出现3～5次宫缩视为有效产力，如超过5次则提示宫缩过频。子宫收缩监测方式目前分为内监护、外监护，但内监护为侵入性操作，有引起宫内感染的风险，因此目前临床上以外监护为主。外监护监测方法有观察法、腹部触诊法、电子胎心监护描记法。观察法通过观察产妇的面部表情、呼吸、紧张、呻吟、有无用力屏气等判断宫缩强度。触诊法是指检查者手掌放于孕妇腹部宫底位置，宫缩时检查者能感受到产妇子宫体部变硬隆起，间歇时又变软，以此了解宫缩的持续、间隔时间及强度。该法简单有效，但以上方法受个体感知的影响较大，且无法准确量化宫缩强度。电子胎心监测护描记法是通过外部宫缩探头间接测量宫缩压力，能了解宫缩的强度、持续和间隔时间，但其监测结果可能受母体皮下脂肪厚度、探头放置位置等多种因素的影响。因此，不推荐在产程中常规采用电子胎心监护连续监测宫缩，临床上往往结合2种外监护方法综合判断宫缩情况。即使产妇需要电子监护仪持续监测，护士也应使用触诊法亲自评估至少1次宫缩。

（3）产程进展：是产科医护人员最为关注的项目之一。目前临床上常通过观察阴道流血、流液的量、性状及会阴膨隆等情况，以及阴道检查来判断和评估。阴道检查可了解产妇的 Bishop 评分、胎方位、骨盆大小及与胎头的适应度、破膜与否、是否存在脐先露或脱垂等。初产妇阴道检查频次，潜伏期时每 4 小时查 1 次，进入活跃期后每 1 ~ 2 小时查 1 次，如出现阴道血性分泌物明显增多、产妇便意感明显等症状，应立即行阴道检查查看产程进展是否加速。判断宫口是否快速扩张。

1）宫口扩张：伴随着规律的宫缩，宫颈管开始慢慢短缩、消失，宫口开始扩张，潜伏期的宫颈扩张速度较活跃期慢。临产后阴道检查时，应在宫缩时进行宫口探查，以正确判断宫口扩张情况。

2）胎先露下降：潜伏期下降不明显，至活跃期平均可加快至 0.86cm/h，胎先露下降情况可采用两种方法进行评估。①第一种评估方法即以胎儿颅骨最低点与坐骨棘水平间的高低位置来判断胎头高低。颅骨最低点和坐骨棘水平在同一水平时，用“0”表示。坐骨棘平面上、下 1cm 时，分别用“ -1”“ +1”表示，以此类推（图 9 - 12）。②第二种评估方法为国际五分法，两手掌在腹部触诊时置于胎头两侧，当触及骨盆入口平面时，两手指尖能在胎头下方相互触及，为剩余 5/5，两手指尖在胎头两侧有汇聚但无法相互触及，为剩余 4/5，两手掌与胎头两侧平行，为剩余 3/5，两手掌在胎头两侧呈外展但手腕未相互触及，为剩余 2/5，两手掌在胎头两侧外展且手腕能相互触及，为剩余 1/5。具体见图 9 - 13。

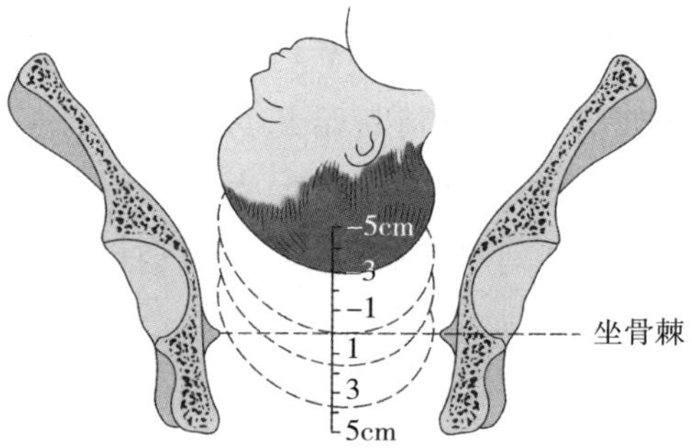

图 9 - 12　胎先露下降

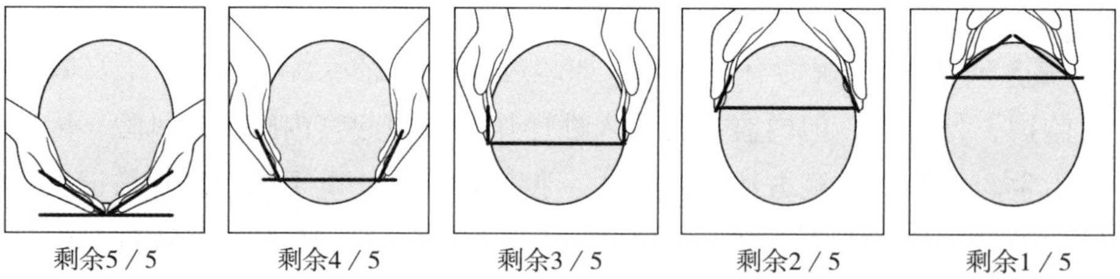

图 9 - 13　骨盆入口平面触诊胎头入盆情况的国际五分法示意

3）胎膜破裂：简称破膜，胎儿先露部衔接后，羊水被胎先露阻断分为前后两个部分，位于胎先露前面的羊水，称前羊水，量约 100ml，能起到协助宫口扩张的作用。当羊膜腔内压力增加到一定程度会发生自然破裂，常发生在第一产程末宫口近开全时，也有部分产妇胎膜会于第二产程时破裂。当临产前胎膜发生破裂者，称胎膜早破。未破膜时，阴道检查时在宫颈口可触及有弹性的水囊样物。破膜后，则仅触及胎先露部，检查者食指中指轻轻推动胎先露部，有时可见羊水流出。也可用 pH 试纸检测破膜与否。pH≥7.0 时则破膜的可能性较大。

4）产程图：既往临床多采用产程图（partogram）来记录宫口扩张和胎头下降，产程图能直观地看到产程进展情况。然而随着新产程标准的更新，部分临床产科已摒弃了产程图的应用。

（4）疼痛：是人体在应对各种刺激时，躯体所感受到的不舒适体验。产妇分娩期最主要的是宫缩引起的疼痛。约有 50% 的产妇感受到分娩疼痛剧烈且难以忍受，35% 的产妇感受到疼痛可以忍受，为中等强度疼痛，仅 15% 的产妇认为分娩疼痛是轻微的。护理过程中，可通过对产妇面部表情及其他行为的观察来判断产妇的疼痛情况。应选择合适的测量工具，如数字评分法、面部表情评定法等来评估产妇的疼痛程度。

（5）精神心理状况：产妇入院后对环境、医护人员感到陌生、对分娩结局的未知及分娩疼痛等因素，常可引起产妇的焦虑、恐惧。因此，医护人员可通过观察、交流等来了解产妇的心理状态，同时也可运用心理评估工具，如状态－特质焦虑问卷等来了解产妇心理状态。

（二）常见护理诊断/问题

1. 疼痛 与子宫收缩有关。

2. 舒适度改变 与子宫收缩、破膜、膀胱充盈等有关。

3. 焦虑 与知识缺乏、担心胎儿及自身的安危有关。

（三）护理目标

1. 孕妇能正确的应对分娩疼痛。
2. 孕妇能主动参与分娩全过程，能提供有效的措施提高孕妇的舒适度。
3. 孕妇能掌握分娩大致过程，对分娩有信心。

（四）护理措施

护理人员应做到规范管理产程，严密观察产程中对母胎情况，采取必要的镇痛措施，给予必要的生活照护，促进产妇舒适，提供人文关怀，减少不必要的医疗干预。

1. 一般照护

（1）生命体征监测：每 4 小时监测一次。

（2）饮食指导：并不限制饮食种类，但更鼓励进食适量易消化且能快速提供能量的食物。

（3）卫生指导：保持会阴清洁卫生，有阴道流血、流液的产妇，建议每天擦洗会阴 2 次，并及时更换产褥垫。

（4）排尿与排便：及时排空膀胱，能提高产妇舒适度，利于产程进展，为避免因膀胱充盈影响宫缩及先露下降，提醒产妇可每 2 小时下床排尿一次。必要时可予导尿。孕妇主诉排便感明显时，应先行阴道检查了解宫口扩张情况。协助孕妇如厕时，需提醒产妇不宜长时间屏气用力排便。

（5）活动与休息：保持环境安静、暗光、温暖及私密。鼓励产妇不要长时间仰卧在床上，可适当离床活动。产程中可根据产妇意愿采取舒适的体位。研究表明第一产程中，行走和直立的姿势可以缩短分娩时间，减少硬膜外麻醉的需要，降低剖宫产率。然而有下列情况之一者，不宜下床活动：如已破膜，但胎头高浮或臀位者；合并重度先兆子痫；妊娠合并心脏病；阴道异常流血。

（6）心理社会支持：孕妇出现紧张、焦虑等负性情绪时，体内儿茶酚胺类升高。其可抑制缩宫素作用，引起宫缩乏力。因此，鼓励陪伴产妇，疏导其焦躁情绪，这对减少母婴不良结局、促进自然分娩具有积极的推动作用。

2. 专科照护

（1）胎心：胎心异常可指导产妇取左侧卧位或变换适宜体位、给予低流量氧气吸入，动态观察胎心变化及其与宫缩的关系，必要行阴道检查，及时查找原因，通知医生，遵医嘱用药或行进一步处理。

（2）宫缩：出现宫缩乏力或过强时，应积极寻找原因并对症处理。如出现宫缩乏力，可通过乳头刺激、下床活动、保障能量供给和休息等来改善宫缩。在评估无禁忌证且有缩宫素使用适应证时，可遵医嘱应用小剂量缩宫素静脉滴注促进宫缩，但使用中需做到专人护理，严密观察产程及母胎情况。若出现宫缩过强，应立即通知医生进行处理。如出现病理性缩复环等异常征象，应及时处理。

（3）产程进展：阴道检查在可每 4 小时进行一次，若母胎状况好，阴道检查频次也可适当减少。

（4）胎膜：在产程中并不推荐进行常规的人工破膜。无论何种情况的胎膜破裂，一旦发现应立即听胎心，同时观察羊水流出的量和性状，确认是否有羊水污染的状况存在，如有胎心异常，应立即行阴道检查判断是否出现脐带脱垂。已破膜者，应注意保持外阴清洁，铺消毒垫，监测体温。产程中需动态观察羊水变化，结合胎心情况，及时发现胎儿窘迫的早期表现。如破膜时间 >12 小时仍未临产，应根据医嘱给予抗生素预防感染。B 族溶血性链球菌筛查阳性者，需临产或破膜后遵医嘱给予抗生素。

（5）疼痛：针对分娩疼痛者，鼓励采取非药物性镇痛的方式来缓解疼痛，如按摩、陪伴、热敷、拉玛泽呼吸法、经皮电神经刺激疗法、催眠、中医适宜技术等。必要时也可采用药物镇痛。

（6）体位：产程中孕妇可以自觉舒适的体位待产，必要时提供导乐车、分娩球/凳、软垫等辅助工具，提高孕产妇舒适度。

（五）护理评价

1. 孕妇能积极利用各类分娩减痛技术应对分娩疼痛，疼痛感减轻。
2. 孕妇能保持适当的进食、休息、排便与活动，舒适度高。
3. 孕妇情绪稳定，能积极配合，对分娩有信心。

二、第二产程产妇的护理

第二产程时宫缩可达到最强，间隔时间也最短，产妇可不自觉的出现屏气用力，正确地评估、指导和处理第二产程对母儿结局十分重要。第二产程的分娩时限存在很多争议，而普遍公认的是，应重视产程中母胎情况的观察和评估，这远比用时间来定义产程更加重要，要避免盲目延长第二产程致母儿不良妊娠结局风险增加，同时也应避免试产不充分。

（一）护理评估

1. 快速评估 生命体征、宫缩、胎心、阴道流血、阴道流液、危急征象。

2. 专科情况评估

（1）胎心：评估胎心是否在正常范围，电子胎心监护下行宫缩应激试验（contraction stress test，CST），CST 阴性示胎盘储备功能良好，除非有其他指征，可予间断性监测胎心。CST 可疑，应结合临床情况做进一步的评估。CST 阳性提示胎儿可能存在缺氧，需积极评估并及时处理。

（2）宫缩：评估宫缩强度、持续/间隔时间、产妇的自主用力情况。

（3）产程进展：观察会阴膨隆的程度、胎头拨露情况、有无阴道流血，如有阴道流血需观察出血的量、色和性状。阴道检查了解胎先露下降情况、胎方位，胎头与骨盆适应度。

（4）会阴：会阴体的弹性、长短、水肿、瘢痕、炎症、疣等。

（5）精神心理状况：了解产妇有无强烈的恐惧感。

（二）常见护理诊断/问题

1. 焦虑　与担心胎儿娩出时间长短及能否顺利娩出胎儿有关。

2. 知识缺乏　缺乏正确使用腹压及产程配合相关知识。

3. 有受伤的危险　与接生手法不当、产妇不配合、急产等有关。

（三）护理目标

1. 产妇能积极配合医务人员完成分娩，情绪稳定。
2. 产妇能配合正确使用腹压，胎儿顺利娩出。
3. 产妇不发生严重的软产道损伤，新生儿不发生产伤。

（四）护理措施

1. 一般照护

（1）生命体征监测：每 1 小时监测一次，如有异常，则应增加测量次数并根据情况进行评估并及时给予相应处理。

（2）饮食：不限制饮食摄入，鼓励产妇适量进食流质和半流质食物或液体。

（3）排尿：指导产妇及时排空膀胱，必要时可予导尿。

（4）体位与休息：世界卫生组织提出，自由体位分娩作为促进自然分娩的措施之一，可使产妇更为舒适，更利于胎头的下降。产妇可根据自身舒适度来采取不同的体位去分娩。不主张第二产程一直躺在产床上，但每个体位时间不宜过长，可每 20～30 分钟可变换一次体位。时长不超过 30 分钟，时间过长会造成局部不适感或疲劳。

（5）心理社会支持：鼓励持续陪伴分娩，不要让产妇独处一室。

2. 专科照护

（1）胎心：每 5～10 分钟听诊 1 次，听诊应在宫缩后进行，每次听诊时间应≥60 秒。如为高危产妇则建议进行连续胎心监护。如胎心率出现异常（<110次/分或>160次/分），应指导产妇采取左侧卧位或变换体位，给氧，动态监测胎心变化，必要时通知医生，寻求帮助。

（2）宫缩：密切观察，发现宫缩乏力或过强时，需警惕强直性宫缩和病理缩复环的发生，同时也应注意有无继发宫缩乏力的现象，如有，需通知医生及时处理。

（3）产程进展：每 1 小时行阴道检查，判断胎先露下降程度及胎方位。如出现产程停滞、胎心异常或产妇有明显不适主诉等异常情况，应随时检查。如产程延长，应及时寻找原因，避免胎头受压时间过长，必要时采取措施结束分娩。宫口开全时，胎膜多已自然破裂，若仍未破膜，可行人工破膜。若宫口开全后2小时仍未分娩，寻找原因，对症处理。

（4）指导使用腹压：正确使用腹压可缩短第二产程。在母胎状态良好的情况下，如产妇无排便感，可推荐延迟屏气用力，即初产妇宫口开全后5～30分钟如未出现排便感或自主屏气感，则无须鼓励产妇屏气用力。产妇可休息或改变体位，最长可等待1小时，再采取措施指导产妇自主用力。尤其是使用硬膜外分娩镇痛技术的产妇，多在宫口开全初期无反射性自主用力屏气感，指导其用力后，往往易出现效果不佳、疲劳或胎心异常等现象。如自发用力30分钟，会阴体未开始变薄，应做阴道检查，评估胎头下降情况，积极寻找原因，鼓励产妇改变体位，禁止宫底加压协助用力。因宫底加压协助胎儿娩出有导致子宫及其他器官破裂和损伤的风险。

（5）指导分娩体位：鼓励产妇选择自己觉得舒适且方便用力的体位，如站立位、坐位、蹲位等，可有助于先露下降和促进宫缩，仰卧位可导致仰卧位低血压且不利于胎头下降，应尽量避免。可提供支持性工具，如分娩凳、分娩球等，提高产妇舒适度。无论选择何种体位，均应以提高产妇舒适度、利于胎先露下降、确保分娩安全为原则。

（6）接产准备：初产妇胎头拨露3～4cm、经产妇宫口近开全、会阴膨隆紧张时，应做好接产准备工作。医护人员应做好自身准备，按要求洗手、戴口罩、帽子、手套、穿手术衣，准备接产。环境准备，即室温调节至25～28℃，关闭门窗。物品准备，即准备好接产用物、复苏物品。指导产妇仰卧位于产床上，双腿屈曲外展，暴露外阴部，用温水清洁外阴部后使用聚维酮碘溶液进行消毒，消毒顺序依次是小阴唇、大阴唇、阴阜、大腿内1/3、会阴及肛门周围。不建议常规剃除阴毛。

（7）接产

1）传统助产步骤：接产者站于孕妇一侧，孕妇采用膀胱截石位仰卧于产床上，当胎头拨露致会阴后联合紧张时开始保护会阴。（接产者一手肘关节支撑在产床上，运用手掌大鱼际的力量托住会阴后联合向上、向内托压，另一只手轻缓按压胎头枕部，帮助胎头俯屈。保护会阴的手在宫缩时用力，间歇期托会阴的手可稍放松，但不应离开会阴体。这样既避免会阴体压迫过久致会阴水肿，又避免下阵宫缩来临时产妇突然用力过猛而未及时保护会阴导致的严重会阴裂伤。）当胎头枕部下降至耻骨弓下方露出时，控制胎头的手置于胎头的前额部以协助其仰伸。当产妇宫缩过强、便意明显时，为避免胎头娩出过快、会阴未充分扩张而造成会阴严重的撕裂，指导产妇在宫缩强时呼气，不要用力，在宫缩末期或间歇时才稍向下用力，使胎头缓慢娩出。胎头娩出后如有脐带绕颈，可根据缠绕的周数和松紧度进行处理。仅绕颈一周且较松时，可将脐带上推从胎头脱出。如绕颈两周及以上、脐带过短或缠绕过紧，可用两把血管钳夹住其中一段脐带，用剪刀从中间断开（图9－14），同时注意不要损伤胎头。胎头娩出后，保护会阴的手可稍放松，但仍应避免离开会阴体，随时做好继续保护会阴准备。观察胎儿面部，必要时用手自鼻根向下挤压胎儿口和鼻腔中的羊水和黏液。胎头复位及外旋转完成后，接产者将手的示指和中指分开夹住前肩侧的胎儿颈部向下轻压，促使胎儿前肩从耻骨弓下方娩出，此后再用手掌托住后肩侧的胎颈部向上轻轻提拉，使后肩缓慢娩出。双肩娩出后保护会阴的手可离开会阴部，用双手托住胎体，顺着产力使胎儿全部娩出（图9－15）。但目前临床上，并不常规推荐此接产手法。

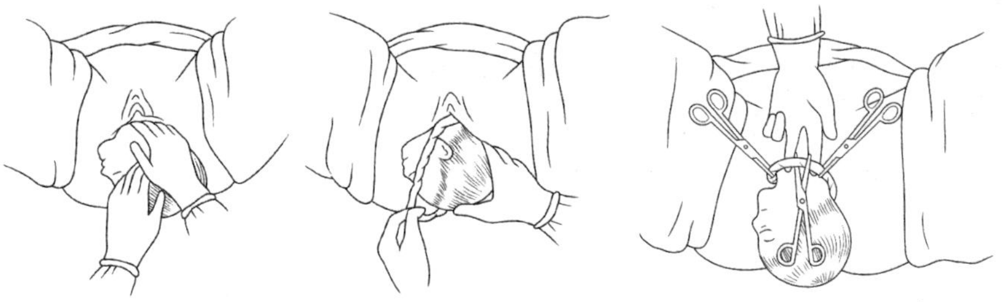

图9－14　脐带绕颈的处理

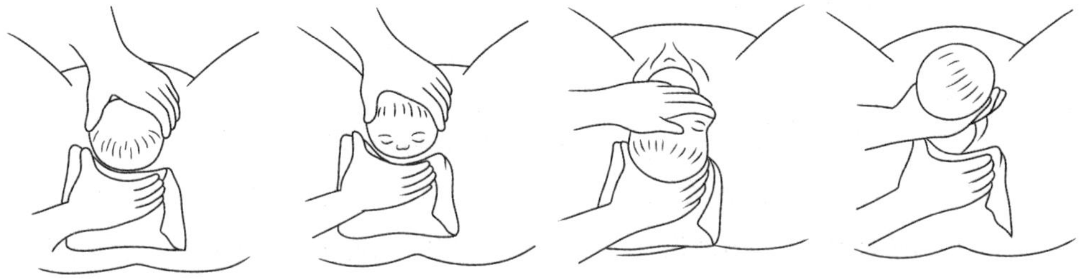

A 保护会阴，协助胎儿俯屈　B 协助胎头仰伸　C 助前肩娩出　D 助后肩娩出

图9－15　接产步骤

2）拆台正面坐位助产：产妇卧于前半部产床上，将产床的后半部拆除，即“拆台”接产。产妇可根据自身需求调整舒适体位，可使用骨盆出口打开的体位，如坐位、侧卧位、半卧位或膝胸卧位等，接产者需保证母儿安全，指导产妇自发性用力，当胎头拨露，会阴后联合高度紧张时，可采取措施适度保护会阴。接产者坐在产妇对面正面，相对，一手用于控制胎头，另一手肘关节支在自己的髋骨上，利用手掌大鱼际肌及腕部的力量向上、向内托压肛门及会阴。

3）适度保护会阴助产：一般当胎头拨露时会阴后联合呈现高度紧张状态时，应不断与产妇沟通取得配合，指导产妇运用各种呼吸技巧合理使用腹压。宫缩开始时，接产者用手掌轻轻控制胎头娩出速度，同时根据宫缩情况及胎头娩出的速度指导产妇合理使用腹压。间歇时，接产者手掌可放松，但不离开胎头。胎头双顶径即将娩出时，指导产妇适度使用腹压，接产者的手仅控制胎头娩出速度，并不干预娩出的方向和角度，在宫缩间歇期缓慢娩出，另一手可放置于会阴体，适度保护会阴。胎头娩出时，不协助其仰伸，以免造成内侧小阴唇和前庭的损伤。胎头娩出后，不要急于娩出胎肩，而是等待下一次宫缩时顺势娩出胎肩。如新生儿有活力、羊水清，则不需要对其口和鼻腔的黏液进行清理。宫缩时，托住胎头，指导产妇适度用力顺势娩肩，娩出后一手托住胎儿头颈后背部，一手托住胎儿的臀部缓缓娩出，胎肩娩出时无须用力下压或上抬胎肩，可减少会阴裂伤程度及新生儿锁骨骨折等产伤的发生。自由体位分娩多采用此法助产。

会阴切开缝合术为最常用的产科手术，但不建议常规行会阴切开术。接产者需综合评估产妇全身情况、会阴条件及胎儿宫内情况等因素，判断是否行会阴切开术。常用术式包括会阴后一侧切开术和会阴正中切开术两种（图9－16）。

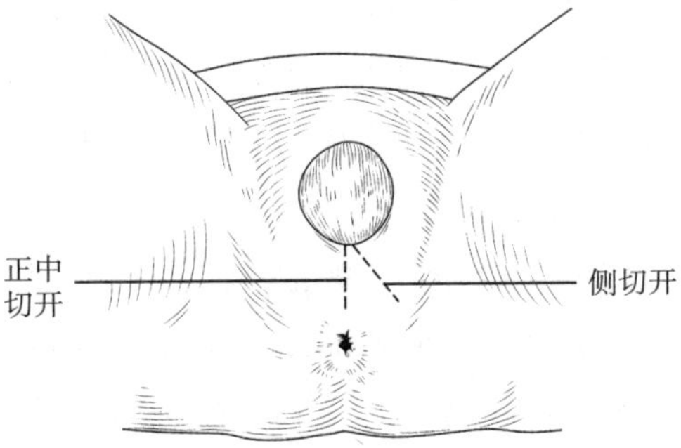

图9－16　会阴切开位置

(五) 护理评价

1. 产妇能医护或助产士积极沟通，无明显焦虑。
2. 能在接产者指导下正确配合宫缩运用腹压。
3. 新生儿娩出过程顺利，无产伤发生。

三、第三产程产妇的护理

第三产程为胎盘娩出期，该期需正确处理已娩出的新生儿、协助胎盘胎膜完整娩出、检查软产道损伤与否、预防产后出血等。

(一) 护理评估

1. 快速评估 产妇生命体征、阴道流血、宫缩、心理和情感状态。

2. 一般评估 产妇面色、有无出冷汗、寒战、烦躁、打哈欠等，询问产妇有无头晕、心悸、乏力、肛门坠胀感等。测量血压、脉搏，评估胎儿娩出对产妇心脏功能的影响。

3. 专科情况评估

(1) 宫缩：触诊子宫收缩强度及宫底高度。胎儿娩出后，宫底降至平脐，宫缩暂停数分钟后再现，应注意评估子宫收缩情况。

(2) 阴道流血：正确评估出血量、出血速度及有无血凝块等。

(3) 计时：第三产程从胎儿娩出开始计算。

(4) 胎盘剥离征象：胎儿娩出后，宫腔体积突然缩小使附着在子宫壁的胎盘发生错位继而剥离。剥离面出血使其与子宫壁间形成胎盘后血肿，子宫进一步继续收缩，剥离面积逐渐增大，直至胎盘完全剥离。提示胎盘剥离征象如下。①子宫底变硬呈球形，剥离后胎盘下降至子宫下段，使其被动扩张，致子宫体被推向上，宫底升高可达脐上。②外露在阴道外口的脐带可见自行向外延长。③出现少量阴道流血。④检查者手掌尺侧按压产妇耻骨联合上方，外露在阴道口的脐带不回缩。

(5) 胎盘排出方式：胎盘根据由胎儿面及母体面娩出的先后顺序分为两种排出方式。①胎儿面娩出，较常见，以胎盘的胎儿面先娩出，其剥离方式是从中央向周围，此剥离方式出血量较少。②母体面娩出，较少见，以胎盘的母体面先娩出，其剥离方式是从边缘先开始剥离，此剥离方式出血量较多。

(6) 胎盘、胎膜完整性：胎盘娩出后，需测量胎盘大小、厚度。检查胎盘形状、胎盘及胎膜是否完整，边缘有无断裂的血管判断是否存在副胎盘。

(7) 软产道裂伤：仔细检查有无子宫段、宫颈、阴道及会阴等软产道损伤。

(8) 心理-社会状况：评估产妇精神心理状态，评估家人对产妇的关心和照护程度。

4. 新生儿评估

(1) 一般评估：测量身长、体重，检查新生儿有无畸形、产伤等。

(2) 新生儿阿普加评分 (Apgar score)：用于判断是否存在新生儿窒息及窒息严重程度的评分方法。以出生1分钟内的心率、呼吸、肌张力、喉反射和皮肤颜色5项为评分依据，满分为10分 (表9-3)。在Apgar评分中，以呼吸变化最为基础，心率是最后消失的体征，而肤色是最为灵敏的体征。判断新生儿预后的顺序是：肤色→呼吸→肌张力→反射→心率。肌张力越快恢复，代表其预后越好。判断复苏有效的顺序则为：心率→反射→肤色→呼吸→肌张力。正常新生儿评分在 8～10 分，4～7 分提示新生儿轻度窒息，0～3 分提示新生儿重度窒息。对出生时存在窒息的新生儿，应每间隔 5 分钟进行复评，直至连续两次评分≥8 分。1 分钟的 Apgar 评分提示新生儿在宫内的情况，5 分钟及以后则反映的是复苏效果，与新生儿预后有密切联系。

表 9－3　新生儿 Apgar 评分

体征	0 分	1 分	2 分
心率	0	＜100 次/分	≥100 次/分
呼吸	0	浅慢且不规则	佳，哭声响
肌张力	松弛	四肢稍屈曲	四肢屈曲，活动好
喉反射	无反射	有些动作	咳嗽、恶心
皮肤颜色	全身苍白	身体红，四肢青紫	全身粉红

（二）常见护理诊断/问题

1. 有亲子关系无效的危险　与会阴切口疼痛、疲乏或新生儿性别不理想等有关。

2. 潜在并发症　产后出血、新生儿窒息。

（三）护理目标

1. 产妇能与新生儿进行皮肤接触，有情感交流及互动。
2. 在院期间不发生产后出血、伤口感染、新生儿窒息等。

（四）护理措施

1. 新生儿护理

（1）擦干保暖：全面、快速地擦干新生儿的全身，同时给予刺激（轻弹足底、按摩背等）。应将刚娩出的新生儿立即放于其母亲的腹部，用预热过的干毛巾彻底擦拭全身羊水，应在 5 秒内启动，30 秒内完成。将新生儿俯卧在母亲胸前，头偏向于一侧，撤走湿毛巾，盖上另一条备用的干毛巾，戴上小帽子，开始母婴皮肤接触。

（2）清理呼吸道：不建议常规使用吸痰管或吸引球进行呼吸道的清理。如羊水混浊，新生儿无活力，或在彻底擦干给予刺激之后，新生儿出现喘息或不能呼吸，应立即寻求帮助。更换手套，进行断脐，迅速将新生儿移至预热的辐射台开始复苏。新生儿复苏实施参见《中国新生儿复苏指南（2021 修订）》。

（3）处理脐带：新生儿出生后如无特殊情况，出生后即开始母婴皮肤接触，应提倡延迟结扎脐带。接产者触摸脐带，待脐带搏动消失（生后 1～3 分钟），予结扎剪断脐带。目前临床上常用以下两种脐带结扎法。①气门芯结扎法，将套有 2 个气门芯的血管钳置于距脐根部 2cm 处钳夹脐带，另一血管钳向脐带胎盘端，与第一把血管钳相距 2～3cm 处钳夹脐带，在两钳之间，紧靠套有气门芯的血管钳处剪断脐带，将二个气门芯依次套在脐轮稍上方处，脐断面暴露，保持清洁和干燥。②脐带夹结扎法，距脐根部 2cm 处用脐带夹钳夹脐带，夹剪断脐带，注意保护周围，脐断面开放，保持清洁和干燥，现临床上不主张对脐带残端进行包裹。

（4）皮肤接触及母乳喂养：母婴皮肤接触至少 90 分钟，同时需要观察新生儿觅乳征象是否出现（寻找/爬行动作、流口水、舔舌/嘴唇、张大嘴、咬手指）时，协助开始新生儿开始早吸吮。

（5）新生儿检查与记录：与产妇一同核对新生儿性别，进行体格检查，注意有无畸形。测量体重与生长，肌内注射维生素 K、乙肝疫苗、卡介苗，印足印与母亲指印，并做好记录。

2. 协助胎盘娩出 确定胎盘已有剥离征象后，接产者一手置于宫底部，拇指放在子宫前壁，其余四指并拢置于子宫后壁，将宫底部握于手间轻压，另一手以朝一个方向打圈式牵拉脐带，当胎盘牵出达阴道口外时，用双手捧住胎盘，朝一个方向边旋转边轻缓向外牵拉，使胎盘胎膜完整娩出（图 9－17）。如胎膜有断裂，可用血管钳夹住残余胎膜，朝一个方向打圈式边旋转边向外轻轻牵拉，直至全部娩出。胎儿娩出后 30 分钟，胎盘尚未剥离或等待胎盘剥离时阴道流血量多，应及时行人工剥离胎盘。胎盘娩出后，立即按摩子宫，促进宫缩，减少出血。

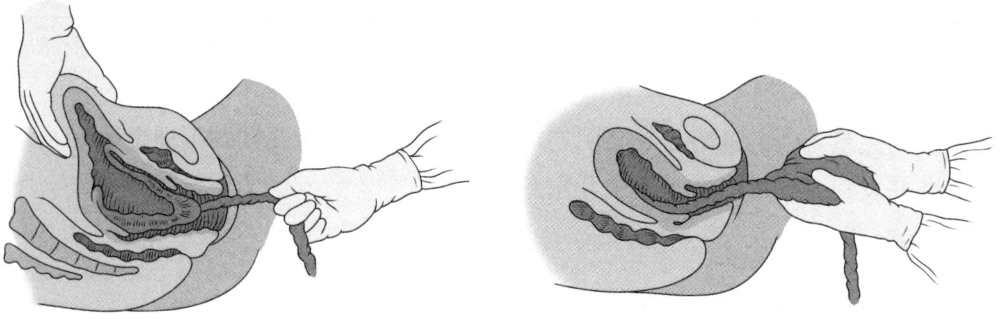

图 9－17 协助胎盘娩出

3. 检查胎盘、胎膜 娩出胎盘后应先用一手按摩宫底部促进子宫收缩，如子宫收缩好、阴道流血少，可停止按摩检查胎盘情况。先检查胎盘外观及形状，查看胎盘与脐带的位置结构，判断是否为球拍状胎盘或前置血管等。将胎盘铺平，查看：胎膜能否覆盖住整个胎盘、有无胎膜的缺失，胎盘小叶有无粗糙、缺损，胎盘周边是否有断裂的血管，从而判断是否有副胎盘或胎盘残留可能。对胎盘的重量、大小及厚度进行测量。若有副胎盘、部分胎盘或大部分胎膜残留时，接产者应更换手套，在严格无菌操作下徒手行宫腔探查，手取残留胎盘组织。若手取困难，可行清宫术。如仅有少许胎膜残留或胎盘粗糙，且出血量少时，也可给予子宫收缩剂待其自然排出。

4. 观察子宫收缩及阴道流血 胎儿娩出后立即在产妇臀下垫储血器，以准确评估阴道流血量，同时需观察流血的量、色、性状、时间。常用的阴道流血评估方法有面积法、容积法、称重法和休克指数法。胎盘娩出前后，观察子宫收缩情况。正常分娩出血量一般不超过 300ml。为预防产后出血，在胎肩娩出后立即肌内注射缩宫素 10～20U，如存在多胎妊娠、分娩次数≥5 次、产后出血史、巨大儿、产程长等产后出血的高危因素者，胎儿娩出后，5% 葡萄糖溶液或 0.9% 氯化钠溶液 500ml 加缩宫素 20U 静脉滴注。也可应用卡前列素氨丁三醇和卡前列甲酯栓等其他促进子宫收缩的药物。

5. 检查软产道 应仔细检查会阴、小阴唇内侧、尿道口周围、阴道、宫颈及阴道穹隆有无裂伤。若有软产道裂伤，应按解剖层次逐层进行缝合，缝合时需注意创面底部不留死腔。但也避免过深，以免穿透直肠壁，造成直肠阴道瘘。

6. 产后2小时妇女的护理

（1）一般护理：产后立即测量血压和脉搏，之后应每15分钟对产妇测量一次呼吸脉搏、血压，警惕有无寒战、呼吸困难、血压异常下降或升高等羊水栓塞的症状发生。为产妇更换干净衣物，注意保暖，保持会阴清洁，及时更换会阴垫。鼓励适当进食易消化、清淡的流质或半流质食物。鼓励家属持续陪伴。

（2）评估阴道流血量并预防产后出血：至少每15分钟评估一次产妇的生命体征、宫缩、阴道流血量，会阴及阴道有无水肿和血肿，观察膀胱有无充盈，必要时导尿，以防尿潴留诱发产后出血。如有宫缩乏力、阴道流血多、伤口血肿等情况，需及时处理。产后2小时是产后出血的高发期，因此需着重观察。出血达400ml，即为预警线，即刻应启动产后出血的一级急救；出血在500～1500ml，即达到了处理线，应启动二级的急救处理团队开展抢救；出血超过1500ml时被视为危重线，需院内启动三级多学科急救处理。

（3）促进母婴交流：保持母婴皮肤接触至少90分钟，并帮助完成首次的母乳喂养，观察产妇情绪及与新生儿互动行为，帮助建立母子情感，不能让产妇和新生儿独处一室。

（五）护理评价

1. 通过有效的护理，产妇能顺利度过分娩期。
2. 产妇产后出血量 <500ml。
3. 新生儿不发生重度窒息，Apgar评分 ≥ 8 分。

知识拓展

WHO新生儿早期保健的建议

一、分娩前准备

1. 分娩前产妇可根据意愿选择分娩体位及是否家属陪伴。
2. 分娩过程中对产妇和胎儿进行监测，妊娠24～34周产妇住院后1小时内使用糖皮质激素预防早产。
3. 胎膜早破者应用抗生素。
4. 有早产可能且孕周 <32 周者，建议使用硫酸镁促进胎儿神经发育。
5. 有新生儿急救设备，放置在分娩床2米之内。

二、出生后即刻保健

1. 胎儿出生后立即彻底擦干。
2. 除非口鼻阻塞，不建议常规吸痰。
3. 不做胎粪吸引，除非气道梗阻。
4. 出生后即刻将新生儿放在母亲的腹部，给予擦干并保暖，肌肤接触不少于90分钟。
5. 除需要复苏和患病的新生儿外，待脐带停止搏动后（出生后1～3分钟）再结扎脐带。
6. 鼓励母亲在新生儿开始有喂养信号时即进行母乳喂养。

三、新生儿复苏

1. 出生后如无自主呼吸，立即彻底擦干后，刺激背部 2 ~3 次，如仍无呼吸，立即断脐，在 1 分钟内使用呼吸囊给予正压通气。

2. 只对羊水有胎粪污染又无活力（无哭声、肌张力差、心率 <100次/分）的新生儿进行气管和口鼻的吸引。

3. 进行 60 秒有效正压通气后，需及时评估心率。

本章小结

思考题

孕妇李某，33 岁，G_2P_1，妊娠 38 周，3 年前曾阴道自然分娩一男性活婴，重 3600g，分娩经过顺利。现产妇规律宫缩，间歇 2 分钟，持续时间 45 秒，胎膜已破，羊水清。阴道检查示宫口开 5cm。请问：

1. 需做哪些接产前准备？

2. 45 分钟后，助产士观察到胎头拨露，此时产妇可能的表现有哪些？

3. 在第二产程接产时，有哪些接生要领？

4. 新生儿娩出后，应快速评估的指标包括哪些？

5. 15 分钟后，胎盘自然娩出，此时检查胎盘胎膜，应评估的重点内容有哪些？

更多练习

（张　征）

第十章　异常分娩患者的护理

教学课件

学习目标

1. 素质目标

（1）具有较强的责任心，工作、沟通耐心细致，关爱、尊重、理解异常分娩产妇的情绪变化，及时给予指导，具有良好的职业道德。

（2）操作前获得知情同意，提供人文关怀照护，操作中动作轻柔。

2. 知识目标

（1）掌握：产力异常、产道异常的分类和临床表现，缩宫素用药的护理，缓解宫缩疼痛的护理方法。

（2）熟悉：人工破膜的护理、狭窄骨盆的分类。

（3）了解：胎位异常的类型和临床表现及护理要点。

3. 能力目标

能运用所学知识对异常分娩妇女进行护理及健康教育，对异常分娩进行早期识别、采取护理措施。

案例

【案例导入】

初产妇，28 岁。G_2P_0，宫内妊娠 39^{+3}周。因见红伴有阵发性腹痛 13 小时入院。产科检查：骨盆外测量正常，宫高 35cm，腹围 102cm，宫缩持续 20～30 秒/（7～8 分）。胎心率 140 次/分。检查发现宫口开大 2cm，继发性宫缩乏力，胎头位于坐骨棘平面上 2cm，胎方位 LOA，胎膜未破。

【请思考】

针对该产妇的产程进展情况，应采取哪些护理措施？

【案例分析】

第一节 产力异常

分娩动力主要包含三个方面：子宫收缩力、腹部和膈肌的收缩力及肛提肌收缩力，其中，以子宫收缩力为核心。子宫收缩力在整个生产过程中发挥着至关重要的作用。产力异常（abnormal uterine action），通常表现为子宫收缩力的异常。临床上分为宫缩乏力（uterine inertia）和宫缩过强（uterine overcontraction），并且这两种情况都有协调性和不协调性之分（图 10－1），其中协调性宫缩乏力较为常见。

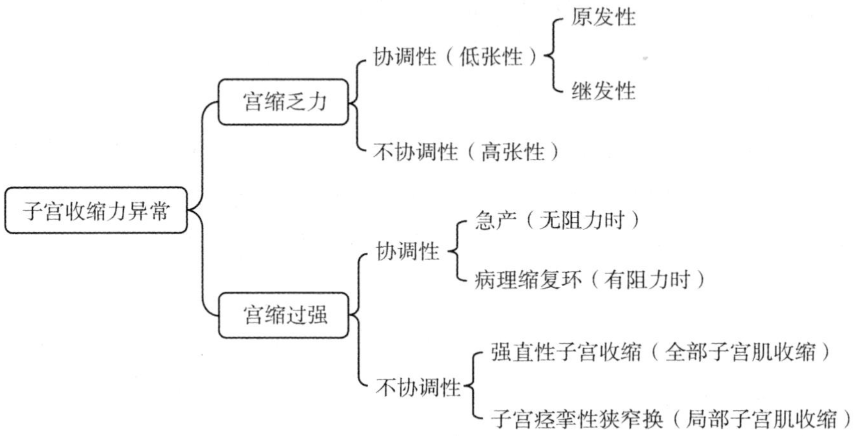

图 10－1 子宫收缩力异常的分类

一、宫缩乏力

（一）病因

1. 精神压力 在 35 岁以上的初产妇中较常见，过度的心理紧张可能导致大脑皮质功能失常，长时间的等待分娩、体能耗竭及水、电解质失衡等，都可能诱发宫缩乏力。

2. 药物作用 早期分娩阶段或生产前夕使用较大剂量的解痉药、镇静药、镇痛药和抑制宫缩的药物（如氯丙嗪、硫酸镁、哌替啶、吗啡等），都有可能抑制子宫的正常收缩。

3. 激素平衡失调 分娩时如有雌激素、缩宫素、前列腺素、乙酰胆碱等分泌不足，或孕激素水平下降过慢，可能会降低子宫肌的敏感性并影响其兴奋阈值，导致子宫收缩力下降。

4. 头盆不称或胎位异常 当胎儿的先露部分在下降时遭遇阻碍，无法紧密接触子宫下段和内口，无法有效诱发宫缩反射，从而可能发生继发性的宫缩乏力。

5. 其他 包括子宫壁的极度扩张，肌纤维被拉伸至不能正常收缩（如羊水过多、多胎妊娠、较大的胎儿等）；营养不良、贫血或其他慢性全身性疾病导致的体弱；分娩前饮食和睡眠不足，或者是体力消耗过大；早期使用腹压，或直肠、膀胱填充不当等因素也都会影响宫缩。

（二）临床表现

1. 协调性宫缩乏力　表现为子宫收缩的节律性、对称性和极性正常，但收缩力不足，持续的时间短，并伴有不规律且较长的间歇期，宫腔内压力 < 180Montevideo，宫缩频率 < 2 次/10 分。在宫缩高峰期，宫体的隆起不显著，用手指压宫底可以感觉到凹陷。这通常属于继发性，可能导致产程延长或停滞。根据宫缩乏力出现的时间，分为以下两类。

（1）原发性宫缩乏力：出现于分娩初期，子宫收缩力不足且宫缩间隔长、时长短，导致宫颈不能如期扩张而胎先露不能如期下降，从而使产程延长。

（2）继发性子宫收缩乏力：在产程进行至某一阶段时（通常为活跃期后期或第二产程）宫缩力度下降。这一情况常见于中骨盆和骨盆出口狭窄，导致胎先露下降受阻，持续的枕横位或枕后位等头盆不称及胎位异常，会导致继发性的宫缩乏力。

2. 不协调性宫缩乏力　在初产妇中较为常见。表现为宫缩失去正常的节律性、对称性。激发点可能位于宫体的任一处或多个位置，导致宫缩无序。这可能导致宫口不能长期扩张，胎先露不能如期下降，胎位触不清。产妇出现明显下腹疼痛、触之敏感、心理压力大、不安及过度劳累。结果是产程延长、停滞，有时会引起胎儿在宫内的窘迫状况。

3. 产程异常　当宫口扩张和胎头下降的速度变慢或停止时，表明产程发生异常。

（1）分娩早期阶段持续时间增加：这一阶段从规律宫缩开始，一直持续到活跃期的开始（宫口开大到 6cm），初产妇超过 20 小时、经产妇超过 14 小时则视作早期阶段延长。

（2）活跃期延长或停滞：该阶段从宫口开大 6cm 开始，直至宫口完全开大至 10cm。如果宫口扩张的速度低于每小时 0.5cm，判定为活跃期延长；在破膜且宫颈扩张达到或超过 6cm 条件下，如果宫缩正常但宫口停止扩张超过 4 小时，或者宫口不足且停止扩张超过 6 小时，则认为是活跃期停滞。

（3）第二产程延长：第二产程初产妇超过 3 小时、经产妇超过 2 小时（硬膜外麻醉镇痛下，初产妇超过 4 小时、经产妇超过 3 小时），期间胎头既未下降也无转动，即视为第二阶段延长。在活跃期晚期及第二产程，此阶段异常包括胎头下降速度减慢、胎头下降停止及分娩阶段过长。

（4）胎头下降延缓：胎头下降速度初产妇每小时小于 1cm，经产妇每小时小于 2cm，则称为胎头下降延缓。

（5）胎头下降停滞：在第二分娩阶段，如果胎头位置不变且超过 1 小时不下降，即认为胎头下降停滞。

（6）滞产：总产程超过 24 小时。

（三）护理

1. 处理原则　需要主动查找具体原因，结合母婴的临床状况和分娩进展来确定治疗计划，以预防和控制可能出现的并发症。对于表现为协调性子宫收缩乏力而无头盆不称、胎位异常或胎儿宫内缺氧风险，且估计能顺利完成阴道分娩的情形，应促进子宫收缩；若不符合上述条件，则应考虑及时进行剖宫产手术。不协调性子宫收缩乏力者，调整为协调性子宫收缩，再处理（图 10-2）。

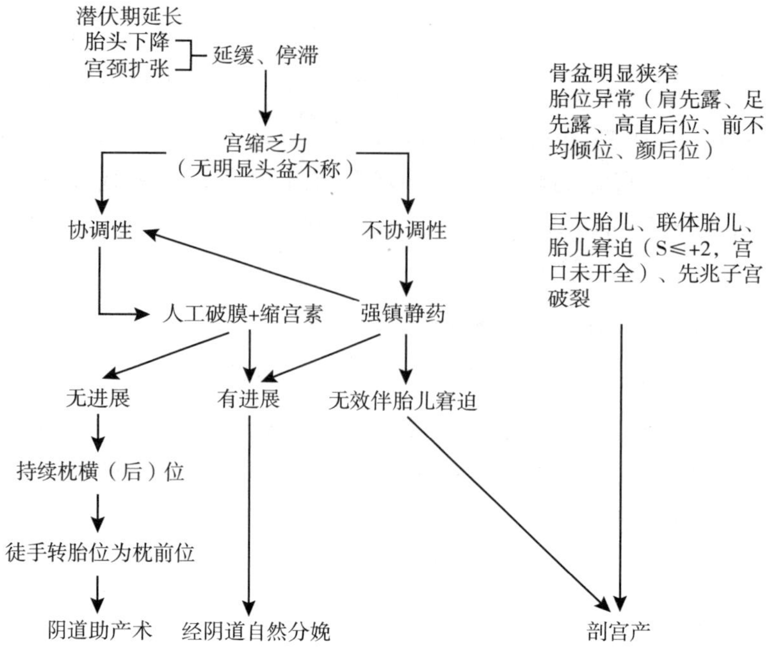

图 10-2 异常分娩处理示意图

2. 护理评估

（1）健康史：查看产前检查的资料，了解产妇的生长发育情况，包括身高和骨盆的测量数据，胎儿的大小及头盆关系；同时注意既往史、妊娠和分娩史。

（2）身体状况：评估产妇是否存在体力衰减或腹胀等症状。在第二分娩阶段过长的情况下，产道长时间受压可能会导致尿潴留，压迫部位长期缺血可能引起水肿、组织坏死或软产道的损伤，可能导致生殖道瘘管，增加产后出血或产褥感染的风险。

不协调性子宫收缩乏力，使胎盘供血、供氧不足；产程延长使胎头及脐带受压时间过久，增加手术助产机会；致胎心音异常、胎儿宫内窘迫、新生儿窒息等。

（3）心理-社会状况：在临产阶段，由于宫缩引起的腹部剧痛，如果子宫收缩频繁且力度大，使得分娩进程过快而未有充足的心理准备，产妇会感到焦虑，休息及进食均受影响，对自身通过阴道分娩的能力丧失信心，因而请求进行剖宫产手术。

（4）辅助检查：①多普勒胎心听诊仪，监测可及时发现心率减慢，过快或心律不齐。②实验室检查，尿液检查可出现酮体阳性反应，血液生化检查可提示钾、钠、氯和钙等电解质的变化与二氧化碳结合能力下降。③Bishop 宫颈成熟度评分参见第九章第二节表 9-2。

3. 常见护理诊断/问题

（1）忧虑：与担忧分娩过程中对母婴造成损伤有关。

（2）体液不足的危险：与长时间分娩、孕妇体能消耗过大及极度疲劳可能导致摄入量不足有关。

4. 护理目标

（1）保持产妇情绪稳定，安全度过分娩期。

（2）确保产妇维持水、电解质平衡状态。

（3）产妇分娩过程中能应用减轻疼痛的常用技巧。

5. 护理措施

（1）协调性子宫收缩乏力：先排查是否存在与分娩相关的障碍，如头盆不称，胎位不正。同时，监测宫颈变化及胎先露的进展情况。如果诊断出头盆不称等情况，且判断无法自然分娩，则应迅速准备剖宫产。反之，如判断可以顺利经阴道分娩，护理措施如下。

1）第一产程的护理：改善全身情况，措施如下。①确保充足休息，提供心理支持。关怀、安慰产妇，增加产妇对分娩的信心。对于产程较长、疲劳或焦虑的产妇，按医嘱给予镇静药。②鼓励产妇摄入容易消化的、高热量的食物，以补充所需的营养、水和电解质。③陪伴分娩，安排经验丰富的护士或助产士及家人陪同。④保持膀胱和直肠的空虚状态。

加强宫缩，措施如下。①人工破膜，破膜前须检查有无脐带先露，宫颈扩张≥3cm，无头盆不称，胎头已衔接而产程延缓者，在宫缩间歇期行人工破膜，能够加速宫口扩张和整个产程进展。②静脉滴注缩宫素，这一方法适合于宫缩协调但乏力、胎心良好、胎位正常，以及头盆相称的情况；但存在明显产道阻塞或有瘢痕的情况则不适宜使用。使用缩宫素的基本原则是用最低的浓度达到最佳的宫缩效果，方法是将缩宫素2.5U加入生理盐水500ml中，初始滴速设为4～5滴/分，根据宫缩情况调节，每次调整的间隔为15～30分钟，最大剂量通常不超过60滴/分，使子宫收缩持续40～60秒，间隔2～3分钟。对不敏感者，可酌情增加缩宫素给药的剂量。须专人监护，监测宫缩、胎心、血压及产程进展等状况。③针刺合谷、三阴交、关元等穴位。④刺激乳头。⑤地西泮静脉推注。地西泮通过松弛宫颈平滑肌和软化宫颈来促进宫口扩张，适用于宫口扩张缓慢和宫颈水肿。常用剂量为10mg，缓慢静脉推注，和缩宫素联合使用效果更佳。

剖宫产术前准备如下。如果经过上述处理及试产2～4小时后，产程没有明显进展或者出现胎儿宫内缺氧、产妇体力衰竭等情况，则需立即准备进行剖宫产。

2）第二产程的护理。要为阴道分娩的助产和新生儿的急救做好准备工作，监测胎心率、宫缩情况及胎先露的下降情况。在宫缩乏力而头盆相称的情况下，可以使用缩宫素静脉滴注来促进产程进展。当胎头下降至≥+3水平时，可以等待自然分娩完成或进行阴道助产；如果胎头未衔接或出现胎儿窘迫征象，应考虑行剖宫产手术。

3）第三产程护理。预防产后出血和感染。遵医嘱，在婴儿前肩娩出时可立即静脉推注缩宫素10U，同时予缩宫素10～20U静脉滴注，增强子宫收缩，以减少产后流血。若破膜时间超过12小时、整个产程超过24小时，或有多次肛门检查或阴道助产操作的情况，考虑使用抗生素预防感染。

（2）不协调性宫缩乏力：调节子宫收缩，以恢复其正常节律性和极性。根据医嘱可给予派替啶100mg或吗啡10mg肌内注射，以确保产妇有足够的休息时间，促使子宫收缩状态转变为协调性的。在宫缩未恢复协调前，禁止使用缩宫素。如使用这些措施后，宫缩仍然不协调或出现胎儿窘迫症状，或存在头盆不称、胎位不正等情况，应立即告知医生，并做好剖宫产及新生儿抢救的准备工作。

（3）提供心理辅导，减少产妇的焦虑和害怕：指导产妇在宫缩间歇期休息并采取左侧卧位，并推荐时行适度的室内活动，同时鼓励家人为产妇提供持续的心理支持。

6. 护理评价

（1）产妇应对分娩过程时焦虑情绪明显缓解。

（2）产妇水、电解质紊乱得到纠正。

二、宫缩过强

（一）病因

目前尚不十分明确，可能与下列因素有关。

1. 产妇精神过度紧张、产程延长、极度疲劳。
2. 缩宫素使用不当，如剂量过大，或个体对缩宫素过于敏感。
3. 过多的阴道检查和宫腔内操作可能导致子宫壁某处肌肉痉挛性不协调性收缩过强。

（二）临床表现

1. 协调性子宫收缩异常 子宫收缩的节律性、对称性和极性正常，但力度和频率过高。在产道畅通、头盆相称且胎位正常的情况下，分娩速度加快，可能导致急产（即初产妇的总产程 <3 小时）。如果存在产道梗阻或瘢痕子宫，强烈的宫缩可能造成病理性缩复环乃至子宫破裂。产妇可能有痛苦面容、大声叫喊。强烈且频繁的宫缩有可能造成产道损伤、胎儿缺氧、胎死宫内或新生儿外伤等严重后果。

2. 不协调性子宫收缩过强

（1）强直性子宫收缩：子宫强烈而持续地异常收缩，缺乏正常的节律性，宫缩无间隔。常见于缩宫药物使用不当，如缩宫素过量，特别是静脉滴注剂量过大、肌内注射缩宫素或米索前列醇引产。产妇可能表现出持续的腹部疼痛、拒按和精神烦躁。腹部触诊难以分辨胎方位，听诊胎心音听不清。有时可在脐下或平脐处见病理性缩复环，导尿为血尿等为先兆子宫破裂征象。

（2）子宫痉挛性狭窄环（图 10－3）：子宫部分平滑肌出现不协调的痉挛性收缩，形成环状狭窄。此环一般出现在子宫的上下段交界处，或围绕胎体狭窄部位，如胎颈或胎腰较常见。症状表现为产妇持续性腹痛、烦躁、宫颈扩张缓慢、胎先露下降停滞及胎心忽快忽慢。狭窄环在宫缩过程中位置不变，往往会导致胎盘不能正常下降。在取出胎盘时，可在子宫内感觉到较硬且没有弹性的狭窄环。

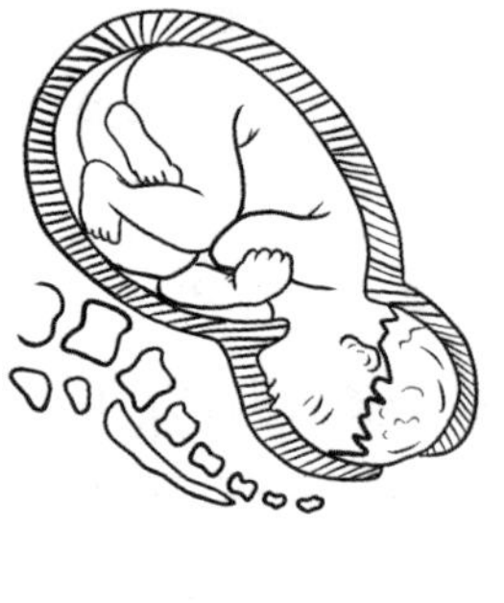
A 狭窄环围绕胎颈

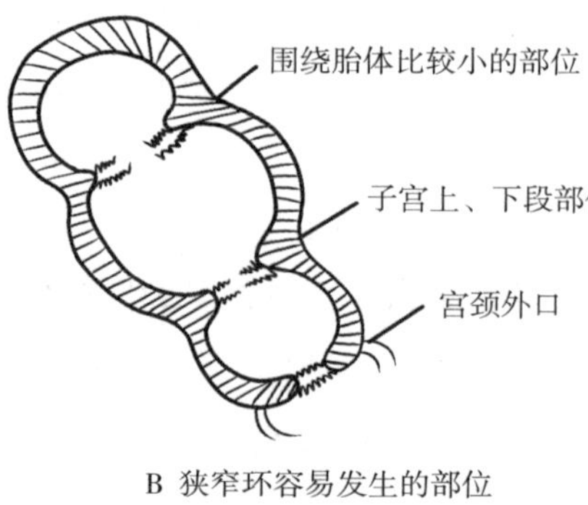

B 狭窄环容易发生的部位

图 10－3 子宫痉挛性狭窄环

（三）护理

1. 处理原则　预防为主，早期识别子宫收缩过强异常状况，吸氧及给予宫缩抑制药。

2. 护理评估

（1）评估产妇的健康情况：细致查阅产前检查的记录，了解骨盆测量值、胎儿情况及是否存在妊娠期并发症。对于经产妇来说，还要询问是否有急产史。此外，应当评估临产时间、宫缩频率与强度，并密切观察胎心和胎动情况。

（2）身体状况：在产程中，协调性子宫收缩过强，可能导致产妇宫颈、阴道及会阴部位发生裂伤，极端情况下还可能引起子宫的撕裂。同时增加羊水栓塞的风险。接产时来不及消毒可致产褥感染。

不协调性子宫收缩过强，形成子宫痉挛性狭窄环或强直性子宫收缩时，可致产程延长，持续腹痛、精神疲惫、乏力、腹胀等。严重者引起水、电解质紊乱，剖宫产术率增加。

此外，因宫缩强度大和频繁，可能导致胎儿在子宫内缺氧，增加胎儿窘迫、胎死宫内及新生儿窒息的风险。胎儿过快娩出，也有可能引致新生儿颅内出血。同时，新生儿较易感染，若跌落地面，可能会导致骨折或其他形式的外伤。

（3）心理－社会状况：处于分娩临近阶段的产妇，由于宫缩频繁且强烈，导致产程迅速进展，可能会体验到恐惧和极度的无助感。

3. 常见护理诊断/问题

（1）急性疼痛：与子宫收缩异常频繁且强烈相关。

（2）焦虑情绪：与对自己及胎儿的健康和安全感到担忧有关。

4. 护理目标

（1）产妇在生产过程中掌握并运用缓解痛感的技巧。

（2）产妇能够清晰表达自身的焦虑情绪及采取应对措施。

5. 护理措施

（1）分娩前准备：具有急产史或异常分娩史的孕妇应选择提前 2 周入院待产，同时建议采取左侧卧位进行休息。待产时，若孕妇主诉有排便感，护理人员须先判断宫口扩张及胎先露下降的情况。与产妇进行有效沟通减少其焦虑情绪。

（2）分娩期护理：积极观察产程进展及产妇状况。鼓励产妇进行深呼吸并指导避免用力屏气。发现强直性子宫收缩或子宫痉挛性狭窄环时，给予吸氧支持，遵医嘱给予宫缩抑制药（如将 25% 硫酸镁 20ml 加入 5% 葡萄糖注射液 20ml 内缓慢静脉推注）来缓解症状。同时，密集监测胎心率的变化，并根据情况选择等待自然分娩或行阴道助产。按照医嘱给予新生儿维生素 K_1 肌内注射来预防颅内出血。若上述措施无法缓解问题，且若出现病理性缩复环及与胎儿窘迫相关症状，应立即进行剖宫产。

（3）产后恢复：关注宫体复旧、会阴伤口的愈合、阴道流血量及生命体征等情况。向产妇提供全面的健康教育及出院前的必要指导。如果新生儿出现意外，应协助产妇和家属顺利度过哀伤期。同时，为产妇提供关于出院后避孕方法的指导。

6. 护理评价

（1）产妇掌握缓解疼痛的技巧，提高舒适度。

（2）产妇积极应对生产结果，保持身心状态良好。

第二节　产道异常

产道分为骨产道和软产道，是胎儿娩出的通道。若产道出现异常，可能会导致胎儿难以娩出。其中，骨产道异常较常见。骨盆径线过短或形状异常，使得骨盆腔小于胎先露部可通过的限度，阻碍胎先露下降，影响产程顺利进展，通常称作狭窄骨盆。狭窄骨盆可能是单一径线或多个径线过短，也可能是一个或多个平面狭窄。依据骨盆平面的狭窄程度，可将其分为临界性、相对性及绝对性三种情况（表 10－1）。常见的狭窄骨盆类型包括扁平骨盆、漏斗骨盆、均小骨盆和畸形骨盆等。

表 10－1　骨盆三个平面狭窄的分级

单位：cm

分级	入口平面狭窄对角径	中骨盆平面狭窄坐骨棘间径	出口平面狭窄		
			坐骨棘间径＋中骨盆后矢状径	坐骨结节间径	坐骨结节间径＋出口后矢状径
Ⅰ级（临界性）	11.5	10	13.5	7.5	15.0
Ⅱ级（相对性）	10.0～11.0	8.5～9.5	12.0～13.0	6.0～7.0	12.0～14.0
Ⅲ级（绝对性）	≤9.5	≤8.0	≤11.5	≤5.5	≤11.0

一、骨产道异常

（一）骨盆入口平面狭窄

骨盆入口平面狭窄（contracted pelvic inlet）表现为正常的横径与狭窄的前后径，形成类似扁平的圆形。狭窄类型分为单纯扁平骨盆（图 10－4）和佝偻病性扁平骨盆（图 10－5）两种。在妊娠末期或临产后，骨盆入口平面狭窄会阻碍胎头衔接，导致其不能正常入盆。初产妇的腹部多为尖腹，而经产妇则表现为悬垂腹，并且胎头跨耻征通常为阳性。临产后，骨盆入口临界狭窄，潜伏期和活跃早期可能延长，但活跃晚期产程可能顺利进行，若胎头长时间未入盆，通常会伴随胎膜破裂和脐带脱垂。

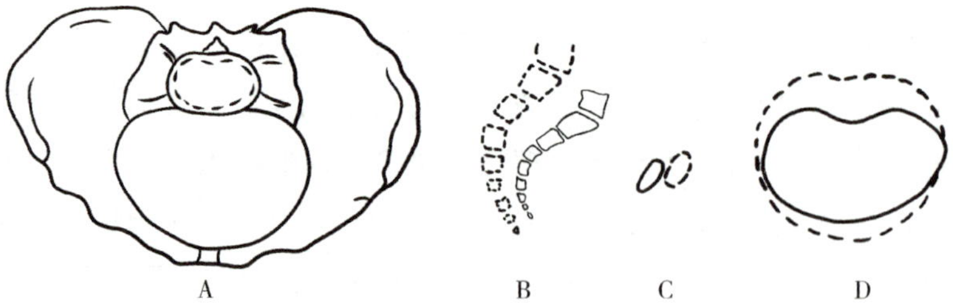

图 10－4　单纯扁平骨盆

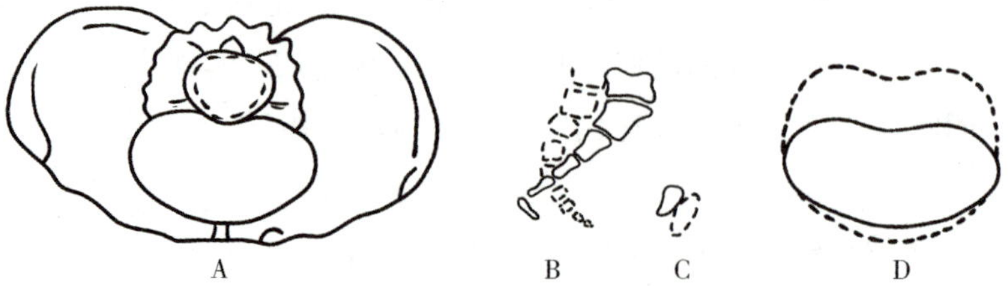

图 10－5　佝偻病性扁平骨盆

（二）中骨盆平面狭窄

中骨盆平面狭窄（contracted midpelvis）主要见于男型骨盆和类人猿型骨盆中，主要特征是坐骨棘间径和中骨盆后矢状径狭窄。在分娩过程中，尽管胎头可以正常衔接，但当其下降至中骨盆，由于内旋受限，会出现持续性枕横位或枕后位（图 10－6），导致继发性宫缩乏力。因此，产程进展至活跃晚期和第二产程后，胎头的下降速度会显著放缓，甚至停滞。

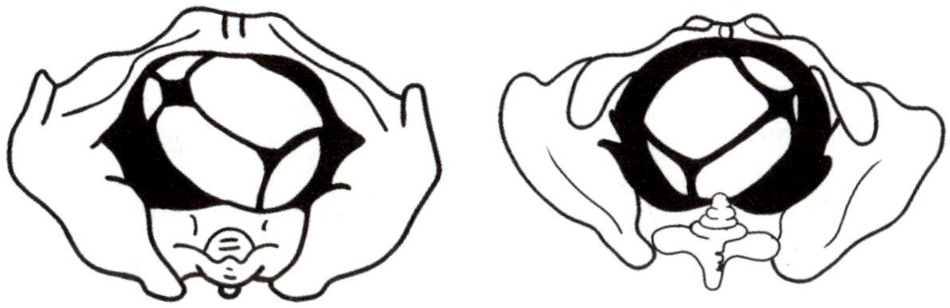

A 枕左后位　　B 枕右后位

图 10－6　持续性枕后位

（三）骨盆出口平面狭窄

骨盆出口狭窄往往伴随中骨盆平面狭窄，男型骨盆中此类现象较为常见，主要表现为坐骨结节间径与骨盆出口后矢状径狭窄。单纯骨盆出口平面狭窄者，通常第一产程可以平稳进行，但第二产程会停滞，可能继发宫缩乏力，此外还容易导致严重的软产道裂伤及新生儿产伤。常见于下列两种类型。

1. 漏斗型骨盆　特点为中骨盆及骨盆出口平面均明显狭窄，坐骨棘间径＜10cm，坐骨结节间径＜8cm，骶棘韧带（即坐骨切迹）宽度＜2 横指，并且耻骨弓角度＜90°，坐骨结节间径与出口后矢状径之和＜15cm（图 10－7）。

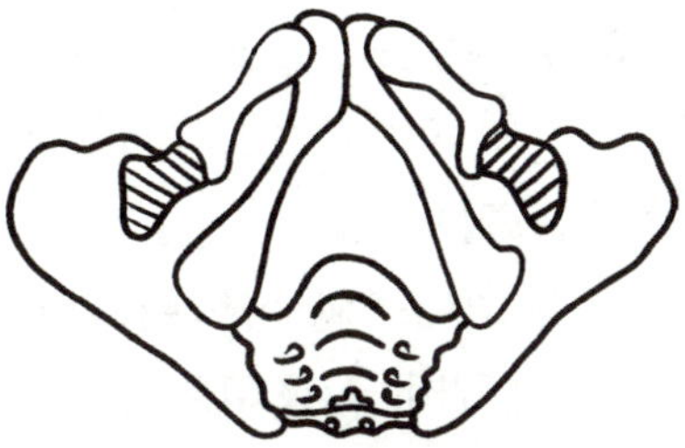

图 10－7　漏斗型骨盆

2. 横径狭窄骨盆　此类骨盆的横径在所有平面上均缩短，骨盆入口呈现较为窄长的椭圆形。

（四）骨盆三个平面狭窄

骨盆外形属于正常女性骨盆但三个平面的径线比正常值小 2cm 或以上时，为均小骨盆（图 10－8）。常见于身材矮小、体型匀称的女性。

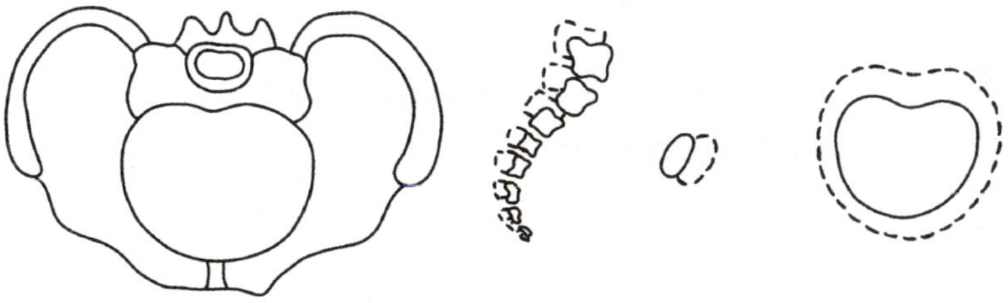

A　B　C　D

图 10－8　均小骨盆

（五）畸形骨盆

骨盆失去正常形态和对称性，包含因跛行和脊柱侧弯引起的偏斜骨盆及由于骨折导致的畸形骨盆。这类情况下，一般难以经阴道分娩。

二、软产道异常

软产道由阴道、宫颈、子宫下段和盆底软组织构成。软产道异常情况可能由先天发育问题或后天疾病引起。建议在怀孕初期进行妇科检查，以确定是否存在软产道异常。

（一）阴道异常

在临床诊疗中，阴道的异常情况主要包括阴道横隔、阴道纵隔及阴道包块等。

1. 阴道横隔 通常位于阴道的上、中段，在横隔或稍偏一侧常有小孔，易被误认为宫颈外口，常影响胎先露下降。

2. 阴道纵隔 当阴道纵隔伴随双子宫、双宫颈出现时，若其中一侧子宫内的胎儿下降，并通过同侧阴道分娩，纵隔会向另一侧移动，这种情况通常不会阻碍分娩过程。

3. 阴道包块 包括阴道内的囊肿、肿瘤及尖锐湿疣等。

（二）宫颈异常

宫颈的某些异常状态可能会影响分娩过程，包括以下几种情况。

1. 宫颈粘连和瘢痕 有可能导致宫颈性难产。

2. 宫颈坚韧 较多出现于高龄初产妇，宫颈成熟不良、缺乏弹性或精神压力过大而导致宫颈挛缩，这种状态下宫颈不易扩张。

3. 宫颈水肿 多见于扁平骨盆、持续的枕后位或潜伏期延长，宫口未完全开时过早使用腹压，使宫颈前唇长时间受到胎头与耻骨联合的压迫，导致血液回流障碍而出现水肿，进而影响宫颈的扩张。

4. 宫颈癌 癌变区域往往质地坚硬且脆，经阴道分娩易造成宫颈裂伤、出血，甚至癌肿扩散，因此推荐采用剖宫产术。

（三）子宫异常

1. 子宫畸形 包括纵隔子宫、双角子宫等。

2. 瘢痕子宫 包括曾行剖宫产、输卵管间质部及宫角切除、子宫成形等手术形成的瘢痕子宫，增加了再次怀孕分娩时子宫破裂的风险。

（四）盆腔肿瘤

1. 子宫肌瘤 分娩过程中的影响因素包括肌瘤的大小、数目和生长位置。

2. 卵巢肿瘤 存在发生蒂扭转和破裂的风险。

三、护理

（一）处理原则

确切判定骨盆狭窄的具体类型及其严重程度，同时考虑产力、胎位、胎儿体积、胎心率监测结果、宫口扩张状况及胎先露的下降进展、是否发生破膜等因素。将这些因素与产妇的年龄、分娩次数和过往医疗史综合考量，进行全面的分析与判断。

（二）护理评估

1. 健康史　需要仔细询问产妇的分娩史、内、外科的病史。关注是否有佝偻病、脊髓灰质炎、脊柱和髋关节的结核病史，以及外伤史。对于经产妇，了解是否有难产史和新生儿有无产伤。

2. 身体状况

（1）一般情况：检查腹部形态，尖腹或悬垂腹可能表明存在盆腔入口平面狭窄。观察产妇的体型、步态，检查是否有跛行、脊柱或髋关节的异常及米氏菱形窝是否对称。身高不足145cm应警惕均小骨盆。

（2）骨产道检查：主要对骨盆的尺寸和形态进行评估，识别骨产道的异常类型及程度。

（3）软产道检查：需要检查阴道的通畅性，宫颈的软、硬程度，检查是否有局部出血、肿瘤，检查子宫是否有畸形、子宫瘢痕，以及是否有盆腔肿瘤。

（4）腹部检查

1）量取子宫底高度与腹围：这有助于评估胎儿大小与骨盆间的匹配情况。

2）腹部的四步触诊：了解胎儿的先露部位、位置及是否与骨盆衔接。

3）评估头盆关系：评估头盆是否相称的方法包括以下步骤。产妇排空膀胱后平卧，双腿伸直。检查者一只手置于耻骨联合上边，另一只手压迫胎头向骨盆方向。如果胎头位于耻骨联合以下，则胎头跨耻征为阴性，提示头盆相称（图10－9A）；胎头与耻骨联合处于同一平面时，则跨耻征为可疑阳性，提示可疑头盆不称（图10－9B）；胎头在耻骨联合以上，跨耻征阳性，提示头盆明显不称（图10－9C）。若出现跨耻征阳性，应让孕妇采取半卧位且双腿屈曲，再进行检查；如果此时转为阴性，可能是由骨盆倾斜度异常造成，而不是头盆不称。头盆不称意味着可能存在相对或绝对性骨盆狭窄，但这不能仅根据跨耻征阳性来判断，需要通过产程观察或试产来最终确认。该检查对于预产期前两周的初产妇或临产时胎头未入盆的经产妇具有临床意义。

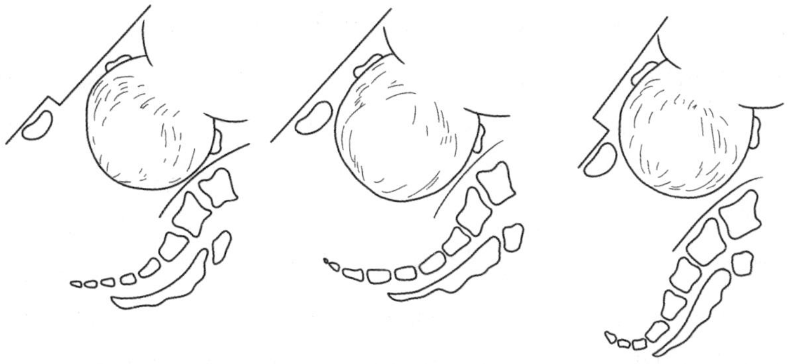

A 头盆相称　　B 可疑头盆不称　　C 头盆明显不称

图10－9　检查头盆相称程度

3. 心理－社会状况　应了解产妇的情绪状态，并询问妊娠各期的体验、当前的心理状态及可得到的社会支持情况。

4. 辅助检查　超声用于检视胎先露和骨盆的位置关系。

（三）常见护理诊断/问题

1. 感染风险 通常与胎膜早破、产程延长和手术操作次数多有关。

2. 新生儿窒息风险 这可能由产道异常和产程延长引发。

3. 潜在并发症 包括子宫破裂和胎儿窘迫等。

（四）护理目标

1. 避免产妇发生感染并加强感染控制。
2. 新生儿出生后身体状况良好，且 Apgar 评分 >7 分。
3. 确保产妇安全、顺利分娩，无并发症发生。

（五）护理措施

针对分娩过程中不同情况的护理要点如下。

1. 对于存在明确头盆不称无法经阴道分娩的产妇，要做好剖宫产手术期间的各项护理措施。

2. 阴道试产的护理措施如下。

（1）心理关怀：为产妇及家属提供精神支持，做好心理疏导工作。

（2）维持产力：关注产妇的饮食、营养状态和休息状况，按照医嘱补给水、电解质、维生素 C 等。

（3）观察产程进展：记录子宫收缩情况和胎心率的变化，出现异常时迅速干预。对轻度头盆不称情况，可在严格监控下尝试分娩，以宫口扩张情况作为评估指标。宫口开至 3～4cm 时，可以进行骨盆入口狭窄的试产。在宫口开至≥3cm 而胎膜尚未破裂的情形下，可以考虑进行人工破膜。破膜后若宫缩强烈且产程进展顺畅，大多能够顺利阴道分娩。如宫缩不足，可通过催产素静脉滴注来增强宫缩。在试产期间尽量不使用镇静药、镇痛药，减少肛门检查次数，避免灌肠。若经过 2～4 小时试产，胎头仍未入盆，宫口扩张缓慢且伴有胎儿窘迫症状，则应终止试产，立即行剖宫产手术。

（4）协助处理：对于中骨盆平面狭窄的情况，根据不同状况进行处理的要点如下。

如果宫口已完全开放，胎头的双顶径已经降到坐骨棘水平或更低，可以尝试通过阴道徒手将胎头从枕后位或枕横位调整至枕前位，等待其自然分娩。此外，也可采用阴道助产工具如胎头吸引器或产钳辅助分娩，并做好新生儿抢救准备。若胎头双顶径未能降至坐骨棘水平，或有胎儿窘迫征象，需要做剖宫产手术的准备。另外，如果出口横径加后矢状径之和超过 15cm，大多数情况下可经阴道分娩，偶尔可能要用产钳或胎头吸引器辅助。此时建议进行较大的会阴后侧切口，以避免会阴严重撕裂。当出口横径与后矢状径之和不超过 15cm 时，足月胎儿经阴道分娩可能较为困难，应该进行剖宫产手术的术前准备。

3. 保持会阴区域的卫生，日常进行冲洗或擦拭，并使用已消毒的会阴护垫。严格按照医嘱使用能促进宫缩的药物及抗生素，以预防产后可能出现的出血和感染。

4. 对于新生儿的特殊护理，尤其是经历手术辅助分娩或头部在产道中长时间受压的婴儿，需要仔细观察是否出现颅内出血或其他形式的损伤。

（六）护理评价

1. 产妇无感染迹象，包括体温恢复正常、恶露情况和白细胞计数均正常，且伤口愈合状况良好。

2. 产妇配合治疗计划，安全度过分娩过程。

3. 胎儿未出现窒息、颅内出血或其他损害的情况。

4. 胎儿宫内窘迫、新生儿窒息或颅内出血等情况能及时识别并处理。

第三节　胎儿异常

胎儿异常主要分为胎位异常和胎儿发育不良两种，均可导致难产。常见的胎位异常包括有枕后位、枕横位和臀位。而导致难产的胎儿发育异常通常以巨大胎儿为主。

一、胎位异常及其表现位置异常

胎位异常包括胎头、臀先露和肩先露，其中头先露的胎头位置异常中最常见。

（一）持续性枕后位或持续性枕横位

在分娩期间，如果胎头处于枕后位或枕横位衔接，并在下降时胎头枕部未能适当旋转成枕前位，将导致分娩困难。通常，胎头枕部应在下降时向前旋转 135°或 90°以最小径线通过产道自然分娩。在试产之后，有 5% ~10% 的情况，胎头枕部仍然未能向前转动，并在分娩的后期处于母亲骨盆的后方或侧方，这种情况导致了分娩的困难，被称作持续性枕后位或持续性枕横位。

1. 病因

（1）骨盆异形、胎头未能充分俯屈、子宫收缩不足。这类情况常见于男型和类人猿型骨盆。一旦伴有中骨盆平面狭窄，就可能影响胎头的内旋，从而出现持续性枕后位或枕横位。

（2）其他因素，如头盆不称、前置胎盘、膀胱过度充盈、子宫下段肿瘤、胎儿异常大小或发育问题等，都可能干扰胎头的正常俯屈和内旋，导致持续性枕横位或枕后位的出现。

2. 临床表现　胎儿的枕骨部分持续位于母体骨盆的后方，对直肠产生压迫，使产妇有肛门下坠和排便感；子宫颈尚未完全开口时，如果产妇过早用力屏气并施加腹压，可能导致产程延长。此外，宫颈前唇水肿、胎头水肿，都会使产程进展变得延长。

（二）胎头高直位

胎头高直位是指胎头呈不俯不屈姿势衔接于骨盆入口，其矢状缝与骨盆入口前后径一致，即为高直位。分为高直前位（胎头枕骨向前，靠近耻骨联合，又称枕耻位）和高直后位（胎头枕骨向后，靠近骶岬区，又称枕骶位）。此种情况在所有分娩中所占比例约为 1%，由于对母婴均可能带来较高风险，故需及时识别及处理。

（三）前不均倾位

前不均倾位发生率为 0.5% ~0.8%，枕横位的胎头经头侧屈使前顶骨首先进入盆腔称为前不均倾位。多见于骨盆倾角过大或腹壁松弛的产妇。由于耻骨联合后面直且无凹陷，前顶骨嵌顿于耻骨联合后，后顶骨难以跨过骶岬进入盆腔，因此通常需要实施剖宫产手术。

（四）面先露

面先露是胎头以面部为先露部分，多在临产后发现，发生率介于0.8%～2.7%。面先露通常是由额先露持续仰伸造成，颏骨为指示点。有6种面先露胎位，包括颏左前、颏右前、颏左横、颏右横、颏左后和颏右后，其中以颏左前和颏右后较为常见。面先露由于面部骨结构不容易变形，容易造成会阴裂伤。颏后位可能会导致阻塞性难产，如果处理不当，甚至有可能引起子宫破裂。

（五）臀先露

臀先露在所有足月分娩中的比例为3%～4%，是非常见的非头位胎位。臀先露，指胎儿的臀部、腿部或膝部最先进入产道，以胎儿的骶骨作为胎方位的指示点，共分为6种，即骶左前、骶左横、骶左后、骶右前、骶右横、骶右后。根据胎儿下肢的姿势不同，臀先露可以细分为以下三类。

1. 单臀先露 亦称作腿直臀先露。胎儿的髋关节处于屈曲状态而膝关节伸直，臀部是最初进入产道的部位。

2. 完全臀先露 也称为混合臀先露，这种情况较为常见。胎儿的髋关节和膝关节都是屈曲状态，先露部位为臀部及两脚。

3. 不完全臀先露 则相对少见。胎儿的一只脚或两脚、一膝或两膝，或是一膝一脚作为先露部分。单臀先露因为胎臀周径较胎头小，所以不如头先露时那样紧密地与子宫下段及宫颈内口贴合，可能会影响宫颈的扩张。臀部柔软度意味着其先娩出会较为容易，但胎头娩出时较难。由于胎臀形状不规则，前羊膜囊的压力不均，容易造成胎膜早破，而胎膜过早破裂又可能导致早产。此外，臀先露下的脐带脱垂发生率是头先露的10倍。

（六）肩先露

肩部先露占足月分娩总数的0.25%，属于对母儿最不利的胎位。胎儿横向靠卧在母体骨盆入口之上，胎儿的主轴与母体的纵轴呈垂直状态，也被称作横产式。由于先露部位不紧贴子宫下段，宫缩乏力及胎膜早破的情况较为常见。如果胎膜破裂，可能伴随着脐带和胎儿上肢的脱出。随着宫缩的持续加强，可能导致先兆子宫破裂等的发生，使胎儿处于窘迫状态，甚至导致死亡。

（七）复合先露

是指胎头或胎臀与肢体（包括上、下肢）一同成为先露部分进入骨盆入口的情形，发生率为0.08%～0.10%。这种情况多发生在早产婴儿中，尤其是胎头伴随一手或一前臂同时成为先露部的情况较为常见。

二、胎儿发育异常及临床表现

（一）巨大胎儿

巨大胎儿指出生体重达到或超过4000g者。多见于父母本身身高体壮、孕妇存在轻型糖尿病、经产妇或过期妊娠等。通常表现为妊娠期内子宫增大较快，而在妊娠晚期孕妇自觉呼吸困难，腹部与肋骨两侧的胀痛等。

（二）胎儿畸形

1. 脑积水 胎儿颅内或脑室周围积聚了大量的脑脊液（500～3000ml），导致头围超过50cm，颅缝扩大，囟门变大，表现为显著的头盆不称，有跨耻骨征阳性。如不及时干预，有可能引发子宫破裂。

2. 联体儿 一种非常少见的现象，可能表现为寄生胎、两个胎儿共用一个胸腔或头部等情况。

3. 其他 包括无脑儿、脊柱裂、腹壁裂等不同类型的胎儿畸形。胎儿颈部、胸部或腹部出现肿瘤等也可能因部位肿大而导致分娩困难。

三、护理

（一）处理原则

定期进行产前检查，并尽量减少对产妇和胎儿的损害。分娩方式的选择应考虑采用阴道助产或剖宫手术。对于已确诊的畸形儿，应根据临床情况及时作出是否终止妊娠的决定。

1. 对于胎位异常的孕妇，如果妊娠期未满30周，通常不需要特别处理；超过30周胎位依然不正，依据具体情况进行矫正。若矫正不成功，需提前一周入院准备分娩，以确定最佳的分娩方法。如遇持续性枕后位或横位，骨盆没有异常且胎儿体重不是过大，则可考虑试产。试产过程中，需要密切监测产程进展，包括胎头的下降程度、宫口的扩张、宫缩的强度及胎心的变化等。

2. 当胎儿被诊断出发育异常，如体重远超正常值，需立即探究原因，并对已确诊患有糖尿病的孕妇进行必要的治疗。妊娠36周之后，结合胎儿的成熟情况、胎盘功能及血糖控制情况，可择期进行引产或是实施剖宫产手术。

（二）护理评估

1. 健康史 细致回顾孕期检查报告，询问产妇分娩史，了解家族史。对临产情况进行综合评估。

2. 身体状况 胎位不正可能需要手术辅助分娩，但这提升了产道受损、产褥感染和产后大出血的可能性。胎儿发育异常可能导致胎膜早破、脐带先露或脱垂，导致给胎儿窘迫，甚至危及生命。

（1）在腹部检查中，如果发现子宫呈现纵椭圆形，胎儿纵轴与母体纵轴一致，可能表明存在持续性枕后位或臀位。宫底部能触摸到胎臀，胎背偏向母体后方或侧方，前腹壁可以摸到胎体，并且胎心在脐下偏外侧清晰可辨，多半是枕后位的迹象。对于臀位下，宫底部可以触摸到圆硬、有浮动感觉的胎头，耻骨联合上方能触及柔软且宽广不规则的胎臀，母体脐上左侧或右侧可以听到胎心声。

（2）肛门检查或阴道检查可以进一步确认胎位。当宫颈口部分开大或全开时，进行这些检查。若在盆腔后部感觉空旷，胎头的矢状缝位于骨盆斜径，前囟偏于骨盆右（左）前方，后囟定位在骨盆右（左）后方，可能是持续性枕后位。如果触碰到柔软、宽阔不规则的胎臀、胎足或生殖器部位，则可能是臀位。胎头显著增大、颅缝宽广、囟门大而紧绷，颅骨质地薄软，有类似乒乓球的感觉，应该考虑脑积水的可能性。

3. 心理－社会状况 劳累与分娩持续时间过长可能使产妇感到疲惫，失去信心，急躁，同时对自己和胎儿的安全高度担忧。

4. 辅助检查

（1）超声检查能够检查胎头的具体位置、大小和形态，有助于确诊胎位和胎儿发育的异常情况。

（2）实验室检查，对于怀疑体重可能超标的胎儿，孕妇产前应进行血糖和尿糖测试，妊娠晚期则可能需要抽取羊水以检测胎肺成熟度和胎盘的功能。如果怀疑脑积水伴有脊柱裂，孕期则可通过测量孕妇血清或羊水中的甲胎蛋白水平来进一步诊断。

（三）常见护理诊断/问题

1. 存在新生儿窒息风险 这可能与分娩因素异常相关。

2. 恐惧 主要与难产及胎儿发育异常有关。

（四）护理目标

1. 确保新生儿没有发生窒息。

2. 产妇应能积极面对分娩中的异常，与医护人员合作，保证分娩过程平稳，避免出现并发症。

（五）护理措施

1. 加强孕期的卫生保健工作，通过产检及时发现问题并予以处理。对于臀先露的情况，多数在妊娠 30 周以前可以自行转为头位。若 30 周后仍未纠正，则可教导孕妇采取胸膝卧位。具体操作是应先排空膀胱，解开裤带，体位如图 10－10 所示，每天两次，每次 15 分钟，持续一周后再进行复查。此外，还可通过使用激光照射或艾灸至阴穴（位于足小趾外侧，趾甲根角的侧后方约 0.1 寸处）来进行矫正。

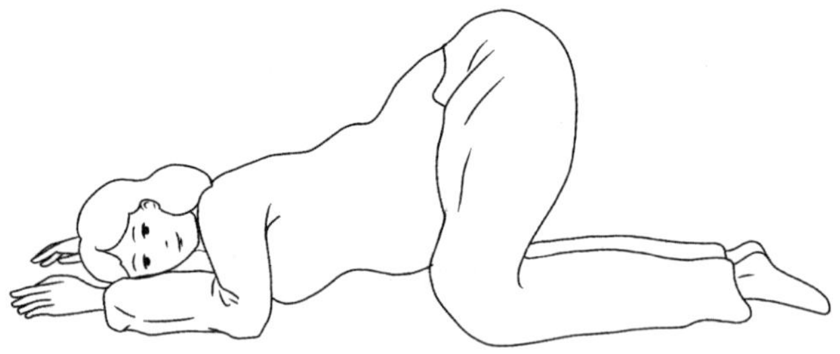

图 10－10 胸膝卧位

2. 为剖宫产的产妇做好围手术期护理准备。面对存在头盆不称、胎位异常或被确诊为巨大胎儿的情况，护理人员应优化术前和术后的照护措施。

3. 实施阴道分娩的护理工作

（1）鼓励患者保持充足营养摄入，根据医生的指示适时补充液体，维护体液和电解质的稳定；指导正确发力，防止不必要的体力消耗。对于枕后位的产妇，应避免过早屏气用力，以减少宫颈水肿和身体过度疲劳的风险。

（2）为预防胎膜早破，在待产期间应减少活动量和肛门检查次数，避免行灌肠操作。胎膜若提前破裂，应立即监测胎心状态，将床尾抬高，以降低脐带脱垂的危险。

（3）协助医生做好阴道助产和新生儿抢救的所有准备。为缩短第二产程，如有需要，可执行助产操作。新生儿分娩后，要细致检查是否存在分娩损伤。在第三产程，需仔细查看胎盘和胎膜是否完整，并检查母体产道有无受损。根据医嘱及时使用宫缩药和抗生素，以预防产后出血和感染的发生。

4. 加强心理关怀，确保产妇及其家属了解情况，解除不必要的担忧与紧张，同时采取各种舒缓手段，提高产妇在分娩过程中的舒适度。

（六）护理效果评估

经过系统的治疗与护理，观察新生儿出生后的 Apgar 评分是否达到 7 分以上，并以此评价新生儿的初生状态。

通过医疗和护理团队的联合努力，评估产妇在整个分娩过程中是否能够有效配合，顺利完成分娩。

本章小结

思考题

1. 若出现宫缩乏力，可以采用哪些方法来增强宫缩？

2. 针对宫缩过强的情况，护理人员可以采取哪些措施？

更多练习

（朱 英）

第十一章　分娩期并发症患者的护理

教学课件

学习目标

1. 素质目标

1. 培养学生保障母婴安全的能力。

2. 培养学生关爱孕产妇，具备较强的人文关怀素养。

2. 知识目标

（1）掌握：产后出血、子宫破裂及羊水栓塞的定义、临床表现、护理措施，产后出血的病因、出血量的评估。

（2）熟悉：子宫破裂的病因及各分娩期并发症的护理评估内容。

（3）了解：羊水栓塞的病因及病理生理。

3. 能力目标

（1）能早期识别产后出血、子宫破裂和羊水栓塞，并启动相应的急救流程。

（2）能对分娩期并发症妇女进行护理评估，提出可能的护理诊断/问题，并制定合理的护理措施。

案例

【案例导入】

某孕妇，35 岁。G_4P_1，妊娠 39^{+6} 周。因胎膜早破收住入院，入院后予缩宫素 2.5U 加生理盐水 500ml 引产后临产，6 小时后宫口开全，经阴道助产娩出一男婴，重 4200g。胎盘、胎膜自然娩出，胎盘散在粗糙，会阴Ⅱ度裂伤。胎盘娩出后子宫收缩欠佳，会阴伤口予以及时缝合，该过程出血约 500ml，医嘱予缩宫素 20U 加生理盐水 500ml 静脉滴注。30 分钟后，按摩子宫排出凝血块，会阴垫血液浸湿后重量增加 420g，子宫软，轮廓不清，产妇诉心悸、口渴、眩晕，测血压 100/58mmHg，脉搏 100 次/分，呼吸 22 次/分。

【请思考】

1. 该产妇估计产后出血量有多少？

2. 针对该产妇，应立即采取哪些护理措施？

【案例分析】

第一节　产后出血

产后出血（postpartum hemorrhage，PPH）是胎儿娩出后24小时内阴道分娩者出血量≥500ml，剖宫产者出血者≥1000ml，或失血后伴有低血容量的症状或体征。产后出血是分娩期的严重并发症，居我国产妇死亡原因首位，占分娩总数的5%～10%。产后出血是一种进展快、变化迅速的分娩期并发症，若抢救不及时，易导致产妇出现休克和肝肾功能衰竭等危重症，威胁产妇的生命安全。短时间内大量失血可迅速发生失血性休克，因休克时间过长引起垂体缺血坏死，继发严重的腺垂体功能减退，称希恩综合征（Sheehan syndrome）。估计出血量主观因素较大，实际出血量往往多于估计的出血量。因此，应特别重视产后出血的防治与护理，以提高产妇生存质量，降低死亡率。

一、病因

（一）子宫收缩乏力

子宫收缩乏力是产后出血最常见的原因。胎盘娩出后，胎盘与子宫的剥离面血窦关闭，出血得到控制。若子宫收缩乏力，子宫肌肉不能正常挤压血管，血窦持续开放，引起产后出血。常见的子宫收缩乏力的原因如下。

1. 全身因素　高龄产妇（>35岁）因身体机能下降，同时易合并妊娠期相关疾病，如妊娠期糖尿病、妊娠期高血压疾病等，使产后出血的风险增加。此外，精神紧张的产妇，容易出现焦虑、恐惧等情绪，导致体内的儿茶酚胺等物质分泌增多，引起产后出血等。

2. 产程因素　不论是产程过短还是过长，都易导致子宫收缩乏力。急产会导致子宫肌层过度收缩，以致胎盘娩出后子宫收缩乏力，血窦无法顺利关闭；产程过长，子宫收缩力会因长时间的消耗而逐渐下降。此外，难产、试产失败均易导致子宫收缩乏力。

3. 药物因素　近年来，分娩镇痛在产科的应用越来越普遍，研究表明，少量的麻醉药物可以减轻分娩的疼痛，消除紧张的情绪，不会增加产后出血发生率。但是产程中过多使用镇静药、麻醉药或子宫收缩抑制药易引起子宫收缩乏力，需要引起重视。

4. 子宫因素　子宫过度膨胀及子宫肌壁损伤，如多胎妊娠、巨大胎儿、既往有剖宫产史、子宫肌瘤切除术史的孕妇，易发生子宫肌纤维断裂，从而导致子宫收缩乏力，引发产后出血。

（二）胎盘因素

1. 胎盘早剥、前置胎盘　妊娠期的胎盘早剥、前置胎盘、胎盘前置血管破裂是妊娠晚期常见的出血性疾病，同时也是引起产后大出血的高危因素。

2. 胎盘滞留 胎盘滞留（retained placenta）正常情况下，胎盘多在胎儿娩出后15～20分钟内自行剥离并排出体外。若超过30分钟仍未排出，则影响子宫收缩。胎盘剥离面血窦不能正常关闭，将导致出血过多。导致胎盘滞留的常见原因有膀胱充盈、胎盘嵌顿、胎盘剥离不全等。

3. 胎盘植入性疾病 胎盘植入性疾病（placenta accreta spectrum disorders，PAS）指胎盘绒毛不同程度地植入子宫肌层内，是产科的危重症疾病之一。胎盘侵入子宫浅肌层为胎盘粘连（placenta accreta），侵入子宫深肌层为胎盘植入（placenta increta），穿透子宫壁达子宫浆膜层，甚至侵入子宫比邻器官时为穿透性胎盘植入（placenta percreta）。依据植入面积分为完全性和部分性胎盘植入。胎盘植入严重者可引起产后出血、子宫破裂、休克和感染等并发症，甚至造成产妇和胎儿死亡。目前认为引起胎盘植入的常见原因有子宫内膜损伤、胎盘附着部位异常、子宫手术史等，既往剖宫产史伴前置胎盘是最重要的高危因素。

4. 胎盘部分残留 胎盘部分残留（retained placenta fragment）子宫收缩乏力是造成胎盘部分残留的主要原因，常见的有部分胎盘小叶、副胎盘或胎膜残留。

（三）软产道裂伤

软产道裂伤包括会阴、阴道、宫颈裂伤，严重者裂伤可深达阴道穹隆、子宫下段，甚至盆壁。软产道裂伤形成的血肿是一种隐性出血，需要引起重视。分娩过程中的软产道裂伤常见原因有软产道弹性差，急产致软产道未经充分扩张，外阴水肿质脆，阴道手术助产（如产钳、胎吸引术、臀牵引术）操作不规范等。

（四）凝血功能障碍

产妇发生凝血功能障碍的原因包括妊娠合并血液系统疾病、妊娠合并肝病、产科并发症引起的弥散性血管内凝血，以及抗凝治疗等。

二、临床表现

产后出血主要表现为胎儿娩出后阴道流血量过多，可伴有因失血过多而引起的休克表现。

1. 阴道流血 不同病因所致产后出血，其阴道流血的特征各不相同。①子宫收缩乏力所致出血，常表现为胎盘娩出后阵发性的阴道流血，流血颜色较暗，扪诊子宫轮廓不清或者子宫质软。②胎盘因素所致出血，常表现为胎儿娩出数分钟后出现阴道流血，色暗红，胎盘娩出后出血可停止，也有因胎盘残留引起持续的产后出血。③软产道裂伤所致出血，常表现为胎儿娩出后即刻的持续的阴道流血，色鲜红，能自凝，裂伤严重时出血速度较快，需立即寻找出血点予缝合，隐匿性软产道损伤时，常表现为阴道疼痛或肛门坠胀感。④凝血功能障碍所致出血，常表现为胎儿或胎盘娩出后持续性阴道流血，且血液不凝，不易止血。

2. 失血性休克 当阴道流血量多时，产妇可出现面色苍白、出冷汗，有口渴、心悸、头晕等自觉症状，伴脉搏细数、血压下降等表现。

三、处理原则

识别产后出血的病因并对症处理，迅速止血并补充血容量，纠正失血性休克，同时预防感染。

四、护理

（一）护理评估

1. 风险因素的评估　早期识别产后出血产妇有助于减少产妇并发症，医护人员需动态评估每名孕产妇的危险因素，高风险者需积极做好抢救准备。目前产后出血评估工具较缺乏，评估时间点和评估内容略有不同，需进一步研究建立权威、高效、精准的产后出血评估体系。

2. 产后出血量和出血速度　是反映病情轻重的重要指标，因此产后出血护理评估重点在于出血量和出血速度，若出血速度较快，>150ml/min、3 小时内出血量超过总血容量的 50%、24 小时内出血量超过全身总血容量称重症产后出血。出血量的绝对值对不同体重者意义不同，需重视出血量占全身血容量的百分比。妊娠晚期全身总血容量的简单计算方法：非孕期体重（kg）×7%×(1+40%)，非孕期体重（kg）×10%。任何单一方法估计出血量都存在一定的缺陷，容易低估产后出血量，建议采用多种方法综合评估。传统的估计产后出血量的方法有以下几种。

（1）称重法或容积法：理论上是评估产后出血量最准确的方法。称重法为，计算失血量（ml）=[胎儿娩出后接血敷料湿重（g）-接血前敷料干重（g）]/1.05(血液比重 g/ml)。容积法为观察标有刻度的容器中的血量来获得准确的出血量。但这两种方法的准确性均会受到羊水的干扰，卫生垫和积血容器中易混合羊水，导致出血评估不准确。

（2）休克指数法（shock index，SI）：休克指数=脉率/收缩压（mmHg）。休克指数法关注患者的生命体征，是判断产后出血严重程度的重要指标。休克指数与估计出血量间的关系如下表所示（表 11-1）。当 SI>0.9 时，输血率和死亡率将增加。

表 11-1　休克指数与估计出血量

休克指数	估计出血量/ml	占总血容量的百分比/%
<0.9	<500	<20
1.0	1000	20
1.5	1500	30
2.0	≥2500	≥50

（3）血红蛋白测定：出血早期，血红蛋白水平常不能准确反映实际出血量。血红蛋白每下降 10g/L，估计失血量 400ml。

3. 评估产后出血原因　结合阴道流血的发生时间及伴随症状、体征，作出出血原因的初步判断。若胎盘完整娩出后阴道流血多，按摩子宫及应用宫缩剂后子宫变硬、阴道流血减少或停止，可考虑其为宫缩乏力性产后出血；若阴道大量流血发生在胎儿娩出数分钟后，胎盘尚未娩出时，应考虑胎盘因素；胎儿娩出后即刻阴道流血，应怀疑有软产道裂伤，需立即仔细检查宫颈、阴道及会阴是否存在裂伤；若产后持续性阴道流血、血液不凝，并存在全身多部位出血、瘀斑，应考虑为凝血功能障碍。

（二）护理诊断

1. 潜在并发症　失血性休克、感染。

2. 活动无耐力 与产后出血导致产后贫血、头晕、乏力有关。

3. 恐惧 与出血过多，产妇及家属担心预后有关。

（三）护理目标

1. 产妇出血性休克迹象及时被发现，血容量尽快得到恢复，产妇无感染症状。
2. 产妇贫血得到纠正，血红蛋白维持正常水平，日常生活能力良好。
3. 产妇情绪稳定，积极配合治疗和护理。

（四）护理措施

1. 积极预防产后出血

（1）妊娠期：定期产前检查，及早发现高危妊娠，同时积极治疗基础性疾病，纠正贫血和凝血功能障碍，必要时转诊至上级医院治疗待产。

（2）分娩期

1）第一产程：密切观察产程进展，合理使用子宫收缩药物及镇静药，防止产程过短或延长，保证孕妇良好的休息；开通静脉通道，为产后出血抢救做准备；鼓励孕妇饮水进食，保持体力为第二产程做准备。

2）第二产程：掌握熟练的助产技术，避免胎儿娩出过急过快，预防会阴的严重裂伤。

3）第三产程：是分娩过程中预防产后出血的关键环节，主要措施如下。①预防性使用宫缩药，头位胎儿前肩娩出后予缩宫素 10U 加入 500ml 生理盐水中以 100～150ml/h 静脉滴注或缩宫素 10U 肌内注射，也可使用卡贝缩宫素 100μg 静脉推注。②正确娩出胎盘，控制性脐带牵引（controlled cord traction，CCT）可作为预防产后出血的措施，但不要过早或强行牵拉，胎盘胎膜娩出仔细检查是否完整，若有残留及时处理。③软产道裂伤的处理，仔细检查软产道有无裂伤，若有裂伤积极处理。

（3）产褥期：产后 2 小时是发生产后出血的高峰期，约 80% 的产后出血发生在这一时期。每 15～30 分钟观察一次产妇的生命体征、神志状态、子宫收缩、宫底高度、阴道流血及会阴伤口、膀胱排空情况，发现异常及时处理。尽早实施母乳喂养，协助新生儿早接触、早吸吮，皮肤接触时间不少于 90 分钟，刺激子宫收缩，减少阴道流血。

2. 病因治疗 纠正失血性休克，防止感染。

（1）子宫收缩乏力所致出血：加强宫缩是最迅速、有效的止血方法。

1）应用宫缩药。①缩宫素，预防和治疗产后出血的一线药物，治疗时可将缩宫素 10～20U 加入生理盐水 500ml 中静脉滴注，也可以用缩宫素 10U 肌内注射或子宫肌层或子宫颈注射，缩宫素 24 小时总量应控制在 60U 内。②麦角新碱，宫缩乏力性产后出血者可尽早应用马来酸麦角新碱 0.2～0.4mg 肌内注射或静脉推注，但高血压、心脏病患者禁用该药。③前列腺素类药物，当缩宫素及麦角新碱无效时，应尽早使用前列腺素类药物，如卡前列素氨丁三醇（该药起效快，作用可维持 2 小时，但哮喘、心脏病和青光眼患者禁用）250μg 深部肌内注射或子宫肌层注射、米索前列醇 200～600μg 顿服或舌下给药。除以上宫缩药外，也有推荐产后出血患者 3 小时内使用氨甲环酸，可减少产后出血患者的死亡率。

2）按摩子宫。按摩子宫是否能预防产后出血仍存在争议，目前的观点认为即便采取按摩子宫作为暂时性的治疗措施，仍需要有后续的治疗措施。腹壁按摩宫底是最常用的按摩方法，胎盘娩出后，操作者一手置于产妇腹部，握住子宫底部，均匀而有节律地按摩并按压宫底，使积存在子宫腔内的血块及时排出（图 11－1）。腹部－阴道双手按摩子宫，操作者一手戴无菌手套伸入阴道，握拳置于阴道前穹隆处顶住子宫前壁，另一手在腹部按压子宫后壁使宫体前屈，两手相对紧压子宫，均匀有节律地进行按摩（图 11－2）。

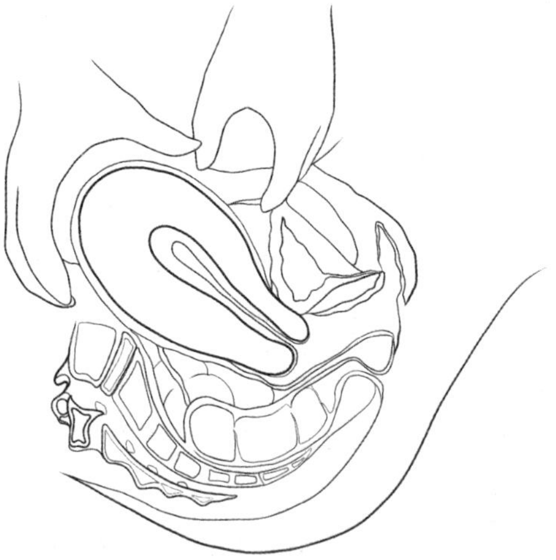

图 11－1　腹壁按摩宫底

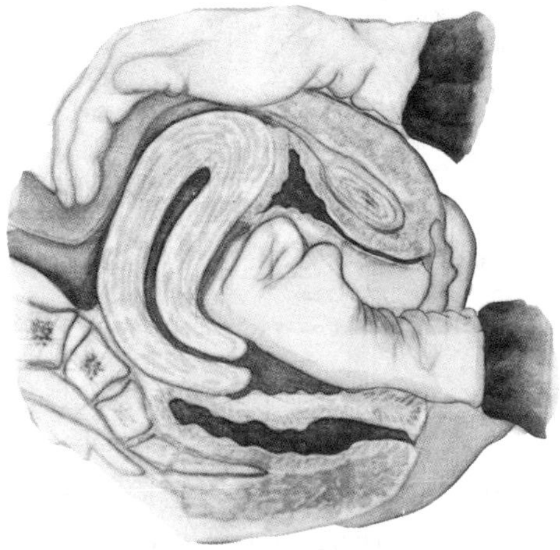

图 11－2　腹部－阴道双手按摩子宫

3）其他方法，如宫腔填塞、子宫压缩缝合术、结扎盆腔血管、经导管动脉栓塞术，甚至切除子宫。采取何种治疗手段，取决于医疗机构的资源配置和医务人员的技术水平。宫腔填塞包括宫腔球囊填塞（图 11－3）和宫腔纱条填塞（图 11－4）两种方法。阴道分娩后宜选用球囊填塞，剖宫产术中可选用球囊或纱条填塞。球囊或纱条填塞时应注意无菌操作；填塞术后应密切观察出血量、子宫底高度及生命体征变化，动态监测血常规、凝血功能；宫腔填塞后 24～48 小时取出，取出前应先使用宫缩药，注意预防感染。子宫压缩缝合术常用 B－Lynch 缝合法。结扎盆腔血管也是控制产后出血的有效手段之一，是术中应用较广泛的止血手段。经导管动脉栓塞术是治疗难治性产后出血的措施之一，需在产妇生命体征稳定时进行，栓塞剂可于 2～3 周后吸收，血管复通。

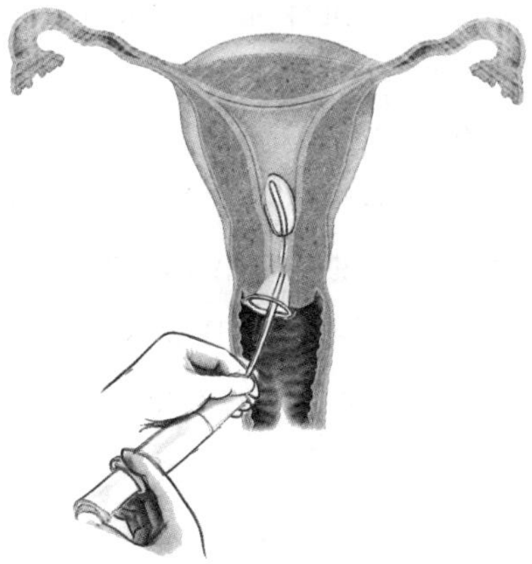

A

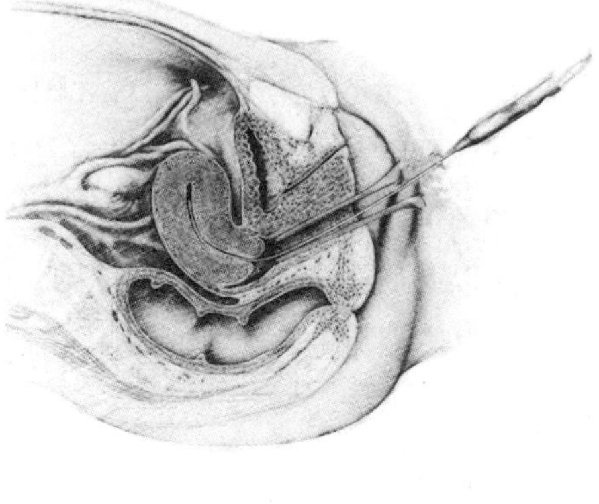

B

图 11－3　宫腔球囊填塞

（2）胎盘因素所致出血：若胎盘已剥离，及时牵拉脐带协助胎盘娩出；若胎盘未完全剥离且伴活动性出血、胎盘粘连、胎盘残留可立即行人工剥离胎盘术。若胎盘植入较深无法

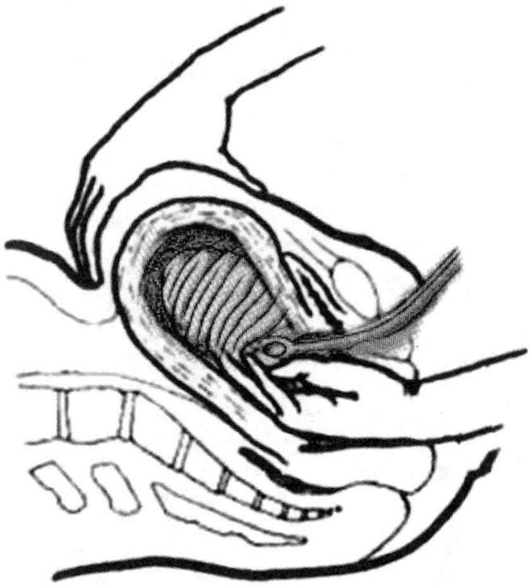

图 11－4 宫腔纱条填塞

剥离，应停止人工剥离，根据患者出血情况及剥离面积行保守治疗或子宫切除。保守治疗包括血管介入手段进行血管暂时阻断，如子宫双侧动脉结扎、动脉栓塞术或球囊阻断术，以及保留子宫的术式。保留子宫的术式包括经子宫后路子宫修补术、止血带捆绑子宫下段环形蝶式缝扎术等。如果保守治疗不能有效止血，应考虑及时行子宫切除。

（3）软产道损伤所致出血：软产道裂伤处理原则是立即缝合，彻底止血。确定产道裂伤后，应及时缝合裂伤恢复原解剖结构，如裂伤较深，可适当使用麻醉药，缝合后进行肛门检查，检查是否穿透直肠黏膜。软产道血肿较小者可采用“8”字缝合，血肿较大者需切开血肿、清除积血并缝合，必要时可放置橡皮条引流。

（4）凝血功能障碍所致出血：应尽快补充凝血因子，常用的血液制品包括新鲜冰冻血浆、冷沉淀、血小板、纤维蛋白原等。若发生 DIC，则按 DIC 处理。

（5）失血性休克：为产妇提供安静的休养环境，注意保暖；严密观察并详细记录产妇的意识状态、面部及口唇颜色、生命体征、出血量、尿量等，发现异常及时汇报医生，必要时启动多学科抢救团队；保持气道通畅、给予吸氧；迅速建立双静脉通道，进行容量复苏是避免孕产妇死亡的关键，在失血性休克早期，应限制输入过多的液体，早期积极进行成分输血可避免发生 DIC；血压低时可应用升压药及肾上腺皮质激素，改善心、肾功能；完善相关化验检查，及时发现异常并汇报；保护心脏，出现心衰时应用强心药并可同时加用利尿剂。

3. 产后出血防治流程 产后出血的处理可分为预警期、处理期和危重期。出血量≥400ml 且出血尚未控制为预警线，措施包括呼救，建立两条可靠的静脉通道，积极寻找出血原因并处理，监测生命体征、尿量等；出血量 500～1500ml 是处理线，抗休克治疗同时，进一步查明病因并处理；出血量≥1500ml 是危重线，继续抗休克治疗同时，启动多学科抢救。

4. 预防感染 抢救过程中，注意无菌操作，遵医嘱给予抗生素预防感染。

5. 心理护理与健康教育 积极做好产妇及家属的安慰、解释工作，避免精神紧张。部分产妇分娩 24 小时后，于产褥期内会发生子宫大量出血，称晚期产后出血（late postpartum hemorrhage）。以产后 1～2 周发病最常见，晚期产后出血因病因不同，其起病时间和临床表现也各不相同，最常见的原因有胎物残留、子宫复旧不全、感染、剖宫产切口愈合不良等，应予以高度警惕。

（五）护理评价

1. 产妇生命体征稳定，血红蛋白逐渐恢复正常，体温正常，无感染症状。
2. 产妇精神状态、日常生活能力良好。
3. 产妇及家属焦虑减轻，情绪稳定。

知识拓展

2022 年国际妇产科联盟《产后出血管理指南》推荐要点

产后出血（postpartum hemorrhage，PPH）仍然是世界上大多数国家孕产妇死亡的首要原因。2022 年国际妇产科联盟发布了最新的产后出血指南，主要推荐要点如下。

1. 建议将 SI 作为判断出血严重程度标志，也可作为早期预警患者不良预后的指标，当 SI >0. 9 时，提示血流动力学处于不稳定状态。

2. 每个医疗机构通过集束化管理防治产后出血，并对牵涉到的各方面人员进行统一培训，以改善产后出血患者的预后。

3. 缩宫素为预防产后出血的一线用药，推荐产后出血患者尽早使用氨甲环酸。氨甲环酸（tranexamic acid，TXA）可通过减少纤溶酶原和组织型纤溶酶原激活物（tissue plasminogen activator，tPA）与纤维蛋白的结合来抑制纤溶。一旦诊断 PPH，都应给予 TXA。

4. 当药物治疗对产后出血患者无效时，可采用其他手段如宫腔球囊填塞、子宫加压缝扎、盆腔血管结扎和介入治疗，甚至是切除子宫。

5. 在处理严重产后出血的过程中应该考虑使用损伤控制性复苏（damage control resuscitation，DCR）策略。DCR 中的止血复苏强调了对输注红细胞与液体的管理。

第二节　子宫破裂

子宫破裂（rupture of uterus）是指妊娠晚期或分娩期发生的子宫体部或子宫下段的破裂，是产科严重并发症之一，可导致严重的产后出血、胎儿窘迫，甚至母儿死亡。不同国家地区子宫破裂发生率各不相同。据报告，全球范围内妊娠期子宫破裂发生率为 0. 16‰ ~ 3. 00‰。随着我国生育政策的调整，高龄产妇和瘢痕子宫再次生育的妇女增加，我国子宫破裂发生率呈上升趋势。其发生率为 0. 048‰ ~ 0. 460‰，但瘢痕子宫经产妇子宫破裂的发生率高达 8. 73‰。

一、病因

1. 妊娠期子宫破裂　常见的原因有瘢痕子宫、子宫破裂史、多次宫腔操作史、穿透性胎盘植入等。瘢痕子宫是近年来导致子宫破裂的常见原因，一方面我国剖宫产率居高不下，是瘢痕子宫的最主要原因；另一方面高龄产妇增加，子宫肌瘤切除术史、宫角切除术、子宫畸形的矫正手术增加了瘢痕子宫的数量。子宫破裂风险还与剖宫产次数、剖宫产后再次妊娠的间隔时间等有关。

2. 分娩期子宫破裂　常见的原因有胎先露部下降受阻、子宫收缩药物使用不当、不规范的器械阴道助产手术等。

二、临床表现

子宫破裂通常是循序渐进的，由先兆子宫破裂发展而来。子宫破裂按发生时间，分为妊娠期破裂和分娩期破裂。按破裂部位，分为子宫体部破裂和子宫下段破裂。按不同原因，分为自然破裂和损伤性破裂。按破裂程度，分为完全性破裂和不完全性破裂。按是否有瘢痕，分为非瘢痕性子宫破裂和瘢痕性子宫破裂。

1. 先兆子宫破裂 下腹部疼痛、子宫病理性缩复环、胎心率异常、排尿困难及血尿是先兆子宫破裂的主要临床表现。常见于产程长、胎先露部下降受阻的产妇。

（1）下腹部疼痛：腹痛可能是先兆子宫破裂、不完全子宫破裂的征象，妊娠期易误诊为其他妊娠期急腹症。需要注意的是，无腹痛者也可以发生妊娠期子宫破裂，常在剖宫产术中发现，多见于不完全性子宫破裂。

（2）子宫病理性缩复环：当胎先露部下降受阻、子宫收缩过强时，强有力的宫缩使子宫下段肌肉极度拉长变薄，而子宫体部肌肉极度增厚变短，两者间形成明显的环状凹陷，称为病理性缩复环，此时子宫压痛明显。随产程进展，该环可逐渐上升达脐部或脐部以上。

（3）胎心率异常：胎心监护异常图形为延长减速、晚期减速及重度变异减速，瘢痕子宫阴道试产过程中若发生子宫破裂，胎心率异常往往是最早出现的体征。

（4）排尿困难及血尿：当产程受阻，胎先露部紧压膀胱使其充血，产妇可出现排尿困难及血尿。

2. 子宫破裂 突发的头晕、乏力、腹膜刺激征、血压下降等表现均有助于子宫破裂的早期识别，对于有高危因素的患者应警惕子宫破裂的发生。不完全性子宫破裂若处理及时，胎儿可存活。当子宫壁全层破裂，宫腔与腹腔相通时，称完全性子宫破裂。完全性子宫破裂可继发于先兆子宫破裂后，严重危害母儿生命。常见的临床表现如下。

（1）腹痛：表现为腹痛剧烈的疼痛，宫缩间歇期不缓解，可伴急性发作的瘢痕压痛。

（2）腹膜刺激征：腹腔内血液刺激膈肌导致产妇胸痛、肩痛和突发的呼吸急促。

（3）其他：规律宫缩停止，胎心异常或消失，胎先露回缩或消失。还可有心动过速，出现低血容量休克表现。

三、处理原则

1. 先兆子宫破裂 立即采取有效措施抑制子宫收缩，如静脉全身麻醉或肌内注射哌替啶 100mg，宫缩抑制后尽快剖宫产结束分娩。

2. 子宫破裂 在积极输液、输血、吸氧、抢救休克的同时，无论胎儿是否存活均应尽快手术。根据产妇全身情况、破裂部位及程度、有无严重感染选择手术方式。手术前后给予广谱抗生素控制感染。

四、护理

（一）护理评估

1. 健康史 评估产妇是否有与子宫破裂相关的既往史与现病史，如是否有既往剖宫产史、子宫肌瘤切除术史、子宫穿孔史；此次妊娠是否有头盆不称、胎位异常；缩宫素使用情况等。

2. 症状及体征 评估产妇宫缩强度、持续时间、间隔时间；有无排尿困难、血尿、病理性缩复环、胎心异常、下腹部疼痛等先兆子宫破裂的临床表现；腹部检查可发现子宫破裂不同阶段相应的体征；完全性子宫破裂者阴道检查还可发现宫颈口缩小、胎先露部上升等表现；子宫破裂情况紧急、疼痛剧烈，产妇往往会烦躁不安、恐惧、焦虑。

3. 辅助检查

（1）实验室检查：子宫破裂者血常规检查可见血红蛋白值下降，白细胞计数增加；尿常规检查可见红细胞或肉眼血尿。

（2）其他检查：B超检查可协助确定子宫破裂的部位及胎儿与子宫的关系。腹腔穿刺可证实有无腹腔内出血。电子胎心监护结果异常可提示胎儿缺氧、胎儿窘迫。

（二）护理诊断

1. 急性疼痛 与强直性子宫收缩或子宫破裂血液刺激腹膜有关。

2. 潜在并发症 失血性休克，感染。

3. 预感性悲哀 与胎儿宫内窘迫，甚至胎儿死亡有关。

（三）护理目标

1. 强直性子宫收缩得到抑制，产妇疼痛减轻。
2. 产妇血容量得到补充，器官组织得到充分灌注，未出现感染的症状。
3. 产妇及家属悲哀程度降低。

（四）护理措施

1. 预防子宫破裂 定期产检，有子宫手术史的孕妇，应详细了解前次手术情况，同时适当控制胎儿体重，评估子宫瘢痕情况，估计子宫破裂的风险。严格掌握缩宫素、前列腺素制剂等宫缩药的使用指征和方法，严密观察产程进展，尽早发现先兆子宫破裂并及时处理。

2. 先兆子宫破裂产妇的护理 密切观察产程进展，监测胎心变化，瘢痕子宫试产过程中出现胎心率异常，应高度警惕；待产过程中，出现宫缩过强、下腹部压痛或腹部出现病理性缩复环时，应立即报告医生并停止宫缩药使用，同时密切监测产妇生命体征，遵医嘱抑制宫缩，随时做好剖宫产终止妊娠的准备。

3. 子宫破裂产妇的护理 一旦明确诊断，积极抗休克的同时，快速做好手术准备，启动紧急剖宫产流程，美国妇产科医师学会提出针对子宫破裂、脐带脱垂、胎盘早剥等的紧急剖宫产，从决定紧急剖宫产手术至胎儿娩出间隔时间（decision-to-delivery interval，DDI）应争取在30分钟内完成。

4. 心理支持 安抚产妇及家属，减轻其紧张、恐惧情绪，向产妇及家属解释子宫破裂的治疗计划及对再次妊娠的影响；对胎儿已死亡的产妇，认真倾听其诉说内心感受，帮助产妇尽快调整情绪，接受现实，度过悲伤阶段。

（五）护理评价

1. 过强宫缩得到抑制、腹痛减轻。
2. 低血容量状态得到纠正，血红蛋白恢复到正常水平，体温正常，无感染征象。
3. 产妇及家属情绪稳定。

第三节 羊水栓塞

羊水栓塞（amniotic fluid embolism，AFE）是指羊水进入母体血液循环引起肺动脉高压、低氧血症、循环衰竭、弥散性血管内凝血、多器官功能衰竭等一系列病理生理变化的分娩期并发症，是产科特有的罕见并发症，多发生于分娩过程中，尤其是胎儿娩出前后的短时间内。其发病急、病情凶险、难以预测、病死率高，是导致孕产妇死亡的重要原因之一。发病率为（1.9～7.7）/10万，死亡率为19%～86%。近年来，由于多学科协作及支持治疗水平不断提高，死亡率已有较大的下降。

一、病因与发病机制

（一）病因

羊水栓塞的病因尚不清楚，目前认为与下列因素有关。

1. 羊膜腔压力过高 羊水过多、多胎妊娠均可导致羊膜腔压力增高；宫缩过强时，羊水也有可能被挤入破损的微血管而进入母体血液循环。

2. 血窦开放 增加了羊水及胎儿成分进入母体的机会，如胎盘植入、胎盘早剥等胎盘异常，以及分娩过程中导致的产道裂伤、剖宫产、会阴切开等手术操作。

3. 胎膜破裂 大部分羊水栓塞发生于胎膜破裂之后。胎膜破裂后，羊水即可从子宫蜕膜或宫颈管破损的小血管进入母体血液循环。

（二）发病机制

羊水栓塞的发病机制尚不明确，通常认为，羊水成分进入母体血液循环后，羊水中的有形成分会机械性地阻塞肺小血管，母体也会对羊水成分发生过敏反应。

1. 变态反应 羊水中有形成分作为变应原，作用于母体可引起Ⅰ型变态反应，导致肥大细胞脱颗粒，异常的花生四烯酸代谢产物如白三烯、前列腺素、血栓素等进入母体血液循环，出现过敏反应。

2. 肺动脉高压 羊水中的有形成分进入母体血液循环，机械性地阻塞肺小血管，引起肺动脉高压；羊水成分会刺激肺组织产生和释放5-羟色胺等血管活性物质，引起肺小血管痉挛，致使肺动脉高压；同时，羊水中促凝物质激活凝血系统，使肺毛细血管内形成广泛的血栓，进一步阻塞肺小血管，加重肺动脉高压。肺动脉高压可致肺水肿、心力衰竭、呼吸衰竭等导致死亡。

3. 炎症损伤 羊水栓塞时，易感母体会发生炎性介质系统的突然激活，引起类似全身炎症反应综合征，导致严重低氧血症、呼吸循环衰竭等一系列临床表现。

4. 弥散性血管内凝血 妊娠时母体血液呈高凝状态，多种凝血因子及纤维蛋白原增加，羊水中所含大量促凝物质可激活母体凝血系统，在血管内产生大量的微血栓，消耗大量凝血因子及纤维蛋白原而发生弥散性血管内凝血；同时炎症介质及儿茶酚胺的大量释放会激活凝血级联反应而发生弥散性血管内凝血。弥散性血管内凝血时，由于大量凝血物质的消耗和纤溶系统的激活，产妇血液系统由高凝状态迅速转变为纤溶亢进，血液不凝，极易发生严重产后出血及失血性休克。

二、临床表现

羊水栓塞起病急骤，来势凶险，临床表现复杂，大多发生在胎儿娩出前 2 小时至胎盘娩出后 30 分钟。70% 的羊水栓塞发生在阴道分娩过程中，11% 发生在经阴道分娩后，19% 发生在剖宫产术中或术后。典型的羊水栓塞以产时或产后突发的血压下降和低氧血症，以及随之伴随的凝血功能障碍为特征，称羊水栓塞三联征。

1. 前驱症状　30% ~40% 的患者会出现非特异性前驱症状，表现为呼吸急促、胸闷、憋气、呛咳、寒战、头晕、乏力、烦躁不安、恶心、呕吐等症状，可伴随产妇精神改变。胎儿娩出前发生的羊水栓塞，还可出现胎心减速、胎心基线变异消失等。识别前驱症状有利于及早发现羊水栓塞。

2. 呼吸循环功能衰竭　出现突发呼吸困难、发绀、抽搐、意识丧失或昏迷、低血压、心动过速、血氧饱和度下降、肺底较早出现的湿啰音，心电图示 ST 段改变及右心受损，患者短时间内可迅即进入休克状态，严重者可出现心室颤动、无脉性室性心动过速及心搏骤停，在数分钟内死亡。

3. 凝血功能障碍　大部分羊水栓塞患者都存在弥散性血管内凝血，发生率达 83% 以上，可为羊水栓塞的首发表现，表现为胎儿娩出后的以子宫出血为主的全身出血倾向，且为不凝血，如切口渗血、全身皮肤黏膜出血、针眼渗血、血尿及消化道大出血等。

4. 急性肾衰竭等多器官功能受损　羊水栓塞时全身器官都可受损，除心肺功能衰竭及凝血功能障碍外，肾和中枢神经系统是最常受损的器官和系统。

以上典型临床表现有时按顺序出现，有时也可不按顺序，具体表现取决于主要被累及的脏器和系统，具有多样性。

有些不典型羊水栓塞病情发展缓慢，症状隐匿。因此当出现其他原因不能解释的急性孕产妇心肺功能衰竭，伴以下 1 种或几种情况（低血压、心律失常、呼吸短促、抽搐、急性胎儿窘迫、心搏骤停、凝血功能障碍、孕产妇出血、前驱症状等）的，可考虑为羊水栓塞。

三、处理原则

一旦怀疑或确诊羊水栓塞，应立即抢救，推荐多学科密切协作参与抢救处理。处理原则是维持生命体征和保护器官功能。

四、护理

（一）护理评估

1. 健康史　如胎膜是否破裂（胎膜早破或人工破膜）、有无宫缩过强或强直性子宫收缩、有无前置胎盘或胎盘早剥等。

2. 症状和体征　不同临床阶段的羊水栓塞，临床表现特点不同。如出现以下情况，且不能用其他疾病来解释，需高度警惕羊水栓塞：急性发生的低血压或心搏骤停；急性低氧血症，如呼吸困难、发绀，血氧饱和度下降等；无法用其他原因解释的严重出血；以上症状发生在分娩、剖宫产术、刮宫术或产后短时间内。

3. 辅助检查 羊水栓塞是临床诊断，目前尚无国际统一的诊断标准和有效的实验室诊断指标，在母体血中找到羊水成分不是诊断的必须依据。羊水栓塞的诊断强调细致全面的排他性诊断，排除肺栓塞、围产期心肌病、脑血管意外、药物引起的过敏反应、严重的产后出血等。血常规、凝血功能、血气分析、心肌酶谱、心电图、胸部X线片、超声心动图、血流动力学监测等有助于羊水栓塞的诊断及病情监测。

4. 心理－社会状况 羊水栓塞起病急、死亡率高，产妇和其家属都易产生恐惧不安、焦虑、紧张的情绪。

（二）护理诊断

1. 气体交换受损 与肺动脉高压致肺血管阻力增加及肺水肿有关。

2. 潜在并发症 心肺功能衰竭、弥散性血管内凝血及休克。

3. 恐惧 与病情危重、生命受到威胁有关。

（三）护理目标

1. 产妇胸闷、呼吸困难症状有所改善。
2. 产妇生命体征平稳，心肺功能正常，出血得到控制。
3. 产妇病情平稳，恐惧感减轻。

（四）护理措施

1. 羊水栓塞的预防 定期产检，及早发现前置胎盘、胎盘早剥等并发症并及时处理；中期妊娠引产者，羊膜穿刺次数不应超过3次；阴道分娩过程中规范使用子宫收缩药物，防止宫缩过强，如需人工破膜，需在宫缩间歇期进行；剖宫产术中刺破羊膜前保护好子宫切口，避免羊水进入切口处开放性血管。

2. 羊水栓塞的处理与配合 一旦怀疑羊水栓塞，应立即按羊水栓塞急救，强调多学科协作参与抢救。

（1）呼吸支持治疗：尽早保持良好的通气状况是成功的关键。保持呼吸道通畅，充分给氧，可选择面罩给氧、气管插管辅助呼吸等维持氧供。

（2）循环支持治疗：羊水栓塞初始治疗时就应根据患者血流动力学状况及时使用药物保证心输出量和血压稳定，迅速稳定血流动力学。

1）维持血流动力学稳定。多巴酚丁胺、磷酸二酯酶抑制药兼具强心和扩张肺动脉的作用，可首选，如多巴酚丁胺5μg/(kg·min)，静脉泵入。低血压者，可使用去甲肾上腺素或血管升压素等维持血压，如去甲肾上腺素0.05～0.10μg/(kg·min)，静脉泵入。

2）解除肺动脉高压。推荐使用西地那非、前列环素、一氧化氮及内皮素受体阻断药等特异性扩张肺血管平滑肌的药物，如西地那非每次20mg，口服，3次/天；前列环素1～2ng/(kg·h)，静脉泵入。也可使用阿托品、罂粟碱、氨茶碱等药物。

3）液体管理。循环支持治疗时需注意管理液体出入量，避免引起心力衰竭、肺水肿等。

4）心搏骤停处理。一旦出现心搏骤停，应立即进行高质量的心肺复苏，对未分娩的孕妇应左倾30°平卧位，防止负重子宫压迫下腔静脉。

（3）抗过敏：糖皮质激素用于羊水栓塞的治疗存在争议。基于临床实践，尽早使用大剂量糖皮质激素可作为有益的尝试。如氢化可的松 500～1000mg/d，静脉滴注；或地塞米松 20mg 加 25% 葡萄糖注射液静脉推注，随后 20mg 加 5%～10% 葡萄糖注射液静脉滴注。

（4）纠正凝血功能障碍：凝血功能障碍可为首发表现，推荐早期进行凝血状态的评估，积极处理凝血功能障碍，快速补充红细胞和凝血因子（新鲜冰冻血浆、冷沉淀、纤维蛋白原等），同时可静脉输入氨甲环酸抗纤溶。如有条件，早期进行大量输血方案治疗可使抢救更有效。临床上对于肝素治疗羊水栓塞所致弥散性血管内凝血有很大的争议，因为羊水栓塞进展迅速，其弥散性血管内凝血早期高凝阶段难以把握，使用肝素弊大于利，因此不常规推荐。

（5）病情监测：抢救过程中需严密监测血压、心率、呼吸、尿量、电解质、肝肾功能、凝血功能、血氧饱和度、动脉血气、心电图、中心静脉压等。

（6）产科处理：分娩前发生羊水栓塞者应考虑立即终止妊娠；出现凝血功能障碍时应配合医生快速实施子宫切除术。

（7）器官功能支持与保护：急救成功后患者往往会发生多器官功能衰竭，因此应继续做好呼吸循环支持、保护神经系统、稳定血流动力学及足够的血氧饱和度、控制血糖水平、适时应用血液透析、积极防治感染、维护胃肠功能等。

3. 提供心理支持　对于神志清醒的患者，应给予安慰和鼓励，使其放松心情，配合治疗和护理。对抢救患者，做好与家属的沟通，使其配合治疗，适当的时候允许家属陪伴患者。

（五）护理评价

1. 呼吸频率和深度逐渐恢复正常，胸闷症状得到改善。
2. 血压稳定、尿量正常，出血逐渐停止，无器官功能严重受损。
3. 情绪稳定。

本章小结

思考题

1. 如何准确地估计产后出血量？
2. 先兆子宫破裂的临床表现？
3. 如何早期识别羊水栓塞？

更多练习

（王晓蕾）

第十二章　正常产褥期妇女的护理

教学课件

学习目标

1. 素质目标

（1）增强学生爱护正常产褥期妇女的意识，并尊重其需求，为产妇提供耐心细致的护理。

（2）培养学生具有高度责任感，善于与产妇及家属的沟通、交流。

2. 知识目标

（1）掌握：正常产褥期妇女的管理，正常新生儿的日常护理，母乳喂养的方法及常见问题的处理。

（2）熟悉：正常产褥期相关概念，产褥期妇女的生理与心理变化、临床表现，正常新生儿身体评估。

（3）了解：正常新生儿的特点。

3. 能力目标

能够利用自己的专业知识，对产褥期产妇进行上门访视和照顾，评估正常新生儿并提供日常护理。

案例

【案例导入】

孕妇，26 岁。G_1P_0，妊娠 40 周临产入院，产钳助娩一活女婴，出生体重 4000g。现产后第 1 天，产妇自述尿量增多，会阴伤口疼痛，下腹部疼痛且哺乳时加重，自感焦虑，拒绝哺乳。小李作为责任护士，关注到该产妇的焦虑情绪及拒绝哺乳的行为，决定立刻采取措施。护士小李积极与产妇及家属沟通，介绍母乳喂养的相关知识，耐心宣教新生儿护理知识及技巧，引导家属积极参与新生儿护理并加倍关心产妇情绪变化，同时鼓励产妇向亲人及朋友表达自己的情绪，并积极与其他产妇交流喂养心得及体会。经过护士小李及家人的积极干预，产妇最终接纳了孩子、接纳了自己，焦虑情绪得以缓解。

【请思考】

案例中反映了护士小李怎样的工作状态及工作精神？

【案例分析】

第一节　正常产褥期妇女的生理、心理变化及临床表现

产褥期（puerperium）是产妇从胎盘娩出至全身各器官（除乳腺外）恢复至正常未孕状态所需要的一段时期，一般为6周。在这一阶段，产妇身体的各个系统发生了很大变化，尤其是生殖系统变化最为突出。

一、正常产褥期妇女的生理变化

（一）生殖系统

1. 子宫　子宫是产褥期变化最大的器官。从胎盘娩出后，子宫逐渐恢复到未孕状态的过程，称为子宫复旧（involution of uterus），一般需要6周时间。主要表现为子宫体肌纤维缩复、子宫内膜再生、子宫血管变化及宫颈和子宫下段的复原。

（1）子宫体肌纤维缩复：子宫复旧时，由于子宫肌细胞胞质内的蛋白质被分解，经肾排出体外，导致胞质减少，肌细胞缩小。随着肌纤维的缩复，子宫的体积和重量逐渐变小。产后第1天子宫底部与脐部平齐，之后每天会下降1～2cm；产后1周，子宫会缩小到约等同于妊娠12周的大小，可以在耻骨联合的上方触摸到；产后10天，子宫降至骨盆腔内，此时在腹部无法摸到子宫底部；产后6周子宫恢复至妊娠前正常大小。刚分娩时，子宫的重量约为1000g，产后1周的重量约为500g，产后2周的重量约为300g，而在产后6周将恢复到50～70g。剖宫产产妇子宫复旧所需时间稍长。

（2）子宫内膜再生：在胎盘和胎膜从蜕膜海绵层被分离并排出后，遗留的蜕膜会分为两层，残留在宫腔内表层发生变质、坏死和脱落，形成的恶露从阴道排出。而接近肌层的子宫内膜基底层会逐渐生成新的功能层，内膜的再生过程缓慢。大约在产后的第3周，除了胎盘附着的部位，宫腔表面的所有部分都会由新生的内膜来修复，而胎盘附着的部分全部修复则需要到产后的第6周。

（3）子宫血管变化：胎盘娩出后，子宫胎盘附着面立即减少到原来面积的一半。子宫复旧导致开放的螺旋小动脉和静脉窦被压缩和栓塞，使出血量逐渐减少直至停止，最后被机化吸收。于分娩后2～3天，基底层蜕膜表面坏死，随恶露排出。在新生内膜修复过程中，因胎盘附着面的复旧不良可能会导致血栓脱落，引起晚期产后出血。

（4）宫颈和子宫下段的复原：产后子宫下段肌纤维缩复，最终恢复为未孕时的状态。分娩后的子宫颈外口呈环状。产后1周，宫颈内口关闭，宫颈管复原；产后4周，宫颈完全

恢复至未孕时状态。宫颈外口3点及9点处在分娩时易发生轻度裂伤，从而导致初产妇的子宫颈外口由产前的圆形（未产型）变为产后的“一”字形（已产型）横裂。

2. 阴道 产后最初几天，阴道可出现水肿、阴道壁松弛、肌张力低下，黏膜皱襞减少，甚至消失。产褥期阴道腔逐渐缩小，阴道壁肌张力逐渐恢复，黏膜皱襞于产后3周开始复现，但不能完全恢复至未孕前状态。

3. 外阴 分娩后外阴常有轻度水肿，可于2～3天内自行消退；因会阴部血液循环丰富，若分娩时有轻度会阴撕裂或会阴切开缝合，伤口均能在产后3～4天愈合。处女膜在分娩时进一步撕裂，产后仅留残缺的痕迹，称为处女膜痕。

4. 盆底组织 盆底肌肉和筋膜因分娩时的过度拉伸，弹性下降或消失，甚至出现部分肌纤维撕裂，导致盆底肌肉的承重能力降低。因此，在产褥期应避免进行重体力劳动，以防阴道壁和子宫脱垂等问题的发生。

（二）乳房

乳房的主要变化是分泌乳汁。研究表明，在妊娠20周左右，乳房即开始产生乳汁，但由于孕妇体内雌激素和孕激素的水平高，乳汁分泌量少。分娩后，由于雌激素、孕激素水平急剧降低，解除了对垂体催乳素功能的抑制，在催乳素的影响下，乳房开始大量分泌乳汁。在哺乳过程中，婴儿的吮吸刺激会自然地促使神经垂体释放更多的催乳素和缩宫素（oxytocin）。这些物质在促进乳汁分泌的同时，也会刺激乳腺腺泡周围的肌上皮细胞进行收缩，从而迫使乳汁通过导管进入乳窦并喷射出来，这个过程被称为排乳反射。吮吸是维持持续分泌乳汁的核心步骤，而持续排空乳房也是保持分泌乳汁的关键因素。如果此阶段乳汁无法正常排出，可能会导致乳汁淤积，引发乳房胀痛和硬块，如果乳汁不足，乳房可能会变得空软。另外，乳汁的分泌还与产妇的营养、睡眠、情绪和健康状况紧密相连。

（三）血液及循环系统

在胎盘被剥离之后，子宫内的血液循环会停止并且子宫缩复。这导致大量的血液从子宫流入产妇的体循环。再加上妊娠期间组织间液回吸收，在分娩后的72小时内，产妇的循环血量会增加15%～25%，易发生心衰。在产后的2～3周内，循环血液量会恢复到未受孕的状态。

在产后初期，血液仍然呈现高凝状态，胎盘剥离的创面能够迅速产生血栓，从而降低产后出血的风险。产后，红细胞数量和血红蛋白的值会逐步恢复到孕前的水平，中性粒细胞和血小板数量也会增加，白细胞总数可以达到（15～30）$\times 10^9$/L，通常在产后1～2周内恢复正常；红细胞沉降率在产后3～4周会回到正常水平。

（四）消化系统

在妊娠期间，胃肠的肌肉张力和蠕动能力都会下降，胃液的分泌也会相应减少，需要一到两周的时间才能逐步恢复。有些产妇在产后卧床的时间过长，缺乏活动，再加上胃肠的蠕动能力下降、腹部和盆底的肌肉松弛，容易出现便秘和肠胀气的情况。在产后的1～2天内，产妇常常感到口渴，喜流食和半流食，产后需1～2周逐渐恢复正常。

（五）泌尿系统

孕妇妊娠期在体内潴留的大量水分，主要经肾脏排出，因此产后1周内尿量增多。分娩时由于膀胱受压，致膀胱黏膜肿胀、充血、肌张力下降，加之产后会阴切口的疼痛及不适应床上排尿的原因，产妇很容易排尿困难，引起尿潴留和尿路感染。妊娠期肾盂及输尿管生理性的扩张一般在产后2～8周恢复正常。

（六）内分泌系统

产后雌激素、孕激素水平急剧下降，至产后1周降至未孕水平。胎盘催乳素于产后6小时已不能测出，垂体催乳素水平因是否哺乳而异。产褥期恢复排卵的时间及月经复潮的时间因人而异，不哺乳产妇月经复潮一般在产后6～10周，产后10周左右恢复排卵。哺乳产妇月经复潮延迟，甚至整个哺乳期不来月经，平均在产后4～6个月恢复排卵。产后月经复潮较晚者首次月经复潮前多有排卵，故产后月经虽未复潮，却仍有受孕的可能。

（七）腹壁变化

妊娠期间，下腹部的正中线会出现色素沉着，但在产后会逐步消退。初产妇的紫红色妊娠纹会变为银白色的陈旧妊娠纹。由于妊娠子宫的扩大，腹壁皮肤的部分弹力纤维会断裂，导致腹直肌在不同程度上分离，从而使产后的腹壁明显松弛，需要6～8周才能恢复。

二、正常产褥期妇女的心理变化

由于受到分娩经验、伤口愈合、新生儿喂养及健康问题等各种因素的影响，产褥期妇女心理状态会发生改变，表现为情绪激动、期待、快乐、积极、抑郁和焦虑等。此外，年龄、产后的恢复状况、是否有能力承担角色、家庭环境及家人的支持等因素也可能对产妇的心理状态产生影响。

三、正常产褥期妇女的临床表现

在产后的2小时内，产妇极有可能出现产后出血、子痫、心力衰竭等严重并发症。因此，需密切关注产妇的生命指标、子宫收缩、阴道流血量、子宫底部高度及膀胱的充盈状况等，以便及时发现并进行相应的处理。

（一）生命体征

1. 体温　产妇的体温多数在正常范围内，可在产后24小时内略升高，一般不超过38℃，可能与产程延长致过度疲劳有关。产后3～4天，出现乳房血管、淋巴管极度充盈、乳房肿大，并伴有体温升高，称泌乳热（breast fever），一般持续4～16小时后降至正常，不属于病态，但需要排除其他原因如感染引起的发热等。

2. 脉搏　由于产后胎盘血液循环停止、产妇卧床休息等原因，产妇脉搏一般略慢，60～70次/分，但都在正常范围内，若出现脉搏过快应考虑是否出现因发热或产后出血引起的休克。

3. 呼吸　产后呼吸深慢，一般14～16次/分，由于产后腹压降低、膈肌下降、胸式呼吸变为腹式呼吸所致。

4. 血压　产妇血压变化不大，妊娠期高血压疾病的产妇产后需监测血压，预防产后子痫的发生。

（二）子宫复旧

胎盘娩出后，子宫收缩变得圆而硬，宫底在脐下一指。产后第一天，子宫会稍微上升至脐平，之后每天会下降 1 ~ 2cm，直到产后的第一周，在耻骨联合的上方可以触摸到子宫。在产后的第十天，子宫会降至骨盆腔内，腹部检查无法触及宫底。

（三）产后宫缩痛

产褥早期，产妇可因子宫收缩出现阵发性腹部剧烈疼痛，称为产后宫缩痛（after-pains）。产后宫缩痛一般在产后 1 ~ 2 天出现，持续 2 ~ 3 天自行缓解，哺乳时反射性引起的神经垂体分泌催产素增多，加重宫缩疼痛，无须特殊用药。

（四）恶露

在分娩后，随着子宫蜕膜脱落，血液、坏死蜕膜组织等经阴道排出称为恶露（lochia）。恶露有血腥味但无臭味，持续 4 ~ 6 周，总量为 250 ~ 500ml。正常恶露（表 12 - 1）根据颜色、成分、出现与持续时间分为血性恶露、浆液恶露、白色恶露。

表 12 - 1　正常恶露的特点

类型	出现时间与持续时间	颜色	成分
血性恶露	产后 3 ~ 4 天内	红色	多量红细胞、坏死蜕膜及少量胎膜
浆液恶露	产后 3 ~ 4 天内，持续 10 天	淡红色	较多坏死蜕膜组织、宫腔渗出液、宫颈黏液，少量红细胞及白细胞，细菌
白色恶露	产后 14 天左右出现，持续 3 周	白色	大量白细胞、坏死蜕膜组织、表皮细胞及细菌

（五）褥汗

产后 1 周，由于体内潴留的水分经皮肤排出，产妇表现为汗多，尤以夜间睡眠及初醒时更为明显，常称褥汗，并非病态。不过要注意补充水分，以防脱水和中暑。

第二节　正常产褥期管理

产妇在产褥期的变化是一种生理现象。产后访视与科学护理能给产妇提供支持与帮助，促进产后生理功能恢复，防止产后出血、感染、中暑、抑郁症等并发症的发生。

（一）产妇一般护理与心理调适

1. 饮食与营养　保证产妇适当的营养摄取。产妇应该多摄取流质或半流质的食物，逐渐转变为常规饮食。食物应该富含营养、热量和水分。在哺乳期间的产妇应该多吃富含蛋白质的汤类食物，同时还需要适当补充维生素，建议补充铁剂 3 个月以上。

2. 排尿与排便

（1）排尿：由于分娩过程中膀胱压力增大、会阴伤口疼痛、产后疲劳、不习惯在床上排尿等因素，产妇在产后容易出现尿潴留等情况。应该及时评估膀胱的充盈状况，并鼓励和协助产妇在产后 4 小时内起床排尿。如果尿液排出不畅，可以通过蹲下排尿、听水声引导、用温水清洗外阴等方式来加速排尿；如果无法达到效果，可以肌内注射甲硫酸新斯的明，刺激膀胱逼尿肌以促进排尿；如果仍然无法达到效果，应该进行导尿，必要时可以留置导尿管1～2天。

（2）排便：由于产后需要卧床休养，而且肠道蠕动减缓、盆底肌肉紧张度降低等，容易引起便秘。因此，应指导产妇尽早下床活动，避免长期卧床，增加饮水量，并且多吃蔬菜和富含纤维的食物，以防止便秘的出现。

3. 休息与活动

（1）保证产妇足够的睡眠：为产妇提供通风、舒适、安静的休息环境；护理应以不影响产妇休息为原则。休息是保证产妇健康的关键，并且能够帮助母乳分泌。因此，建议母亲和孩子都要保持良好的休息习惯，并且保持规律的生活。鼓励产妇早期下床活动，以促进产后恢复和预防下肢静脉血栓形成，但应避免负重劳动或蹲位活动，以免由于盆底肌肉松弛而发生子宫脱垂。

（2）建议产妇在分娩后尽快进行活动：自然分娩的产妇，在回到病房后可以在床上进行适当的活动，产后6～12小时可以下床做一些轻微的活动，产后第二天可以在室内自由活动；而对于会阴后侧切开或者剖宫产的产妇，可以适当延迟下床活动的时间。盆底肌锻炼，如凯格尔（Kegel）运动可以促进局部血液循环、加快伤口愈合、重建盆底肌肉张力、降低产后压力性尿失禁，改善性功能。产妇在床上、坐在椅子上即可进行收缩会阴肌肉、提升盆底、保持收缩状态的运动。每次训练10组，每组重复收缩和放松盆底5～10分钟，每天2次以上。会阴正中切开的产妇，做凯格尔运动会因为牵拉伤口导致不适，因此，要等到伤口愈合后再训练。

4. 心理调适　产妇需要从妊娠期和分娩期的不适、疼痛、焦虑中恢复，需要接纳新家庭成员及新家庭，这一过程为产褥期心理调适。主要包括以下两点。①确立产妇与孩子的关系，指产妇接纳新生儿为家庭一员的特殊需要。②承担母亲的角色，指产妇需要从情感和行动两方面去适应母亲的新角色，情感方面包括用积极的态度去理解和考虑新生儿的需求，行动方面主要是照顾孩子的具体行为。

美国心理学家Rubin将产褥期妇女的心理调适分为三期。

（1）依赖期：产后1～3天。这一阶段，产妇的多数需求是通过他人来满足，如为新生儿洗澡等。产妇大部分时间会关注新生儿的语言，更多的是分享自己妊娠和生产的经历。优质的孕育和生产过程、积极的产后恢复、充足的营养摄取及良好的亲子互动等，均帮助产妇更好地过渡到第二阶段。

（2）依赖－独立期：产后3～14天。产妇逐渐将注意力转移到新生儿身上，开始接受、关注新生儿，意识到自己作为母亲的责任和义务，主动照顾新生儿，期待能胜任母亲的角色。在分娩之后，由于内分泌激素的波动，产妇的情绪可能会受到影响，这也使得她们需要承担更多的照顾新生儿的工作。另外，由于新生儿的存在，一些产妇可能会觉得家庭的关怀减弱。再加上孕期和分娩的疼痛，这些都可能导致她们的抑郁症状加剧，如哭泣、拒绝照顾新生儿、对周围一切事物毫无兴趣等。在这个阶段，健康教育的重要性不言而喻。护士需要立即向产妇提供喂养和护理的相关知识，也需要耐心地引导产妇护理技巧；同时，也要激励产妇的家人参与到新生儿的照顾中，并对产妇给予更多的关爱；还要鼓励产妇分享自己的情绪，并与其他产妇进行互动，以此增强产妇的自信和尊严，推动她们更好地接受新生儿、接纳自我，从而缓解她们的抑郁症状，使她们能够顺利且平稳地度过这个阶段。

（3）独立期：产后2周至1个月。产妇逐渐接纳新家庭，逐步适应新的家庭环境及新角色。但这一过程也伴随着许多挑战，如事业与家庭的冲突、兴趣与需要的矛盾、养育孩子、家务分担问题及夫妻的冲突与合作等，这些都是产妇在独立期所面临的问题。产妇是焦虑和抑郁的高发人群，特别是高龄产妇。

（二）子宫复旧的观察与护理

产后于每天同一时间用手测子宫底高度，观察恶露的量、颜色和气味，以了解子宫复旧情况。如果子宫底高度上升，子宫体变软，应考虑子宫收缩不良，立即经腹壁按摩宫底，排出血块，预防产后出血。产后及时评估排尿及膀胱充盈情况，防止膀胱充盈影响子宫收缩。注意评估出血量，若出血量多，应及时查找原因。发现红色恶露增多且持续时间延长时，考虑子宫复旧不全，及时给予宫缩药；若恶露有臭味且子宫压痛，考虑感染，遵医嘱给予广谱抗生素。产后宫缩痛一般不需要特殊处理，如果疼痛难以忍受，可指导产妇进行呼吸和放松，必要时遵医嘱给予镇痛药。

（三）会阴伤口护理及腹部伤口护理

1. 会阴伤口护理 做好外阴的清洁卫生对于预防感染、促进伤口愈合非常重要。每天2~3次用0.05%聚维酮碘溶液或1：5000高锰酸钾溶液冲洗或擦洗外阴。会阴冲洗时应先排净小便，按照从上至下、由内向外，会阴切口单独擦洗的原则。会阴部肿胀、压痛者，冲洗时动作要轻柔，勿使冲洗液进入阴道，以免引起感染；冲洗外阴时应观察伤口愈合情况，观察恶露的性质、量、颜色及气味。外阴水肿严重者可用50%硫酸镁湿热敷，95%乙醇湿敷或产后24小时后远红外线照射。伤口有缝线者，应每日检查切口有无红肿、硬结及分泌物，排除切口感染。嘱产妇取健侧卧位，勤换会阴垫，促进切口愈合，一般于产后3~5天拆线，拆线后一周内避免下蹲，以防伤口裂开。如遇伤口感染或愈合不佳，可予高锰酸钾溶液坐浴。如伤口疼痛剧烈或产妇有肛门坠胀感，应及时报告医生，以便及时发现外阴及阴道壁深部血肿。

2. 腹部伤口护理 剖宫产术后，需每天评估腹部手术切口有无红肿、渗血、渗液，发现异常及时联系医生。

（四）性生活和产后健康检查的指导

在产后的42天内，产妇应该停止性生活。社区保健人员到家中进行产后访视，全面了解产妇身体、心理情况，尤其是生殖器官的恢复及新生儿发育情况。主要包括产妇的一般状况，如血压、脉搏及血液、尿液的常规检查结果；询问产妇饮食、排泄、恶露及哺乳情况；检查乳房、会阴伤口、剖宫产腹部伤口等愈合情况。同时访视新生儿出生情况，如分娩方式，出生体重，卡介苗、乙肝疫苗接种情况，新生儿睡眠、大小便、吃奶情况等，宣传指导母乳喂养。指导产妇选择适当的避孕措施。哺乳者推荐工具避孕，不宜选择药物避孕。

第三节　正常新生儿护理

正常足月儿（normal term infant）指胎龄≥37周并<42周，出生体重≥2500g并<4000g，无畸形或疾病的活产婴儿。从胎儿出生后至满28天称为新生儿期。此期，新生儿

脱离母体，所处环境发生改变，但适应能力尚不完善。这一时期的护理重点，是帮助其适应环境的变化，满足其生理需要，维持正常的生理状态，预防疾病的发生。

一、正常新生儿特点

（一）外观特点

肤色红润，皮下脂肪饱满，头部较大，头发分条清楚，耳壳软骨发育好，男婴的睾丸已降至阴囊，女婴大阴唇覆盖小阴唇，指（趾）甲长至或超过指（趾）端，足纹遍及足底。

（二）生理特点

1. 体温 新生儿体温调节中枢发育不完全，皮下脂肪薄，体表面积相对较大，皮肤表皮角化层差，易散热，体温易随外界环境温度的变化而波动。新生儿在寒冷的环境下并无寒战反应，主要依赖棕色脂肪的化学产热。新生儿在出生后，其环境温度会低于宫内温度，这会导致散热增加，因此需要立即进行保暖，否则可能会引发低体温、低氧血症、低血糖及代谢性酸中毒或寒冷伤害。中性温度（neutral temperature）是维持机体体温正常所需要的代谢率和耗氧量最低时的环境温度，其高低与出生体重及日龄有关，体重越低、日龄越小，所需的中性温度就越高。新生儿的正常体温范围在36.0～36.5℃，而核心（直肠）温度则在36.5～37.5℃。新生儿体温过高多见于室温设置高、保暖过度或脱水，体温低多见于室温较低、早产儿或感染等。

2. 呼吸系统 胎儿在子宫内几乎无呼吸运动，出生后受到体内二氧化碳及温度变化的刺激，反射性刺激呼吸中枢产生呼吸，但新生儿呼吸中枢和膈肌发育都不完善，以腹式呼吸为主，呼吸浅而快，可有呼吸节律不齐。出生后1小时内呼吸可达60～80次/分，1小时后降至40～60次/分，2天后降至20～40次/分。

3. 循环系统 新生儿出生后血流动力学的改变主要表现在：①脐带结扎后，胎盘－脐带血流停止。②肺泡扩张、肺循环阻力降低，肺泡扩张；体循环压增高，向左房回流的血液量增加。③卵圆孔闭合。④动脉导管功能性关闭，动脉氧分压上升，胎儿循环向成人循环过渡；新生儿的心率在90～160次/分，波动比较大。足月儿平均血压75/50mmHg。

4. 消化系统 新生儿胃容量小，贲门松弛，幽门紧张，在哺乳后容易发生溢乳。新生儿肠道面积相对较大，肠壁薄，蠕动较快，适合流质食物的消化和吸收。新生儿消化道能够分泌足够的除胰淀粉酶外的其他消化酶。新生儿在出生后24小时内即开始排出胎粪，呈黏稠状、墨绿色，2～3天后排完，后逐渐转为黄色或黄绿色便。

5. 泌尿系统 新生儿一般出生后24小时内排尿，少数在48小时内排尿，第1周排尿较少，以后每天可达20多次。新生儿尿液有时会出现橘红色。新生儿肾单位数量与成人相似，但肾小球滤过和浓缩功能低于成人，易发生水、电解质紊乱；输尿管较长，弯曲度大，易受压或扭转，从而导致尿潴留或泌尿道感染。

6. 神经系统 新生儿的大脑皮质和锥体束尚未发育成熟，表现为动作不协调、肌张力较高等。大脑皮质兴奋性较低，睡眠时间较长，新生儿一昼夜可睡18～22小时。新生儿有凝视、追视、角膜反射、视听反射。味觉较敏感，痛觉、嗅觉较迟钝。新生儿出生时会有暂时性的原始反射，如吸吮反射、觅食反射、握持反射、拥抱反射等，出生后数月自然消失。如果新生儿期以上反射减弱或消失，或出生数月后仍未消失，常提示神经系统异常。足月儿可表现出 Kerning 征、Babinskin 征、Chvostek 征等病理反射，且腹壁反射、提睾反射不稳定。

7. 免疫系统 由于胎儿期从母体获得了免疫球蛋白 IgG，故新生儿出生后 6 个月内一般不易感染传染病。由于呼吸道和消化道缺乏分泌型 IgA，新生儿易出现消化道、呼吸道感染。新生儿非特异性免疫和特异性免疫功能均不成熟，皮肤黏膜较薄嫩、易擦破，脐部有创面，易发生细菌感染。

（三）新生儿常见的特殊生理状态

1. 生理性体重下降 出生后由于新生儿摄入少、经皮肤及肺部排出的水分较多，出生后 2～4 天体重下降，下降范围一般不超过出生体重的 10%，4 天后体重开始回升，7～10 天可恢复至出生时水平，称生理性体重下降。

2. 生理性黄疸 足月新生儿于出生后 2～3 天可出现皮肤和巩膜发黄，一般持续 4～10 天后自行消退，最迟不超过 2 周。生理性黄疸是新生儿出生后，机体内红细胞破坏增加，产生了大量间接胆红素，而肝脏的葡糖醛酸转移酶活性不足，无法将间接胆红素全部结合为直接胆红素，从而造成高胆红素血症。

3. 乳腺肿大及假月经 新生儿刚出生时体内有来自母体的雌激素、孕激素和催乳素，而在出生后雌激素、孕激素很快消失，催乳素维持时间较长。因此，男、女新生儿出生后 4～7 天均可有乳腺增大，蚕豆或者核桃大小，部分可以挤出少量乳汁，2～3 周后自行消失。部分女婴出生后 5～7 天，阴道可有少量血性分泌物，持续 1 周自然消失。

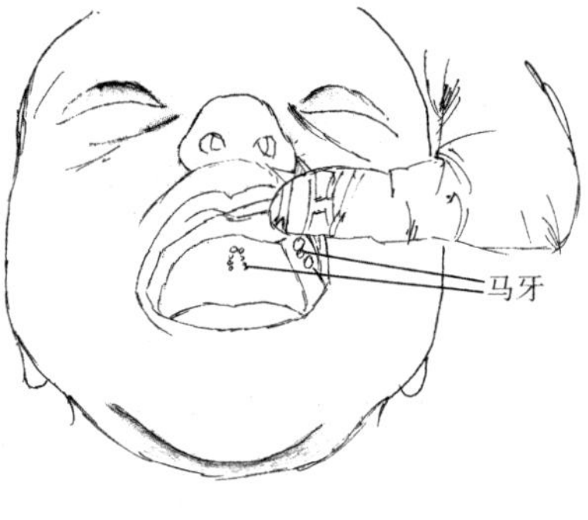

图 12－1　马牙

4. “马牙”和“螳螂嘴” 婴儿口腔上腭中线及齿龈上，可见米粒大小的黄白颗粒，俗称“马牙”，数周后自行消退（图 12－1）。为上皮细胞积聚或黏液腺分泌物积聚所致；两颊两侧均可见隆起的脂肪垫，称“螳螂嘴”，有助于新生儿吸吮乳汁。

5. 新生儿红斑和粟粒疹 新生儿出生后，由于光、空气、温度等刺激，数天内头部和身上皮肤会出现红斑，红斑与红斑之间有正常皮肤，持续 3～4 天，皮肤逐渐变白，到第 5 天时红斑基本消失，称为新生儿红斑。粟粒疹是由皮脂腺堆积形成针尖样黄白色的高出皮肤表面的小疹，多见于鼻尖、鼻翼、颜面部等，脱皮后自然消失。

二、新生儿的身体评估

（一）出生时评估

参见第九章第三节。

（二）母婴同室时的评估

一般在出生后 24 小时内完成。

1. 健康史 ①既往史，家族特殊病史、母亲既往妊娠史等。②本次孕产史，本次妊娠经过、胎儿生长发育及监测结果、分娩经过、产程情况等。③出生史，出生体重、性别、Apgar 评分及出生后检查结果等。④新生儿记录，出生记录是否完整，核对新生儿佩戴的腕带信息，包括床号、住院号、母亲姓名、性别、出生时间等。

2. 身体评估　评估时注意保暖。

（1）一般检查：①体重，一般在沐浴后测裸体体重。大于 4000g 常见于父母身材高大、过期妊娠或母亲有糖尿病等；小于 2500g 常见于早产儿或足月小儿。②身长，测量头顶最高点至足跟的距离，平均 50cm。③体温，一般测腋下体温，36 ~ 37℃。④呼吸，新生儿安静时测 1 分钟。⑤心率，通过心脏听诊获得。

（2）头、面、颈部：观察新生儿头颅大小、形状，有无产伤、血肿、皮肤破损、颅骨骨折等；检查囟门大小和紧张度；巩膜有无黄染或出血点；口腔有无唇腭裂等；观察颈部对称性、位置、活动范围和肌张力。

（3）胸腹部：观察胸廓形态、对称性，有无畸形；听诊肺部呼吸音是否清晰，有无啰音；听诊心率、节律，有无杂音；观察新生儿呼吸时胸腹运动是否协调，外形有无异常，触诊肝、脾大小，听诊肠鸣音；观察脐带残端有无红肿、出血或异常分泌物。

（4）脊柱、四肢：检查有无脊柱裂，四肢是否对称、发育是否正常，有无骨折或关节脱位。

（5）会阴部：检查肛门有无闭锁，外生殖器有无异常，男婴睾丸是否已降至阴囊，女婴大阴唇是否完全遮住小阴唇。观察新生儿大小便是否正常。

（6）肌张力、反射情况：观察新生儿是否反应灵敏、哭声洪亮，肌张力是否正常。观察新生儿原始反射是否存在，了解神经系统发育情况。

（7）亲子互动：观察母亲与新生儿沟通的频率、方式及效果，评估母亲是否存在拒绝喂养新生儿行为。

3. 日常评估　入母婴同室后的日常评估，改为每 8 小时评估 1 次或每日评估 1 次，同时做好记录，若有异常，应增加评估次数。

三、新生儿的日常护理

新生儿出生后需要适应从宫内到宫外的转变，尤其是出生后第一小时是新生儿“生命的黄金时间”，应及早进行皮肤接触（skin-to-skin contact，SSC），促进母婴连接和母乳喂养。

（一）环境与安全

1. 环境　新生儿娩出后即要采取保暖措施，产房温度、湿度要适宜，如果室温较低，应在红外线辐射台上处理新生儿；母婴同室应温度恒定，室内温度保持在 24 ~ 26℃、相对湿度以 56% ~ 60% 为宜，室内空气要新鲜、流通。

2. 安全　新生儿出生后，立即将其右脚印及母亲右拇指印印在病历上。新生儿佩戴腕带信息应全面准确。新生儿床应配有床围，床上不放危险物品。

（二）一般护理

1. 生命体征　每天测体温 2 次，如体温 <36℃或 >37.5℃，应每 4 小时测量 1 次。体温过低时要加强保暖，过高时要及时散热，补充水分，以防脱水热。保持呼吸道通畅，新生儿应左、右交替侧卧，有利于分泌物、呕吐物的排出，防止窒息。

2. 沐浴　新生儿沐浴包括淋浴、盆浴两种方式，其目的是帮助新生儿清洁皮肤。沐浴时室温控制在 26 ~28℃，水温控制在 38 ~42℃为宜。沐浴一般在喂奶 1 小时后进行。新生儿体温未稳定者不宜沐浴。沐浴用品使用后应消毒处理，以预防感染。沐浴时，护士动作宜轻而敏捷，沐浴过程中注意保护婴儿，防止意外发生。

3. 脐部护理 脐带一般于出生后 3 ~7 天脱落。应保持脐带末端清洁干燥。断脐后要密切观察脐部情况，防止结扎线的松动和滑脱。每日应检查脐部，保持其清洁、干燥，新生儿沐浴后用 75% 乙醇对脐带残端和脐周擦拭消毒。如脐部有分泌物，考虑感染的可能，可在 75% 乙醇擦拭消毒后涂 2.5% 碘酊使其干燥。脐部感染化脓者可在局部应用碘伏擦拭或全身使用抗生素。新生儿更换尿裤时要注意不要盖住脐部，保持脐部干燥透气。

4. 皮肤护理 正常新生儿可每天洗澡，保持皮肤清洁，每次大便后用温水清洗臀部，勤换尿布，防止红臀。若有红臀可用红外线照射，每次 10 ~20 分钟，每日 2 ~3 次。臀部皮肤溃烂者可用植物油或鱼肝油纱布敷于患处。

5. 预防感染 严格执行消毒隔离制度，工作人员相对固定，严格控制入室人数，房间内配有快速手消毒液，强化洗手意识，医护人员或探视者接触新生儿前消毒双手。房间内物品应定期更换消毒，防止交叉感染。新生儿患有脓疱疮、脐部感染等疾病时，应采取相应的消毒隔离措施。

（三）免疫接种

1. 卡介苗 新生儿接种卡介苗常规在出生 24 小时内，一般在左上臂三角肌下方皮内注射。早产儿、有皮肤病或发热等疾病的新生儿暂缓接种；怀疑有先天性免疫缺陷的新生儿禁忌接种。

2. 乙肝疫苗 正常新生儿在出生后 24 小时内、1 个月、6 个月，分别注射重组酵母乙肝病毒疫苗 1 次，每次 5μg。乙肝病毒携带者母亲分娩的新生儿应在出生 6 小时内肌内注射高价乙肝免疫球蛋白 100 ~200IU，同时换部位注射重组酵母乙肝病毒疫苗 10μg。

知识拓展

袋鼠式护理

袋鼠式护理（kangaroo mother care，KMC），又称皮肤接触护理（skin-to-skin care，SSC），由哥伦比亚两位儿科医生于 20 世纪 70 年代末首次提出并应用。世界卫生组织（World Health Organization，WHO）将袋鼠式护理定义为通过母婴皮肤接触，满足新生儿保暖、母乳喂养、爱与安全感的需求，保护新生儿免受感染、刺激的一种有效护理方式，并强烈建议将其作为改善早产儿预后的干预措施之一。袋鼠式护理不仅可以降低新生儿死亡率、稳定其生命体征、促进其生长发育，还可以缓解母亲负面情绪、增进亲子关系。近年来，有研究表明袋鼠式护理也可作为新生儿外科术后的标准护理，并在新生儿先天性心脏病、坏死性小肠结肠炎、肠闭锁、十二指肠梗阻、肠旋转不良等外科术后成功开展。袋鼠式护理的实施不仅能有效缓解新生儿术后疼痛、稳定生理功能、加快胃肠功能恢复，还能促进伤口愈合、降低医院感染风险、缩短住院时间，并在减少再次入院和降低新生儿死亡率中发挥着重要作用。

第四节　母乳喂养

产妇以自身乳汁哺育婴儿的喂养方式为母乳喂养，母乳喂养的时期为哺乳期。纯母乳喂养是指婴儿从出生至产后4～6个月，指除母乳外不给婴儿添加任何食物（包括水）的喂养方法。世界卫生组织建议，婴儿在最初6个月内应该给予纯母乳喂养，6个月以后逐渐添加辅食，母乳喂养至2岁或者更长时间。帮助产妇在产后1小时内开始母乳喂养，实行24小时母婴同室。

一、母乳喂养的优点

1. 满足婴儿营养需要　母乳中营养成分高，含有丰富的优质蛋白质、不饱和脂肪酸、乙型乳糖类和酶，维生素含量高，矿物质含量低，适应婴儿肾脏发育水平，而且所含钙、磷比例适当，有利于婴儿的吸收。

2. 增强婴儿免疫力　母乳中含有多种抗体，能增强婴儿的免疫力。

3. 喂养经济方便　母乳直接喂哺不易污染且喂养方便、温度适宜、新鲜、经济。

4. 有益产妇康复　母亲产后通过哺乳，可促进泌乳和刺激子宫收缩，促进子宫复旧，预防产后出血。母亲在哺乳期月经推迟，可起到一定的避孕作用，还可降低妇女乳腺癌和卵巢癌的发生率。

5. 增进母婴感情　哺乳能促进母婴情感沟通，能增进母婴感情。母亲的抚摸和温柔的细声喃语及母子间的目光对视均带给婴儿深刻、微妙的心理暗示和情感交流，使婴儿获得安全感，有利于婴儿早期心理和智力开发。

二、母乳喂养的影响因素

1. 母亲因素　包括生理因素（严重的心脏病、子痫、营养不良等）和心理因素（心理准备不充分，缺乏母乳喂养的信心及产后负性情绪等）。

2. 婴儿因素　早产儿、婴儿畸形（唇腭裂）、颅内出血、产伤等造成母婴分离或婴儿吸吮能力减弱。

3. 社会因素　包括母亲工作负担过重、缺乏社会支持系统等。

三、母乳喂养的方法及常见问题

（一）喂养方法

哺乳是一种自然行为，按需哺乳，一般为每次20～30分钟，根据哺乳的环境，可采用摇篮式、环抱式、交叉式和侧卧式等姿势，以母婴舒服的体位进行哺乳。哺乳前，母亲应洗手并用温开水清洁乳房及乳头。哺乳时，母亲及新生儿均应选择最舒适位置，母亲一手拇指放在乳房上方，余四指放在乳房下方，将乳头和大部分乳晕放入新生儿口中，进行正确的含接姿势（图12－2）。在喂养的过程中，母亲需要用手支撑着乳房，以避免乳房阻塞新生儿的鼻孔。新生儿开始吮吸一侧的乳房之后，再进行另一侧的吮吸。在喂

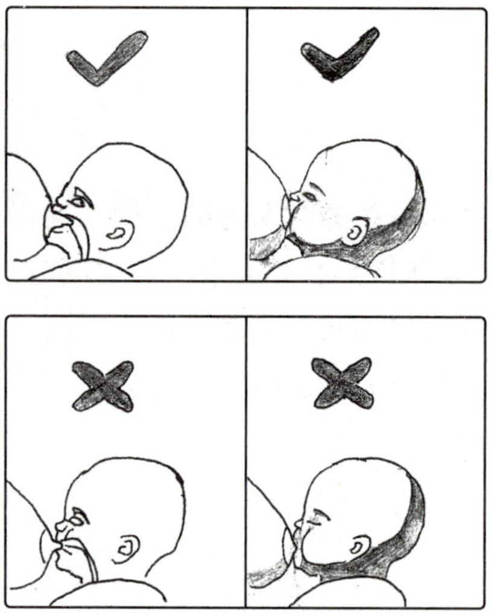

图 12-2 婴儿正确含接姿势

食完毕后，要给产妇穿上舒适的棉质乳罩。每次喂食完毕，都要把新生儿抱起来，轻轻地拍打背部 1～2 分钟，这样可以帮助新生儿排出胃里的空气，避免吐奶。

（二）常见问题

如遇下列问题应及时处理。

1. 乳房胀痛 多因乳房过度充盈或乳腺管阻塞所致。可增加哺乳次数，排空乳房，每次哺乳前湿热敷 3～5 分钟，配合按摩乳房有利于缓解乳房胀痛。

2. 乳汁不足 指导产妇采取正确的哺乳方法，按需哺乳，适当调节饮食结构，多喝营养丰富的肉汤，鼓励产妇树立信心，保持良好情绪。

3. 回乳 若产妇因身体原因不能哺乳者，应尽早回乳。最简单的回乳方法是停止哺乳，必要时可辅以药物。常用的回乳药如下。①生麦芽 60～90g，水煎代茶饮，每天1 剂，连服 3～5 天。②芒硝 250g 分装两纱布袋内，敷于两乳房并包扎，湿硬时更换。③维生素 B_6 200mg，每天 3 次，连服 3～5 天。甾体激素、溴隐亭等回乳药不推荐作为一线用药。

4. 乳头皲裂 如果情况较轻，可以继续喂养。喂养前，用湿毛巾热敷 3～5 分钟，然后挤出一些乳汁，让乳晕变得柔软，这样有助于新生儿吸吮乳头和大部分乳晕。喂养结束后，可挤出少量乳汁涂抹在乳头和乳晕上，让它们短时间暴露并保持干燥。对于乳头皲裂严重者，应暂停母乳喂养，可通过手工挤压或使用吸奶器吸取乳汁，然后再喂给新生儿。

四、判断乳汁分泌量是否充足的标准

1. 每天 8 次左右满意的母乳喂养。
2. 婴儿每天排尿 5～6 次，排便 2～4 次。
3. 婴儿体重增加，睡眠情况良好。

五、母乳的储存

不能直接母乳喂养的产妇，可将乳汁用吸奶器吸出后，存放于储奶袋中。储存时间：20～30℃保存不超过 4 小时，4℃不超过 48 小时，－15～5℃可保存 6 个月。

六、不宜或暂停母乳喂养的指征

1. 产妇患有传染病急性期、脏器功能衰竭、严重产后心理障碍和精神疾病等。
2. 产妇有酗酒、服用对婴儿有影响的特殊药物等。
3. 婴儿患有乳糖不耐受等。

知识拓展

产后疲乏

高龄产妇是指分娩年龄≥35 岁的孕产妇。相较于适龄产妇，高龄产妇具有精力不足、组织器官生理功能下降等特点，同时由于其体内激素水平和盆底肌功能变化导致分娩时间延长，产后更易出现疲乏。产后疲乏是一种无法忍受的疲倦感，并表现为低于正常水平的体力和脑力活动。研究表明，产妇在分娩 5 ~6 周内出现疲劳发生率为 37% ~ 64%，并会因此导致身体恢复时间延长、生活质量下降、泌乳时间延长、母乳喂养意愿降低和新生儿照护困难等一系列问题。孕产史、分娩方式、焦虑水平、抑郁水平、睡眠质量、社会支持水平是影响高龄产妇疲乏水平的主要因素。医护人员应注重产后随访中疲乏水平的评估，并动态关注高龄产妇产褥期的身心状况，为其提供精准、个体化的产后身心健康宣教。

本章小结

思考题

孕妇，28 岁。G_1P_1，妊娠 40 周临产入院。入院次日晨 4 时行会阴侧切术，产钳助娩一女婴，体重 4000g。产后第 1 天，查体发现产妇体温 37.8℃，脉搏 70 次/分，呼吸 18 次/分，血压 120/75mmHg；子宫平脐，阴道流出血性恶露；会阴切口缝合处水肿，无压痛。产妇自述尿量增多，且哺乳时出现下腹部疼痛；产后第 3 天出现乳房胀痛，但无乳汁分泌；产妇住在母婴病房，自感焦虑。请问：

1. 该产妇的临床表现有无异常？
2. 如何对该产妇进行乳房护理？

更多练习

（梁园园）

第十三章　异常产褥期患者的护理

教学课件

学习目标

1. 素质目标

（1）具有人文关怀的理念和较强的责任心。

（2）护理异常产褥期妇女时充满爱心、耐心和细心。

2. 知识目标

（1）掌握：产褥感染、产褥病率、急性乳腺炎和产后抑郁症的定义；产褥感染、急性乳腺炎的护理要点；产后抑郁症的 EPDS 量表筛查及其护理要点。

（2）熟悉：产褥感染、急性乳腺炎及产后抑郁症的病因、临床表现、诊断要点和预防措施。

（3）了解：产后抑郁症的其他筛查量表。

3. 能力目标

（1）能够运用所学知识对产褥感染和产后抑郁症的妇女进行护理及健康教育指导；对产褥期妇女进行疾病预防的健康宣教。

（2）能正确运用 EPDS 量表对产后抑郁症的妇女进行筛查。

案例

【案例导入】

孕妇，36 岁。G_1P_1，妊娠 39^{+1} 周，因胎膜早破入院。询问病史发现，该孕妇有妊娠晚期性生活史。李女士入产房分娩过程中出现第二产程延长，行会阴侧切，产后出血约 500ml。于分娩后 3 日，该产妇出现下腹痛，恶露血性，量增多且有臭味。体格检查：体温 39.2℃，脉搏 95 次/分，宫底平脐，宫旁压痛，血红蛋白 90g/L，白细胞计数 16.8×10^9/L，中性粒细胞占比 0.80，C 反应蛋白 22mg/L。

【请思考】

1. 该产妇出现了什么问题？
2. 出现上述问题的可能原因是什么？
3. 如何对该产妇进行病情观察？

【案例分析】

第一节　产褥感染

产褥感染（puerperal infection）是指分娩及产褥期生殖道受病原体侵袭，引起局部或全身的炎症变化。产褥感染是产褥期最常见的并发症，发病率约 60%，是导致孕产妇死亡的四大原因之一。产褥病率（puerperal morbidity）是指分娩后第 2 ~ 10 天，每天测量体温 4 次，间隔时间 4 小时，有两次体温达到或超过 38℃。产褥病率多由产褥感染引起，但也可其他感染引起，如乳腺炎、上呼吸道感染、泌尿系统感染、血栓静脉炎等。

一、病因

（一）诱因

女性生殖系统在正常情况下具备抵御细菌侵袭的能力，其阴道具备自我清洁的功能，而且羊水内含有抗菌成分。因此，孕期和正常的分娩过程不易使产妇发生感染。人体对于入侵的病原体的反应，取决于病原体的种类、数量、毒力及人体的免疫力。当人体的免疫力与病原体的毒力和数量的平衡发生问题，感染的风险就会提高。孕妇出现孕期贫血、卫生习惯欠佳、胎膜早破、产程过长、产前产后出血过多、产钳助产操作、频繁宫颈检查等，可能成为产褥感染的诱因。

（二）病原体

正常女性阴道内寄生有大量微生物，有需氧菌、厌氧菌、真菌、衣原体及支原体，以厌氧菌为主。可分为致病微生物和非致病微生物，有些非致病微生物在特定环境下可以致病。

1. 需氧菌

（1）链球菌：是外源性产褥感染的主要致病菌，尤其是 β-溶血性链球菌，具有极强的致病性，能够释放出致热外毒素和溶组织酶，病变迅速扩散从而导致严重的感染，极端情况下甚至会导致败血症。主要表现为发热寒战、体温 38℃、心率快、腹胀、子宫复旧不良、子宫及附件区疼痛，甚至脓毒血症。

（2）杆菌：主要包括大肠埃希菌、克雷伯菌属和变形杆菌属，常寄生在阴道、会阴和尿道口周围。能够产生内毒素，是菌血症和感染性休克最常见的病原菌。

（3）葡萄球菌：主要致病菌是金黄色葡萄球菌和表皮葡萄球菌。金黄色葡萄球菌多为外源性感染，易导致伤口化脓性感染，能够产生青霉素酶，易对青霉素耐药。表皮葡萄球菌主要存在于阴道菌群中，引发的感染较轻。

2. 厌氧菌

（1）革兰阳性球菌：存在于正常的阴道内，当产道受损、胎盘残留、机体抵抗力下降时，此类细菌会迅速繁殖，多与大肠埃希菌混合感染，其分泌物异常恶臭。

（2）杆菌属：常见的为脆弱类杆菌。若与需氧菌和厌氧性球菌混合感染，会形成局部脓肿，产生大量恶臭味脓液。感染也能导致化脓性血栓性静脉炎，进而形成感染血栓，血栓在脱落之后会随血液循环到达全身各处并形成脓肿。

（3）芽孢梭菌：主要是产气荚膜梭菌，轻者引起子宫内膜炎、腹膜炎、脓毒血症等，严重者可引起溶血、黄疸、急性肾衰竭、气性坏疽，甚至死亡。

（4）支原体与衣原体：引起的感染一般临床症状轻微。

（三）感染途径

1. 外源性感染 指由外界病原体侵入生殖道引发的感染，可能通过医护人员未严格消毒的手、污染的衣物、各类手术设备及产妇在分娩前的性行为等方式进入人体导致感染。病原体主要是溶血性链球菌。

2. 内源性感染 女性生殖道正常情况下寄生有大量病原菌，但一般情况下，病原微生物的数量，毒力与机体免疫力保持平衡，所以并不致病。当孕妇免疫力下降或病原体数量、毒力增加等感染诱因存在时，非致病性病原微生物可转化为致病微生物而引发机体感染。以厌氧菌多见。研究发现，内源性感染不仅造成产褥感染，还能通过胎盘、胎膜、羊水间接感染胎儿，导致流产、早产、胎儿生长受限、胎膜早破、死胎等。

二、临床表现

产褥感染主要的三大症状包括发热、疼痛和异常恶露。早期的产褥发热主要是脱水引起，但如果在2～3天的低温之后突然升高，就需要考虑感染的可能性。产褥感染发生的部位、感染程度和范围各异，其临床表现也会有所差别。常见的感染部位及临床表现如下。

（一）会阴、阴道、宫颈感染

本病主要由葡萄球菌和大肠埃希菌引发的感染。当会阴部受到裂伤或侧切伤口感染时，会出现会阴疼痛、排尿困难、活动受限、坐姿不便、可能会有低热感。伤口部位会变红、硬化、裂开、脓液流出，压痛感十分明显。阴道炎症可能由会阴部位的感染或者是阴道裂痕引发。这种情况通常表现为阴道黏膜充血、肿胀、溃疡和脓液增多。如果感染部位较深时，可能会导致阴道旁结缔组织炎，甚至引起阴道壁粘连、瘢痕、尿瘘等。产妇可出现会阴疼痛、寒战、高热等全身症状。宫颈裂伤较常见，但很少发展成宫颈感染，但宫颈严重裂伤时，可延伸至子宫阔韧带，引起淋巴管炎、宫旁组织炎，甚至脓毒血症等。

（二）子宫感染

本病主要包括急性子宫内膜炎和子宫肌炎。当病原体通过胎盘剥离面进入子宫蜕膜层时，称为子宫内膜炎，再侵入子宫肌层时，称作子宫肌炎，两者常伴发。子宫内膜炎主要表现为子宫内膜充血、坏死、阴道内有大量脓性分泌物且有臭味。子宫肌炎主要表现为腹痛，恶露量多呈脓性，子宫复旧不良，子宫压痛明显，可伴有高热、寒战、头痛、白细胞计数增多等全身感染症状。

（三）急性盆腔结缔组织炎、急性输卵管炎

本病多继发于子宫内膜炎或宫颈深度裂伤。病原体沿淋巴或血行侵入子宫周围组织，如

直肠、膀胱及子宫骶骨韧带周围，引起急性炎症反应，如果波及输卵管，形成急性输卵管炎。临床表现为持续高热伴寒战、全身不适、脉速、单侧或双侧下腹部疼痛伴肛门坠胀等。妇科检查可触及宫旁组织增厚或边界不清的实性包块，严重者形成“冰冻骨盆”。

（四）急性盆腔腹膜炎及弥漫性腹膜炎

炎症蔓延至子宫的浆膜层，引发盆腔腹膜炎，并进一步演变为弥漫性腹膜炎。全身中毒症状明显，例如寒战、高热、恶心、腹胀、下腹剧痛等。查体时下腹部有明显的压痛和反跳痛。腹膜炎的渗出液和纤维蛋白沉积可导致肠粘连，在直肠子宫凹陷处形成局部脓肿，刺激肠道和膀胱导致腹泻、里急后重和排尿困难等。如果在急性阶段无法完全控制，可能会演变为慢性盆腔炎的遗留症状，从而引发不孕症。

（五）血栓性静脉炎

可分为盆腔内血栓性静脉炎和下肢血栓性静脉炎。盆腔内血栓性静脉炎常累及子宫静脉、卵巢静脉、髂内静脉、髂总静脉及阴道静脉。病变单侧居多，产后 1～2 周多见，症状主要是反复发作寒战和高热，持续数周。下肢血栓性静脉炎主要影响股静脉、腘静脉和大隐静脉，通常由盆腔静脉炎向下扩展或继发于周围结缔组织炎症所致，症状包括下肢持久性疼痛、血液循环不畅、下肢水肿和皮肤变白，人们通常称之为“股白肿”。

（六）脓毒血症

由感染血栓脱落进入血液循环引起，可并发感染性休克和迁徙性脓肿，如肺脓肿、左肾脓肿。可累及皮肤、关节，引起局部脓肿，若病原体大量进入血液循环并繁殖形成败血症，表现为持续高热、寒战，全身明显中毒症状，可危及生命。

三、护理评估

1. 健康史 评估产妇有无贫血、营养不良，有无泌尿道、生殖道感染病史，评估产妇月经史及个人卫生习惯，评估产妇是否合并糖尿病、心脏病或高血压，本次分娩是否存在胎膜早破、产程延长、手术助产、软产道损伤、产后出血的诱发因素。

2. 身体状况 严密观察产妇的体温变化；评估子宫复旧、腹部或会阴部伤口情况；评估下肢有无疼痛、肿胀、皮肤发白、局部温度升高及局部压痛等下肢血栓性静脉炎征象。

3. 心理－社会状况 评估产妇的母乳喂养状况及对新生儿的照顾能力，心理状况及家庭支持情况。产褥感染严重时，产妇因治疗需要可能停止母乳喂养甚至母子分离，评估产妇心理状况及情绪波动，是否出现疲劳、烦躁、睡眠不佳、焦虑等。

4. 辅助检查

（1）血常规：白细胞计数增高，中性粒细胞占比升高，红细胞沉降率加快。严重产褥感染时，由于骨髓抑制，白细胞计数及中性粒细胞可不增高。血清 C 反应蛋白 >8mg/L，有助于早期诊断感染。

（2）细菌培养：取会阴伤口分泌物、宫腔分泌物、脓肿冲洗液等进行细菌培养和药物敏感实验，确定病原体，为选择敏感抗生素提供依据。

（3）影像学检查：B 超检查，CT 和 MRI 检查，协助定位及定性诊断。

四、常见护理诊断/问题

1. 体温过高　与产褥感染所致的炎性反应有关。
2. 活动无耐力　与产后疲乏、身体虚弱有关。
3. 舒适改变　与产后褥汗、产后宫缩痛、会阴伤口痛或乳房胀痛有关。
4. 焦虑　与担心身体状况及婴儿喂养有关。
5. 知识缺乏　缺乏产褥感染后的护理知识。

五、护理目标

1. 产妇感染得到控制，体温正常。
2. 产妇舒适度增加，有一定活动能力。
3. 产妇心理状态良好，能积极配合医护活动。
4. 产妇知晓产褥感染后的护理知识。

六、护理措施

1. 处理原则　积极控制感染，并纠正全身状况。遵医嘱给予广谱、足量、有效抗生素控制感染。对脓肿形成或宫内残留感染者，应积极进行感染灶的处理。血栓性静脉炎应用抗生素治疗的同时遵医嘱加用肝素治疗。

2. 一般护理

（1）休息：保证产妇充足休息与睡眠，鼓励产妇取半卧位或抬高床头，有利于炎症局限和恶露排出。有会阴伤口者嘱产妇取健侧卧位。血栓性静脉炎患者急性期应绝对卧床2周，嘱其抬高患肢，以促进血液循环减轻肿胀，局部保暖，穿合适的弹力袜并保持各部压力均匀。

（2）营养摄取：注意合理膳食、营养搭配，给予高热量、高蛋白质、高维生素及富含水分的饮食，必要时可静脉补充营养。

3. 心理护理　评估产妇和家属的心理状态，减轻产妇因母婴分离而导致的焦虑情绪，对于产妇及家属的疑问，应给予充分的解释。及时向产妇提供新生儿信息，鼓励产妇与新生儿进行交流、接触，增加产妇照顾新生儿的自信心。

4. 病情观察　严密观察体温、恶露、疼痛及子宫复旧情况，并做好记录。

（1）监测产妇体温、脉搏及其他生命体征，观察患者全身状况，准确记录出入量。

（2）评估产妇的会阴伤口、腹部伤口情况，观察恶露的颜色、量、性状及气味，每日定时监测子宫复旧情况。

（3）观察产妇有无下肢持续性疼痛、有无水肿、皮肤颜色、是否局部静脉压痛或触及索状物。

5. 治疗配合　根据医嘱进行支持治疗，纠正贫血和水、电解质紊乱。遵医嘱合理使用抗生素。注意抗生素使用的间隔时间，维持血液中药物有效浓度。密切监测生命体征并及时采取措施，产妇高热时，可行物理降温，降温期间密切观察体温变化，并记录降温效果。应用肝素、尿激酶等药物治疗期间要注意监测凝血功能。配合做好脓肿引流术、清宫术、后穹隆穿刺术、子宫切除术的术前准备及护理。应积极配合抢救感染性休克或肾衰竭患者。

6. 健康教育

（1）指导产妇注意休息，合理膳食、营养均衡，增强体质。

（2）教会产妇及家属识别产褥感染征象，如恶露异常、腹痛、发热、会阴切口疼痛等，如有异常及时就诊。

（3）指导产妇产后42天到医院复查。

（4）指导产妇养成良好的个人卫生习惯，保持会阴部清洁，用物及时消毒。

（5）指导产妇正确的母乳喂养方法，并做好乳房护理。

七、护理评价

1. 观察产妇体温是否正常，感染是否得以控制。
2. 与产妇沟通，评价产妇舒适感改变情况及活动能力，评价产妇心理状态是否良好。
3. 评价产妇是否知晓产褥感染的护理常识。

第二节　急性乳腺炎

急性乳腺炎是乳腺的急性化脓性感染，为细菌通过乳管口或乳头破损、皲裂处感染乳腺导致的化脓性炎症，是产褥期常见的并发症。多见于产后哺乳期妇女，尤以初产妇多见，多发生于分娩后3～4周。急性乳腺炎给产妇带来较大痛苦，同时还会影响新生儿照料，需要及时处理。

一、发病原因

（一）诱因

1. 母亲因素　①乳头内陷或扁平。②乳头皲裂，乳头白膜。③乳管闭塞，乳管慢性炎症。④乳汁量过多或哺乳次数少。⑤不注意乳头、乳晕局部清洁。⑥既往乳腺炎病史。⑦乳房遭受外伤。⑧不正确的离乳方式。⑨精神压力大或过度劳累等。

2. 婴儿因素　①婴儿腭裂或舌系带过短。②含接乳头姿势不正确。③拒绝吸吮乳头。

3. 母婴配合因素　①非按需哺乳模式。②母婴分离。③哺乳姿势不正确等。

（二）病因

1. 乳汁淤积　是引起急性乳腺炎的重要因素。引起乳汁淤积的常见原因如下。

（1）乳头发育不良：如先天性乳头内陷、扁平或乳头过小，易致乳管排乳不畅。

（2）乳汁过多或婴儿吸乳过少：每次哺乳后，乳房不能及时排空导致乳汁淤积，部分产妇由于哺乳方式、体位、哺乳姿势等不当，婴儿吸乳过少导致乳房不能排空。

（3）乳管不通：如乳管开口堵塞、乳汁淤积等，为细菌入侵及生长繁殖创造了条件。

2. 细菌侵入

（1）细菌自乳头皲裂或破损处侵入：沿淋巴管蔓延至乳腺腺叶间和乳腺小叶间的纤维脂肪组织，继而引起化脓性感染。

（2）细菌直接侵入乳管：细菌逆行至乳腺小叶，并停留在淤积的乳汁中生长繁殖，从而引起乳管炎，继而扩散至乳腺间质，引起化脓性感染。急性乳腺炎很少血行感染。

二、临床表现

产褥期乳腺炎的主要表现包括乳房红肿、发热和疼痛，局部出现肿块和脓肿，体温上升，白细胞数量增加等。

（一）乳头炎和乳晕炎

乳头炎和乳晕炎的病变早期，当乳头被婴儿吸吮时，乳头出现针扎样刺痛或火烧样灼痛，然后乳头上可出现渗血或淡黄色稀薄的液体渗出，略干燥后就在乳头表面结痂。如继续哺乳，乳头结痂便可因婴儿吸吮而脱落，裂口亦随之扩大，而后又渗血、渗液而再结痂，如此反复，多数产妇无明显的全身症状。乳晕炎亦可发生在乳头炎之后。当炎症侵至乳晕深层引起蜂窝织炎时，局部的红、肿、热、痛比较明显。

（二）淤积性乳腺炎

常见于初产妇的产褥初期（常在产后 1 周左右）。由于产妇缺乏喂养婴儿的经验，未能及时排空乳汁，易导致乳汁淤积。临床表现主要是双乳有不同程度的胀痛，体温有中等程度的升高（38.5℃左右）。体格检查发现乳房胀满，表面微红，有压痛感。这些症状在乳汁排空后能很快消失。

（三）化脓性乳腺炎和乳腺脓肿

多由葡萄球菌或链球菌通过皲裂的乳头感染所致，是哺乳期妇女最常见的一种乳腺炎症，通常在产后的第 3～4 周出现。如果产后的乳汁不能及时排出，细菌会侵入乳腺管，并继续向实质部位扩散，那么就可能会形成各种类型的化脓性乳腺炎。炎症或脓肿的位置会呈现出红肿和压痛的症状，脓肿部位按压时还会有波动感。

若炎症扩散至表浅淋巴管，导致丹毒样淋巴管炎。产妇突发高热、寒战，乳房触痛，局部皮肤出现红点或红线。若感染沿着淋巴管扩散到乳腺间质内，可自乳房表面至基底横贯乳房组织。感染迅速扩散，深达位于乳房基底部与胸大肌之间的乳房后疏松结缔组织，形成乳房后脓肿。此种脓肿可局限于单一乳腺小叶，亦可扩散至大部分乳腺。

三、护理评估

1. 健康史 询问患者是否为初产妇，有无乳腺炎病史，既往乳房发育情况如何，有无乳房肿块、乳头异常溢液病史。观察产妇哺乳方式、姿势、体位方法是否恰当，了解婴儿的口腔卫生状况。

2. 身体评估 评估产妇乳头是否破损，有无乳汁淤积，观察乳房炎症状况，是否脓肿形成，乳房的功能及形态改变等，了解发热、出汗程度、疼痛及镇痛效果等。

3. 心理－社会状况 评估产妇的情绪变化，注意家庭成员对产妇生活和情绪的支持程度。

4. 辅助检查

（1）血常规检查：白细胞计数及中性粒细胞比值升高。

（2）诊断性穿刺：穿刺部位在乳房肿块压痛最明显处或 B 超定位下，若抽出脓液即可确定脓肿形成，脓液可做细菌培养及药物敏感试验。

四、常见护理诊断/问题

1. 体温过高　与细菌感染引起炎症有关。

2. 疼痛　与乳汁堆积导致的乳房胀痛或乳房感染出现脓肿有关。

3. 焦虑　与担心疾病预后有关。

4. 自我形象紊乱　与产后乳房改变、产后哺乳影响乳房外观有关。

5. 知识缺乏　缺乏母乳喂养、乳房护理的保健知识。

五、护理目标

1. 产妇的乳腺炎症状得以控制，体温恢复正常。
2. 产妇疼痛、焦虑减轻或缓解。
3. 产妇能正确认识自我，能够接纳自我形象。
4. 产妇能正确掌握并运用母乳喂养、乳房护理的保健知识。

六、护理措施

1. 处理原则　排空乳汁，积极控制感染。脓肿形成前以排出乳汁、抗感染为主，脓肿形成后需及时行脓肿切开引流。

2. 一般护理　注意充足睡眠和休息，避免过度紧张和劳累。注意营养均衡，饮食宜清淡易消化，多饮水，忌辛辣食物。对发热者给予物理或药物降温。

3. 排空乳汁　①鼓励产妇继续用双侧乳房哺乳。若婴儿无法顺利吸出乳汁或医嘱建议暂停哺乳，则用手挤出或用吸奶器吸出乳汁。②在哺乳前温敷乳房。③在婴儿吸吮期间，用手指从阻塞部位腺管上方向乳头方向轻柔按摩，以帮助解除阻塞。④若疼痛感抑制了喷乳反射，可先喂健侧乳房后喂患侧乳房。⑤变换不同的哺乳姿势或托起一侧乳房哺乳，以促进乳汁排出。

4. 配合治疗　遵医嘱局部用药，口服抗生素或中药以控制感染，必要时服用药物终止哺乳。因某些药物可从乳汁分泌，用药后应遵医嘱决定是否暂停哺乳。

5. 缓解疼痛　①用宽松胸罩局部托起患乳，以减轻疼痛和肿胀。②热敷、药物外敷或理疗乳房，以促进局部血液循环和炎症消散。③遵医嘱服用对乙酰氨基酚或布洛芬镇痛。

6. 健康教育

（1）指导婴儿口腔卫生，及时治疗口腔炎症。

（2）指导产妇尽早开始哺乳，按需哺乳，养成良好哺乳习惯。哺乳时避免手指压住腺管，以免影响乳汁排出，每次哺乳时将乳汁吸净。每日清水擦洗乳房 1～2 次，避免过多清洗和用肥皂清洗。

（3）指导乳头内陷者在妊娠期和哺乳期每日挤捏、提拉乳头，纠正乳头内陷。

（4）指导产妇预防和正确处理乳头破损。让婴儿用正确姿势含接乳头和乳晕，防止乳头破裂，不让婴儿含着乳头睡觉。哺乳后涂抹乳汁或天然羊毛脂乳头修护霜以保护乳头皮肤。若发生乳头破损应适当缩短每次哺乳时间，增加哺乳频率。乳头、乳晕破损者应暂停哺乳，改用吸乳器吸出乳汁。局部用温水清洗后涂抗生素软膏，待愈合后再哺乳。症状严重时应及时诊治。

七、护理评价

1. 急性乳腺炎症状是否得到控制，体温是否降至正常。
2. 产妇的疼痛、焦虑是否减轻或缓解。
3. 与产妇沟通，了解产妇对自我形象的认识，能否接纳自己。
4. 产妇是否知晓母乳喂养、乳房护理的保健知识。

第三节　产后抑郁症

产后抑郁症（postpartum depression，PPD）是指产妇在产褥期出现抑郁症状，这是产褥期精神综合征中最常见的一种。主要表现为持续且严重的情绪低落及一系列的症状，包括悲伤、哭泣、易激惹、失眠、烦躁等，甚至出现幻觉或自杀等，影响照顾新生儿的能力。产后两周内，PPD 的发病率较高，症状在产后 4 ~6 周显著，且患者过去并无精神疾病史。流行病学数据表明，在西方发达国家，PPD 的发病率在 7% ~40%。而在亚洲，PPD 的发病率则在 3. 5% ~63. 3%。我国的 PPD 发病率在 1. 1% ~52. 1%，平均值为 14. 7%，这与目前全球公认的 10% ~15% 的发病率大致相同。

一、病因

产后抑郁症的产生与产妇的身体、精神和社会环境有着紧密的关系。性格、年龄较小、独生子女及不理想的妊娠结果对产妇的情绪会产生显著影响。此外，缺乏家庭支持、社会因素、遗传因素等也与产后抑郁症有一定的关联。

1. 分娩因素　分娩经历给产妇带来紧张和恐惧，特别是产时和产后出现并发症、难产、滞产和手术等会影响心理状态，引发内分泌系统功能状态的不稳定，增加产后抑郁症发生的风险。

2. 社会因素　孕期和分娩期间产妇工作压力大、失业、夫妻分离、亲人病丧等，以及产后体型的变化，婴儿性别，都可能诱发产后抑郁症。

3. 遗传因素　是精神障碍的潜在因素。有精神病家族史，特别是有家族抑郁症病史的产妇，产后抑郁症的发病率较高。有情感性障碍病史、抑郁症史等均是产后抑郁症的危险因素。

4. 心理因素　产妇自我为中心、情绪不稳定、社交能力不良、固执、内向等个性特征，容易发生产后心理障碍。此外，缺乏家庭和社会的关爱、照顾和支持，也可能成为产后抑郁症的危险因素，孕期情绪压力大、焦虑过度等也容易发生产后抑郁症。

5. 内分泌因素　分娩后产妇体内人绒毛膜促性腺激素、人胎盘催乳素、孕激素、雌激素含量急剧下降，可能诱发产后抑郁症和精神方面问题。

二、临床表现

产后抑郁症多在产后2周内发病，产后4～6周症状明显，病程可持续3～6个月。最突出的症状是情绪低落，认知方面主要是对周围事物缺乏兴趣，易自卑、自责，对生活失去信心，甚至出现伤婴或自杀行为，行为方面出现注意力不集中、意志活动减退等。

1. 自我评价降低　自暴自弃、自罪感、对身边人充满敌意。

2. 情绪改变　焦虑、情绪低落、情绪失控、情绪波动，甚至出现自我毁灭和虐待的想法。还会失眠、疲乏、易哭、情绪不稳定、焦虑、感觉孤独等。

3. 精神和行为障碍　精神错乱，出现幻觉和妄想，创造性思维受损，主动性降低。有自杀或杀婴倾向。

三、护理评估

1. 健康史　询问产妇有无抑郁症、精神病个人史和家族史，有无重大精神创伤史。了解本次妊娠过程及分娩情况是否顺利、有无难产、滞产、手术产及并发症、婴儿健康状况、婚姻家庭关系及社会支持情况等。

2. 身体状况　评估产妇的情绪变化、食欲、睡眠、疲劳程度等。观察产妇的日常活动和行为，如自我照顾能力与照顾婴儿能力。母婴之间接触和交流的情况。了解产妇对婴儿的喜恶程度及对分娩的体验与感受等。

3. 心理－社会状况　评估产妇的个性特征与心理状态，是否存在情绪、认知、行为方面的改变。评估产妇的人际交往能力和社会支持系统。

4. 诊断要点

（1）产后抑郁症至今尚无统一的诊断标准。目前应用较多的是美国精神病学会在《精神疾病的诊断与统计手册》（DSM-Ⅳ）中制定的标准，见表13－1。

表13－1　DSM-Ⅳ产后抑郁症诊断标准

1. 在产后2周内出现下述5条或5条以上症状，必须具备（1）（2）两条。
（1）情绪抑郁
（2）对全部或多数活动明显缺乏兴趣或愉悦
（3）体重显著下降或增加
（4）失眠或睡眠过度
（5）精神运动性兴奋或阻滞
（6）疲劳或乏力
（7）遇事皆感毫无意义或自责感
（8）思维力减退或注意力不集中
（9）反复出现死亡或自杀的想法
2. 在产后4周内发病

（2）利用产后问卷调查有助于早期发现和诊断：爱丁堡产后抑郁量表（Edinburgh Postnatal Depression Scale，EPDS）是目前常用的筛选工具（表13－2），包括10项内容，4级评分。最佳筛查时间在产后2～6周。当产妇总分≥13分时，需要进一步确诊。

表 13－2　爱丁堡产后抑郁量表（EPDS）

测量项目 在过去的 7 日内	评分标准			
1. 我开心并能看到事物有趣的一面	同以前一样	0 分	不如以前多	1 分
	明显比以前少	2 分	完全不能	3 分
2. 我对未来保持乐观态度	同以前一样	0 分	不如以前多	1 分
	明显比以前少	2 分	完全不能	3 分
3. 当做错事情，我会不必要地责备自己	多数时间如此	3 分	有时如此	2 分
	偶尔如此	1 分	从不这样	0 分
4. 我无缘无故地感到焦虑或苦恼	从不这样	0 分	偶尔这样	1 分
	有时这样	2 分	经常这样	3 分
5. 我无缘无故地感到惊吓或恐慌	从不这样	0 分	偶尔这样	1 分
	有时这样	2 分	经常这样	3 分
6. 事情发展到我无法应付的地步	多数时间如此	3 分	有时如此	2 分
	偶尔如此	1 分	从不这样	0 分
7. 我因心情不好而影响睡眠	多数时间如此	3 分	有时如此	2 分
	偶尔如此	1 分	从不这样	0 分
8. 我感到难过或悲伤	多数时间如此	3 分	有时如此	2 分
	偶尔如此	1 分	从不这样	0 分
9. 我不开心到哭泣	多数时间如此	3 分	有时如此	2 分
	偶尔如此	1 分	从不这样	0 分
10. 我有伤害自己的想法	多数时间如此	3 分	有时如此	2 分
	偶尔如此	1 分	从不这样	0 分

此外，还可应用产后抑郁筛查量表（postpartum depression screening scale，PDSS），包括睡眠/饮食失调、焦虑/担心、情绪不稳定、精神错乱、丢失自我、内疚/羞耻及自杀想法 7 个因素，共 35 个条目，分 5 级评分，一般以总分 60 分作为筛查产后抑郁症的临界值。

四、常见护理诊断/问题

1. 个人/家庭应对无效　与产妇发生情感冲突及家庭角色冲突有关。
2. 有自伤的危险　与产后严重的悲观情绪、自责、自卑感有关。
3. 社交障碍　与产妇情绪、认知偏差、自卑、焦虑等有关。
4. 睡眠形态紊乱　与产妇的焦虑、恐惧等情绪有关。

五、护理目标

1. 产妇能积极调整情绪，适应家庭新角色转换。
2. 产妇情绪稳定，未发生自伤行为。
3. 产妇能够正确自我认知，有适当的社交活动。
4. 产妇能够正常睡眠。

六、处理原则

心理咨询不是治疗方法，通过心理推理，倾听产妇的心理问题，对产妇多加关心和照顾，帮助调节好家庭关系，指导其养成良好睡眠习惯。药物治疗适用于中重度抑郁及心理治疗无效者。

七、护理措施

1. 一般护理

（1）为产妇提供舒适的居住环境，合理调配饮食，确保营养摄取，以便有足够的哺乳能力。鼓励产妇多休息，确保有充足的睡眠。鼓励产妇白天进行短暂的活动，晚上入睡前喝热牛奶、洗热水澡等。

（2）帮助产妇更好地适应母亲的角色，并且指导她们与婴儿进行互动。此外，鼓励产妇多参与照顾婴儿，以培养产妇的自信心。

（3）采取措施避免暴力行为发生，加强对产妇的安全管理，并且改善产妇其周围的环境。应注意产妇出现早醒的情况，此时易出现自杀或受伤的情况。

2. 心理护理　心理护理是治疗与预防产后抑郁的关键，它可以帮助产妇获得安全感、尊重和理解，增强自信，并且激发其内在动力，以应对自身的困境。护理人员应以温柔、宽容的态度，鼓励产妇积极表达情绪，耐心倾听孕妇的心声，并且积极地进行心理疏导。同时，鼓励和指导家人给予产妇更多的关心和爱护，减少或避免不良的精神刺激。

3. 治疗配合　药物治疗应根据药物疗效和个体情况在专科医生指导下进行。首选5-羟色胺再摄取抑制药，尽量不用进入乳汁的抗抑郁药。指导产妇遵医嘱正确服用抗抑郁症药，并注意观察药物疗效及不良反应。

4. 健康教育　在产前、产时及产后，及时向孕产妇提供心理支持和必要的生理、心理知识。产后6周内是产后抑郁的高发时期，应在产后访视时多观察产妇的心理变化，及时为产妇提供心理指导。向产妇亲属宣教妊娠、分娩、产后等时期的精神保健知识，关心、理解产妇的情绪转变。本病预后良好，约70%产妇1年内治愈，极少数持续1年以上，再次妊娠复发率20%，其下一代认知能力可能受影响。

5. 预防　在分娩前，可以通过孕妇学校等多种方式来宣传和普及关于怀孕和分娩的知识，以减轻孕妇对怀孕和分娩的紧张和恐惧，并提升孕妇的自我保健能力。分娩期，应该对产妇给予更多的关怀和照顾，并进行心理辅导。产后，及时向产妇和家人传授育儿知识，指导如何进行母乳喂养和新生儿的护理，并利用心理量表对产妇进行早期的产后抑郁症筛查。通过加强孕期保健、改善分娩环境、重视产后保健及提供必要的支持和营养，可以有效地降低产后抑郁的发生率。

八、护理评价

1. 评价产妇情绪状态，是否能够适应家庭新角色，能够照顾新生儿。
2. 产妇是否情绪稳定，未发生自伤行为。
3. 与产妇沟通，评价产妇对自我认知状态，是否能参加适当的社交活动。
4. 评价产妇睡眠是否良好。

知识拓展

产褥中暑

产褥中暑又称产褥期热射病，是产妇在产褥期内，因高温环境、通风不良、体质虚弱等因素，使体内余热不能及时散发，引起中枢性体温调节功能障碍的一种急性热病。主要表现为高热，可达42℃或以上，出现昏迷、抽搐、呕吐、呼吸急促、面色苍白等危急症状。本病虽少见，但起病急骤，发展迅速，若处理不当可遗留严重后遗症，甚至死亡。根据病情程度分为中暑先兆、轻度中暑、重度中暑。治疗原则是立即改变高温和不通风环境，迅速降温，及时纠正酸中毒和休克。迅速降温是抢救成功的关键。产褥中暑关键在于预防，破除旧风俗习惯、保持卧室通风良好、避免室温过高。

本章小结

思考题

孕妇，1 周前经阴道助产，分娩一女婴。分娩过程中出血较多。分娩 4 日后出现乳房胀痛，测体温 37.9℃，母乳喂养 1 天后体温降到正常。今晨感觉发热和下腹部疼痛。查体：体温 39.5℃，痛苦病容，腹部拒按，子宫底在脐耻之间，压痛明显，右侧附件区明显压痛，且触及一边界不清的囊性肿物，大约 5cm × 6cm × 4cm。血常规：血红蛋白 110g/L，白细胞计数 15×10^9/L。请问：

1. 该孕妇发热的可能原因是什么？
2. 如何为该孕妇提供护理措施和健康教育？

更多练习

（梁园园）

第十四章　生殖系统炎症患者的护理

教学课件

学习目标

1. 素质目标

学生能够在护理工作中尊重患者，注意保护患者的个人隐私，具有较强的责任心，能够耐心认真地与患者沟通及交流。

2. 知识目标

(1) 掌握：外阴炎症、阴道炎症、子宫颈炎、盆腔炎性疾病的临床表现、处理原则和护理措施。

(2) 熟悉：阴道微生态、女性生殖系统的自然防御功能；生殖系统炎症的传染途径；阴道炎症、子宫颈炎、盆腔炎性疾病病因、病理及常用检查项目。

(3) 了解：生殖器结核、淋病、尖锐湿疣、梅毒对妊娠、分娩及胎儿、新生儿的影响。

3. 能力目标

(1) 能运用所学知识，识别女性生殖系统炎症患者的临床表现，理解处理原则，做出常见护理诊断，并制订护理措施。

(2) 能够结合女性生殖系统炎性疾病的发病机制、高危因素和传染途径的相关知识，展开健康教育。

案例

【案例导入】

患者，女性，40 岁，G_1P_1。因“胆囊炎”抗生素治疗 10 天，近 3 日出现外阴瘙痒明显，白带增多，呈白色凝乳样。妇科检查：外阴潮红，见抓痕，阴道黏膜发红，有白色膜状物，擦除后露出红肿黏膜面，见大量白色豆渣样分泌物，子宫颈光滑无举痛，子宫前位，正常大小，可活动，无压痛，双附件区未及明显肿块，无压痛。

【请思考】

1. 该患者可能患了什么疾病？

2. 该患者的主要护理诊断有哪些？

3. 对该患者应采取的护理措施是什么？

【案例分析】

女性生殖系统炎症是妇科的常见病，包括外阴及阴道炎症、子宫颈炎、盆腔炎性疾病、生殖器结核及性传播疾病等。女性生殖器官的解剖、生理、生化和免疫学特征，使女性有比较完善的自然防御功能，能抵御一定感染的发生。但在女性的特殊生理时期，防御功能遭到破坏、机体抵抗力下降，或阴道微生态平衡被打破时，有可能发生生殖系统炎症。

第一节　外阴炎症及阴道炎症

一、阴道微生态

阴道微生态是由阴道内微生物群、机体的内分泌系统、阴道解剖结构及阴道局部免疫系统共同组成的生态系统。

正常情况下，阴道内寄生着多种微生物，形成微生物群，如下。①革兰阳性需氧菌和兼性厌氧菌，乳杆菌、棒状杆菌、非溶血性链球菌、肠球菌和表皮葡萄球菌。②革兰阴性需氧菌和兼性厌氧菌，加德纳菌（革兰染色有时呈阳性）、大肠埃希菌及摩氏摩根菌。③专性厌氧菌，消化球菌、消化链球菌、类杆菌、动弯杆菌、梭杆菌及普雷沃菌。④支原体和假丝酵母菌等。虽然这些微生物群存在于正常人体阴道内，但其与人体之间能够保持生态平衡，不引起疾病。

雌激素、阴道内 pH、乳杆菌和阴道黏膜免疫系统在维持阴道的微生态平衡中发挥着重要作用。雌激素可使阴道鳞状上皮增生变厚，抵御病原体能力变强，变厚的阴道上皮内糖原含量丰富，糖原在阴道内优势菌乳杆菌的作用下可分解为乳酸，以维持阴道的酸性环境（pH≤4.5，多在 3.8～4.4），即阴道的自净作用。乳杆菌可以分泌 H_2O_2、细菌素及其他抗微生物因子。此外，乳杆菌也能与其他病原体竞争，使其不能黏附于阴道上皮细胞，在阴道菌群平衡中起到重要作用。阴道黏膜免疫系统具有黏膜屏障作用，有免疫功能的细胞（上皮细胞、间质成纤维细胞和淋巴细胞）及分泌的细胞因子还起到免疫调节作用。阴道分泌物中的免疫调节分子（细胞因子、化学因子、抗菌蛋白酶）也发挥着局部抗感染的作用。

二、非特异性外阴炎

非特异性外阴炎（non-specific vulvitis）是由物理、化学因素而非病原体所致的外阴皮肤或黏膜的炎症。

（一）病因

外阴会受到阴道分泌物、经血、糖尿、粪瘘的粪便、尿瘘的尿液等刺激，引发炎症，穿化纤内裤、使用透气性差的卫生垫、外阴局部潮湿等也可引起非特异性外阴炎。

（二）临床表现

患者外阴瘙痒，伴有抓痕，局部疼痛、灼烧感，每于性交、排尿、排便时加重。检查外阴可见充血肿胀、糜烂、有湿疹样皮肤改变，严重炎症者可见溃疡。慢性炎症长期刺激外阴皮肤时，可见明显增厚粗糙、有皲裂。

（三）处理原则

积极寻找并祛除病因。保持外阴局部清洁、干燥。局部治疗可行坐浴，坐浴后涂抗生素软膏或中成药药膏，也可选用中药局部熏洗外阴。

（四）护理措施

1. 用药护理 局部坐浴治疗可用0.1%聚维酮碘溶液或1∶5000高锰酸钾溶液，坐浴适宜的水温宜控制在39～41℃，每日早晚2次，一次15～30分钟。坐浴时应保证溶液的温度、浓度、时间及皮肤浸没的深度，坐浴需避开月经期。坐浴后，局部涂抗生素软膏或紫草油。也可选用中药局部熏洗外阴。急性期患者还可选用局部物理治疗如微波或红外线来改善症状。

2. 健康教育 保持良好的卫生习惯，外阴部常清洁、保持干燥，特别是在特殊时期如月经期、妊娠期、分娩期及产褥期。选择纯棉内裤，勤清洗，勤更换，使用柔软无菌卫生垫，减少摩擦和感染的机会，如有破溃，应预防继发感染。避免搔抓外阴皮肤，勿用刺激性药物或肥皂清洗。及时治疗糖尿病、尿瘘、粪瘘等原发病，勿饮酒，少食辛辣刺激性食物。

三、前庭大腺炎症

病原体侵入前庭大腺而引起的炎症，称为前庭大腺炎（bartholinitis），当腺管开口因肿胀或脓性渗出物阻塞，形成脓肿时，称之前庭大腺脓肿（abscess of bartholin gland），脓肿消退后，脓液转清，变为黏液时，称之前庭大腺囊肿（bartholin cyst），前庭大腺囊肿也可因为腺管损伤或先天性腺管狭窄，分泌物流出不畅引起。常发生于育龄期女性，幼女及绝经后期女性较少。

（一）病因

常为混合性细菌感染，由葡萄球菌、链球菌、大肠埃希菌、肠球菌等引起。目前淋病奈瑟菌及沙眼衣原体等性传播疾病病原体的感染逐渐增多。

（二）临床表现

前庭大腺炎发病急，单侧多见。外阴局部疼痛肿胀，灼烧感为初期症状，当未及时治疗，感染加重时，前庭大腺脓肿形成，检查局部可见3～6cm的脓肿包块，疼痛剧烈，行走不便，触及有波动感。少数患者可能会伴有发热，腹股沟淋巴结增大等全身症状。脓肿不断增大后可自行破溃，若破孔大，脓性分泌物可自行流出，炎症因脓液流出而较快消退；若破孔小，流出不畅，炎症持续存在不消退，则前庭大腺炎可反复急性发作。

前庭大腺囊肿单侧多见，也可为双侧。当前庭大腺囊肿较小无继发感染时，多无症状。若形成较大囊肿，患者常感外阴部坠胀，性交时不适感。妇科检查可见外阴部后下方无痛性囊性肿物，多呈椭圆形，大小不等。

（三）处理原则

1. 药物治疗 急性炎症期，常选用抗生素治疗，取脓性分泌物作细菌培养，根据培养结果选择针对性的抗生素，如喹诺酮或头孢菌素与甲硝唑联合抗感染。

2. 手术治疗 形成前庭大腺脓肿时，应尽早切开引流，缓解疼痛。前庭大腺囊肿患者无特殊症状时，可嘱患者观察随访，囊肿较大或反复发作，则可行保留腺体功能的造口术，方法简单、恢复快。

（四）护理措施

炎症急性发作期，应尽量卧床休息，保持局部外阴清洁，必要时遵医嘱给予镇痛药。根据分泌物细菌培养结果，遵医嘱给予相应的抗生素，也可以口服清热、解毒中药或中药热敷、坐浴等。

脓肿切开治疗的患者，局部可放置引流条，每日常规早晚进行会阴护理，并更换新的引流条。

四、滴虫阴道炎

滴虫阴道炎（trichomonal vaginitis，TV）的病原体是阴道毛滴虫（图 14－1），该病是常见的性传播疾病。

（一）病因

25～40℃的潮湿环境是阴道毛滴虫喜欢的生长环境。阴道毛滴虫（简称滴虫）具有较强的生存能力，因此极易传播。适合的 pH 为 5.2～6.6，但 pH<5.0 时生长受到抑制。当阴道内 pH 发生改变时，滴虫阴道炎极易发病，如月经前后。另外，妊娠期、产褥期阴道环境也发生改变，适合滴虫生长繁殖，在腺体及阴道皱襞中隐藏的滴虫常引起阴道炎症。滴虫也能消耗阴道上皮细胞内的糖原和阴道内的氧，使乳杆菌分解形成的乳酸减少，阴道 pH 升高（滴虫阴道炎患者多数阴道 pH>6.0），阴道内为厌氧环境，适合自身繁殖。其他厌氧菌也得以大量繁殖，约 60% 患者同时有细菌性阴道病。滴虫还能吞噬精子，导致不孕。其不仅存在于阴道，还可感染附近的尿道或尿道旁腺，甚至膀胱和肾盂。

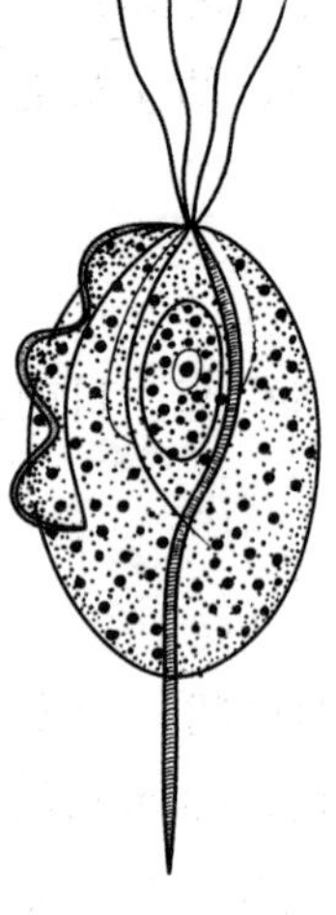

图 14－1 阴道毛滴虫

（二）传染方式

1. 直接感染 通过性交的方式直接感染是主要感染途径。滴虫可寄生于男性的尿道生殖道内，男性感染后常无任何症状或体征，易传染给女性，成为感染源。

2. 间接感染 患者通过接触公共设施如浴池、游泳池、坐便，或者感染的衣物、器械等间接传播。

（三）临床表现

潜伏期为4～28天，感染初期可无症状，主要症状是阴道分泌物增多及外阴瘙痒，有时出现灼热、疼痛、性交痛。典型分泌物呈稀薄脓性、泡沫状、有异味。合并感染时则呈现黄绿色、脓性；泡沫状、有异味是滴虫无氧酵解、产生腐臭味气体所致。合并尿道口感染时，可有尿频、尿痛，有时可见血尿。瘙痒部位主要为阴道口及外阴，妇科检查可见患者阴道黏膜充血，严重者有散在出血点，甚至宫颈有出血点，形成“草莓样”宫颈。部分无症状感染者阴道黏膜无异常改变，称为带虫者。

（四）处理原则

全身用药，甲硝唑和替硝唑为常用药物。可选择甲硝唑或替硝唑2g，顿服；或甲硝唑400mg，每天2次，7天为一疗程。由于该病主要是通过性接触传播，所以性伴侣应同时治疗。

（五）护理措施

1. 一般护理 保持外阴部的清洁、干燥，特别在妊娠期、产褥期和月经期。树立良好的卫生观念，避免刺激性药物或肥皂清洗外阴，不要搔抓外阴。治疗期间应禁止性生活，勤换内裤、使用过的内裤、毛巾等应高温煮沸消毒，以免交叉和重复感染。滴虫阴道炎患者应禁止进入公共泳池。

2. 检查配合 湿片法是最简便的方法。阴道分泌物与1滴0.9%氯化钠温溶液混合放置于载玻片上，在低倍光镜下寻找滴虫，找到滴虫即可确诊。此外，阴道分泌物智能化检测系统及分子诊断技术可提高滴虫检出率。宜选取阴道侧壁典型分泌物，取阴道分泌物前24～48小时应避免阴道内操作，如性交、阴道灌洗上药等。取出后的阴道分泌物应及时送检，注意保暖，以防止滴虫活动减慢，不易辨认。

3. 用药护理 药物治疗可有效缓解症状并减少滴虫传播，口服药物疗效好，治愈率高。甲硝唑用药后，有时可见恶心、呕吐、食欲缺乏等胃肠道反应，也有少数患者出现白细胞减少、头痛、皮疹等，如有发现上述症状，应报告医生，并遵医嘱予以停药。甲硝唑用药期间及停药24小时内禁止饮酒，避免哺乳，替硝唑用药期间及停药72小时内也应禁止饮酒，避免哺乳。

4. 性伴侣同时治疗 为避免重复感染，滴虫阴道炎患者的性伴侣应同步治疗，在未治愈前，应避免无保护性性交。

5. 妊娠期治疗 滴虫阴道炎可导致不良的妊娠结局，如胎膜早破、早产及低出生体重儿等。有症状的孕妇应积极治疗，可以减少传播，减轻不适症状，防止新生儿呼吸道和生殖道感染。但目前用药是否能改善滴虫阴道炎可能导致的不良妊娠结局和药物透过胎盘屏障后引起的胎儿畸形或机体细胞突变的风险尚不确定，应告知患者取得同意后使用。

6. 随访及治疗失败的处理 全身用药治愈率在90%以上，但患者的再感染率高。在最初感染3个月内应进行随访，复查滴虫阴道炎是否治愈。当第一次治疗失败，甲硝唑单次口服治疗的患者，可选用甲硝唑剂400mg，每天2次，7天为一个疗程，或替硝唑2g，顿服。若再次治疗失败，可服用甲硝唑或替硝唑2g，每天1次，5天为一个疗程。

五、外阴阴道假丝酵母菌病

外阴阴道假丝酵母菌病（vulvovaginal candidiasis，VVC）的病原体为假丝酵母菌，以白假丝酵母菌为主，也是常见的外阴阴道炎症。

（一）病因

假丝酵母菌适合在酸性环境生长，因此外阴阴道假丝酵母菌病的患者通常阴道 pH < 4.5。白假丝酵母菌是拥有酵母相和菌丝相的双相菌，在阴道寄居和病原体传播过程中，其以芽生孢子的酵母相存在，芽生孢子可伸长形成假菌丝的菌丝相，侵袭局部组织。白假丝酵母菌为机会致病菌，当全身抵抗力下降或阴道 pH 发生改变时，呈现酵母相的假丝酵母菌转变为菌丝相并大量繁殖，从而引起症状。故本病多见于：长期应用抗生素抑制乳杆菌生长，导致阴道内菌群失调的人群；妊娠、糖尿病、接受大量雌激素治疗者体内雌激素丰富或阴道上皮内糖原丰富易分解形成酸性环境；大量应用免疫抑制剂导致免疫功能低下者；胃肠道假丝酵母菌感染者排出的粪便污染阴道；喜欢穿化纤内裤和肥胖的人群使会阴局部的温湿度增加，假丝酵母菌得以繁殖。

（二）传染方式

1. 内源性传染 假丝酵母菌除寄生于阴道，还可寄生于口腔、肠道，局部环境条件适宜时易发病。是主要的感染途径。

2. 直接传染 部分患者通过性交直接传染。

3. 间接传染 少数患者通过污染的衣物等。

（三）临床表现

主要表现为外阴阴道瘙痒、阴道分泌物增多。外阴阴道瘙痒症状明显，夜晚加重，可见患者外阴潮红水肿，皮肤抓痕或皲裂。部分患者有外阴烧灼痛、性交痛和尿痛，阴道分泌物的特征是白色稠厚，呈凝乳状或豆腐渣样。检查可见阴道黏膜红肿，小阴唇内侧及阴道黏膜附有白色块状物，擦除后露出红肿黏膜面，急性期可见糜烂及浅表溃疡。

外阴阴道假丝酵母菌病可分为单纯性 VVC 和复杂性 VVC（表 14-1）。一年内外阴阴道假丝酵母菌病发作 4 次或以上，且经真菌学证实有相应的临床症状，称为复发性外阴阴道假丝酵母菌病（recurrent vulvovaginal candidiasis，RVVC）。VVC 临床评分标准见表 14-2。

表 14-1 VVC 临床分类

	单纯性 VVC	复杂性 VVC
发生频率	散发或非经常发作	复发性
临床表现	轻到中度	重度
真菌种类	白假丝酵母菌	非白假丝酵母菌
宿主情况	免疫功能正常	免疫功能低下、应用免疫抑制药、未控制的糖尿病、妊娠等

表 14-2 VVC 临床评分标准

评分项目	0 分	1 分	2 分	3 分
瘙痒	无	偶有发作，可被忽略	能引起重视	持续发作，坐立不安
疼痛	无	轻	中	重
阴道黏膜充血、水肿	无	轻	中	重
外阴抓痕、皲裂、糜烂	无	—	—	有
分泌物量	无	较正常稍多	量多，无溢出	量多，有溢出

注：重度 VVC 评分≥7 分，轻、中度 VVC 评分<7 分。

（四）处理原则

消除外阴阴道假丝酵母菌病的诱因，规范使用抗真菌的药物，全身或局部用药，但以局部用药为主。单纯性 VVC 可选用短疗程抗真菌药物。复杂性 VVC 可选用强化和巩固联合治疗。

（五）护理措施

1. 一般护理　与患者探讨可能的发病原因，及时治疗糖尿病、停用广谱抗生素、雌激素及类固醇皮质激素等。做好外阴清洁工作，每天更换内裤，使用过的生活用品应做好消毒。

2. 检查配合　湿片法（10%氢氧化钾溶液镜检，利用其可溶解其他细胞成分，提高假丝酵母菌检出率）或革兰染色法镜检出菌丝阳性可确诊。对于复发性外阴阴道假丝酵母菌病或患者有临床症状但湿片法检查结果多次为阴性，可同时行培养法和药敏试验。

3. 用药护理　指导患者正确用药。局部用药的患者宜在晚上临睡前，洗净双手后戴手套，用示指将药物推进阴道后穹隆，以保证药物作用时间。通常在使用 2% ~4% 碳酸氢钠溶液坐浴或阴道冲洗后用药效果更好。妊娠期合并感染者主要以局部治疗，应禁止口服唑类抗真菌药物。

（1）单纯性 VVC：局部短疗程抗真菌药物为主，可选用药物如下。①克霉唑栓剂 500mg，单次用药；或 150mg，7 天为一个疗程。②咪康唑栓剂 200mg，7 天为一个疗程；或 400mg，3 天为一个疗程；或 1200mg，单次用药。③制霉菌素制剂，10 万单位，10 ~14 天为一个疗程。不适宜局部用药、不能耐受局部用药的单纯性 VVC 患者、未婚妇女，可选用口服氟康唑 150mg。

（2）复杂性 VVC：重度 VVC 在单纯性 VVC 治疗的基础上延长一个疗程。一日用药方案口服或局部用药者，宜在 72 小时后加用 1 次；3 ~7 天局部用药的方案，宜延长为 7 ~14 天。RVVC 的治疗重在寻找病因，防止复发，分为强化和巩固治疗（强化治疗达到真菌学治愈后，巩固治疗至少≥6 个月）。用药期间注意药物的疗效及不良反应。

4. 性伴侣治疗　外阴阴道假丝酵母菌病的性伴侣一般不需要同步治疗，如男性出现症状，则需行假丝酵母菌的相关检查及治疗，防止女性性接触后重复被感染。

5. 随访　患者治疗后 7 ~14 天建议随访复查，仍存在症状或再次复发，需要行进一步的药敏试验和真菌培养。RVVC 患者在巩固治疗的第 3 个月和 6 个月时建议进行真菌培养。

六、萎缩性阴道炎

萎缩性阴道炎（atrophic vaginitis）见于自然或人工绝经后女性，其体内雌激素水平减少、阴道正常的酸性环境不能得以维持，其他病原体入侵并生长繁殖所致的阴道炎症。也可见于产后闭经或使用药物假绝经疗法的女性。

（一）病因

由于女性的卵巢功能逐渐衰退，雌激素水平下降，阴道黏膜菲薄，糖原含量变少，乳杆菌分解形成的乳酸减少，阴道 pH 升高，阴道自净作用减弱，其他病原体过度繁殖或侵入，导致炎症发生。

（二）临床表现

外阴瘙痒、灼热不适，可伴有性交痛。阴道分泌物呈稀薄，淡黄色，有时呈脓血性。检查可见阴道黏膜及上皮皱襞萎缩变薄，黏膜充血，多伴有散在小出血点或点状出血斑，有时可见浅表溃疡。

（三）处理原则

使用抗生素抑制致病菌生长繁殖；补充雌激素。

（四）护理措施

1. 健康教育 保持外阴部清洁，宜选用棉质内裤并勤换洗，有症状时及时到医院就诊。

2. 用药护理 局部用药可选用诺氟沙星制剂 100mg，每天 1 次，7～10 天为一个疗程。有阴道干涩明显时，可使用润滑剂润滑。针对病因治疗，可选择补充雌激素，以增加阴道抵抗力。雌三醇软膏阴道局部涂抹，每天 1～2 次，14 天为一个疗程。为达到更好的治疗效果，也可以选择全身用药，替勃龙 2.5mg 口服，也可选用其他雌孕激素制剂联合用药。

七、细菌性阴道病

细菌性阴道病（bacterial vaginosis，BV）是阴道内乳杆菌减少，正常菌群失调所致的一种混合感染，阴道黏膜上皮多无炎症改变。

（一）病因

正常阴道内存在多种微生物群，其中乳杆菌作为优势菌发挥着重要作用，其可以维持阴道酸性环境，还可以产生 H_2O_2（H_2O_2具有强氧化性，可以抑制或杀死厌氧菌），保持阴道内微生态的平衡。在频繁性交、多个性伴侣或阴道灌洗等情况下，导致乳杆菌减少，其他病原体增加，出现混合感染，主要包括加德纳菌、厌氧菌（动弯杆菌、普雷沃菌、紫单胞菌、类杆菌、消化链球菌等）及人型支原体，厌氧菌居多。

（二）临床表现

表现为稀薄阴道分泌物增多，呈现灰白色、均匀一致，伴有鱼腥臭味（厌氧菌产生的胺类物质使分泌物呈现鱼腥臭味），可有外阴轻度瘙痒、烧灼感，性交后症状加重。部分患者可无临床症状。阴道黏膜无明显充血等炎症表现，阴道壁附着的分泌物易于拭去。

（三）处理原则

选用抗厌氧菌的药物，如甲硝唑、替硝唑、克林霉素等，其中甲硝唑常为一线治疗药物，其在不影响乳杆菌的情况下可抑制厌氧菌生长。治疗可选择全身用药或局部给药。

（四）护理措施

1. 一般护理 保持个人正常卫生，不做过度的阴道清洁。宜选用棉质内裤并勤更换，出现症状时应及时就诊。

2. 检查配合 线索细胞（clue cell）阳性（取少许阴道分泌物放在玻片上，混合于 0.9% 氯化钠溶液中，于高倍镜下检出线索细胞的数量占鳞状上皮细胞比例 >20%）或胺试验（whiff test）阳性（取少许阴道分泌物放在玻片上，滴入 1～2 滴 10% 氢氧化钾，产生烂鱼肉样腥臭气味）可协助诊断。此外，还可以通过 Nugent 革兰染色评分诊断。厌氧菌预成酶的检测也有助于辅助诊断。

3. 用药护理　全身用药首选甲硝唑 400mg，每天 2 次，7 天为一个疗程。还可以选择替硝唑 2g，每天 1 次，3 天为一个疗程；或替硝唑 1g，每天 1 次，5 天为一个疗程；或克林霉素 300mg，每天 2 次，7 天为一个疗程。不推荐使用甲硝唑 2g 顿服。阴道局部用药，可选甲硝唑制剂 200mg，每晚 1 次，连用 7 天；或 2% 克林霉素软膏阴道涂抹，每次 5g，每晚 1 次，连用 7 天。哺乳期选择局部用药为宜。

4. 健康指导　该病治疗后复发较常见，如有症状再次出现，应及时复查和治疗。细菌性阴道病还可以上行感染引起子宫内膜炎、盆腔炎性疾病，子宫切除术后可感染阴道残端，妊娠期细菌性阴道病与不良妊娠结局（绒毛膜羊膜炎、胎膜早破、早产）有关。有症状的细菌性阴道病孕妇均应接受治疗，准备进行宫腔手术操作或子宫切除的患者即使无症状也需要接受治疗。

第二节　子宫颈炎

子宫颈炎症（cervicitis）包括宫颈阴道部炎症和宫颈管黏膜炎症。宫颈是阻止病原体进入上生殖道的重要屏障，但其易受到分娩、性交、阴道炎的上行感染而发生炎症，常出现急性子宫颈管黏膜炎，若治疗不及时或持续感染，即可导致慢性子宫颈炎症。

一、急性子宫颈炎

急性子宫颈炎（acute cervicitis）是患者宫颈出现的急性炎症，表现为宫颈黏膜充血、水肿、坏死，出现脓性分泌物伴有大量中性粒细胞浸润。

（一）病因

病原体感染、物理化学刺激、子宫颈机械性损伤或宫颈异物伴发的感染是导致急性宫颈炎的病因。病原体包括内源性病原体和性传播疾病病原体（如沙眼衣原体、淋病奈瑟菌等）。淋病奈瑟菌除感染子宫颈管柱状上皮外，还可感染尿道移行上皮、尿道旁腺及前庭大腺。

（二）临床表现

患者多无症状。有症状时表现为分泌物呈黏液脓性增多，刺激外阴有瘙痒及灼热感。部分患者有经间期出血、性交后出血。尿路感染时出现尿频、尿急、尿痛等症状。检查见宫颈充血水肿、黏膜外翻，有黏液脓性分泌物附着，黏膜质脆，触碰易出血。淋病奈瑟菌感染时，见尿道口、阴道口黏膜充血、水肿及大量脓性分泌物。

（三）处理原则

根据个体情况选择经验性或针对性抗生素治疗。

（四）护理措施

1. 一般护理　及时擦除阴道分泌物，加强局部清洁护理，避免摩擦。

2. 检查配合 宫颈或阴道分泌物中白细胞增多（子宫颈管脓性分泌物涂片作革兰染色，中性粒细胞 >30/高倍视野；阴道分泌物湿片检查白细胞 >10/高倍视野）即可确诊。子宫颈炎患者确诊后，还需进一步做沙眼衣原体、淋病奈瑟菌、滴虫阴道炎和细菌性阴道病的检测。

3. 用药护理 有性传播疾病高危因素的患者，病原体检测结果未出前，选用经验性抗生素，如阿奇霉素 1g，顿服；或多西环素 100mg，每天 2 次，7 天为一疗程。确定病原体后，可选择针对性抗生素。单纯急性淋病奈瑟菌性子宫颈炎，常用药物有头孢菌素及头孢霉素类药物，也可选择氨基糖苷类抗生素中的大观霉素。沙眼衣原体感染的子宫颈炎，治疗药物有四环素类、大环内酯类和氟喹诺酮类。

4. 性伴侣治疗 确诊为沙眼衣原体及淋病奈瑟菌感染的子宫颈炎患者，性伴侣应同时来院做相应的检查和治疗。

二、慢性子宫颈炎

慢性子宫颈炎（chronic cervicitis）是宫颈的慢性炎症，检查可见宫颈大量淋巴细胞、浆细胞等慢性炎细胞浸润，可有子宫颈腺上皮及间质的增生和鳞状上皮化生。其可由急性子宫颈炎治疗不及时不彻底而来，也可为病原体持续感染所致。

（一）病理

1. 慢性子宫颈管黏膜炎 宫颈管内黏膜皱襞较多，感染后不易完全清除病原体，易形成持续性慢性炎症。

2. 子宫颈息肉 宫颈管腺体和间质局限性增生，并向外凸起形成息肉，数量不等，呈舌形。

3. 子宫颈肥大 长期炎症刺激使腺体和间质增生，宫颈较正常肥大。

（二）临床表现

患者多无症状，少数患者有持续或反复的分泌物增多，呈淡黄色脓性，有时有性交后、经间期出血，偶有外阴瘙痒不适。检查可见宫颈阴道部呈糜烂样改变或宫颈口有黄色分泌物覆盖或流出，也有患者表现为子宫颈息肉或子宫颈肥大。

（三）处理原则

针对病因治疗。不同病变部位采取不同的方法。子宫颈糜烂样改变伴有接触性出血或乳头状增生，可给予局部物理治疗，如激光、冷冻、微波。此外，也可以采取中药保妇康栓治疗（或将其作为物理治疗的辅助用药）。子宫颈息肉可行息肉摘除术。子宫颈肥大一般无须治疗。

（四）护理措施

1. 一般护理 及时擦除阴道分泌物，加强局部清洁护理，避免摩擦。

2. 物理治疗注意事项 ①物理治疗前，患者应先行宫颈癌筛查以排除癌变。②急性生殖器炎症期不宜行物理治理。③月经干净后 3 ~ 7 天内可进行物理治疗。④物理治疗结束后每天早晚 2 次行会阴护理，4 ~ 8 周内由于创面未愈合，应避免盆浴、性交和阴道冲洗。⑤物理治疗后阴道分泌物增多，阴道可有大量水样排液，术后 1 ~ 2 周脱痂可有少许出血均属于正常现象，护士应与患者做好解释工作。⑥物理治疗后应定期复查，观察有无术后出血，子宫颈狭窄、不孕、感染等。

3. 健康指导　①按期做身体检查，有急性宫颈炎者及时治疗。②护士应提高分娩助产技术，避免对宫颈的损伤，产后检查如有损伤立即缝合处理。③注意性交卫生意识，预防性传播疾病。

知识拓展

宫颈糜烂样改变

过去认为慢性宫颈炎的病理类型有五种，分别为宫颈糜烂、宫颈腺囊肿、宫颈肥大、宫颈息肉和宫颈黏膜炎，并且对宫颈糜烂进行分类和分度。随着医疗技术的发展及认识的提高，人们认为“宫颈糜烂”不是因为溃疡而出现的上皮细胞脱落，而是宫颈糜烂样改变，可能是宫颈原始鳞－柱交接部的外移，属于生理性的改变，也可能是炎症、宫颈鳞状上皮内病变、宫颈癌早期的病理性改变，需要鉴别区分。宫颈腺囊肿绝大多数情况是生理变化，通常不需要处理。

第三节　盆腔炎性疾病

盆腔炎性疾病（pelvic inflammatory disease，PID）是指女性内生殖器官及其邻近结缔组织和盆腔腹膜的一组炎症，包括子宫内膜炎（endometritis）、输卵管炎（salpingitis）、输卵管卵巢脓肿（tubo-ovarian abscess，TOA）、盆腔腹膜炎（peritonitis）。最常见的是输卵管炎及输卵管卵巢脓肿。炎症可局限于一个部位，也可几个部位同时受累，多发生在性活跃、有月经的女性。若未及时、彻底治疗，可能出现盆腔炎性疾病后遗症（sequelae of PID），包括不孕、输卵管妊娠、慢性盆腔痛、炎症反复发作等，影响女性生殖健康。

一、女性生殖道的自然防御功能

1. 外阴　正常情况下，两侧大阴唇自然合拢，能遮掩住其中的阴道口和尿道口。

2. 阴道　阴道口闭合，同时阴道前、后壁紧贴，外界病原体不易进入。阴道内微生态保持动态平衡，从而不引起炎症。

3. 宫颈　宫颈内口紧闭，宫颈管腺体分泌大量黏液，形成黏液栓阻塞于宫颈口，防止下生殖道病原体上行感染。

4. 子宫内膜　育龄期女性子宫内膜周期性剥脱，进入宫腔的病原体随着剥脱的子宫内膜而被清除。

5. 输卵管　输卵管蠕动及其黏膜上皮细胞的纤毛向宫腔方向摆动，能防止病原体侵入。输卵管分泌液同宫颈黏液栓、子宫内膜的分泌液一样，均含有乳铁蛋白、溶菌酶等，可抑制或清除病原体。

6. 生殖道的免疫系统　生殖道黏膜聚集着不同数量的淋巴组织及散在的淋巴细胞。此外，还有中性粒细胞、巨噬细胞、补体及一些细胞因子，均在阴道、子宫颈和子宫等部位发挥着免疫作用。

二、病因

盆腔炎性疾病的高危因素包括性活跃的年轻女性、不良性行为、不注意性卫生保健、下生殖道感染、宫腔内手术操作、邻近器官炎症直接蔓延、盆腔炎性疾病再次急性发作等。了解盆腔炎性疾病的高危因素有助于正确诊断和预防。

盆腔炎性疾病的病原体包括外源性和内源性两个来源。外源性病原体主要是性传播疾病的病原体（淋病奈瑟菌、沙眼衣原体、支原体等）。内源性病原体则是寄居在阴道内的菌群，有需氧菌和兼性厌氧菌（金黄色葡萄球菌、溶血性链球菌、大肠埃希菌），厌氧菌（脆弱类杆菌、消化球菌、消化链球菌等）。病原体可单独感染，也可混合感染。

三、感染途径

1. 沿生殖道黏膜上行蔓延 病原体经生殖道黏膜如子宫颈、子宫体、输卵管内黏膜上行蔓延至盆腔器官和腹腔。常见于淋病奈瑟菌、沙眼衣原体及葡萄球菌感染（图 14－2）。

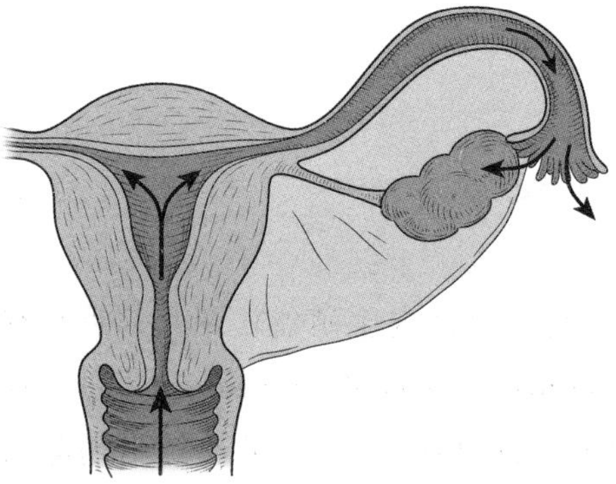

图 14－2 沿生殖道黏膜上行蔓延

2. 经血液循环蔓延 人体其他系统感染后，经过血液循环，病原体感染生殖器官，常见于结核分枝杆菌感染（图 14－3）。

3. 经淋巴系统蔓延 病原体经破损处的淋巴管侵入，累及盆腔结缔组织及生殖器官，常发生于产褥期、流产及放置宫内节育器后，见于链球菌、大肠埃希菌、厌氧菌感染（图 14－4）。

4. 直接蔓延 邻近器官感染后可直接蔓延到生殖器官，如右侧输卵管炎可由阑尾炎引起。

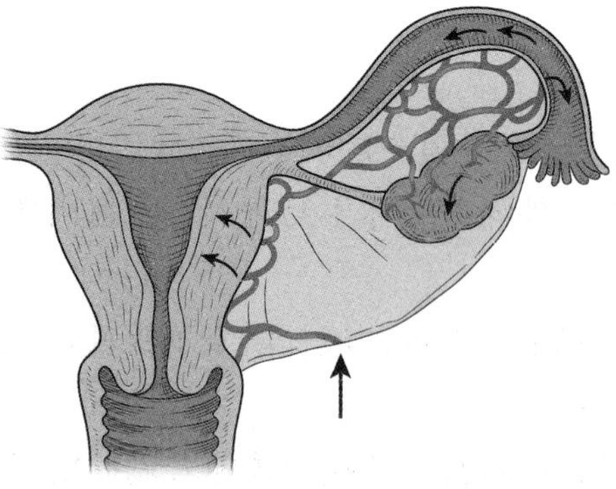

图 14－3 经血液循环蔓延

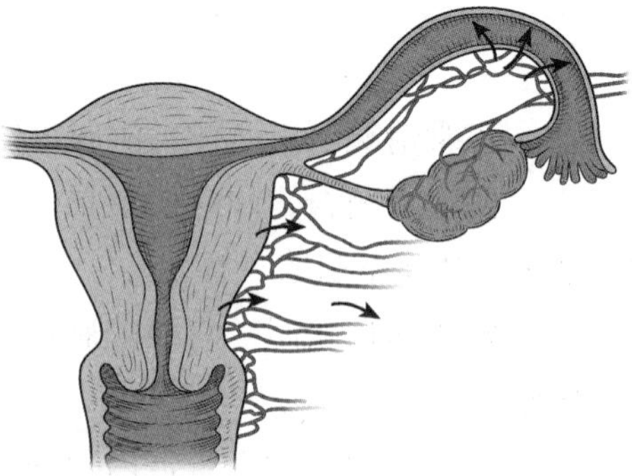

图 14－4 经淋巴系统蔓延

四、病理

1. 急性子宫内膜炎及子宫肌炎 子宫内膜甚至子宫肌层出现的急性炎症，炎症急性期可见镜下大量白细胞浸润，内膜充血、水肿，有炎性渗出物，有时见内膜坏死、溃疡。

2. 急性输卵管炎、输卵管积脓、输卵管卵巢脓肿　病原体传染途径不同，病变特点也不同。

（1）沿子宫内膜上行蔓延：病原体经过子宫内膜，首先到达输卵管，引起输卵管黏膜炎，管腔积聚脓液，则会出现输卵管积脓，严重者会出现输卵管管腔粘连，伞端闭锁不能拾卵。淋病奈瑟菌、大肠埃希菌、类杆菌及普雷沃菌等这类病原体可以产生内毒素，使输卵管纤毛脱落，运输功能因此减退或丧失。衣原体能通过破坏输卵管黏膜结构及功能而引起盆腔粘连。

（2）经宫颈的淋巴传播：病原体经过破损处的淋巴管蔓延至宫旁结缔组织，然后侵及输卵管的最外层浆膜层，出现输卵管周围炎，进一步累及肌层，常因肌层发炎增厚而管腔变窄，输卵管最内层黏膜层可不受影响或病变较轻。炎症轻者输卵管轻度充血肿胀、略增粗，严重者输卵管与周围组织发生粘连，增粗弯曲明显。

卵巢因其白膜的关系，单独发炎较少，其常出现输卵管卵巢炎，是与已发炎的输卵管伞端粘连出现的卵巢周围炎，也称附件炎。卵巢排卵的破孔为炎症进入提供通路，炎症可因此侵入卵巢实质而出现卵巢脓肿，卵巢脓肿壁与输卵管积脓贯穿，形成输卵管卵巢脓肿，该脓肿可位于子宫后方，也可位于子宫、阔韧带后叶及肠管间粘连处，脓肿破裂入腹腔，则会出现弥漫性腹膜炎。

3. 急性盆腔腹膜炎　炎症感染后可蔓延至盆腔腹膜，导致腹膜充血水肿，并有渗出液，纤维素渗出液可使得盆腔器官发生粘连。脓性渗出液积聚形成小脓肿，常出现在直肠子宫陷凹，小脓肿可破入直肠或破入腹腔，后者可引起弥漫性腹膜炎。

4. 急性盆腔结缔组织炎　炎症感染盆腔结缔组织时常可见中性粒细胞浸润，结缔组织充血、水肿，最常见为宫旁结缔组织炎。

5. 败血症及脓毒血症　侵入机体的病原体数量较多，病原体毒性又较强，患者难以抵抗时，则会发生败血症。疾病继续进展，在身体其他部位发现脓肿或病灶，则考虑脓毒血症的发生，确诊需要血培养。

6. 肝周围炎（Fitz-Hugh-Curtis 综合征）　是指肝无实质损害的肝包膜炎症。少部分输卵管炎患者可伴随出现，具体表现为下腹疼痛后又出现右上腹痛，或两处同时出现疼痛，见于淋病奈瑟菌或衣原体感染。出现肝包膜水肿时，吸气时由于肝包膜紧张而表现右上腹疼痛。肝包膜上的渗出物，晚期可形成琴弦样粘连。

7. 盆腔炎性疾病后遗症　病理表现为组织被广泛破坏、粘连、增生及形成瘢痕。由此可带来致输卵管增粗阻塞、输卵管卵巢肿块、输卵管积水或输卵管卵巢囊肿，主、骶韧带增生变厚，子宫可被固定。是盆腔炎性疾病没有经过及时、正确的治疗所带来的后遗症。

五、临床表现

1. 盆腔炎性疾病　病情轻重、累及器官和组织不同，患者的症状也随之不同。病情轻者可无临床症状或较轻不易察觉。患者常主诉下腹部慢性、持续性腹痛，阴道分泌物增多，检查上无明显改变。

病情严重者可出现全身性症状如寒战、高热、头痛、心率加快，食欲缺乏等，盆腔炎性疾病发生在月经期间，可有经量增多、经期延长。盆腔炎性疾病患者检查可见大量脓臭性分泌物从宫颈口流出，宫颈举痛，宫体压痛，活动受限。单纯累及输卵管，发生输卵管炎，可触及增粗肿胀的输卵管，有明显压痛；发生输卵管积脓或输卵管卵巢脓肿，则可在附件区触到有压痛不活动的包块；累及宫旁结缔组织，发生盆腔结缔组织炎，检查可发现宫旁单侧或双侧片状增厚，宫骶韧带处有压痛，呈水肿增粗；病变累及盆腔腹膜，可出现腹膜炎表现，恶心、呕吐、腹胀、腹泻，肠鸣音减弱，还可出现腹膜刺激征表现。盆腹腔脓液积聚形成脓肿，下腹部可触及包块及相应的压迫症状。若位置较低，在直肠子宫陷凹处可触及波动感包块，阴道后穹隆触痛明显。出现肝周围炎，患者则可表现右上腹疼痛伴输卵管炎的症状和体征。

2. 盆腔炎性疾病后遗症 患者有时表现为低热、乏力等，临床症状多有不孕、异位妊娠、慢性盆腔痛或盆腔炎性疾病反复发作等后遗症症状。输卵管炎症的患者，检查可触及炎症后条索状增粗的输卵管，可单侧或双侧同时受累，有压痛感；输卵管积水或输卵管卵巢囊肿的患者，则可触及不活动的囊性肿物，在盆腔旁单侧或双侧。病变累及盆腔结缔组织，由于结缔组织发生粘连或子宫活动受限，子宫出现后倾后屈位，骶韧带增粗变硬，宫旁压痛，呈片状增厚，子宫受到影响，可呈现“冰冻骨盆”状态。

六、处理原则

抗生素治疗为主，原则上选择经验性、广谱、及时和个体化的抗生素，规范化的抗生素治疗可以控制病情，也可以预防盆腔炎性后遗症的发生，必要时手术治疗。对于盆腔炎性疾病后遗症，多采用中西药治疗、物理治疗、手术治疗等综合性治疗方案，目的是控制炎症，缓解症状，增加受孕机会，同时注意增强机体抵抗力。

七、护理措施

1. 一般护理 急性期患者应卧床休息，休息时尽量采取半卧位，使炎症局限，不易扩散。保证营养供给，应选择高热量、高蛋白、高维生素的饮食，摄入合理液体，患者如出现水、电解质紊乱和酸碱失衡，应尽快纠正。急性感染期做好基本生活护理，发热时及时降温，勤更换汗液浸湿的衣物，增加舒适感，必要时胃肠减压减轻腹胀，同时应避免一些使炎症扩散的操作如妇科检查、阴道灌洗等。

2. 用药护理 及时、足量应用针对性抗生素可有效降低 PID 后遗症的发生。若患者病情较轻，可口服或肌内注射抗生素。常用药物有头孢曲松钠、头孢西丁钠、多西环素、氧氟沙星等。若患者病情较重，可给予静脉给药，常用的静脉给药方案有头霉素类或头孢菌素类药物、克林霉素与氨基糖苷类联合方案等。使用抗生素治疗后 72 小内时应进行随诊，以判断临床症状是否改善。症状若无改善，则需进一步检查，考虑是否需要行腹腔镜或开腹手术探查。脓肿持续存在或破裂者或药物治疗无效需要手术治疗，应做好相应的术前术后护理。针对沙眼衣原体及淋病奈瑟菌感染的盆腔炎性疾病，患者可在治疗后 3 个月复查病原体情况，如若未按时复查，在 1 年内就诊时应复查病原体。

3. 心理护理 与患者建立良好的人际关系，多沟通交流，了解患者的不适症状，帮助患者改善舒适感，建立治愈的信心，解除患者思想顾虑。告诉患者遵医嘱规范、全程治疗，可以减少盆腔炎性疾病后遗症的发生。对于盆腔炎症后遗症患者，帮助患者介绍缓解症状的方法。

4. 防治盆腔炎性疾病后遗症　掌握妇产科手术指征，严格按照无菌操作流程，为患者做好术前术后护理。及时诊断并彻底治疗盆腔炎性疾病，防止后遗症的发生。树立正确的性卫生意识，正确使用避孕套，减少性传播疾病。

确诊为盆腔炎性疾病后遗症的患者，应设法缓解其焦虑的心情，介绍缓解症状的方法，推荐中西医结合的综合性方案。①物理疗法，通过激光、微波、短波、离子透入等方法刺激局部，加速血液循环，提高新陈代谢，使炎症快速吸收或消退。②中药治疗，主要为活血化瘀、清热解毒的中药，如银翘解毒汤。③西药治疗，选择针对病原菌的有效抗生素控制炎症，还可用透明质酸酶等使炎症吸收。④不孕妇女推荐选择辅助生殖技术。

5. 健康教育　做好盆腔炎性疾病高危因素的宣教，提高公众对生殖系统炎症疾病的认识，树立正确的性观念，注意性生活卫生，减少性传播疾病，养成良好的卫生习惯，有下生殖道感染时，及时彻底治疗。对盆腔炎性疾病高危风险的女性可以适时地进行筛查和治疗，可有效减少盆腔炎性疾病后遗症的发生。

第四节　生殖器结核

生殖器结核（genital tuberculosis）又称结核性盆腔炎，病原体是结核分枝杆菌。多见于20～40岁女性，也可见于老年女性。如若被确诊为生殖器结核，患者应到结核病专科医院就诊。

（一）传染途径

1. 血行传染　肺结核大约1年内可感染生殖器官，是患者最主要的传播途径。

2. 直接蔓延　腹膜、肠结核直接蔓延到生殖器官。

3. 淋巴传染　消化道结核通过淋巴管传染生殖器官，少见。

4. 性交传染　男性的泌尿系统结核，通过性接触传染，罕见。

（二）病理

1. 输卵管结核　占90%以上，常见于双侧输卵管，双侧受累程度可不同。输卵管结核常表现为输卵管管壁增粗，管腔内充满干酪样物质，伞端封闭或如烟斗状外翻；输卵管管壁、峡部或浆膜面可有多个结节形成，有时盆腔腹膜、肠管及卵巢表面也出现类似结节，可同时出现腹腔积液型结核性腹膜炎。

2. 子宫内膜结核　通常来自输卵管结核，占50%～80%。病变最早出现在两侧子宫角，随后可逐渐影响到宫腔，宫腔粘连缩小，形态改变，是因子宫内膜受到不同程度破坏而被瘢痕组织取代所形成。

3. 卵巢结核　占20%～30%。也由输卵管结核传染而来，由于卵巢白膜保护，通常仅有卵巢周围炎，较少侵犯深层。也可由血液循环传染，但较少，血液循环的传染方式可使卵巢深部形成结节及干酪样坏死性脓肿。

4. 子宫颈结核　可见乳头状增生或溃疡。经子宫内膜结核直接蔓延、淋巴或血液循环传染而来，较少见，占10%～20%。

5. 盆腔腹膜结核 常合并输卵管结核。有渗出型和粘连型。渗出型为盆腔内器官和腹膜布满灰黄色结节，渗出物为浆液性草黄色澄清液体，可粘连形成包裹性囊肿；粘连型表现为腹膜增厚，与邻近器官组织发生粘连，可有干酪样坏死，易形成瘘管。

（三）临床表现

病情轻重、病程长短不同，临床表现也不同。轻者无症状，严重者症状较重。

1. 不孕 多数患者因不孕就诊。常由于输卵管管腔粘连，阻塞不通畅、纤毛结构被破坏，或输卵管与周围发生粘连时蠕动性差。此外，子宫内膜结核破坏了受精卵的着床与发育环境，也可导致不孕。

2. 月经失调 可有经量过多，或稀少、闭经。子宫内膜早期充血及溃疡时出现经量过多，当晚期子宫内膜受到不同程度破坏而发生闭经。

3. 下腹坠痛 盆腔粘连，可出现不同程度的下腹痛，经期加重。

4. 全身症状 活动期可有发热、盗汗、乏力、食欲缺乏、体重减轻等结核病的一般症状。轻者症状不明显，重者可有全身性中毒症状。

（四）处理原则

抗结核的药物治疗为主，休息营养为辅。可使用抗结核药物联合治疗 6～9 个月，一般能取得较好的治疗效果，选取的药物有异烟肼、利福平、乙胺丁醇及吡嗪酰胺等。当出现以下情况，盆腔包块治疗后缩小但不消退、治疗无效或反复发作，较大的包块或包裹性积液、子宫内膜广泛被破坏，药物治疗无效，应考虑手术治疗。

（五）护理措施

1. 健康教育 多进行户外活动，增强个人身体素质，做好卡介苗接种预防结核病，出现肺结核、淋巴结结核和肠结核等时应及时治疗，防止传播引起生殖道结核。

2. 症状护理 结核病急性期在 3 个月内应多休息，减少身体消耗，慢性患者可逐渐开展日常工作，注意时间分配，避免长时间劳累，保证营养均衡，多吃肉、鱼、奶、蛋，适度参加体育锻炼，增强体魄。需要手术的女性，为提高手术效果，避免术中感染扩散，手术前后均应使用抗结核药物治疗。由于生殖器结核可导致广泛的粘连，所以术前应遵医嘱做好肠道清洁等相应的术前准备。生殖器结核治疗后有极大的不孕可能，对有妊娠需求者，可介绍辅助生殖技术助孕。

3. 检查配合 诊断子宫内膜结核最可靠的依据是子宫内膜病理学检查，多选择在经前期取子宫内膜，因此时内膜较厚，阳性检出率较高。故宜选择经前 1 周或月经来潮 6 小时内行进行刮宫。刮宫前后需肌内注射链霉素或口服异烟肼，以防病灶扩散。

4. 用药护理 药物治疗应遵循早期、联合、规律、适量、全程的原则。可采用强化治疗和巩固治疗两阶段短疗程治疗方案。

第五节　性传播疾病

性传播疾病（sexually transmitted diseases，STD）是通过性行为或类似性行为，直接或间接传播的一组疾病。在众多性传播疾病中，淋病、梅毒、艾滋病、尖锐湿疣、生殖器疱疹、软下疳、性病性淋巴肉芽肿和非淋菌性尿道炎是我国重点监测的性传播疾病。

传播方式有性行为传播，性交是主要传播方式，还有间接接触传播、医源性传播、职业性传播、母儿传播，此外，不注意饮食卫生、食用污染的食物、环境卫生不良、昆虫叮咬等也可以传播 STD。

一、淋病

淋病（gonorrhea）的病原体是淋病奈瑟菌（淋菌），是一组以泌尿生殖系统化脓性感染为主要症状的性传播疾病。发病率在我国居性传播疾病的首位。

（一）病因

人是淋菌的唯一天然宿主，其离开人体后不易生存。绝大多数淋病是男性感染后通过性接触直接传染给女性，少数人群通过接触感染的生活用品等间接感染。新生儿感染多是由于经过阴道分娩过程中接触患者的阴道分泌物。

（二）临床表现

大部分患者感染后无症状，所以不易被发现而传染给他人。疾病早期为泌尿道和下生殖道的病变，后期可进展出现上生殖道的相应症状。

1. 急性淋病　感染 14 日内出现泌尿系统症状，如尿频、尿急、尿痛等急性尿道炎症状。会阴部先有红肿、烧灼感，继而出现前庭大腺炎、急性宫颈炎症状，病原体侵入上生殖道，会引起子宫内膜、输卵管、盆腔、腹膜等炎症，病情严重时出现中毒性休克。急性淋病患者还可表现为发热、恶心、呕吐、下腹两侧疼痛，阴道分泌物增多，并呈黄色脓性。

2. 慢性淋病　由急性淋病发展而来。长期潜伏在尿道旁腺、前庭大腺或宫颈黏膜腺体深处的淋菌可反复引起淋病发作。患者长期受慢性尿道炎、尿道旁腺炎、前庭大腺炎、慢性宫颈炎、慢性输卵管炎、输卵管积水等困扰。

（三）对妊娠、胎儿及新生儿的影响

对于孕妇来说，淋菌性宫颈管黏膜炎可导致不良妊娠结局，如绒毛膜羊膜炎、胎膜早破，还可以出现流产合并感染。分娩后，淋菌可出现播散，感染子宫内膜、输卵管而导致产褥感染，严重者可致播散性淋病（disseminated gonococcal infection，DGI）。对于胎儿来说，可出现胎儿宫内感染，进而导致胎儿生长受限、胎儿窘迫或死胎、死产，早产儿的发生率也增高。新生儿通过患者软产道时，结膜可感染淋菌，出现淋菌性结膜炎，也可出现肺炎，甚至淋菌败血症。淋菌性结膜炎患儿双眼睑肿胀，结膜发红，有脓性分泌物。若未及时治疗，可导致失明。

（四）处理原则

及时、足量、规范用药。可选择头孢菌素和阿奇霉素联合使用，头孢曲松钠 250mg，单次肌内注射加阿奇霉素 1g 顿服。淋病合并沙眼衣原体感染者，可同时应用抗衣原体药物。妊娠期禁用喹诺酮类及四环素类药物，性伴侣应同时治疗。

（五）护理措施

1. 急性淋病患者护理　急性期应卧床休息，严格消毒患者接触过的所有生活用品。防

止交叉感染等。

2. 孕产妇护理 孕前做好个人健康体检。在淋病好发地区，孕妇首次产检时，应进行淋病筛查，也可行淋病奈瑟菌培养，以便及早确诊治疗。

3. 新生儿护理 淋病产妇阴道娩出的新生儿，为防止淋菌性结膜炎的发生，应尽早使用0.5%红霉素眼膏预防，并使用头孢曲松钠单次肌内注射或静脉注射，预防新生儿淋病。应防止新生儿淋病的发生，严重者可致新生儿死亡。

4. 健康教育 淋病患者还应检测是否存在滴虫阴道炎和梅毒，患者有同时感染的可能。治疗期间严禁性交。

5. 心理护理 尊重患者，保护患者的隐私，向患者解释清楚急性期及时、彻底治疗的重要性，以防止治疗不彻底转为慢性，帮助患者树立治愈的信心。向患者及家属解释妊娠期淋病不是剖宫产指征，讲解相关知识，减轻患者和家属的焦虑心情。

6. 随访 在结束治疗2周内，无性交情况下，临床症状和体征全部消失，连续3次分泌物涂片和细菌培养均为阴性，可认为治愈。

二、尖锐湿疣

尖锐湿疣（condyloma acuminate，CA）的病原体是人乳头状瘤病毒（human papilloma virus，HPV），其感染生殖器官及邻近组织引起的疣状增生。

（一）病因

目前发现100多种型别的HPV病毒，与生殖道感染有关的有40余种。大部分的生殖道尖锐湿疣的发生与低危型HPV6型和HPV11型有关。导致尖锐湿疣高发的因素除性行为（初次性交时年纪过小、性伴侣数量多）外，还包括免疫力低下、吸烟及高性激素等。糖尿病和免疫功能低下人群，如若感染尖锐湿疣，则生长更为迅速。

主要传染途径是性交直接传染，部分患者也可能通过感染的衣物、器械等间接传播。孕妇传染给新生儿的途径尚存在争议，可能是胎盘感染、产时感染或出生后感染，一般认为是新生儿接触分娩中的血、分泌物或含HPV病毒的羊水而感染。

（二）临床表现

早期可见大小阴唇、阴道前庭、尿道口周围微小散在或簇状乳头状疣，逐渐增大、增多时可融合成鸡冠状、桑葚状或菜花状，顶端有角化或溃烂，可累及阴道和子宫颈。部分患者伴有外阴瘙痒、有烧灼痛或性交疼痛等症状，常发生于20~29岁年轻女性。

（三）对妊娠、胎儿及新生儿的影响

妊娠期间，会阴局部血液循环丰富，尖锐湿疣可借此迅速生长变得巨大，并阻塞产道。分娩时，疣组织可因挤压破裂导致产妇出现大出血。产后，部分尖锐湿疣可迅速缩小，甚至消退。对于胎儿来说，宫内感染极罕见，个别胎儿可出现畸形、死胎。新生儿可因感染人乳头状瘤病毒发生喉乳头状瘤及眼结膜乳头状瘤。

（四）处理原则

去除疣体，缓解症状。外阴病灶较小，可用局部药物治疗（80%~90%三氯醋酸）。若疣体大，可行物理治疗。特别巨大的尖锐湿疣病灶可选择手术切除疣体，术后局部用药。妊

娠期常不必切除病灶部位。病灶局限于外阴部，可经阴道分娩；若病灶范围较大，易引发大出血或堵塞软产道时，应剖宫产。

（五）护理措施

1. 心理护理　保护患者的隐私，建立良好的护患关系，向患者讲解发病的原因，建议患者保持良好的卫生习惯，树立正确的性观念，确诊后及早到医院接受正规诊断和治疗。

2. 孕妇护理　孕妇行物理或手术切除者，术后要及时观察孕妇的子宫收缩和胎儿的胎心变化。术后每天常规消毒擦洗外阴及阴道两次，并注意观察创面的恢复情况。

3. 健康教育　保持外阴清洁，污染的生活用品等要消毒后使用。该类型患者身体清洁时不适合坐浴，以免发生上行感染。WHO 建议尖锐湿疣的性伴侣应同时来院检查并治疗。避免直接性接触，建议使用避孕套来阻断传播。强调预防的重要性，孕前接种四价或九价 HPV 疫苗，孕期不推荐接种 HPV 疫苗，哺乳期可注射疫苗。

4. 随访　疣体消失即为治愈，治愈成功率高，但仍有重复感染复发的可能，因此患者需要遵医嘱随访。对于反复感染发作的人群，则应考虑活检排除疾病癌变。

三、梅毒

梅毒（syphilis）是由苍白密螺旋体感染引发的全身范围的慢性传染病。

（一）病因

该病原体耐寒力强，－78℃可存活数年之久，并有传染的能力，但干燥条件下易被消灭，一般消毒剂及肥皂水均可消灭。大部分的梅毒患者通过性接触直接传染，且感染后 1 年内都能传染，超过 4 年基本无传染性，时间越长，传染性越弱。少数患者通过间接感染。个别患者是因为输血而感染。已感染的孕妇即使已经超过 4 年，仍可通过胎盘传染给胎儿，即胎传梅毒。软产道有梅毒病灶的孕妇，新生儿可通过软产道分娩过程中感染梅毒，但不属于胎传梅毒。

（二）临床表现

早期表现为硬下疳、硬化性淋巴结炎，随着疾病进展，可逐渐损伤全身皮肤黏膜，至晚期时，皮肤黏膜可永久性损伤，病原体可逐渐侵犯心血管系统、神经系统，导致多组织器官受损，威胁患者生命。

（三）对胎儿及婴幼儿的影响

通过胎盘方式感染的胎儿，病情较重，早期可表现为皮肤大疱、皮疹、鼻塞、肝脾大、淋巴结肿大等；2 岁以后出现的晚期胎传梅毒儿，可表现为楔状齿、鞍鼻、间质性角膜炎、骨膜炎、神经性耳聋等，病死率及致残率均明显升高。梅毒也会引起孕妇晚期流产、早产或死产。

（四）处理原则

明确诊断，及时、规范、足量治疗。

（五）护理措施

1. 孕妇护理　患者在第一次产检时，应筛查是否存在梅毒，必要时在妊娠末期或临产前再次检查，对于妊娠合并梅毒者，一是要治疗孕妇梅毒，二是要预防和治疗胎传梅毒。治疗首选青霉素，青霉素过敏者，可选脱敏后青霉素治疗。严格按医嘱及时、足量、规范完成治疗方案。对用药的孕妇提供相应护理，在青霉素用药前，应特别告知孕妇及家属可能会出现的用药反应，如发热、宫缩、胎动减少、暂时性晚期减速等妊娠期吉－海反应。所有已确诊的胎传梅毒儿均需严格按照医嘱治疗。

2. 健康教育 明确治愈标准，临床治愈是各种损害及症状消失。血清学治愈是 2 年内，梅毒血清学试验和脑脊液检查阴性。临床和血清学均达到治愈标准方算治愈。告知患者坚持规范、全程治疗的重要性，治疗后至少 2 年内不宜妊娠。治疗期间禁止性生活，防止重复感染，患者的性伴侣也应来院同步进行检查、治疗和随访。

3. 随访 治疗后应随访 2 ~ 3 年，随访内容包括临床症状及损害是否消失和非密螺旋体抗原血清试验，在第 1 年里 3 个月复查 1 次，在第 2 年里 6 个月复查 1 次。如果 3 个月血清效价未下降 2 个稀释度，6 个月未下降 4 个稀释度，可认为是治疗失败或重复感染，需要增加剂量继续治疗，同时做脑脊液检查，看是否有神经梅毒。一期梅毒患者大部分在 12 个月内、二期梅毒患者在 24 个月内血清学试验可由阳性转为阴性。少数晚期梅毒患者出现血清学固定，即非密螺旋体抗体效价低水平持续 3 年及以上。

本章小结

思考题

1. 女性生殖系统的自然防御机制有哪些？

2. 对比四种阴道炎的临床表现、处理原则及护理措施。

3. 如何防治盆腔炎性后遗症？

更多练习

（李　琦）

第十五章 生殖内分泌疾病患者的护理

教学课件

学习目标

1. 素质目标

(1) 具有较强的责任心和同理心，保护患者隐私，给予人文关怀。

(2) 具有较好的沟通能力，建立良好的护患信任，鼓励患者表达心理感受，给予心理疏解。

(3) 理解因排卵障碍引起的异常子宫出血、无月经、痛经、经前综合征及绝经期相关综合征患者的心理状态，并提供适当的人文关怀。

2. 知识目标

(1) 掌握：排卵障碍性异常子宫出血的临床表现、处理原则、护理措施及闭经的概念、常见病因。

(2) 熟悉：痛经、经前期综合征、绝经综合征的临床表现、处理原则和护理措施。

(3) 了解：排卵障碍性异常子宫出血的病因。

3. 能力目标

能运用所学知识对排卵障碍性异常子宫出血、闭经、痛经、经前期综合征、绝经综合征的患者进行护理及健康教育。

案例

【案例导入】

患者，女性，29 岁。停经 49 天后，阴道流血 23 天，时多时少，无腹痛。妇科检查：宫颈光滑，宫颈管内有透明分泌物，做涂片可见羊齿状结晶，子宫前倾前屈位，正常大小。B 超排除妊娠。

【请思考】

1. 目前最可能的诊断是什么？
2. 列出护理诊断及相关因素。
3. 采取何种护理措施？

【案例分析】

第一节　排卵障碍性异常子宫出血

异常子宫出血（abnormal uterine bleeding，AUB）是指发生在正常月经周期之外，子宫内部出血的现象，可能表现为出血周期、出血持续时间、流血量等方面的异常。AUB的成因复杂。排卵障碍引发的AUB与下丘脑－垂体－卵巢轴的激素分泌失衡有关，多发于青春发育期或绝经过渡期。此外多囊卵巢综合征、超重、高催乳素血症、甲状腺功能异常等因素也可能在育龄期造成AUB。本章主要叙述排卵障碍性异常子宫出血。

一、病因

（一）无排卵性异常子宫出血

常见于青春期、绝经过渡期及生育期。

1. 青春期　由于神经－内分泌系统尚未发育成熟，卵泡刺激素（FSH）水平持续偏低，卵泡不能发育为成熟卵泡，合成、分泌的雌激素未能达到使黄体生成素（LH）高峰释放的阈值，导致无排卵。

2. 绝经过渡期　随着年龄增长，卵巢功能逐渐衰退，雌激素生成急剧减少，而促性腺激素水平相对增加，FSH通常高于LH，缺乏排卵前LH峰的形成，因此排卵不发生。

3. 生育期　过度劳累、心理压力、流产、外科手术和其他疾病等均可能诱发暂时性的无排卵状态；另外，肥胖、PCOS和高催乳素血症等也是无排卵的慢性诱因。

由于上述因素导致无排卵，只有雌激素单独作用于子宫内膜，而缺少孕激素的调节，就会发生雌激素突破性出血。具体表现如下。①在维持较低水平雌激素时，可能会产生断续的轻微出血，且出血持续时间会加长。②当雌激素水平相对较高，子宫内膜进一步增厚，但由于缺乏孕激素，导致内膜易于破损且修复能力差，可能表现为持续小量出血，或者在一段时间的闭经后突然出现大量出血。

（二）排卵性异常子宫出血

1. 黄体功能不足　可由多种因素所致，包括卵泡发育不良、黄体生成素排卵高峰分泌不足、黄体生成素排卵峰后低脉冲缺陷。另外，初潮、分娩后、绝经过渡期等生理性因素也可导致黄体功能不足。

2. 子宫内膜不规则脱落　因下丘脑－垂体－卵巢轴功能紊乱或溶黄体机制异常，引起黄体萎缩过程延长，导致子宫内膜持续受黄体分泌的孕激素影响，不能如期完整脱落。

3. 子宫内膜局部异常　子宫内膜局部凝血纤溶调节机制异常、子宫内膜修复机制异常、子宫内膜血管生成异常等原因引起异常子宫出血。

二、病理

（一）无排卵性异常子宫出血

雌激素浓度不同及其作用时间的长短决定了子宫内膜的生长状态。在极少数情况下，内膜也会出现萎缩变化。

1. 增殖期内膜特征　类似正常生理周期中的增殖期子宫内膜，但是会延续到月经的后半期甚至月经期间。

2. 子宫内膜增生情况　不典型增生可能导致子宫内膜癌，是潜在的癌症前驱状态；无不典型表现的增生，由持续雌激素刺激和缺乏孕激素拮抗导致，子宫内膜癌风险低。

3. 内膜萎缩现象　常出现于绝经临界期，内膜变得较薄，腺体缩小，腺管变窄且呈直线状。

（二）排卵性异常子宫出血

1. 黄体功能不足　影响子宫内膜的形态，表现为分泌期内膜，但腺体活性不足，间质水肿不显著，内膜腺体与间质发育不协调，活检结果常见内膜的分泌反应比预期的生理周期落后至少两天。

2. 子宫内膜不规则脱落　当黄体逐渐衰退不完整时，经周期的第5～6天，依然可以观察到表现分泌周期特征的内膜。分泌期残留内膜与新生内膜及血液坏死组织混合在一起，被称为混合型内膜。

三、临床表现

（一）排卵障碍性AUB表现

大部分排卵障碍性AUB患者月经丧失周期性规律，其出血间隔时间不定，短则数日，长则几月；出血量亦无固定，轻微者呈点滴出血状，严重者可能导致大出血，进而引发贫血或休克状态。出血情况由体内雌激素浓度、下降速率、持续影响子宫内膜的时长及内膜厚度共同决定。极少数情况下，排卵障碍性AUB也可能表现为有周期性的“无排卵月经”。

（二）排卵期AUB的特点

1. 黄体功能不足　主要为月经过于频繁（月经周期<21天），周期时间缩短。有时因卵泡期延长、黄体期不足11天，月经周期尽管在正常范围，但易发生不孕或早期流产。

2. 内膜异常脱落　导致经期持续时间增长至9～10天，出血量可能多也可能少，但月经周期时间正常。

3. 内膜局部病变引起的AUB　特征为月经量过多（>80ml）、经间期出血或经期持续时间延长，周期时间保持正常。

四、护理

（一）护理评估

1. 健康史 详询患者岁数、经期记录、结婚生育背景，同时询问其性活动频率、避孕方法等，以排除怀孕或产后出血的可能性；询问是否有引起子宫出血问题的器质性疾病史，诸如生殖器官的肿瘤、染疫、造血系统病变等。询问患者是否经历过精神压力、情绪冲击、超负荷劳累或环境变迁等可能诱发月经不调的因素。

2. 身体状况 观察患者是否有超重、贫血貌、皮肤出血点、紫癜、黄疸及其他健康异常现象。进行全身体检，以了解淋巴系统、甲状腺状况和乳腺发育情况及营养状态。

3. 心理－社会状况 考量患者因长时间出血或大流血量可能出现的焦虑、恐惧情绪影响。

4. 辅助检查 针对排卵障碍性 AUB，诊断时须排除由生殖系统或全身性器质病变所引发的出血。除开展体格检查外，还应借助辅助性诊断手段。

（1）实验室检测：通过凝血功能评估了解患者的凝血酶原时间、血小板数量等指标；全面的血细胞检查能够判断是否存在贫血或血小板减少情况；尿液妊娠试验或血 hCG 检测排除性活跃人群的妊娠和妊娠相关并发症；血清激素测定，尤其是在下一个月经周期的前 5～9 天对孕酮水平的监测，能够评估黄体的情况，确认是否发生排卵；宫颈分泌物的结晶测试，若在月经前检查发现宫颈黏液中有羊齿植物叶状结晶，则提示未排卵。

（2）盆腔超声检查：了解子宫内膜的厚度和声学反射情况，进一步鉴别是否有宫腔内占位性病变或其他生殖器官的器质性问题。

（3）其他辅助检查方法

1）测量晨起基础体温（basal body temperature，BBT）：是一种简单实用的判断排卵与否的手段。在无排卵性 AUB 案例中，BBT 通常呈现单相型（图 15－1），表明未发生排卵。黄体功能不足者的 BBT 虽然呈双相型，但高温相＜11 天（图 15－2）。而子宫内膜不规则脱落者，其 BBT 虽呈双相型，但下降缓慢（图 15－3）。

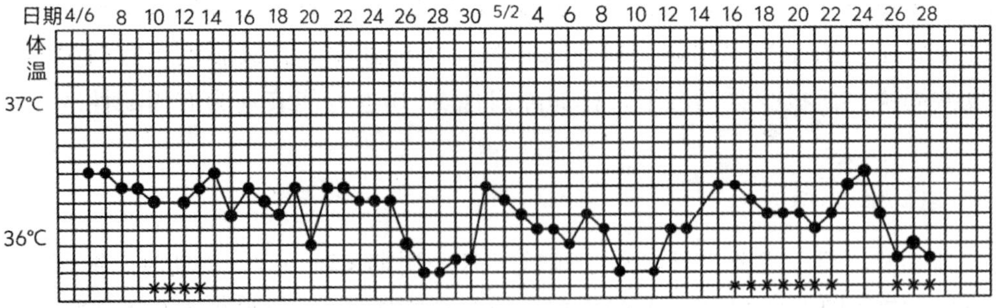

图 15－1 基础体温单相型（无排卵性异常子宫出血）

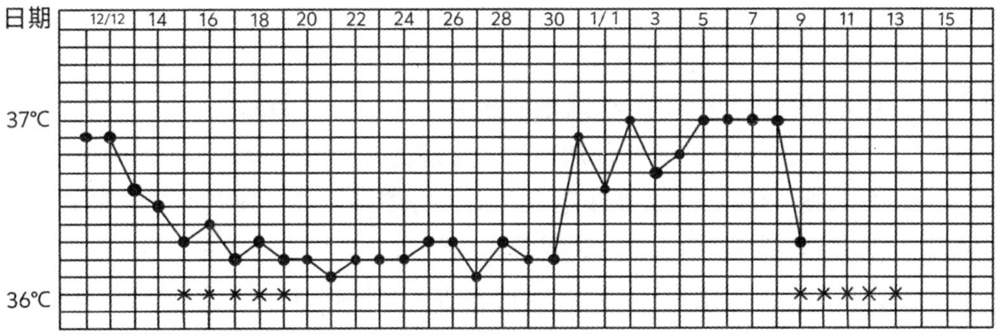

图 15－2 基础体温双相型（黄体期短）

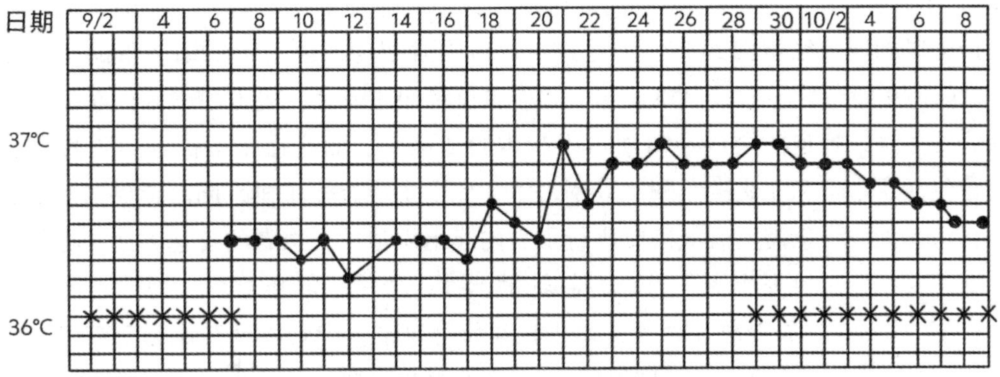

图 15－3 基础体温双相型（黄体萎缩不全）

2）诊断性刮宫：既用于止血也用于明确子宫内膜的病理诊断。对于超过 35 岁、药物疗法未见成效或具备内膜癌易感因素的患者，应进行分段的诊断性刮宫来检查宫颈管病变。不规则阴道流血或大出血，立刻进行刮宫。为评估卵巢的排卵能力或者判断子宫内膜增生的情况，宜在月经前 1 ~2 天或是月经初潮后 6 小时内进行刮宫。对于子宫内膜不规则脱落者，在月经的第 5 ~7 天进行诊断性刮宫。

3）宫腔镜检查：可以直接观察子宫内膜表面的状况，包括其是否平滑、有无凸起的组织及是否出现充血现象。

（二）常见护理诊断/问题

1. 感染风险 与子宫不规则出血、出血量多导致贫血、机体抵抗力下降有关。

2. 疲劳 与子宫异常出血造成的贫血有关。

3. 忧虑 与出血持续不止，对疾病及对健康长期影响的担忧有关。

4. 潜在并发症 包括贫血和休克。

（三）治疗目标

1. 患者的异常阴道流血得到控制，疲劳减轻或消失。

2. 患者无感染。

（四）护理干预

1. 营养补给 通过增加营养来提升患者整体状态和增强免疫力，包括补充铁剂、维生素 C 和蛋白质的摄入。根据患者需求制定个性化饮食方案，确保充分的营养供给。

2. 配合治疗

（1）无排卵性异常子宫出血

1）止血：出血较轻者，使用最小剂量的激素治疗；出血较重者，迅速采取措施以止血，并密切监测药物反应，防止不当使用性激素造成的医源性出血。治疗药物和方法如下。①孕激素，有助于子宫内膜在雌激素作用下转变为分泌期状态，停药会使内膜较为彻底脱落，俗称为“子宫内膜脱落法”或“药物刮宫”，常用于血红蛋白水平 >80g/L 且生命体征稳定的患者，可使用地屈孕酮和17α-羟孕酮衍生物（如甲羟孕酮和甲地孕酮）等。②雌激素，高剂量可以加速子宫内膜生长，用于急性修复创面并止血的“内膜修复法”，适合血红蛋白 <80g/L 的青春期患者。药物如戊酸雌二醇、结合雌激素，一般 6 小时内开始见效，24 ~48 小时能够停止出血；若 96 小时后仍然出血，需考虑器质性病变。同时，配合补血药和输血措施以加速血红蛋白回升。③复方短效口服避孕药，适用于长期严重的排卵障碍性 AUB，目前使用第三代短效口服避孕药，如去氧孕烯炔雌醇片、复方醋酸环丙孕酮片。④孕激素内膜萎缩法，特定的合成孕激素可引起内膜萎缩，进而止血，不推荐给青春期患者使用。药物包括炔诺酮和左炔诺孕酮。⑤刮宫术，此手术能有效止血，同时提供诊断信息，是大出血且药物无效、急需止血或需要进行子宫内膜组织学检查患者的首选方法。也是病程较长的生育期及绝经过渡期患者的首选。⑥辅助治疗，使用一般止血药如酚磺乙胺、维生素 K。对于重度出血者，补充凝血因子如血小板和新鲜血浆。中到重度贫血患者需接受铁剂和叶酸治疗，必要时进行输血。若出血时间长、伴有严重贫血、抵抗力下降或伴发感染时，应及时开始抗生素治疗。

2）调整月经周期：调节月经周期对于疗效的巩固和预防再发至关重要，可采用以下药物或策略。①孕激素法，适合具有一定内源性雌激素水平的患者，多年龄阶段均可。从第 15 天开始口服如地屈孕酮、醋酸甲羟孕酮等孕激素，持续用药 3 ~6 个月周期。②口服避孕药方案，适合需避孕的育龄期患者。自撤退性出血后第 5 天起服用，每天一片，连续用药 21 天，休药 1 周，期间发生撤退性出血，3 个周期为一个疗程。病情反复者可能需要延长至 6 个周期。存在血栓、心脑血管疾病等风险的患者不宜选择此方案。③雌、孕激素序贯法（图 15 –4），主要适用于青春期及生育期内源性雌激素水平较低的患者。从撤退性出血第 5 天开始，每晚口服戊酸雌二醇或结合雌激素片，持续 21 天。在服用雌激素的第 11 ~16 天添加孕激素，如醋酸甲羟孕酮或地屈孕酮，持续 10 ~14 天，3 个周期为一个疗程。若正常月经未能建立，可重复此疗法。④宫内孕激素释放系统，通过植入含左炔诺孕酮的宫内节育器，每日在宫腔内局部释放 20μg 左炔诺孕酮，抑制子宫内膜生长，减少经量 80% ~90%，甚至闭经。宫内节育器使用寿命为 4 ~5 年，适合无生育要求的育龄期或绝经过渡期患者。

3）促排卵：对于希望生育，尤其是不孕症患者的生育期妇女，促排卵治疗是一个选项。常用的药物包括氯米芬、人绒毛膜促性腺激素（human chorionic gonadotropin，hCG）、人绝经期促性腺激素（human menopausal gonadotropin，hMG）。

4）手术治疗：对药物治疗疗效不佳或不适合药物治疗、同时无生育需求的患者，可以实施子宫内膜切除术或进行子宫切除术。

（2）黄体功能不足：①在月经周期第五天开始，每日口服药物如妊马雌酮或戊酸雌二醇连用 5 ~7 天，或使用氯米芬，推动卵泡的成熟和排卵，帮助正常黄体的建立。②采用肌内注射人绒毛膜促性腺激素来加强黄体的生成并增加孕酮分泌，以此延伸黄体期。③应用天

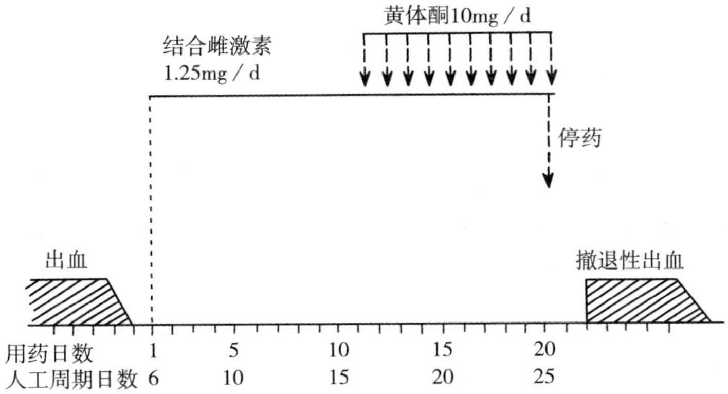

图 15－4 雌、孕激素序贯疗法示意图

然黄体酮制剂，补充黄体分泌孕酮的不足。④有避孕要求的人群，一般建议口服避孕药连续3个月周期，若病情反复，可酌情增加至6个月周期。

（3）子宫内膜不规律脱落：可通过口服孕激素促使黄体及时萎缩，内膜按时完整脱落。若患者无生育意愿，可通过口服避孕药调整月经周期。

（4）由子宫内膜局部病变导致的异常出血：治疗可包括使用宫内孕激素释放系统、氨甲环酸抗纤溶疗法、NSAIDs、口服短效避孕药或采用孕激素疗法。对无生育需求的患者，可以考虑实施子宫内膜切除手术。

3. 指导合理用药

（1）遵照医嘱，患者须按照规定时间和剂量服药，避免错服或遗漏，确保血液中激素水平的连续性和稳定性。

（2）药物减量须在阴道流血止住后才可进行，根据医生指导每3天减量一次，且减量幅度不应超过原剂量的1/3，维持剂量到至少出血停止后的第20天或更久。

（3）告诉患者在接受治疗期间，如出现不规则出血应即刻就医。

4. 维护血容量 定期监测并记录患者生命体征，估计出血量。遵从医嘱执行配血、输血和止血等，维持患者血容量。

5. 预防感染 严密观察患者体温、白细胞计数及分类，做好会阴部的卫生护理工作，确保局部清洁并干爽。如有感染征象按照医嘱进行抗生素疗法。

6. 心理护理 倾听患者疑虑，消除担忧，帮助患者摆脱焦虑情绪。通过观看电视、收听广播、阅读书籍等方式，转移患者的注意力。

7. 术前护理 对于即将进行手术治疗的患者，应实施常规的术前护理。

（五）护理评价

1. 患者的异常阴道出血得到控制，疲劳减轻或完全消失。
2. 患者体温正常，白细胞计数与血红蛋白水平正常，无任何感染迹象。

第二节 闭 经

闭经（amenorrhea），是一种常见的妇科症状，指无月经或月经停止。根据患者既往有无月经来潮，可以分为两个类型。原发性闭经指年满14岁且未见第二性征发育，或满16岁，第二性征已经发育但月经未来潮；而继发性闭经指在正常月经周期建立之后，月经停止 6 个月，或按自身原有月经周期计算停止 3 个周期以上。

（一）病因

1. 原发性闭经 较少见，通常是由遗传因素或在胚胎发育期间出现的缺陷导致的。大约有 30% 的患者同时伴有生殖器官的异常，根据第二性征发育情况分为第二性征存在和第二性征缺乏两类。

2. 继发性闭经 发生率高于原发性闭经，其病因复杂，以下丘脑引发的闭经最普遍。

（1）下丘脑性闭经：主要由功能障碍引起，具体如下。①精神压力，强烈或长期的心理压力、忧虑或生活方式的变化可能导致神经 - 内分泌系统紊乱，进而引起闭经。②体重及体脂比例下降，体重减轻 10% ~15%，或者体脂降低 30%，都可能导致闭经，表现为食欲缺乏、皮肤干燥、血压下降和体温降低，严重情况下可能危及生命。③运动过度，长期高强度运动也可能引发闭经，这与个人的心理状态、应对压力能力和体脂减少程度有关。④药物因素，长期使用某些药物，如甾体类避孕药，可能会导致闭经出现。通常在停药 3 ~6 个月后，月经自然恢复。⑤颅咽管瘤，比较少见，随着瘤体的增大，可能会对下丘脑及垂体柄产生压迫，从而引发闭经。

（2）垂体性闭经：主要包括垂体相关病变，如垂体肿瘤、垂体梗死（希恩综合征）及空蝶鞍综合征等。

（3）卵巢性闭经：包括卵巢早衰、卵巢功能性肿瘤、多囊卵巢综合征等疾病。

（4）子宫性闭经：主要是由于子宫内膜遭到破坏或者子宫对卵巢产生的激素缺乏反应而发生。

（5）生殖道发育异常相关闭经：因先天性生殖道的发育异常所致，如处女膜闭锁、天生无阴道和阴道闭锁等。

（二）护理评估

1. 健康史 认真询问患者有关月经史的各类问题，包括首次月经的时间、周期、持续天数、经量及停经的具体时间和出现的相关症状。探讨停经发生前可能的影响因素，诸如心理压力、生活环境的转变、体重改变、剧烈运动及患病或用药历史。对于已婚女性，需询问关于生育史和产后并发症史。对原发性闭经患者，要询问第二性征发育情况，生长发育史，是否存在先天缺陷、其他健康问题及家族史。

2. 身体状况 观察患者的精神状态、营养状况及全身发育情况，记录身高、体重、智力水平，身躯与肢体比例，检查五官生长特征及第二性征发育情况，是否有多毛、乳房溢液等现象。妇科检查时须检查内、外生殖器官的发育，观察是否有先天缺陷或畸形表现。

3. 心理 - 社会状况 患者的病情持续较长或多次治疗未获显著效果，会对其心理状态构成压力，导致情绪低落，可能影响其对治疗和护理的信心，进而加重闭经。

4. 辅助检查 育龄期女性首次出现闭经时，首先要排除怀孕的可能性。结合病史和体格检查初步分析闭经可能的原因和定位问题所在部位，进一步行下述辅助检查以确诊。

（1）功能试验

1）药物撤退试验：评估机体雌激素水平，具体措施如下。①孕激素试验，患者口服如甲羟孕酮或通过肌内注射黄体酮注射液。若在停止药物后出现撤退性出血，即阳性，提示子宫内膜受到了一定程度的雌激素影响。反之，若停药后无撤退性出血，即阴性，则需进一步进行雌孕激素序贯试验。②雌孕激素序贯试验，此试验适用于孕激素试验结果为阴性的患者。开始时，患者需摄入充足量的雌激素，如戊酸雌二醇、17β-雌二醇或结合雌激素，持续20天，在最后10天中加入地屈孕酮或醋酸甲羟孕酮。如果停药后出现撤退性出血，则为阳性。若无出血则为阴性，需要重复试验。若再次无出血，则可能提示子宫内膜存在缺陷或遭到破坏，可诊断为子宫性闭经。

2）垂体兴奋试验：也称为GnRH刺激试验，用以评估垂体对黄体生成素释放激素（GnRH）的反应能力。注射GnRH后，如果观察到黄体生成素（LH）水平的显著升高，表明垂体功能正常，病变在下丘脑。如果多次试验后，LH值未见明显升高，提示垂体功能减退，如希恩综合征。

（2）血清激素测定：在停止使用雌激素和孕激素药物至少两周之后，进行雌二醇（estradiol，E_2）、孕酮（progesterone，P）、睾酮（testosterone，T）、卵泡刺激素（FSH）、黄体生成素（LH）、催乳素（prolactin，PRL）、促甲状腺激素（thyroid-stimulating hormone，TSH）及胰岛素等多项激素的测定，辅助闭经的确诊工作。

（3）影像诊断：利用盆腔超声检查可以观察患者盆腔内有无子宫、子宫的形态与大小和内膜厚度，及卵巢的大小、形态和含卵泡数量；通过子宫输卵管造影，可检查宫腔是否存在异常和宫腔粘连；CT或MRI能够检查盆腔和头部蝶鞍区，以了解盆腔肿块和中枢神经系统的病变，可诊断卵巢肿瘤、下丘脑病变；怀疑患者为米勒管发育不全综合征时，可用静脉肾盂造影来确认是否存在肾脏畸形。

（4）宫腔镜检查：准确诊断是否存在宫腔粘连。

（5）腹腔镜检查：通过此检查可直接观察卵巢形态及子宫的体积。

（6）染色体检查：对于确诊原发性闭经、鉴别性腺发育异常病因等情况具有重要意义，并指导临床干预。

（7）其他：靶器官反应检查，例如基础体温的监测、子宫内膜取样等。如怀疑结核或血吸虫感染，则应实施内膜培养。

（三）常见护理诊断/问题

1. 忧虑　与患者担心疾病可能影响到健康、性功能及生殖能力有关。

2. 自我价值下降　由于闭经持续而未见治疗成效，患者可能会产生自我贬低的情绪。

3. 持续性悲伤　患者可能因担忧失去女性特征而情绪低落。

（四）护理目标

1. 患者能够理解和接受闭经的现状，并能够客观评价自身。
2. 患者愿意主动表达其对病情的担忧与不安。
3. 患者配合医生进行治疗。

（五）护理措施

1. 消除或缓解导致闭经的因素　对于因应激或心理问题引起的闭经，采取心理干预治疗。针对体重减轻所导致的闭经情况，确保患者摄取充足的营养，维持一个健康的体重水平。对于由过量运动所致的闭经，建议适当降低运动强度。而由肿瘤或多囊卵巢综合征引发的闭经，需针对原因进行治疗。同时，积极应对全身性疾病，促进身体整体健康。

2. 诊疗配合

（1）激素治疗配合

1）性激素补充治疗：目的是促进或保持第二性征的发育及月经的规律。①对于没有子宫的患者，实施雌激素替代治疗。②对有子宫的患者，可进行雌、孕激素序贯疗法。③对于身体内存在一定量内源性雌激素的患者，可以选择孕激素疗法。

2）促排卵：适宜于有生育需求的患者。①对低促性腺激素水平的闭经患者及氯米芬促排卵失败的患者，可以应用人绝经后尿促性腺激素联合人绒毛膜促性腺激素（hMG-hCG）疗法来促卵泡发育和排卵。②在那些 FSH 和 PRL 水平正常的闭经患者中，如果体内已有一定的内源性雌激素水平，氯米芬可以作为首选药物来促进排卵。③对于 FSH 水平升高的患者，由于其卵巢已经功能减退，一般不推荐进行促排卵治疗。④对于诊断为下丘脑功能障碍的闭经患者，能够通过给予促性腺激素释放激素（GnRH）来治疗。

（2）其他治疗：溴隐亭作为多巴胺受体激动药，与垂体中的多巴胺受体相结合，能够有效减少垂体分泌的催乳素（PRL），恢复正常的排卵功能，同时抑制产生过量 PRL 的垂体腺瘤的生长。对先天性肾上腺皮质增生引起的闭经，可应用皮质醇类药物如泼尼松或地塞米松；甲状腺素可用于甲状腺功能减退而闭经的患者，可用甲状腺片；有生殖器官先天畸形、Asherman 综合征或肿瘤等的患者，可能需要进行手术治疗。

3. 正确用药指导 提醒患者必须遵医嘱用药，不可私自调整剂量或随意停药、漏服。

4. 心理护理 确立良好的护理服务关系，帮助患者缓解精神紧张和减轻心理负担。

（六）护理评价

1. 患者能够进行积极的自我评价，自尊水平得到提高。
2. 患者正确认识疾病，焦虑减轻或消失。
3. 患者持续性悲伤的心理减轻或消失。

知识拓展

多囊卵巢综合征

多囊卵巢综合征是一种常见妇科疾病，主要症状如下。

1. 长期无排卵 患者可能会出现月经稀发、闭经及不孕等症状，有时也可能会表现为不规则子宫出血。通常会致患者无法规律排卵，无法正常生育。

2. 高雄激素征象 患者可能会出现多毛的症状，主要以性毛为主，如阴毛的分布常延及肛周、腹股沟或上升至腹中线，上唇细须或乳晕周围有长毛出现。此外，还可能会出现痤疮和其他男性化表现，如肌肉发达、出现喉结、乳房萎缩、阴蒂增大等，这些症状会使患者的外貌受到一定影响。

3. 肥胖 会增加患者心血管疾病等慢性疾病的发病风险。

本病对患者的生育能力和生活质量产生影响，建议及时就医，接受专业诊断和治疗。

第三节　痛　经

痛经（dysmenorrhea）是指经期或行经前后出现下腹部疼痛、坠胀，伴腰部酸痛或头痛、疲倦、眩晕、恶心、呕吐等症状，严重时会干扰正常的工作和生活。生殖器无器质性病变的痛经，占痛经的90%以上，称为原发性痛经；由盆腔器质性疾病引起的痛经，称为继发性痛经。本节主要讨论原发性痛经。

一、病因

原发性痛经的发生主要和月经期间子宫内膜前列腺素（prostaglandin，PG）含量增加密切相关。其中，子宫内膜和经血中的 $PGF_{2\alpha}$ 含量升高，是引起疼痛的关键因素。除此之外，心理和神经系统因素也会对痛经产生影响。

二、临床表现

原发性痛经通常见于青春期，大多数在初次月经后的 1～2 年内出现。典型的表现为下腹疼痛，疼痛多从月经来潮时开始，最早出现在月经前 12 小时，首日痛感最为强烈。疼痛通常为痉挛性，主要位置在下腹部，有时痛感会蔓延至腰部和大腿内侧，一般持续 2～3 天后会减轻。患者还可能伴有恶心、呕吐、肠胃不适、头晕、疲劳等症状，极端情况下可能出现苍白、冷汗等。妇科检查通常无异常发现。

三、护理

（一）护理评估

1. 健康史　需要了解患者具体的年龄、初潮的年龄、婚姻状况及家族史等，可能引发痛经的各种因素。询问是否有不良生活习惯（如酗酒）、是否有不良生活环境。询问心理状态及工作强度。了解疼痛发生的频率、特点、强度及其他关联症状和以往的就医情况。

2. 身体状况　对下腹部疼痛的剧烈程度进行评估，并观察有无其他症状出现，同时需辨识可能由其他病因引起的腹痛。妇科检查通常无法发现异常。

3. 心理－社会状况　痛经常让患者感到焦虑，甚至恐惧。

4. 辅助检查　原发性痛经的盆腔超声检查、腹腔镜检查、宫腔镜检查和输卵管造影等检查，通常不会显示异常。诊断时应注意排除由于子宫内膜异位症、子宫腺肌病、黏膜下肌瘤、宫腔粘连或盆腔炎等疾病引发的继发性痛经和其他因素导致的疼痛。

（二）常见护理诊断/问题

1. 疼痛　通常与子宫的痉挛性收缩及心理压力有关。

2. 焦虑　指因反复月经疼痛干扰正常的生活与工作导致的紧张感。

（三）护理目标

1. 患者的疼痛明显减轻。

2. 患者在经前及经期时，能够保持平静，无明显焦虑情绪。

（四）护理措施

1. 情绪照护 鼓励患者分享自己的感受，以诚恳的态度结合专业的理论知识来引导患者积极配合治疗，协助厘清误区，释放忧虑，从而降低焦虑水平。同时，促进患者与亲属间的亲密互动，得到更多的社会支持，保持正面的心态，有利于恢复健康。

2. 诊疗配合

（1）前列腺素合成酶抑制药：可以预防子宫的强烈收缩和抽搐，有效缓解疼痛。常见药品包括布洛芬及酮洛芬等，月经来潮即开始服用，治疗有效率约为 80%。

（2）避孕药物治疗：适用于有避孕需求的痛经患者。通过控制排卵、抑制子宫内膜增厚及降低前列腺素水平，有助于缓解经期的不适。

3. 加强日常保养 提倡患者在经期保持个人卫生，避免经期性行为。充足的休息、睡眠、均衡饮食、适量运动及远离烟草制品等健康生活方式均有助于减轻症状。

（五）护理评价

1. 患者表达疼痛感有所缓解，并能够描述出减少疼痛的方法。

2. 患者的焦虑症状有所减轻，并感觉更加舒适。

第四节 经前期综合征

经前期综合征（premenstrual syndrome，PMS）指在月经前周期性发生的，对女性的日常活动、心理状态和行为造成影响的综合征。这些症状会在月经开始时自然消失。

一、病因

病因仍不明确，可能与心理社会影响、卵巢激素失调及神经递质异常相关。

1. 神经递质异常 经前期综合征患者在黄体后期出现内源性类阿片肽水平异常降低，表现为内源性阿片肽撤退症状，影响到患者的心理、神经系统及行为表现。

2. 心理和社会因素 有些患者表现出更为明显的心理症状，特别是在精神压力增大时症状恶化，这提示了患者的心理状态与其所处的社会环境之间相互影响，这种相互影响参与了经前期综合征的发生。此外，患者对安慰剂治疗的反应率达到 30%～50%。

3. 卵巢激素失调 补充雌孕激素减轻与性激素相关的周期性生理变化已被证明能有效缓解症状。

二、临床表现

通常出现在月经周期的前 1～2 周，并随着时间推移而逐渐加剧，在月经到来的前 2～3 日达到高峰，随着月经的开始症状会迅速缓解，甚至完全消失。每个周期都会重复上述过程。症状如下。

1. 生理反应 头痛、背部不适、乳房胀痛、腹胀、便秘或水肿、体重上升及运动协调能力下降等。

2. 心理状态 易怒、感到忧虑、沮丧、心情波动及疲劳感，同时可能伴有饮食习惯、睡眠质量与性欲的变化，其中以易怒为突出表现。

3. 行为特征 注意力分散、工作效率降低、记忆力衰退和神经过敏、易冲动等。

三、护理

（一）护理评估

1. 健康史 了解患者经前期综合征的持续时间，每轮发作对其造成的影响程度，是否经历过治疗及疗效如何。进一步询问近期可能导致该症状的潜在因素，以及个人应对压力的策略等，同时搜集有关患者的生理和心理健康状况的信息，以及妇产科病史等。

2. 身体状况 分析症状与月经周期的相关性及其对常规活动的具体影响，观测有无水肿的征象，并记录体重数据以用于与既往记录比对。进行妇科检查，但通常无显著的异常。

3. 心理－社会状况 当患者有较为严重的心理问题时，常对她们的生活质量带来负面影响。

4. 辅助检查 在月经前经历周期性的症状，且若这些症状对工作和学习有所妨碍，同时排除了心理疾病及其他器官的器质性问题，则可以进行确诊。通过心脏和腹部的超声检查可以排除其他相关疾病。

（二）常见护理诊断/问题

1. 紧张情绪 常见于经前时期，定期伴随着不适感。

2. 体液过多 与雌、孕激素失调有关。

（三）护理目标

1. 患者在经前两周到经期间的紧张或不安感有所减轻或完全避免。

2. 患者可列出减少水肿的有效措施。

（四）处理原则

主要侧重于心理疗法和生活方式的调整，辅以药物治疗。

（五）护理措施

1. 生活方式调整 推荐摄入富含维生素 E、维生素 B_6 及微量元素如镁的食品，包括猪肉、牛奶、蛋类和豆制品。建议采用含有较多碳水化合物而蛋白质较少的饮食，对于出现水肿的患者应减少食盐、糖分、含咖啡因食品和酒精的摄入。推荐进行有氧运动，例如跑步、游泳，有助于缓和心理压力和减少焦虑感。

2. 心理护理 指导患者学会如腹式深呼吸、肌肉松弛训练等缓解压力的方法，并提供情感支持及心理疏导，帮助患者缓解心理紧张。对一些症状较重的患者，可以进行认知行为治疗。

3. 用药建议 药物治疗主要目的是缓解现有症状，可使用利尿药、镇静药、镇痛药等药物。

（1）抗焦虑、抗抑郁药物：抗焦虑药物如阿普唑仑等和抗抑郁药物如氟西汀等适用于出现严重焦虑或抑郁情绪的患者。

（2）利尿药：利尿治疗使用螺内酯等药物，既能促进尿液排出以减少液体积存，又对改善心理状态有益，特别是对在月经前期体重明显上升的患者有效。

（3）维生素 B_6：调节自主神经系统与下丘脑 - 垂体 - 卵巢轴的关系并且能够抑制催乳素的合成。

（4）口服避孕药：通过控制排卵帮助缓解相关症状，同时有助于减少水钠潴留和缓解循环内的激素水平波动。

（5）促性腺激素释放激素激动药（GnRH-α）抑制排卵，连续使用 4 ~6 个月经周期。

4. 健康宣教 指导患者记载其生理周期与各项症状，并帮助患者获得家庭成员的理解与支持，提高患者自我管理的能力。同时向患者及其家人解释引起经前期综合征的可能因素及对策。

（六）护理评价

1. 患者感到的紧张情绪有所缓解或完全消退，在月经即将来临前无明显不舒适感受。
2. 患者的水肿症状得到缓解或未观察到水肿现象。

知识拓展

女性性早熟

性早熟指儿童在青春期性征过早出现，由于每个孩子青春期开始的时间有差异，难以精确界定正常和早熟起始的具体时限。一般而言，如果女孩在 8 岁之前出现乳房发育、阴毛或腋毛等第二性征，或提前于 10 岁发生月经，则可能被认为性早熟。同时，如果儿童的发育速度比本地区同龄儿童的平均水平快 2. 0 ~2. 5 个标准差，则亦可诊断为性早熟。在女性中，性早熟的比例约占 0. 2‰。对性早熟，应积极查找原因，并首先排除可能对健康造成较大影响的病因，例如中枢神经系统的病变、卵巢或肾上腺的肿瘤，以及其他原因如炎症、外来物、创伤或生殖道的肿瘤等造成的阴道流血。在收集病史时，应详细询问患儿是否不当地服用过避孕药物，母亲在哺乳期间是否服用避孕药，患者是否食用过含有性激素的食品，及家族中是否有性早熟的病史。

第五节　绝经综合征

绝经（menopause）是指由于卵巢功能停止所致的永久性无月经状态。女性进入绝经期的年龄受到遗传、营养、地域、环境及吸烟等多种因素的影响。绝经综合征（menopausal syndrome，MPS）是指在绝经前后，性激素水平波动或下降，导致的一系列身体和心理症状。自然绝经是卵巢内卵泡生理性耗竭，或者残余卵泡对促性腺激素失去反应，卵泡无法继续发育或分泌雌激素，进而引起绝经；而人工绝经则是手术切除卵巢、放疗或化疗等因素造成卵巢功能损伤，人工绝经患者更易发生绝经综合征。

一、内分泌变化

闭锁卵泡引起雌激素和抑制素水平降低及卵泡刺激素（FSH）水平升高，这是绝经的标志。绝经前后明显变化是卵巢功能衰退，进而导致下丘脑－垂体功能退化。

（一）雌激素

卵巢功能衰退最初的征象为卵泡对 FSH 的敏感性降低，导致 FSH 水平升高。在绝经过渡期，雌激素水平不会逐渐下降，而是在卵泡生长完全停止之后才会急剧减少。

（二）孕激素

在绝经过渡期，卵巢仍具有排卵能力，但由于卵泡发育不完全，可能会出现相对孕激素不足的现象。随着卵巢功能的进一步减少，卵泡发育的不足程度加剧，最终可能不排卵，从而引起孕激素分泌减少，直至进入绝经后期孕激素不再分泌。

（三）雄激素

绝经前，卵巢是主要的睾酮产生场所，受到黄体生成素（LH）水平上升对卵巢间质细胞的刺激，导致睾酮浓度增高。而绝经后，卵巢和肾上腺共同参与雄激素的产生，整体雄激素水平下降，特别是雄烯二酮的含量约为绝经前的50%。

（四）促性腺激素

雌激素水平降低促使下丘脑释放 GnRH 增加，从而刺激垂体分泌更多的 FSH 与 LH，其中 FSH 的增长相较于 LH 更加显著，FSH/LH＞1。

（五）抑制素

绝经后，血液中的抑制素含量降低，发生在雌二醇（E_2）衰退之前，并且更加显著，可能成为卵巢功能衰退更灵敏的指标。

（六）促性腺激素释放激素

绝经后，GnRH 分泌增加，与 LH 保持平衡。

（七）抗米勒管激素

绝经后抗米勒管激素（anti-Müllerian hormone，AMH）的水平下降，其下降早于 FSH 的上升和 E_2 的降低，因此可较早反映卵巢功能衰退。

二、临床表现

（一）近期症状

1. 月经紊乱 周期不规则、经期延长及大出血或出血淋漓不断。

2. 血管舒缩症状 雌激素水平下降导致的特征性症状，即面部、颈部和胸部的阵阵发红和轰热，随后出汗，持续 1～3 分钟。根据症状轻重程度，一天中可能发生几次到数十次，夜间或在压力下更易发生。症状可持续 1～2 年，有时长达 5 年，甚至以上，影响睡眠、工作与日常生活，是需要性激素治疗的主要依据。

3. 自主神经失调 如心悸、头晕、头痛、失眠和耳鸣等。

4. 精神神经症状　集中注意力困难，情绪显著波动，例如容易激动、焦虑或感到沮丧、抑郁及控制能力减弱等。记忆力减退也较常见。

（二）远期症状

1. 泌尿生殖器绝经后综合征　逾半数绝经女性会出现，以泌尿生殖道萎缩为主，出现阴道干燥、性交困难、反复阴道感染，排尿困难如尿痛、尿急及反复尿路感染等也较常见。

2. 骨质疏松　绝经后女性由于缺少雌激素，其骨质吸收增加，致使骨质流失加剧，导致骨质疏松。

3. 阿尔茨海默病　绝经后妇女患阿尔茨海默病的风险超过同龄的男性。

4. 心血管病变　绝经后，糖分及脂肪代谢异常，动脉硬化和冠心病的发病风险，相比绝经前大幅上升。

三、护理

（一）护理评估

1. 健康史　了解患者绝经综合征持续时间、严重程度及治疗效果，了解患者的月经史、生育史。了解既往的健康状况，是否进行妇科手术如子宫或卵巢切除，或接受过盆腔区域的放疗等情况。

2. 身体状况　实施全身体格检查体检以排除器质性病变。

3. 心理－社会状况　职业压力、家庭责任、社会环境变化及社交压力可能对患者造成身体和心理压力，有可能触发或加剧绝经综合征。

4. 辅助检查　结合详细的病史和临床表现做出判断，同时需注意与其他器质性病症及精神健康问题相鉴别，利用卵巢功能的评估等提供诊断支持。

（1）血清激素测定：通过测定 FSH 和 E_2 水平来评估卵巢功能，在绝经过渡期血清 FSH 超过 10U/L，提示卵巢储备能力下降；血清抑制素 B 水平不超过 45μg/L 时，可视为卵巢功能衰退的初期征象；抗米勒管激素降至 1.1μg/ml 时，提示卵巢储备减少，而低于 0.2μg/ml 则可能意味着即将绝经，绝经后往往检测不到 AMH。

（2）超检查：观察到基础状态下卵巢内窦状卵泡数量减少、卵巢体积减小及子宫内膜变薄等现象。

（二）常见护理诊断/问题

1. 自我认知的混乱　与经期不规律和围绝经期症状出现有关。

2. 紧张不安　与内分泌变化、性格、环境、心理等因素密切相关。

3. 感染风险增加　由于激素水平变化，机体抵抗力降低。

4. 知识不足　对绝经期发生的身心变化及处理方法知之甚少。

（三）护理目标

1. 患者可以明确地表达自己的不安感受及其应对策略。
2. 患者能够准确阐述绝经期的生理及心理变化。

（四）处理原则

重视早期检测，以预防骨质疏松、动脉硬化等并发症，并缓解当前的症状。

（五）护理措施

1. 改善日常生活习惯 营养均衡，选择健康食品。多食用富含钙质的奶类和豆制品，坚持进行体力活动以强健身体，如常规散步、练习太极等。

2. 诊疗配合 激素补充治疗（hormone replacement therapy，HRT）可有效缓解绝经相关症状，且对骨骼、心脏血管及神经系统具有长期的保护作用。在确认有适应证且无禁用证时在医生指导下使用。

（1）适应证：绝经期引起的症状，如潮热、盗汗、睡眠障碍、疲劳、情绪问题（如激动、不安、焦虑、紧张或忧郁等）、泌尿生殖道萎缩、低骨密度和骨质疏松等。

（2）禁忌证：已知或疑似怀孕、原因不明的阴道流血、疑似或已知的乳腺癌及性激素依赖性恶性肿瘤、过去六个月发生过活动性血管栓塞事件、严重肝或肾功能损害、血卟啉症、耳硬化症及禁止使用孕激素的脑膜瘤等情况。

（3）药物种类：①雌性激素类药物，优先考虑天然制剂。②组织选择性雌激素活性调节剂。③孕激素制剂，倾向使用天然制剂。

3. 心理护理 鼓励患者和家属理解绝经期带来的身心症状，有助于缓解患者的忧虑与惧怕情绪，获得家庭成员的支持与帮助，缓解患者的不适症状。

4. 健康教育 介绍缓解绝经前后症状的方法及预防绝经综合征的措施。建议坚持适量运动以促进血液循环、保持肌肉张力和延缓衰老速度，此外，适度运动也助于激活骨细胞，降低骨质疏松发生概率；并且建议患者正确对待性生活。

（六）护理评价

1. 患者能以乐观、积极的态度对待绝经，焦虑感减轻或消失。
2. 患者了解绝经过渡期生理、心理变化，认识到绝经是女性正常生理过程。

知识拓展

高催乳素血症

该病症由多种内外因素诱发，主要症状包括催乳素（PRL）含量增加（超过25μg/ml），伴随着月经停止、乳汁分泌异常、排卵障碍及生育问题。病因可以归类为：由肿瘤导致的、产后相关的、原发性及由药物引起的。普遍表现为停经、生育能力受损及乳汁溢出。普通成年人中，该症状出现的概率约为0.4%，患者以女性为主，儿童与青少年偶有发病。人血中催乳活性物质的存在最早由弗朗茨（Frantz）等于1970年验证，随后在1971年黄（Hwang）等开发了PRL的放射免疫测定法。如今已确认该综合征由催乳素水平升高导致。高催乳素血症（HP）通常源于下丘脑－垂体轴功能失衡，尤其以垂体瘤过量分泌PRL为常见病因。该病症由血清PRL浓度的升高导致女性卵巢功能异常，表现为闭经、溢乳和不孕等症状，是值得高度重视的复杂医学难题。

本章小结

思考题

1. 患者，女性，53 岁。近 7 个月月经不规则，周期长短不等，经量时多时少，并自感胸部由颈及面部扩散的阵阵热浪，伴有汗出，情绪易激动，影响工作、睡眠，患者感到不适。请问：

（1）最可能的诊断是什么？

（2）如何对该患者进行健康教育？

2. 患者，女性，22 岁。平素月经周期正常，但在月经期出现下腹疼痛、坠胀、腰酸合并头晕、乏力等不适，影响工作和生活。B 超提示：子宫及附件未见异常。请问：

（1）该患者最可能的诊断是什么？

（2）如何对该患者进行健康教育？

更多练习

（朱　英）

第十六章　妊娠滋养细胞疾病患者的护理

教学课件

学习目标

1. 素质目标

（1）依据妇产科护理人员的情绪需求，培养其对工作的热爱和敬业精神，以及实事求是的工作态度。

（2）拥有优秀的沟通能力，关心和照顾患者，构建了良好的医患关系。

2. 知识目标

（1）掌握：葡萄胎和滋养细胞肿瘤的病理、临床表现、处理原则和护理措施。

（2）熟悉：妊娠滋养细胞疾病、葡萄胎、妊娠滋养细胞肿瘤相关概念。

（3）了解：妇产科常用化疗药物及毒副反应。

3. 能力目标

（1）能为葡萄胎术后患者做好随访计划和健康教育。

（2）能运用所掌握的专业知识，为妊娠滋养细胞肿瘤患者制订护理计划，提供护理措施，做好随访计划。

（3）能为化疗患者提供有效的护理措施。

案例

【案例导入】

患者，女性，35 岁。G_3P_1，葡萄胎清宫术后 6 周，血 hCG 不降 3 周，6 周前术后病理检查：宫腔完全性水泡状胎块，伴滋养细胞轻度增生。术后第 1 天复查血 hCG 3700U/L，之后定期复查血 hCG，每周检测结果为：2160U/L、1055U/L、1099U/L、989.38U/L、1009.67U/L。无阴道流血，无咳嗽、咯血。妇科检查：子宫前倾位，正常大小、宫颈光滑，双附件未触及明显肿块，无压痛及反跳痛。超声：子宫前倾位且正常大小，子宫内膜厚 0.3cm，宫腔内回声不均，双侧卵巢无特殊回声信号。胸部 X 线无异常。肺 CT：右肺中下叶见多发结节灶（3 枚），最大直径为 1cm，考虑为滋养细胞肿瘤肺转移灶。头部及上腹部 CT 未见异常。

【请思考】

1. 该患者最可能的诊断是什么？
2. 诊断该病的主要治疗原则是什么？
3. 简述该患者的护理要点？

【案例分析】

妊娠滋养细胞疾病（gestational trophoblastic disease，GTD）是一组起源于胎盘滋养细胞的增生性疾病。按照组织学特性，我们将其分为以下几类：①妊娠滋养细胞肿瘤（gestational trophoblastic neoplasia，GTN），其中包括侵蚀性葡萄胎（invasive mole）、绒毛膜癌（choriocarcinoma）、胎盘部位滋养细胞肿瘤（placental site trophoblastic tumor，PSTT）及上皮样滋养细胞肿瘤（epithelial trophoblastic tumor，ETT）。②葡萄胎妊娠（molar pregnancy），涵盖了完全性葡萄胎（complete hydatidiform mole）和部分性葡萄胎（partial hydatidiform mole）。③非肿瘤病变（non-neoplastic lesion），涵盖了超常胎盘部位的反应和胎盘部位的结节。④异常（非葡萄胎）绒毛病变［abnormal（non-molar）villous lesions］。

尽管从组织的视角来看，侵蚀性的葡萄胎属于边界不清或者未知的癌症类型，但由于其在病理特征、确诊方法及治疗策略方面都与绒癌有类似之处，因此在医疗实践中，仍然把它们视为一种妊娠滋养细胞肿瘤并与其一同对待。绝大多数的滋养细胞病变都是由妊娠继发而来的，在本章内容里我们将不会探讨非妊娠性的绒癌。

第一节 葡萄胎

一、概念

葡萄胎是妊娠后，胎盘的绒毛滋养细胞增生并导致间质水肿，形成大小不等的水泡，水泡通过蒂联结成串，因为形如葡萄，所以命名为葡萄胎。这种现象也称水泡状胎块（hydatidiform mole，HM）。葡萄胎是滋养层的发育异常增生和转化变性，属于一种良性的绒毛病变，病变仅局限于子宫腔内，不侵入肌层，无远处转移的风险，但部分可发展成妊娠滋养细胞肿瘤。

葡萄胎可以根据其种类被划分为完全性和部分性两类。地理位置、年龄、营养状况及社会经济条件等多个因素都与完全性葡萄胎的出现有关。同时，既往葡萄胎病史、流产和不孕史等也是完全性葡萄胎的高危因素。部分性葡萄胎的发病率与完全性葡萄胎相近，甚至更高。目前对于这种疾病的危险因素还不够了解，可能与服用避孕药和不规律的月经有关。此外，遗传基因也与葡萄胎的发生有关。

二、病理

（一）完全性葡萄胎

大体检查可见宫腔充满水泡状物质，所有胎盘绒毛都受到了影响，没有发现任何胎儿及其附属物的存在。子宫内的水泡大小不一，其外周有透明而脆弱的膜层包裹，内部含有黏稠的液体，水泡由微小的纤维素相连，其间混有血块蜕膜。

显微镜下可见广泛分布的滋养细胞生长过量；绒毛呈现出肿胀状态，未见胚胎或者胎儿组织的出现；种植部位的滋养细胞则展现出弥漫且显著的异型性。

（二）部分性葡萄胎

大体检查可见在宫腔内，部分绒毛呈水泡样的变化，可合并胚胎或胎儿组织，胎儿多数死亡，足月儿的情况较少见。如果胎儿和部分性葡萄胎同时存在，那么胎儿通常会表现出三倍体的特征，包括在宫内生长受限或者出现多发性畸形，例如并趾、脑积水等。

显微镜下可见滋养细胞的增生具有一定局限性；存在胚胎或者是胎儿组织；绒毛的大小和水肿程度相同；其形状呈扇贝状，绒毛间隙可以看到滋养细胞的包涵体；种植区域的滋养细胞表现出局限性及轻度的异型性。

三、临床表现

（一）完全性葡萄胎

随着诊断技术的进步和孕前筛查意识的提高，越来越多的完全性葡萄胎患者在没有出现明显临床症状或只有轻微阴道流血时即被确诊并接受治疗。因此，在临床上很少会遇到具有典型症状的葡萄胎患者。葡萄胎的典型症状与 hCG 的异常升高有关，典型症状如下。

1. 停经后阴道流血　是最常见的症状。通常发生在停经 8～12 周时，其特征是持续且无规律的阴道流血现象。如果葡萄胎组织从蜕膜分离并引起血管破裂，可能引发大量的出血，致使患者休克或死亡。有时，这些组织会以水泡的形式通过阴道排出，但在排出之前或者排出过程中常伴随着大量阴道流血。若流血的时间较长并且没有得到及时治疗，可继发贫血及感染。

2. 子宫异常增大、变软　因为葡萄胎迅速增长和宫腔内的积血，大约 2/3 患者的子宫大于停经月份且非常柔软，同时伴随着人绒毛膜促性腺激素（hCG）的快速上升；约 1/3 患者子宫大小与停经月份基本相符；而子宫小于停经月份的患者相对罕见，这可能是水泡消退及葡萄胎的发育缓慢所导致的。

3. 妊娠呕吐及子痫前期征象　通常出现在子宫异常增大和血 hCG 异常升高时。葡萄胎患者呕吐比正常妊娠开始更早，其症状更为明显且持续时间长，如果症状严重又未能迅速处理，可能会导致电解质失衡。血压升高会在妊娠 24 周前开始出现，同时伴随有水肿和蛋白质尿等子痫前期征象，但很少会出现子痫。

4. 卵巢黄素化囊肿　大量 hCG 刺激卵巢卵泡内膜细胞发生黄素化而形成囊肿，称为卵巢黄素化囊肿（theca lutein ovarian cyst），通常出现在两侧或一侧的位置；大小不等，囊壁薄表面光滑，活动度良好，基本无症状出现，偶尔会发现扭转，通过超声检查可作出诊断。在清除葡萄胎后的 2 ~4 个月内，黄素化囊肿可自行消退。

5. 腹痛 葡萄胎的迅速生长和子宫的快速扩张，会导致阵发性下腹疼痛，这种疼痛并不剧烈且可以忍受，通常在阴道流血之前开始。如果黄素化囊肿扭转或破裂，可能导致急性腹痛。

6. 甲状腺功能亢进症状 大约有 10% 的患者出现轻度的甲状腺功能亢进症状，其主要症状包括心动过速、皮肤潮湿和颤动，但是突眼较少见。一旦葡萄胎被清除，甲状腺功能亢进症状就会迅速消失。

（二）部分性葡萄胎

部分性葡萄胎常表现为停经后阴道流血，有时与不全流产或过期流产过程相似，其他症状较完全性葡萄胎少，程度也较轻。

四、处理原则

当确诊葡萄胎，需要迅速清宫，一般采用吸刮术。由于清理过程中会大量流血，子宫体积大且质地柔软，增加子宫破裂的风险，所以在做好输液、备血的准备后，进入无菌手术室实施手术。为降低出血风险和防止子宫穿孔，建议使用缩宫素静脉滴注，但要在确保宫颈管充分扩张和开始吸宫后才可使用，以防引起肺栓塞或转移。当子宫大小超过妊娠 12 周或者在手术过程中不能完全清除时，可以在一周之后进行第二次刮宫操作。一般葡萄胎清理后，卵巢黄素化囊肿可以自行消失，不需要特殊处置；但如果囊肿出现扭转的情况，可以通过超声引导行穿刺，抽取液体让其自然恢复；若旋转的时间较久并可能坏死，则应手术。

五、护理评估

（一）健康史

向患者了解其月经史及生育史；此次怀孕早期的症状何时发生和严重程度；有没有出现阴道流血等情况。如果出现阴道流血，需进一步询问阴道流血量的多少、性质和持续时间，同时要关注是否伴有腹部疼痛，或者是否有类似水泡的东西从阴道排出。需要询问患者及其家族的既往史，特别是滋养细胞疾病史。

（二）身体状况

停经后频繁出现阴道不规则出血的症状，如不及时治疗可能导致贫血和感染，甚至造成休克。患者子宫大小多超过停经月份，质软，扪不到胎体，未自觉胎动。此外，随着子宫迅速增大，患者可能感到不适或偶尔有腹痛。卵巢黄素化囊肿急性扭转时可引发急性腹痛，部分患者还可能出现水肿、蛋白尿、高血压等子痫前期征象。

（三）心理状况

一旦确诊，患者和家属会对孕妇的健康、是否需要进一步治疗及此次怀孕可能对未来生育产生的影响感到忧虑，同时也会对清宫术产生恐惧。由于对妊娠滋养细胞疾病了解不足及预后的不确定性，患者会感到更加焦虑。

（四）辅助检查

1. 超声检查　是识别和确诊葡萄胎的重要辅助手段之一，最好使用经阴道彩色多普勒超声。完全性葡萄胎，其典型的超声图像是子宫大于相应停经月份，未发现妊娠囊或胎心搏动，并且宫腔充满不均质密集状或短条状回声，呈“落雪状”；水泡较大时，呈“蜂窝状”。有时可见一侧或双侧的卵巢囊肿。部分性葡萄胎，超声影像表现为由于水泡状胎块导致的宫腔变化，有时可见胎儿或羊膜腔，胎儿常合并发育异常。

2. 人绒毛膜促性腺激素测定　检测血清中人绒毛膜促性腺激素（hCG）水平可以帮助确诊葡萄胎。若患者的血清中 hCG 含量显著超过了正常妊娠水平，并且在停经 8～10 周后仍然保持在高水平，且没有下降，血清 hCG >8 万 U/L 即可支持临床诊断。

3. 其他检测　包括 DNA 倍数分析、印记基因检测及 X 线胸片等。

六、常见护理诊断/问题

1. 焦虑　这与患者及其家庭对清宫术的结果及未来生育的可能性感到焦虑有关。

2. 存在感染风险　与阴道流血和贫血引起的免疫力减退有关。

3. 缺乏相关知识　这与患者及其家属对疾病治疗和随诊的了解不足有关。

七、护理目标

1. 患者有能力掌握缓解焦虑的方法，并且积极参与清宫手术。
2. 患者在院期间未发生感染。
3. 患者有能力阐述清宫和随访的关键性及具体步骤。

八、护理措施

1. 心理护理　深度评估患者在精神上对疾病的应对能力，鼓励他们表达困扰、对无法实现良好妊娠结果的悲痛、对疾病及治疗方式的了解程度，识别其主要的心理问题。向患者及家属详细解释葡萄胎相关的疾病知识，阐明尽快行清宫术的必要性，帮助患者及家属以较平静的心态接受手术。

2. 严密观察病情　对于腹部疼痛与阴道流血的症状要做全面细致的监测和评价，当出现阴道流血过多时，需密切关注血压、心跳、呼吸等生命指征的变化。如果发现有类似于水泡组织的物质从阴道中排出，需要立刻进行病理检验并保存会阴垫以判断出血程度及其成分。

3. 术前准备及术中护理　行清宫术前，在完善相关的检查同时，需要留意患者是否有休克、子痫前期、甲状腺功能亢进或者贫血等症状，并根据医嘱采取适当处理措施以保证患者的病情稳定。在手术前提醒患者排空膀胱，确保静脉通道通畅，备好输血血液和紧急救治药物和器械，以防大出血导致休克。在操作过程中，应持续监测患者的血压、脉搏及呼吸，尤其需注意有无休克的迹象，同时也要提防可能出现的羊水栓塞表现，比如呼吸困难和咳嗽。术后的观察重点包括对阴道流血和腹部疼痛的监测；鉴于组织学检测被视为诊断葡萄胎的关键指标，所以每一次清宫所取出的内容物必须经过组织学的检验；针对合并子痫前期的情况，需要实施适当的医疗和护理措施。

4. 健康教育 对于患者和家属来说，理解并执行标准的疗程及定期复查是有效治愈葡萄胎的关键，要重视监测 hCG 水平的重要意义。如果饮食中的维生素 A、胡萝卜素不足或者缺少足够的动物脂肪，可能提高患葡萄胎的可能性。推荐食用含有丰富蛋白质并且容易消化的食品，如鱼或瘦肉等来补充营养素。同时注意居住环境经常通风换气，适度锻炼身体以便能获得充分而优质的休息从而提升免疫力。另外还要注重个人卫生习惯保持外阴清洁以免引发炎症。刮宫术后的前 4 周禁止性行为和盆浴，以防感染。

5. 预防性化疗 不建议列为常规治疗方法。适用于 40 岁以上、hCG 水平在刮宫前异常升高、刮宫后 hCG 水平未见持续下降、子宫体积明显超过相应孕期，或是在短时间内迅速增大、黄素化囊肿直径大于 6cm、滋养细胞大量增生或伴随非典型增生、存在疑似的转移病变或未能按照要求定期复查的患者。

6. 随访指导 在清宫术后，患者必须定期随访，以确保能够尽早识别出持续存在或者转移的妊娠滋养细胞肿瘤并且采取相应的措施。随访内容如下。

（1）对血液中的 hCG 水平进行定期监测：应在清除葡萄胎后，开始每周进行 1 次检测，直到连续 3 次检测结果为阴性。接着，改为每月进行 1 次检测，总共持续 6 个月；然后，改为每 2 个月进行 1 次检测，持续 6 个月。自 hCG 测定第一次为阴性以来，共持续 1 年。

（2）了解患者的病情状况：主要询问经期是否正常，是否出现阴道异常流血、咳嗽、咯血或其他转移灶症状。

（3）妇科体检：若有必要，可以行盆腔 B 超、胸部 X 线或 CT 检查。

7. 避孕与妊娠 在随访期间，推荐避孕 1 年。如果 hCG 值呈对数下降，在 hCG 检测阴性后 6 个月可以计划怀孕；如果 hCG 下降速度较慢，则要延长避孕时间。推荐使用避孕套或口服避孕药来进行避孕，不推荐使用宫内节育器，以免发生子宫穿孔或混淆子宫出血的情况。若再次怀孕，应及早进行 B 超和 hCG 检查，确保妊娠正常。产后需要继续随访监测 hCG 指标至正常水平。

九、护理评价

1. 患者和家人能够深刻理解清宫手术的重要性，情绪保持稳定，能够与医护团队协作顺利完成清宫手术，从而提升了治愈疾病的自信。
2. 患者在院期间未发生感染。
3. 患者和家属意识到随访的关键作用，并能准确地参与到随访的全程中。

第二节 妊娠滋养细胞肿瘤

妊娠滋养细胞肿瘤（gestational trophoblastic neoplasia，GTN）是一种滋养细胞的恶性病变，在组织学上可以分为侵蚀性葡萄胎（invasive mole）、绒毛膜癌（choriocarcinoma）、胎盘部位滋养细胞肿瘤及上皮样滋养细胞肿瘤。然而在临床症状、疾病进展及治疗方法上，胎盘滋养细胞肿瘤及上皮样滋养细胞肿瘤与侵蚀性葡萄胎及绒毛膜癌有区别，临床上比较罕见，因此本节主要讨论侵蚀性葡萄胎和绒毛膜癌。

妊娠滋养细胞肿瘤 60% 由葡萄胎引起，30% 由流产引起，10% 发生在足月妊娠或异位妊娠之后。病变只存在于子宫者，是无转移性滋养细胞肿瘤，主要临床表现是异常阴道流血，大部分由葡萄胎妊娠继发而来；病变出现在子宫以外者，是转移性滋养细胞肿瘤，大部分由非葡萄胎妊娠引起，通常为血行播散，其中肺转移最为常见，如果出现肝、脑转移者，往往预后不良。

一、概念

侵蚀性葡萄胎是葡萄胎组织侵入子宫的肌层，少数情况下会扩散到子宫之外，由于其表现出恶性肿瘤的特征，所以被称为侵蚀性葡萄胎。侵蚀性葡萄胎全部继发于葡萄胎妊娠，多数在葡萄胎被清除6个月后出现。侵蚀性葡萄胎的绒毛可侵入子宫肌层或血管，或者两者兼有，当侵蚀程度较深时，可以穿过子宫壁进入阔韧带或腹腔，有50%的病例可随血运转移至肺和阴道，其恶性程度低，预后较好。

绒毛膜癌属于一种高度恶性肿瘤，其特点是滋养细胞失去原始绒毛或葡萄胎形态，散在地侵入子宫肌层，不仅导致局部被严重破坏，还可能扩散至其他的脏器或组织，最终致患者迅速死亡。大约50%绒毛膜癌的继发于葡萄胎妊娠（通常发生于葡萄胎清除后1年以上），而流产和足月分娩各占25%，少数继发于异位妊娠后。绒毛膜癌主要经血行转移至全身，导致组织及器官出血、坏死，肺、阴道、大脑和肝是最常见的转移区域。在化疗药品应用于治疗之前，绒毛膜癌的死亡率高达90%。随着诊断方法及化学疗法的发展、应用，绒毛膜癌患者的预后已有明显好转。

二、病理

侵蚀性葡萄胎大体检查时，可见子宫肌层内的大小不一的水泡状结构或血块，子宫腔内没有明显异常，若病变接近子宫浆膜层，子宫表面可能呈现紫色或蓝色的结节。在显微镜下可以观察到绒毛状结构，同时伴有滋养细胞的过度增生和分化异常。

绒毛膜癌在大体检查中，可看到肿瘤侵犯子宫肌层和血管，形成宫壁肿瘤，这种肿瘤的外表呈现出深紫色，而剖开后则为暗红色的结节，同时伴随着出血、腐烂及感染的现象。该肿瘤的手感柔软且容易破裂流血，显微镜下观正常的绒毛和水泡状结构，也无结缔组织间的细胞或者血管，瘤细胞依靠母体血管获得养分。

三、临床表现

（一）无转移滋养细胞肿瘤

多数继发于葡萄胎妊娠。

1. 不规则阴道流血 在葡萄胎清除、流产或足月产后，可能会出现阴道不规则出血，出血量不定，也可能在正常月经之后经历停经后再次出现阴道不规则出血，如果出现长期出血，可能导致继发性贫血。

2. 子宫复旧延迟或不均匀增大 在排出葡萄胎后的4～6周内，子宫的恢复过程可能会推迟或出现不均匀增大。

3. 腹痛 一般无腹痛。但如果肿瘤组织突破了子宫的浆膜层，可能引发急性疼痛和腹部出血的症状。卵巢黄素化囊肿如果扭转或者破裂，也可能导致急性疼痛。

4. 盆腔包块　hCG 的持续作用可能会引发盆腔包块，这种情况在葡萄胎排空、流产或足月分娩后仍然存在；此外，子宫内病变、宫旁转移性包块和阔韧带血肿等因素也可能导致内诊时触及盆腔包块。

5. 假孕症状　因为肿瘤产生 hCG、雌激素和孕激素，导致乳房增大、乳头和乳晕的颜色改变，有时还会出现初乳样分泌，外阴、阴道和宫颈着色，生殖道变软。

（二）转移性妊娠滋养细胞肿瘤

在非葡萄胎妊娠后或经组织学证实的绒毛膜癌中较为常见，主要经血行播散，其转移的时间较早且范围广泛。

最常见的转移部位是肺，其次是阴道、盆腔、肝脏及大脑等。由于滋养细胞对血管有侵蚀作用，因此所有转移部位的共同特征是局部出血。转移性滋养细胞肿瘤可能有原发灶与继发灶并存的情况，也有部分病例中原发灶消失只表现为继发灶，可能会误诊。

1. 肺转移　转移灶较小时可无任何症状。患者常出现如咳嗽、咳血痰或者持续的咯血、肺不张、胸痛及呼吸困难等问题。主要特征是急性发作。极少部分病例可由于肺动脉滋养细胞瘤栓形成，引发急症肺梗死，出现肺动脉压升高与急性肺功能衰竭。当病变范围较小时，可能没有明显症状。

2. 阴道转移　宫旁静脉逆行性转移是阴道转移的主因，转移灶位置通常在阴道前壁，局部可能出现紫蓝色结节，结节破溃会引起大量阴道流血。

3. 脑转移　脑转移通常伴肺转移和/或阴道转移，预后凶险，为主要致死因素之一。根据脑转移的形成可以划分为 3 个时期：首先为瘤栓期，表现为一过性脑缺血症状，例如言语障碍、视力丧失或者猝然跌倒等。继而发展为脑瘤期，肿瘤细胞开始侵犯并破坏大脑组织进而形成脑瘤，临床表现包括颅内压上升、头痛、喷射样呕吐、偏瘫、癫痫发作直至昏迷。最后为脑疝期，随着肿瘤扩大引起周围组织的出血与水肿，造成持续性颅内高压，最终可能导致脑疝，压迫生命中枢，以致危及生命。

4. 肝转移　肝转移多同时伴肺转移，是不良预后的因素。其临床表现包括黄疸、肝区疼痛和消化道问题。若病灶不断扩大，可能会导致肝包膜撕裂，引发腹腔内出血并最终死亡。

5. 其他转移　包括脾、肾、膀胱、消化道和骨骼等，临床表现会因转移部位而不同。

四、临床分期

国际妇产科联盟（FIGO）妇科肿瘤委员会在 2000 年制定了解剖学分期及预后评分系统（表 16－1、表 16－2）。解剖学分期可明确肿瘤进展，有助于各医疗单位间比较治疗效果。预后评分系统是制定治疗方案及评估预后的依据。

表 16－1　FIGO 妊娠滋养细胞肿瘤解剖学分期（2000 年）

分期	病变范围
Ⅰ期	病变局限于子宫
Ⅱ期	病变扩散，但仍局限于生殖器（附件、阴道、阔韧带）
Ⅲ期	病变转移至肺，伴或不伴生殖道系统病变
Ⅳ期	所有其他部位的转移

表 16－2　FIGO 妊娠滋养细胞肿瘤预后评分系统（2000 年）

评分	0 分	1 分	2 分	4 分
年龄/岁	<40	≥40	—	—
前次妊娠	葡萄胎	流产	足月产	—
距前次妊娠时间/月	<4	4～<7	7～12	>12
治疗前血 hCG/(U·L^{-1})	≤10^3	>10^3～10^4	>10^4～10^5	>10^5
肿瘤最大直径（包括子宫）/cm	—	3～<5	≥5	—
转移部位	肺	脾、肾	胃肠道	肝、脑
转移病灶数目	—	1～4	5～8	>8
先前失败化疗	—	—	单药	两药或多药

注：低危≤6 分；单药化疗高危≥7 分；多药联合化疗。

五、处理原则

采用化疗为主，同时配合手术和放疗的综合治疗。

1. 化疗　常用的首选化疗药物有甲氨蝶呤、氟尿嘧啶、放线菌素 D、环磷酰胺、长春新碱、依托泊苷等。根据 FIGO 预后评分系统，被评定为低危的患者可以选用单一药物化疗；评定为高危的患者，采取联合化疗，首选 EMA-CO 方案或是以氟尿嘧啶为主的联合化疗方案。

2. 手术　对于控制出血、预防感染等并发症、去除耐药病灶、减轻肿瘤负荷和缩短化疗周期方面能够起到积极作用。

3. 放疗　应用于肝、脑转移及肺部耐药病灶的治疗，但较少使用。

六、护理评估

（一）健康史

获取患者既往健康史，包括滋养细胞疾病史、药物使用史及药物过敏史。如果曾经患有葡萄胎，需要了解第一次清宫术的时间、取出组织物的量及其病理等，了解后续的清宫频率及每次术后的出血量、性质及持续时长及子宫复旧情况。了解血、尿 hCG，肺部 X 线检查结果。同时关注异常阴道流血病史。并询问是否存在阴道、肺部或大脑等部位转移的相关症状，是否接受过化疗，包括开始日期、使用的药品种类和剂量、用药效果及服药后的反应。

（二）身心状况

许多患者可能会因阴道不规律流血，感到不适和恐惧。如果腹腔内大量出血，患者可能会有休克症状；若发生转移，需要评估转移灶症状，不同部位的转移灶会呈现相应的临床症状。

患者及家属会对病情的发展充满忧虑，并恐惧化疗的不良反应，可能会对治疗与日常生活丧失信心。部分患者可能感到悲伤、心情沉郁，无法面对事实，并且由于频繁的化疗导致经济压力增加，常常陷入恐慌状态并萌生停止治疗的念头。如果必须行手术治疗，生育过的女性会为失去子宫，女性特征改变而感到困扰；未生育的女性也会因为影响怀孕，感到极度沮丧，从而急切地寻求配偶和家庭的支持、安慰和援助。

（三）辅助检查

1. 血清 hCG 测定 hCG 水平测定是诊断妊娠滋养细胞肿瘤的重要依据。

（1）葡萄胎后妊娠滋养细胞肿瘤：清宫术之后，如果 hCG 监测结果满足以下任一条件并且排除了妊娠物残留或者再次妊娠，即可诊断为妊娠滋养细胞肿瘤。①连续 4 次检测出 hCG 的平台状态（±10%）；并持续 3 周，甚至更长时间也就是第 1、7、14、21 天。②3 次测量中 hCG 都上升（>10%），至少持续 2 周或以上。③如果 hCG 数值持续高水平 6 个月及以上。

（2）非葡萄胎妊娠滋养细胞肿瘤：一旦出现流产、正常分娩或者异位妊娠后的长期且无规律的阴道流血现象，同时伴血、尿 hCG 高水平达 4 周或以上，除外妊娠组织残留或者再次怀孕，即可诊断为妊娠滋养细胞肿瘤。

2. 影像学检查 支持诊断但不是必需的。B 超检查被广泛用于识别子宫原发病灶，显示为宫壁上出现局部或大范围的强光点；或者是光团与暗区交错的蜂窝状病灶，此时应将其考虑为滋养细胞肿瘤。胸部 X 线检查和 CT 是诊断肺转移的方法，X 线检查是常规检查方法，对于更小的肺部病变，通常使用胸部 CT 进行确诊，典型的肺转移表现为出现棉球状或团块状阴影，以右肺及中下部多见。MRI 常被作为对脑、腹腔和盆腔部位转移病灶的诊断方式。

3. 组织学检查 发现子宫肌层或者子宫外部转移病灶内出现绒毛或者退化的绒毛阴影，即可确诊侵蚀性葡萄胎。如果仅观察到大面积的滋养细胞浸润并伴随着坏死和出血，却没有绒毛结构，则可以诊断为绒癌。如果原发灶和转移灶的诊断结果存在差别，只要在任何一块组织切片中发现有绒毛结构，就可诊断为侵蚀性葡萄胎。

七、常见护理诊断/问题

1. 自我认同角色紊乱 与长期住院和化疗有关。

2. 潜在并发症 肺转移、阴道转移、脑转移。

八、护理目标

1. 患者适应角色改变，能主动参与治疗护理活动。
2. 患者住院期间未发生或及时发现转移征象。

九、护理措施

1. 心理护理 对于患者及家庭成员的心理状况，需要密切关注并做出评价，理解他们在疾病面前所产生的情感波动与失望、痛苦。同时，带患者熟悉医院环境、病友及医护人员，以降低患者的陌生感。此外，详细解释化疗药物的治疗方法及相关护理措施，以降低患者的恐慌感和孤独感。为了增强患者治愈的信心，要积极寻找社会支持资源，鼓励患者保持乐观心态。最后，我们还会倾听患者的忧虑和顾虑，缓解其精神负担，帮助患者和家属建立起克服困难、战胜疾病的信念。

2. 严密观察病情 对患者的腹部疼痛和阴道流血情况进行严密观察，并准确地记录出血量。如果出血过多，要持续监测患者的血压、心率和呼吸，并协助医生进行急救，迅速准备好手术所需物品。同时，我们要动态观察并记录 β-hCG 的变化，识别转移灶的症状，一且出现异常立刻告知医生并积极配合治疗。

3. 做好治疗配合　对于接受化疗的患者，按照化疗患者的常规护理方式进行护理（参见第十六章第三节）。而对于接受手术治疗的患者，按妇科手术前后的护理常规进行护理。

4. 有转移灶者，提供对症护理

（1）阴道转移的护理：避免非必需性的阴道窥器检查，嘱患者静养并卧床休息，紧密关注是否有阴道转移灶破裂或流血的情况。必须准备好急救工具和物品（包含输血与输液用物、无菌纱布、止血药品、照明设备和呼吸辅助设备等）。如果发现有破溃引发的大量出血，应该立刻告知医生并且协助进行紧急处理，使用无菌纱布填塞阴道压迫止血。确保外阴清洁，持续监测阴道流血情况、生命体征、观察有无感染迹象或者休克现象。放置到阴道中的纱布应当在 24 ~48 小时之内按照原本的数量全部取出，只有在做好抢救预备工作后才能将阴道纱布取出。如果出血仍然没有停止，可以再一次填塞新的无菌纱布，准确记录已经放入和又被取出的纱布数量，遵医嘱进行输血、输液，予止血药及抗生素。

（2）肺转移的护理：卧床休息，如果出现呼吸困难则予半卧位并吸氧。遵医嘱给予镇静药和化疗药。大咯血可能引发窒息、休克，必须立即指导患者采取头低患侧卧位，以保证呼吸道畅通，并且轻拍背部，以便排出积血。迅速告知医生，配合止血、抗休克治疗。

（3）脑转移的护理：卧床休息，起床时需有人陪同，以避免因瘤栓出现一过性症状而跌倒损伤。需密切观察是否有颅内压增高的症状，记录出入量，观察有无电解质紊乱，一旦发现应当通知医生并配合治疗。根据医嘱给予静脉输液、止血药、利尿药、吸氧，严格控制补液总量和速度，以避免颅内压增高。必须实施适当的护理方案，以防止跌倒、咬伤、吸入性肺炎、角膜炎、压疮等并发症的发生，同时，协助医生进行 hCG 检测和腰椎穿刺等检查。对于昏迷或偏瘫的患者，按照相应的护理规范进行护理，提供舒适的环境，以防止并发症。

5. 健康教育　倡导健康的营养观念，建议患者摄取富含蛋白质和维生素的易消化食物，来增加免疫力。同时要保证充足的睡眠时间，减少过度运动，当发现转移灶应卧床休息，等到病情有所改善后适度恢复日常活动。另外，嘱患者保持外阴清洁，预防感染，并且进行避孕指导。出院后按时随访，警惕复发。

6. 随访　在出院后的第 3 个月开始进行首次随访，之后每 6 个月 1 次直至 3 年，此后每年 1 次直至 5 年，以后可以每 2 年进行 1 次。随访的主要内容与葡萄胎相同。在此期间，需要严格避孕，应在化疗停止超过或等于 12 个月后再考虑妊娠。

十、护理评价

1. 患者理解并信任所采用的治疗方案和护理措施，与家人有良好的互动，诊治过程中表现出积极的行为。

2. 患者治疗效果明显，未发生转移征象或能够有效控制转移征象。

第三节　化疗患者的护理

对于癌症患者来说，使用化学疗法（即化疗）已经证明了其有效性。如今，它被普遍视为主要的治疗手段之一。其中，滋养细胞肿瘤是对化疗药最敏感的一类肿瘤，由于化疗药物与方法的迅速进步，绒毛膜癌患者的死亡风险也大幅降低。

一、化疗药物作用机制

化疗药物的作用机制包括：①影响 DNA 合成。②直接干扰 RNA 的复制。③干扰转录、抑制 mRNA 的合成。④阻止纺锤丝的形成。⑤阻止蛋白质合成。

二、常用化疗药物种类

1. 烷化剂 是细胞周期非特异性药物。临床上常用邻脂苯芥（又称抗肿瘤新芥）和硝卡芥（又称消肿瘤芥），一般采用静脉给药的方式，不良反应有骨髓抑制和白细胞减少。

2. 抗代谢药物 是细胞周期特异性药物，影响核酸代谢，引发肿瘤细胞的凋亡，常见的有甲氨蝶呤、氟尿嘧啶和阿糖胞苷。其中甲氨蝶呤（MTX）是抗叶酸类药，常以口服、肌内注射、静脉给药；氟尿嘧啶经口服不吸收，需要静脉给药。

3. 抗肿瘤抗生素 微生物产生的抗肿瘤活性化学物质，属于细胞周期非特异性药物。常用的有放线菌素 D（更生霉素）、柔红霉素和表柔比星等，其不良反应包括骨髓抑制和明显的血小板减少。

4. 抗肿瘤植物药 包括长春新碱、紫杉醇和多西他赛等。长春碱类药物属于细胞周期特异性药物，常通过静脉给药，其不良反应是神经损伤。

5. 铂类化合物 属于细胞周期非特异性药物，其中常见的妇科肿瘤用药为顺铂与卡铂。顺铂最主要的不良反应是胃肠道反应如恶心、呕吐，肾毒性，神经毒性，如周围神经炎及高频区听力缺损；而卡铂的最显著不良反应为损害造血系统，造成骨髓抑制，为剂量限制性毒性。

6. 靶向类 ①小分子药物：伊马替尼、吉非替尼及拉帕替尼等。②单克隆抗体：利妥昔单抗、贝伐珠单抗及曲妥珠单抗等。

三、化疗药物的常见毒副反应

1. 骨髓抑制 临床常见，主要表现为外周血液中白细胞与血小板数量下降，大多数化疗药引起最强的骨髓抑制作用时间为化疗后的 7 ~ 14 天，通常需要 5 ~ 10 天的恢复才能回到正常的水平，时间长短存在个体差异。目前，化疗后骨髓抑制的分度多采用 WHO 抗癌药物急性及亚急性毒性反应分度标准（表 16 – 3）。

表 16 – 3 抗癌药物急性及亚急性毒性反应分度标准

	0	Ⅰ	Ⅱ	Ⅲ	Ⅳ
血红蛋白/($g \cdot L^{-1}$)	≥110	95 ~ 109	80 ~ 94	65 ~ 79	<65
白细胞/($\times 10^9 \cdot L^{-1}$)	≥4.0	3.0 ~ 3.9	2.0 ~ 2.9	1.0 ~ 1.9	<1.0
中性粒细胞/($\times 10^9 \cdot L^{-1}$)	≥2.0	1.5 ~ 1.9	1.0 ~ 1.4	0.5 ~ 0.9	<0.5
血小板/($\times 10^9 \cdot L^{-1}$)	≥100	75 ~ 99	50 ~ 74	25 ~ 49	<25

2. 消化系统损害 主要表现为恶心和呕吐，常在服药后的 2 ~ 3 天出现，并在 5 ~ 6 天内到达顶峰，之后随着停止服用药物而逐步缓解，很少会影响后续治疗。过量呕吐可能会引发电解质失衡，表现为低钠血症、低钾血症与低钙血症，导致腹胀、乏力、精神淡漠及肌肉

痉挛等。此外，部分患者也可能有腹泻、便秘或消化道溃疡。MTX 和放射性菌素 D 时，口腔溃疡更多见，常出现在用药后的 5 ~ 6 天内，并且在停止用药后一周左右恢复正常。而使用氟尿嘧啶时，会出现严重的胃肠道反应，如恶心、呕吐、腹泻和口腔溃疡，甚至引起假膜性结肠炎。

3. 神经系统损害　长春新碱有神经系统毒性，常见症状包括指端和趾端麻木及复视等。大剂量应用氟尿嘧啶可发生小脑共济失调。

4. 药物中毒性肝炎　用药后血转氨酶水平升高，偶尔出现黄疸。一般停止服药后，可以恢复正常。未恢复时，不能继续化疗。

5. 泌尿系统损害　环磷酰胺会对膀胱造成伤害，顺铂和甲氨蝶呤具有肾毒性，在使用药物前需要评估肾脏血流量，肾功能正常者才可以使用。

6. 皮疹和脱发　甲氨蝶呤常导致皮疹，甚至可能引起剥脱性皮炎。放线菌素 D（更生霉素）最常导致全脱，1 个疗程后头发就完全脱落，停药后还可以再次生长。

四、护理评估

（一）健康史

获取患者既往用药史，尤其是化疗史与药物过敏史；详细记录化疗时所用的药品种类、不良反应及应对措施。询问患者是否存在造血系统、肝脏、消化系统或肾脏疾病史，以全面掌握病程及治疗经过。同时，收集患者的肿瘤病史、治疗方法和康复状况，了解本次治疗的化疗方案和目前的病情。

（二）身心状况

对患者的生活质量和健康状况进行跟踪记录，并熟悉其一般情况如认知水平、生长发育、营养摄入、面部特征和情绪反应；了解患者的日常生活习惯，例如饮食偏好、作息规律、大小便控制能力及自我照顾的能力；仔细检查皮肤、黏膜和淋巴结是否有异常；收集关于原发肿瘤的表现和体征，此次化疗的不良反应，以便作为护理活动的依据。

患者往往害怕化疗带来的不良反应，特别是那些有过化疗经验的患者。有些患者可能会因担忧病情的发展与化疗的效果而出现忧虑、消极的态度，同时也可能因为长时间接受化疗而面临经济压力，从而有焦躁不安和痛苦的情绪表现。接受化疗已做好心理准备的患者，通常能够承受治疗过程中的不适感，积极配合医生的指导，并且怀着战胜疾病的信心；没有做好心理准备的患者，常常表现出畏惧、消极，甚至失去与疾病抗争的意愿。

（三）辅助检查

测血常规、尿常规、肝肾功能等指标，如果在接受化疗前出现异常，必须延迟治疗。观察血常规的变化，每天或每两天检测一次，以便为用药提供依据。如果患者的白细胞数量低于 $4.0\times10^9/L$ 或血小板数量低于 $50\times10^9/L$，则不能进行化疗；在用药过程中，如果白细胞数量降至 $3.0\times10^9/L$ 以下，应立即停止用药；用药一周后，需要持续观察所有化验指标，如有异常，需及时处理。

五、常见护理诊断/问题

1. 营养不平衡　这与化疗引发的消化道反应有关。

2. 体像紊乱 与化疗所致毛发脱落有关。

3. 存在感染风险 与化疗导致的白细胞降低有关。

六、护理目标

1. 患者能满足机体的营养需要。
2. 患者能接受自己因化疗导致的形象改变。
3. 患者在院期间未发生严重感染。

七、护理措施

（一）心理护理

组织患者和家属与同病种、治疗效果理想的患者进行交流。护理人员需专注于听取患者的想法及需求并给予关注，以此建立彼此信赖的关系。同时要为患者提供关于滋养细胞疾病的信息资料，如治愈率等内容来增强其接受治疗的信心。协助患者在面对化疗带来的不良反应时保持冷静，并且指导如何应对可能出现的情绪危机。

（二）健康教育

1. 介绍化疗护理的知识 讲解各类化疗药品的特点，如给药时间、剂量、浓度的差异，输液速度的要求及使用方式等；部分药品需避光储存和使用；可能出现的毒副作用及表现；强调即使出现消化道症状（如口腔溃疡、恶心、呕吐）也应继续进食的重要性；说明化疗引起的脱发是暂时的，药物停止后头发会逐步恢复生长。

2. 介绍化疗时患者的个人护理 建议化疗患者在用餐前后使用生理盐水漱口，并用软毛牙刷进行牙齿清洁。如果出现牙龈出血的情况，可以用手指包裹纱布进行清洁。化疗期间和化疗后的 14 天，是化疗反应较强烈的阶段，应避免食用过烫食物和会刺激口腔黏膜的硬食物，比如坚果和油炸食品。为了减少呕吐的发生率，建议患者避免食用油腻和过甜的食物，采取少食多餐的进食方式，进食量以不引发呕吐为限，下次能否进食顺利且无呕吐将作为参考。此外，可与家属商议，根据患者口味提供富含蛋白和维生素、易于消化的食物，确保摄入所需营养和液体。对于正在接受化疗并出现腹泻的患者，应选择低纤维、高蛋白食物，避免刺激肠道的食物，同时保持充足的液体摄入，维持水、电解质平衡，如有需要可以考虑使用止泻药。考虑到白细胞下降会导致免疫力下降，易感染，患者应保持身体清洁，换洗衣物，保持皮肤干燥清洁，感到疲倦或头晕时应休息，避免前往公共场所，必要时外出时需戴口罩、帽子，注意保暖。如果患者白细胞计数 $<1.0\times10^9/L$，必须进行保护性隔离，向患者和家属解释保护性隔离的重要性，以便他们理解并积极配合治疗。

（三）用药护理

1. 准确测量并记录患者体重 为了精确地计算和调整药品剂量，需要对患者的体重进行准确的测量和记录。应在每次治疗开始前和治疗过程中各测一次体重。最佳的称重时机是在早晨空腹并排空大小便之后，同时也要酌情减去衣物的重量。体重测量不准确可能会导致药物剂量过大引发中毒反应，或剂量过小影响治疗效果。

2. 正确使用药物　严格执行三查七对的规定，确保药品得到充分的溶解和稀释，现配现用，并且在常温下保存时间不能超过 1 小时。若同时使用多种药品，则须按照各类药品性质依次使用。如放线菌素 D（更生霉素）及顺铂等药品必须避光，因此建议采用避光袋、避光输液器或者黑布包裹后再使用；而对于环磷酰胺等药品，需要快速给药，可以选择静脉推注的给药方式；至于氟尿嘧啶、阿霉素等药品，需要缓慢输入，可以利用静脉注射泵或输液泵的给药方式。另外，顺铂可能导致严重的肾脏伤害，因此在使用过程中需要配合水化疗法。同时鼓励患者大量喝水并监测尿量，确保每天的尿量不少于 2500ml。在进行腹腔灌注化疗时，需要注意保暖并改变体位以提高治疗效果。

3. 合理使用静脉　根据长期补液保护血管的原则，合理选择静脉穿刺位置，并在开始用药前先预先推注适量的生理盐水，确认针头已进入静脉后再开始进行静脉输注化疗药物。用药过程中要频繁巡视，保证静脉通道的安全性和有效性。如果出现疑似或者已知的药物外渗情况，必须立刻暂停输液并且重新进行穿刺。对于那些局部刺激较强的药物，如氮芥、长春碱和放线菌素 D（即更生霉素），如果发生外渗，应立即停止输注药物，抽出血管内的药物，同时冰敷，使用生理盐水或普鲁卡因进行局部封闭，以避免局部组织坏死，减轻穿刺部位的疼痛和肿胀。在化疗结束前，要用生理盐水冲洗导管，降低拔针后残留药物的浓度，保护静脉。建议患者选择外周中心静脉导管（peripherally inserted central venous catheter，PICC）和完全植入式静脉输液港（totally implantable venous access port，TIVAP）等中心静脉导管装置作为给药方式，有助于保护静脉的同时减少重复穿刺带来的痛苦。

知识拓展

化疗工具的选择

为了保护患者的静脉安全，临床采用中心静脉导管进行化疗。

外周中心静脉导管：经外周静脉置入外周中心静脉导管（图 16－1），可留置一年，用于静脉输注化疗药和高渗性溶液，是唯一一项由护士进行操作的侵入性置管操作，导管 7 天维护一次。

完全植入式静脉输液港：完全植入式静脉输液港（图 16－2）是一种完全植入患者体内的血管通道系统，提供长期的血管通道，可用于静脉化疗、静脉高营养支持治疗、抽血等。使用时可使用无损伤针穿刺植入输液港，无损伤针使用 7 天更换一次。

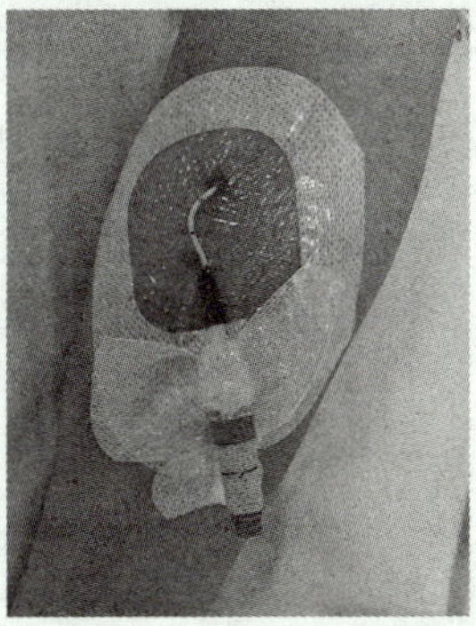

图 16－1　外周中心静脉导管

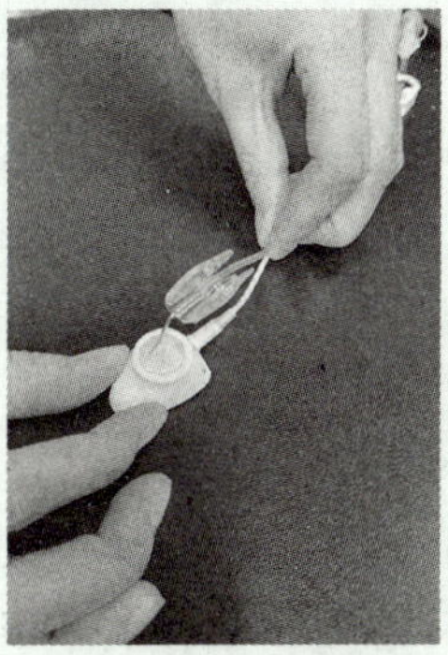

图 16－2　完全植入式静脉输液港

（四）病情观察

定时巡视患者的状况，密切监测患者的体温变化以评估潜在的感染风险。注意患者可能出现的牙龈出血、鼻出血、皮下淤血或者阴道流血等症状。需警惕如上腹部不适、恶心、腹泻等肝功能异常症状。若发生腹痛和腹泻，应准确记录腹泻的次数和排泄物的性状，并收集粪便样本；观察有无尿频、尿急、血尿等急性膀胱炎的症状；还需要注意是否出现皮疹等皮肤问题；观察患者是否有神经系统的不良反应，如手脚发麻、肌无力、偏瘫等。如有以上任何一种症状，立即通知医生及时处理。

（五）药物毒副反应护理

1. 口腔护理 口腔卫生的管理有助于防止口腔内的感染。如果发现口腔黏膜发红、疼痛，可以用康复新液漱口；若有溃疡，可以收集溃疡部位分泌物行细菌培养，根据药敏试验结果选择敏感抗生素和维生素 B_{12}溶液混合后涂抹在溃疡处促进愈合；建议使用软毛牙刷刷牙，或仅用清水漱口，并在进食前后用消毒溶液进行清洁；食物应选取温和、不刺激的流食或软食；如果口腔溃疡疼痛使患者无法进食，可以在用餐前 15 分钟涂抹丁卡因（地卡因）溶液减轻疼痛；进食后漱口，涂抹如锡类散、甲紫溶液或冰硼散等药物在患处以帮助康复。鼓励患者正常进食以促进咽部活动，从而降低由于咽部溃疡导致的充血、水肿及结痂现象的发生率。

2. 止吐护理 遵医嘱在化疗前后使用止吐药物，并通过合理的给药时间和方式降低其恶心发生率和呕吐程度。营造舒适愉悦的就餐环境，为患者提供符合口味并且高热量、高蛋白、高维生素、容易消化的食品，同时避免食用过甜的食物和过于油腻的菜肴，建议采取小份多次的方式进食，并在化学疗法开始前至少 2 小时停止饮食。此外，护士应协助不能自主进餐患者用餐，需按患者的进食习惯喂食；如果出现严重的呕吐，要及时补充液体，防止因脱水而导致的电解质失衡问题。可采用音乐疗法、肌肉放松训练、催眠疗法等心理行为干预方法来帮助患者缓解恶心、呕吐症状，也可采用中医穴位按压、针灸等方式来缓解患者消化道症状。

3. 骨髓抑制的护理 遵医嘱定期检查血常规。若白细胞计数 $<3.0\times10^9/L$ 时，应及时通知医生考虑停药。Ⅰ度骨髓抑制通常无需处理，可重新检查血常规；Ⅱ度和Ⅲ度骨髓抑制需要治疗，需按医嘱皮下注射粒细胞集落刺激因子；Ⅳ度骨髓抑制不仅需升白细胞治疗，还应加抗生素预防感染，同时实施保护性隔离。若血小板计数 $<50\times10^9/L$，有出血风险，应减少活动，避免跌倒碰撞，适当延长卧床时间；若血小板计数 $<20\times10^9/L$，可能引起自发性出血，患者需绝对卧床休息，按医嘱输注血小板浓缩液。

4. 动脉化疗并发症的护理 部分患者在接受动脉灌注化疗之后，穿刺处出现血肿或大量出血的情况，这主要是因为在穿刺过程中伤及动脉壁或者是患者的自身凝血功能存在问题所导致。手术结束后必须严密观察穿刺点是否有出血、渗血及皮下淤血或是大量出血的现象，可以使用沙袋压迫穿刺点 6 小时，同时穿刺侧肢体制动 8 小时，卧床休息 24 小时。一旦穿刺点有渗出，立即更换敷料；如出现血肿或者大量出血的现象，要迅速采取相应的治疗措施。

八、护理评价

1. 患者能保持进食并确保摄入量充足，未出现水电解质紊乱。
2. 患者可以平和的心态去面对自我形象的改变。
3. 在住院期间，患者并未受严重感染，病情有所改善或已经康复。

本章小结

思考题

1. 患者，女性，28 岁，性生活 2 年。3 个月前有不规则阴道流血，时有时无，流血量少于月经量，持续 2 周，未就诊，近 1 周阴道流血量增多，出血量多于月经量。妇科检查：子宫颈光滑，子宫前倾，质软，宫底位于脐耻之间。辅助检查：血 hCG 151 344.3U/L，盆腔超声可见宫腔密集雪片状亮点，无妊娠囊及胎心搏动，双卵巢囊性增大，右卵巢 5cm×5cm×3cm，左卵巢 5.3cm×3.2cm×5.8cm。入院查胸片、心电图、血常规、肝肾功能、甲状腺功能均正常。请问：

（1）简述该患者最可能的临床诊断及应采用的治疗方式。

（2）简述医生为患者进行治疗时，护士该建立静脉通道、为患者配血的原因。

（3）该患者治疗结束出院时，护士为其制定的随访计划和健康教育的具体内容是什么？

2. 患者，女性，32 岁。自然流产后 6 个月，现停经 2 个月，阴道不规则流血 10 天，咳嗽、咯血 1 周，经抗感染治疗未见好转。妇科检查：子宫增大、变软，宫颈光滑。辅助检查：尿 hCG 呈阳性，B 超提示子宫左侧肌壁大片滋养细胞肿瘤病灶，呈囊实性，CDFI 示血流丰富呈“湖泊”状，肺 CT 提示右肺见 4～5 枚结节灶，最大一枚位于右肺下叶，大小约 1.0m×0.7cm×1.5cm，边界清。请问：

（1）简述患者最可能的临床诊断。

（2）简述患者应采用哪种治疗方式，针对患者的治疗方式，护理要点有哪些？

3. 患者，女性，27 岁。已婚未育，平素月经规律，现停经 3 个月，阴道不规则流血 12 天，量时多时少，无腹痛，今晨阴道排出水泡状物。查体：轻度贫血，子宫增大，质软，未闻及胎心。血 hCG 11 000mmol/L。请问：

（1）简述该患者最可能的诊断。

（2）简述如需鉴别诊断，应进行哪些辅助检查，首选辅助检查是什么？

更多练习

（白　云）

第十七章　腹部及会阴部手术患者的护理

教学课件

学习目标

1. 素质目标

（1）培养学生高度的责任心和同理心，理解手术患者的心理状态，关心体贴患者，给予人文关怀，增强职业价值感。

（2）尊重患者，注意保护患者的隐私，在临床工作中体现高尚的职业道德，建立和谐的护患关系。

2. 知识目标

（1）掌握：妇产科腹部及会阴部手术患者的术前及术后护理措施。

（2）熟悉：手术后可能出现的并发症及其护理措施。

（3）了解：妇产科腹部、会阴部手术种类及适应证。

3. 能力目标

（1）能运用所学知识为妇产科手术患者提供围手术期护理及健康指导。

（2）能识别术后常见并发症，并采取相关的预防及处理措施。

案例

【案例导入】

患者，女性，35 岁。平时月经规律，月经初潮 12 岁，经期 3～4 天，月经周期 28～30 天，量中等，无痛经。主诉间断左下腹疼痛 1 个月。妇科检查：左附件区扪及囊性肿物，约鸡卵大小，轻度压痛，活动度良好。盆腔彩超提示：左附件区探及一混合性光团 5.2cm×6.2cm，畸胎瘤可能性大。入院后完善相关检查，拟行全麻下腹腔镜左侧卵巢囊肿剥除术。

【请思考】

1. 责任护士需要为患者做哪些术前准备？
2. 如何对该患者进行术后护理？

【案例分析】

在妇产科疾病的治疗中，手术为主要的治疗手段之一，对妇科肿瘤患者尤为重要。手术和麻醉会使患者的身体、心理产生应激反应，通过对患者身心状况进行全面评估，了解患者对手术和麻醉的耐受情况，为其提供充分的围手术期护理，可以提高手术的安全性，减少术后并发症的发生，缩短住院时间，促进患者术后尽快康复。

第一节　腹部手术患者的一般护理

一、妇产科腹部手术分类

（一）按手术时限分类

1. 择期手术　多适用于妇科良性肿瘤，如子宫肌瘤、卵巢良性肿瘤、子宫鳞状上皮内病变等。

2. 限期手术　多适用于妇科恶性肿瘤，如子宫颈癌、卵巢癌、子宫内膜癌等。

3. 急诊手术　多适用于妇产科急腹症，如卵巢肿瘤蒂扭转、输卵管妊娠破裂、黄体破裂等。

（二）按手术范围分类

1. 附件切除术　适用于卵巢、输卵管病变，包括一侧或双侧卵巢及输卵管切除。

2. 子宫次全切除术或子宫全切术　前者保留子宫颈，多适用于子宫体良性病变而子宫颈正常的患者；后者指子宫体和子宫颈全部切除，多适用于子宫良性肿瘤且子宫颈有病变的患者。

3. 卵巢肿瘤剔除术或子宫肌瘤切除术　多适用于卵巢良性肿瘤或子宫肌瘤需保留生育功能的妇女。

4. 广泛性子宫全切术及盆腔淋巴结清扫术　多适用于早期子宫内膜癌和子宫颈癌的患者。

5. 肿瘤细胞减灭术　适用于晚期恶性肿瘤的患者。术中尽量将大块肿瘤组织切除，以利于术后其他辅助治疗。

6. 剖腹探查术　适用于诊断不清的妇科急腹症。

7. 剖宫产术　适用于因各种原因不能经阴道正常分娩的孕妇。

二、手术前护理

（一）心理护理

责任护士应鼓励患者表达自身感受，耐心倾听患者的主诉，了解其存在的顾虑，如担忧手术是否安全及术后疗效、手术后生活质量及夫妻间性生活是否会受到影响等。针对患者不同的心理状态护士应给予安慰和帮助，认真解答患者的提问。根据病情、年龄、学历等情况，用通俗易懂的语言向患者及家属讲解疾病的相关知识，帮助他们正确认识病情，提高应对能力。护士也可以陪伴患者探访相同疾病的术后患者，增强治疗的信心，帮助患者以最佳的心理和精神状态积极地配合治疗，顺利度过手术全过程。

（二）术前宣教

责任护士应全面评估患者对手术的认识程度，给予针对性的指导，使患者对手术可能出现的风险及并发症有充分的认识和心理准备，可以通过多种形式进行术前宣教，如口头宣教、宣传板、宣教手册、视频等。

1. 指导患者正确认识手术 为患者讲解手术名称、麻醉方法、手术前的准备事项及术后相关的护理知识，包括各项检查的目的、可能出现的不舒适感及配合方法等。告知患者和家属术后需要使用监护设施进行生命体征监测、静脉输液、吸氧、留置尿管及引流管等，护士会经常巡视患者，观察并记录病情，因此不必过于紧张。使患者了解到子宫切除术后月经不再来潮，卵巢切除后会有停经、潮热、阴道分泌物减少等症状，如症状严重，可遵医嘱进行治疗。

2. 术前营养指导 手术前的营养状态对术后的恢复进程有着直接的影响，按照患者营养状况和饮食习惯指导其摄入富含蛋白质及维生素的营养饮食。对于年纪较大患者，牙齿的不稳固或遗失往往会使咀嚼变得困难，从而对消化和营养的摄取产生不利影响。因此，需要重新规划膳食构成，制定科学的饮食方案，确保在手术前身体能达到最理想的营养状态。

3. 预防手术后的并发症 为患者进行预防术后并发症的宣传指导，让患者知晓需要在手术前 2 ~4 周停止吸烟与饮酒，并指导患者床上使用便盆的方法，利于术后床上排尿和排便，教会患者深呼吸运动、有效咳嗽、床上翻身、四肢运动和下床的技巧。患者还需被告知术后早期下床活动的益处，包括有助于恢复肠道蠕动、增进食欲及预防坠积性肺炎和深部静脉血栓形成等一系列并发症。根据个体差异调整下床活动的时间，一般术后 24 小时内便可以开始，对于病情较重的患者则可适当延后。早期活动需要家属提供必要的扶助，活动量应适当。上述内容同样需要家属了解，以便协助、督促患者执行。

（三）手术前一日护理

手术前一日，护士需要认真核对手术医嘱，确认患者各项生命体征处于平稳状态，按医嘱及时规范地完成术前各项术前准备工作。

1. 皮肤准备 在手术前进行普通香皂沐浴有助于降低手术部位感染（surgical site infection，SSI）的风险，建议不要剃毛，若确实需要，推荐进行脱毛处理。皮肤准备的时间离手术开始时间越近，SSI 的发生率越低，因此建议在手术当天进行皮肤准备，避免准备皮肤的操作导致手术区的皮肤损伤。皮肤准备的区域，上自剑突，下至两侧大腿上 1/3 处及外阴部，两侧至腋中线。行腹腔镜手术的患者，需进行脐孔的清洁，因手术器械通过脐孔进入腹腔，如脐孔不清洁，则可能把污物带入腹腔。

2. 肠道准备 肠道准备可以使肠道处于空虚状态、显露手术区域，防止术中肠管膨胀而误伤，减轻或预防手术结束后的腹胀，此外，还能避免麻醉药导致肛门括约肌放松引起排便污染手术台，也给可能涉及肠道的手术做好准备。肠道准备的方式需确保安全性、效果好，并且产生的不良反应微小，同时让患者愿意配合。肠道准备分为饮食管理和机械性肠道准备。

（1）饮食管理：饮食管理包括无渣饮食、流质饮食及术前禁食、禁饮。禁食、禁饮主要是为了防止麻醉插管引起逆流窒息，也使术后肠道得以休息，促使肠功能恢复。随着妇科手术前后护理管理采纳快速康复外科观念的发展，术前禁食禁饮的时间也有所改变，缩短术前禁食禁饮时间，能够缓解患者手术前的干渴与饥饿感、焦虑不安等不良反应，利于减轻术后的胰岛素抵抗，并有助于缩短患者术后的住院时间。除合并胃排空延迟、胃肠蠕动异常、急诊手术等患者外，建议术前 6 小时禁食，之前可食用淀粉类固体食物。若术前进食油炸食品、高脂及肉食，则须延长禁食时间。禁饮时间为术前 2 小时，之前可口服清饮料，如清水、糖水、无渣果汁等，禁止饮用含酒精类饮品。

（2）机械性肠道准备：机械性肠道准备包括口服导泻药和灌肠。常用的导泻药有 20% 甘露醇、50% 硫酸镁、番泻叶、复方聚乙二醇电解质散。灌肠常用溶液有甘油灌肠剂、0.1% ~0.2% 肥皂水、等渗盐水、清水。术前肠道准备对于有应激因素的患者，特别是老年患者，可引起脱水及电解质紊乱。因此，妇科手术如未涉及肠道，建议取消肠道准备。若手术范围涉及肠道，可遵医嘱进行肠道准备，从术前 3 天起进无渣半流质饮食，按医嘱给予肠道抑菌药物并清洁灌肠。目前常以口服缓泻药（如甘露醇等）代替多次灌肠，效果良好。给予患者少量缓泻药试服，按个体反应选择用量，尤其是年老、体弱者，以防腹泻导致脱水。

知识拓展

避免术前常规肠道准备

妇科手术加速康复的中国专家共识（2019 版），建议避免术前常规机械性肠道准备。术前机械性肠道准备（口服导泻剂或清洁灌肠），不能减少手术部位感染（surgical site infections，SSI）及吻合口瘘的发生，反而可导致患者焦虑、脱水及电解质紊乱。对妇科良性疾病的手术，建议取消术前常规肠道准备；预计有肠损伤可能，如深部浸润型子宫内膜异位症、晚期卵巢恶性肿瘤，病变可能侵及肠管，或患者存在长期便秘时，可给予肠道准备，并建议同时口服覆盖肠道菌群的抗生素（但用药方案尚无定论，可选择红霉素、甲硝唑、喹诺酮类药物）。

3. 阴道准备　女性阴道内有多种微生物存在，为防止微生物经阴道侵入手术部位，拟行子宫全切术、广泛性子宫全切术、卵巢癌的肿瘤细胞减灭术的患者，需消毒阴道和宫颈，于手术前一日行阴道冲洗两次，阴道流血及无性生活史者不做阴道冲洗。护士为患者阴道冲洗时动作要轻柔，注意阴道壁和宫颈穹隆部的消毒，操作时进行遮挡，保护患者隐私。

4. 休息与睡眠　为保证患者术前充分的休息，护士应为患者提供安静、舒适的住院环境，对于紧张、焦虑严重的患者，为减轻其焦虑程度，完成术前准备后，可遵医嘱给予患者镇静药物，如异戊巴比妥、地西泮等，用药后护士应加强巡视，观察用药效果。

（四）手术日护理

1. 手术日晨，护士应尽早看望患者，测量生命体征，了解患者的一般状况。如果患者出现发热、月经来潮等情况，应该及时告知医生，非急诊手术应重新确定手术时间。

2. 患者去手术室前，家属或亲友可短暂探视。嘱患者取下义齿、发夹、眼镜、首饰及贵重物品交家属妥善保管，去除指甲油、口红等化妆品，防止影响术中观察病情。

3. 拟行子宫全切术、广泛性子宫全切术、卵巢癌的肿瘤细胞减灭术的患者，术日晨常规阴道冲洗后，用大棉签拭干。

4. 术前留置导尿，使膀胱处于空虚状态以防术中伤及膀胱，预防术后尿潴留等并发症。女性尿道短且直，导尿时必须严格无菌操作，防止逆行感染。妥善固定导尿管，并保持引流通畅。

5. 病房护士与手术室接诊人员在患者床旁认真核对患者信息、手术部位及名称等，准确无误后完成患者由病房到手术室的交接，并签字确认。

6. 病房护士根据患者手术类型及麻醉方式，为患者准备好麻醉床，并做好术后负压吸引器、吸氧装置、监护仪器等物品的准备。

三、手术后护理

（一）术后一般护理

1. 做好床边交接 患者手术结束观察生命体征平稳后，将被送回病房，责任护士应与手术室护士、麻醉师沟通了解患者手术类型、麻醉方式、术中具体情况等，认真做好床边交接工作。为患者监测生命体征、吸氧，检查输液管路、留置尿管及引流管，查看腹部切口敷料、皮肤状况、阴道流血情况等，及时准确做好各项记录。注意为患者保暖，指导家属不能使用热水袋等热源，防止烫伤患者。

2. 采取合适的术后体位 根据患者手术种类、麻醉方式、呼吸循环情况及是否清醒，遵医嘱协助患者采取相应的术后体位。患者全麻未清醒时，取去枕平卧位，将患者头偏向一侧，避免呕吐物、分泌物误吸入气管，清醒后可给予床头抬高15°～30°的低半卧位，降低腹部的张力，便于引流。硬膜外麻醉患者，术后睡软枕平卧6小时，生命体征平稳后可给予患者半卧位。蛛网膜下腔麻醉者，去枕平卧4～6小时，避免脑脊液外漏导致颅内压降低而引起头痛。

3. 监测生命体征 手术后护士应密切观察患者生命体征变化。术后每15～30分钟观察一次血压、脉搏、呼吸，平稳后每4小时观察一次，持续24小时。第2天开始每日测量4次，直至正常后3天。患者手术后1～2天体温略有升高，但一般不超过38℃，为手术后吸收热。如果术后3～6天患者发热或体温正常后再次升高，应警惕有继发感染的可能。

4. 观察尿量 由于子宫切除术中有可能会损伤输尿管，术中粘连分离时牵拉膀胱、输尿管，可能会影响术后排尿功能。因此，术后应认真观察尿量、颜色及性状，保持导尿管通畅。术后每小时尿量应在50ml以上，如果每小时尿量少于30ml，伴血压下降、脉搏细数、烦躁不安或患者主诉肛门处坠胀、腰背疼痛等，应警惕腹腔内出血的可能，及时报告医生。

5. 认真观察切口情况 保持切口敷料的清洁干燥，定时观察切口情况，查看局部有无红、肿、热、痛等征象，如切口有渗血、渗液等情况，及时告知医生进行处理。为减轻切口疼痛，防止出血，开腹手术患者可用腹带包扎腹部，必要时用1～2kg沙袋压迫腹部伤口6～8小时。

6. 导管的观察与护理　术后有些患者需要留置导尿管，或留置腹腔、盆腔引流管，管路的观察与护理是术后护理的重点内容之一。

（1）导尿管护理：导尿管留置期间必须确保导尿管、引流管连接处完全密闭，保持导尿管的无菌性和密闭性。避免导尿管弯曲受压，使尿液引流通畅，并及时倾倒尿袋。引流管和集尿袋的位置应低于耻骨联合，以防尿液反流。此外禁止将尿袋垂及地面，防止逆行感染。留置导尿管期间，应当每日进行导尿管护理，鼓励患者多饮水，防止发生泌尿系统感染。卵巢癌、宫颈癌等疾病的手术范围较大，导尿管常需保留 7 天或更长时间，期间应指导患者做盆底肌肉锻炼，拔管前 3 天夹闭导尿管定时开放，锻炼膀胱功能恢复，防止尿潴留。导尿管拔除后，应记录患者第一次排尿的时间和量，观察膀胱功能恢复情况，必要时检查残余尿。若残余尿量超过 100ml，立即报告医生，必要时重新插入导尿管。

（2）引流管护理：妇科手术后常放置阴道引流管和/或腹腔引流管，目的是引流出腹腔及盆腔内渗血、渗出液，防止感染及观察有无内出血和吻合口愈合情况。护士应合理固定引流管保持引流通畅，避免受压、打折、弯曲，注意观察引流液的量、颜色、性状等，准确记录 24 小时引流量。为利于引流液排出，留置阴道引流管的患者应采取半卧位，留置腹腔引流管的患者应采取患侧卧位。一般术后 24 小时内引流液不超过 200ml，若术后 24 小时内引流液每小时大于 100ml 并为鲜红色时，考虑有内出血应立即报告医生；如患者同时有多支引流管时，区分各引流管放置的部位和作用，做好标记并分别记录，切忌混淆；如发现引流液为脓性且患者体温升高，则考虑有感染可能；如引流量逐渐增加，色淡黄，要分析是否有漏尿，报告医生给予处理。

7. 会阴部护理　子宫全切术后患者阴道残端有伤口，为了解阴道残端伤口的愈合情况，应注意观察阴道分泌物的颜色、量及性质。由于阴道残端的缝线反应，术后有少量阴道分泌物呈浆液性属正常现象。每天行会阴护理两次，保持会阴部清洁干燥，既可以预防感染的发生，又能提高患者的舒适度。

8. 疼痛护理　麻醉作用消失后，患者开始感觉切口疼痛，妇科术后 24 小时内疼痛最明显，对于术后疼痛的评估和缓解在护理工作中至关重要，护士应鼓励患者表达疼痛感受，观察疼痛的时间、部位、性质和规律，正确做好疼痛评分，主动向患者介绍疼痛相关知识及缓解方法，采取有效措施来减轻疼痛，及时评估患者疼痛控制的效果。理想的术后镇痛目标包括：好的镇痛效果，运动相关性疼痛的视觉模拟评分法（visual analogue scale，VAS）≤3 分；减少镇痛药物使用的相关不良反应；促进患者术后胃肠功能恢复；促进术后早期经口进食及下床活动。

（1）疼痛评估：护士要根据患者的年龄、病情特点等选择合适的疼痛评估工具进行持续性动态评估疼痛程度，如口述疼痛分级评分法、视觉模拟评分法、数字疼痛评分法等，准确记录患者对于疼痛的主观感受。若使用镇痛药物，应在静脉给药后 15～30 分钟或口服用药 1～2 小时后再次评估疼痛缓解情况。

（2）多模式镇痛：指联合使用多种镇痛技术和多种镇痛药物，多个环节共同阻断疼痛，在达到为患者理想镇痛的目标前提下，尽量减少阿片类药物的使用量，促进术后早期活动、早期进食，减少术后恶心与呕吐发生率。多模式镇痛的方法有口服非甾体抗炎药、静脉用药、鞘内注射及外周神经阻断等，前两种方法与护理相关。术后遵医嘱给予患者对乙酰氨基酚、非甾体抗炎药（如氟比洛芬酯）、加巴喷丁/普瑞巴林作为基础镇痛方案，若镇痛效果欠佳，可遵医嘱加用羟考酮/曲马朵，当患者24小时内阿片类药物静脉给药超过2次时，可使用患者自控镇痛（patient control analgesia，PCA），预先设置镇痛药物的剂量与时间，根据患者需求指导实施个体化镇痛。

9. 指导患者尽早活动 责任护士应经常巡视患者，鼓励患者活动肢体，每15分钟进行一次腿部运动，降低静脉血栓栓塞症（venous thromboembolism）风险。术后6~8小时，协助患者床上翻身活动，促进胃肠道功能恢复、预防腹胀。术后早期下床活动有助于增强心肺功能，减少呼吸系统并发症，缩短住院时间。充分的术前宣教、良好的术后镇痛、尽早拔除导尿管和引流管等均有助于患者术后早期下床活动。鼓励患者按照术前已掌握的翻身、起床和活动的技巧，在术后24小时内下床活动，根据患者实际情况，逐渐增加活动量。

（二）术后常见并发症及护理

1. 腹胀 术后肠蠕动功能下降可导致腹胀。患者啜泣、呻吟等可能会吞咽进大量气体，导致腹胀加重。一般情况下，肠蠕动在术后12~24小时开始恢复，此时可闻及肠鸣音，术后48小时恢复正常肠蠕动，排气后腹胀即可缓解。如果肠蠕动在术后48小时仍未恢复正常，应排除麻痹性肠梗阻肠梗阻的可能。缓解腹胀可根据患者情况采用多种方法，如甘油灌肠、生理盐水低位灌肠、热敷下腹部（伤口无渗血）等。对于肠蠕动已恢复但仍未排气者，可针刺足三里、肛管排气或遵医嘱皮下或肌内注射新斯的明等。劝慰患者术后避免呻吟和用口呼吸，以减少吞气加重腹胀。未排气之前不要食用奶制品、豆浆及糖水等易产气食物，以免增加肠内积气。鼓励患者术后早期下床活动，以促进肠蠕动恢复，预防或减轻腹胀，防止肠粘连，活动时注意保护腹部不要受凉。若腹胀因炎症所致，需按医嘱给予抗生素治疗，形成脓肿者则应尽早切开引流；若因缺钾引起，则按医嘱补钾。

2. 泌尿系统问题

（1）尿潴留：是发生膀胱感染的重要原因之一，也是盆腔手术后的常见并发症。腹部手术时间长、范围广、麻醉时间长、麻醉性镇痛药的使用等减低了膀胱膨胀感、术后留置尿管的机械性刺激或患者不习惯床上排尿等是导致尿潴留的主要原因。为预防术后尿潴留的发生，应鼓励患者术后定期坐起排尿、增加液体入量、通过听流水声或外阴温热水冲洗等诱导法帮助患者建立排尿反射。若上述措施无效，则应留置导尿管，一次导尿量应小于1000ml，以免患者因腹压骤降引起虚脱，开始导尿时，每3~4小时开放一次，使膀胱功能逐渐恢复。若恶性肿瘤手术范围较大，膀胱功能恢复需要更长时间，则要长期保留导尿管。

（2）尿路感染：老年患者、术后留置尿管、长期卧床及有尿路感染史的患者容易发生尿路感染。术后患者一旦出现尿频、尿急、尿痛并伴有高热，应警惕尿路感染。留置尿标本行尿培养，如发生尿路感染，可遵医嘱使用对尿路感染有效的抗生素进行治疗，同时指导患者多饮水。为预防尿路感染的发生，术中应注意减少对膀胱、尿道的压迫和牵拉，术后留置导尿路应严格执行无菌技术，正确选择导尿管型号，以减少对尿道黏膜的损伤，做好导尿路护理及外阴护理。嘱患者留置尿管期间及拔除尿管后多饮水，增加尿量，以起到稀释尿液、冲洗膀胱的作用。

3. 切口血肿、感染、裂开 妇科手术切口多数是清洁切口，愈合较快。如果伤口出现大量出血，又有明显的压痛、肿胀，并在检查时有波动感，可能出现了切口血肿，血肿容易感染导致伤口感染。术后护士应加强切口的观察，遇到异常情况，应及时报告医生。少数年老体弱、过度肥胖、糖尿病患者，可出现切口裂开的严重并发症，患者感觉切口部位轻度疼痛，有渗液从切口流出，严重者可见大网膜、肠管脱出。护士应立即用无菌纱布覆盖包扎并通知医生，协助送手术室处理。

4. 下肢深静脉血栓　常见原因为血流缓慢，尤其是老年及肥胖患者；血管壁和血管内膜损伤；血液凝集性增加，是较为严重的妇科术后并发症之一。术后深静脉血栓形成的高危因素包括高龄、肥胖、高血压或糖尿病及其他心脑血管疾病、血栓史、手术时间长、口服避孕药、应用抗凝药等。一旦血栓脱落，随血流运行引起栓塞，最严重的是肺栓塞，可危及生命。因此，护士通过术前宣教让患者了解深静脉血栓的常见症状、危险性及预防措施，鼓励患者术后早期下床活动，卧床期间多进行肢体的主动和被动运动。术后严密观察患者双下肢有无色泽改变、水肿，询问有无酸胀感，检查小腿腓肠肌有无压痛。对于高危患者，术后住院期间应继续穿着弹力袜，至术后1～2个月，或使用间歇性充气压缩泵，联合使用低分子量肝素会增强抗凝效果。妇科恶性肿瘤腹部手术后预防静脉血栓栓塞症应延长至28天。对已出现下肢深静脉血栓症状的患者，禁止经患肢静脉输液，除遵医嘱使用溶栓药物外，禁止按摩患肢，以防血栓脱落，让患者卧床休息，抬高患肢并制动，做好病情观察。

（三）出院健康教育

术后加速康复外科已成为一种趋势，出院前护士与患者及家属共同制定出院计划，评估患者所拥有的支持系统，如亲属参与照顾的能力和程度；学习自我护理的能力，按患者的不同情况提供相应的出院指导，为患者提供出院后饮食、休息与活动、药物使用、术后伤口护理等指导。为提高健康教育效果，可列出具体项目清单，主要内容如下。

1. 饮食，术后出院患者应进食富有营养、均衡合理的饮食，避免生冷、辛辣食物。逐渐增加食量，多吃新鲜水果和蔬菜。

2. 休息与活动，术后保证充足睡眠，适度运动。活动的时间及活动量，要依照患者实际情况量力而行、循序渐进。术后2个月内避免提举重物，并逐渐加强腹部肌肉的力量。因盆腔组织的愈合需要良好的血液循环，应避免影响盆腔血运的活动，如跳舞、久站等。

3. 术后伤口护理指导，注意观察有无发热及伤口红、肿、异常出血情况，一旦发现，应及时就诊。子宫全切术后7～14日因阴道断端肠线吸收有少量阴道流血，一般出血量较少，多于月经量时要及时诊治。

4. 为避免影响阴道伤口愈合并引起感染，未经医生同意，禁止性生活、盆浴及阴道冲洗。

5. 根据不同患者、不同疾病和治疗特点，对出院患者做术后随访指导，嘱患者如期返院接受检查。

四、急诊手术患者的护理要点

妇产科常见的急诊手术有卵巢囊肿蒂扭转、黄体破裂、异位妊娠腹腔内出血等。由于发病急、病情重，要求护士反应迅速，动作敏捷，快速地评估患者，了解拟准备实施的手术类型，配合医生做好术前相关检查及准备。

1. 迅速完成术前准备　急诊患者病情危重，护士需快速测量患者生命体征，建立静脉通道，吸氧及生命体征监测，及时采集血标本等，仔细观察病情变化，积极配合医生抢救并迅速完成腹部手术前准备。

2. 心理护理 急诊患者和家属心理负担重，在进行术前准备的同时要注意提供心理支持。通过娴熟的技术、积极的态度使患者确信自己正被救治。关心安慰患者，条件许可的情况下允许家属陪伴，减轻患者及家属焦虑、恐惧的情绪，配合医生向患者和家属耐心解释病情、告知相关注意事项，使其以积极配合治疗。

第二节 会阴部手术患者的一般护理

会阴部手术是指女性外生殖器部位的手术，不仅是治疗外阴和阴道良、恶性病变及盆腔器官脱垂等的重要方式，也是妇科有别于其他外科的独特操作，包括外阴切除术、处女膜切开术、外阴癌根治术、会阴部局部病灶切除术、前庭大腺切开引流术、阴道成形术、阴道前后壁修补术、阴式子宫切除术、宫颈手术、陈旧性会阴裂伤修补术、尿瘘修补术、子宫黏膜下肌瘤摘除术等。

会阴部手术特点是手术区域血管神经丰富、组织松软，与尿道、肛门相邻，患者术后容易出现出血、疼痛、感染等护理问题。另外，手术部位涉及身体隐私处，患者会出现自尊低下、自我形象紊乱等护理问题。针对其手术的特殊性，护士应特别关注会阴部手术患者的护理。

一、手术前准备

（一）心理护理

会阴部神经丰富，感觉灵敏，患者惧怕疼痛。手术涉及身体隐私部位，担心自我形象受到影响。外阴切除术患者，身体的完整性受到破坏，担心日后的性生活受到影响。患者会出现心理负担较重的情况，如担忧切除组织的病理性质等。护士应认真倾听患者的倾诉，以温柔和蔼的态度、关切贴心的语言安慰鼓励患者，耐心解答患者提出的问题，向其宣教相关疾病知识，为患者提供有关术后性生活的知识。会阴部手术术前准备、检查及手术过程中注意保护患者隐私，尽量减少暴露部位，请无关人员回避，减轻患者的羞怯感。同时，应做好家属的工作，特别是应取得患者丈夫的支持，让其理解患者的感受，鼓励患者积极配合治疗及护理过程。

（二）全身情况准备

术前准确评估患者的身体情况，对手术顺利进行、术后康复有着直接影响。有些患者在患有妇科疾病的同时还可能合并其他病症，为保证手术的顺利进行及患者的安全，在术前医生要对患者进行必要的诊治，减少术后并发症的发生。高血压患者应嘱其按时服用降压药，维持血压在手术指征之内；肺部有感染者遵医嘱给予抗生素治疗；心脏病患者应纠正心脏功能，密切观察病情变化；贫血患者补充铁剂，尤其注意补充叶酸；糖尿病患者除控制饮食外，还要服用降糖药将血糖控制在一定范围内，要注意胰岛素用量，避免发生低血糖。观察患者生命体征，了解有无月经来潮，如有异常，及时报告医生。

（三）皮肤准备

皮肤清洁是术前重点工作之一，可有效预防术后切口感染，会阴部手术患者术前应特别注意个人卫生，把皮肤准备的重点放在皮肤清洁上，指导患者术前要每日清洗外阴。如外阴皮肤有炎症、溃疡，需治愈后再手术。毛发稀少的部位无须常规剃毛，如需备皮，会阴部最好以剪毛代替剃毛，避免皮肤的微小损伤，破坏皮肤的解剖屏障会利于细菌的定植和入侵。手术备皮范围要根据手术的具体情况而定，患者备皮时间离手术时间越近越好。

知识拓展

术前优化是指患者在手术前的一系列生活方式的改善及合并症的纠正等，以减少手术的并发症及促进患者术后恢复，是加速康复外科（enhanced recovery after surgery，ERAS）的重要组成部分。2019 年国际 ERAS 协会关于 ERAS 在妇科/妇科肿瘤应用指南中的术前优化主要包括戒烟、戒酒及改善贫血状况等。除此之外，对于外阴和阴道手术的术前优化，还需特别考虑阴毛的去除和阴道雌激素的使用。

1. 术前阴毛的去除　国际 ERAS 协会外阴和阴道手术围手术期护理指南建议，外阴手术中常规去除阴毛并不能减少手术部位的感染率（低级别证据质量水平），如果需要去除阴毛，应选择修剪而不是刮剃（高级别证据质量水平），最佳脱毛时间为手术前。

2. 绝经后女性阴道雌激素的使用　研究发现绝经后女性术前使用阴道雌激素可增加阴道上皮的成熟指数及厚度，但是目前还缺乏证据证明它可以改善盆腔器官脱垂手术治疗的效果。国际 ERAS 协会外阴和阴道手术围手术期护理指南建议，很少有证据支持绝经后女性术前阴道使用雌激素以减少术后并发症的发生。

（四）肠道准备

由于会阴部与肛门解剖位置邻近，术中或术后排便易污染手术视野，因此，应做好手术前肠道的准备。可能涉及肠道的手术患者术前 3 天进少渣饮食，每日灌肠一次或 20% 甘露醇 250ml 加等量水口服，按医嘱给予肠道抗生素、甲硝唑等抑制肠道细菌。术前 1 天禁食，给予静脉补液，术前一天晚及手术当天清晨行清洁灌肠。若手术不涉及肠道，术前一天下午给予灌肠液灌肠。

（五）阴道准备

女性阴道正常情况下不是无菌环境，为防止术后感染，术前 3 日开始进行阴道准备，一般每天 2 次行阴道冲洗或擦拭，常用 0.2% 的碘伏溶液，擦洗动作要轻柔，清洁要全面，将阴道穹隆部及阴道皱襞均擦洗干净，有阴道炎的患者，应根据医嘱行局部上药或冲洗，以保证阴道环境清洁；阴道壁膨出、陈旧性Ⅲ度会阴裂伤、子宫脱垂患者，术前 3 天给予 1∶5000 高锰酸钾溶液坐浴，每天 2 次；阴道及宫颈感染者应给予术前抗感染治疗，以降低术中及术后的上行感染率。术日晨用消毒液行阴道冲洗，冲洗时应特别注意阴道穹隆，消毒后用大棉签擦干。

（六）膀胱准备

会阴部手术患者，为不影响手术视野，术前一般不留置导尿管，指导患者进手术室前排空膀胱，根据手术需要，术中或术后留置导尿管。

（七）其他准备

1. 告知患者会阴部手术后卧床时间比较长，护士应做好预防术后并发症的指导及训练，向患者讲解会阴部手术常用的体位及术后维持相应体位的重要性，教会患者床上肢体锻炼的方法。

2. 术前除做药物过敏试验、配血备用外，还要根据手术的特殊要求准备好相关物品，如软垫、支托、阴道模型、丁字带、绷带等。

二、手术后护理

术后护理与腹部手术患者相似，以预防感染和减少疼痛为目标，要特别加强外阴部护理。

（一）体位与活动

根据术式，护士协助患者采取相应的体位。外阴癌行外阴根治术后的患者取平卧位，双腿外展屈膝，膝下垫软垫，以减少腹股沟及外阴部的张力，减轻疼痛，有利于伤口愈合。处女膜闭锁及有子宫的先天性无阴道患者，术后采取半卧位，有利于经血的流出。行阴道前后壁修补或盆底修补术后的患者应采取平卧位，禁止半卧位，以降低外阴、阴道张力，促进伤口愈合。鼓励患者术后尽早进行床上四肢肌肉收缩和放松的活动，以防下肢静脉血栓的形成，每2小时咳嗽、做深呼吸1次，有助于改善微循环和促进良好的呼吸功能。病情允许后应尽早下床活动，以促进各系统功能的恢复。

（二）术后饮食指导

术后6小时可进流食，禁止奶类、豆类、糖类等产气食物，以防腹胀，术后3天进无渣饮食，以后根据身体情况进半流食。鼓励患者少食多餐，多饮水保持大便通畅，便后可进普通饮食。

（三）切口观察与护理

1. 外阴阴道肌肉组织少，切口张力大，不容易愈合。护士要随时观察切口情况，注意有无渗血、红、肿、热、痛等炎性反应；注意阴道分泌物的量、性质、颜色及有无异味；观察局部皮肤的颜色、温度、湿度，有无皮肤和皮下组织坏死，发现异常情况及时通知医生。

2. 指导患者保持外阴清洁、干燥，勤更换内裤，每天给予患者会阴擦洗2次，排便后注意清洁外阴，防止感染。

3. 如外阴手术加压包扎或阴道填塞纱条压迫止血，一般在术后12～24小时内取出，取出后核对数目，并观察切口情况。术后3天可行外阴烤灯照射，保持伤口干燥，促进血液循环，以利于伤口愈合。

4. 有引流管的患者，要妥善固定引流管，并保持通畅，观察并记录引流液的量及性质，定时更换引流袋。

（四）导尿管护理

会阴部手术患者根据手术范围及病情，导尿管分别留置2～14天，注意保持导尿管的通畅，观察尿液的颜色、量、性状，特别是尿瘘修补术者，如发现导尿管不通，需及时查找原因并给予处理。留置导尿管期间，每日导尿管护理 2 次，保持尿道口周围清洁、干燥，定期更换引流袋，鼓励患者多饮水，预防泌尿道感染；拔除导尿管前，应间歇性夹闭导尿管，训练膀胱功能；拔除导尿管后，注意观察患者自己解小便情况。

（五）肠道护理

为防止大便对伤口的污染及排便时对伤口的牵拉，应控制术后首次排便的时间，以利于伤口的愈合，防止感染的发生。涉及肠道的手术，应在患者排气后遵医嘱给予药物抑制肠蠕动。于术后第 5 天给予缓泻药软化大便，避免排便困难。指导患者术后多食蔬菜、水果及粗纤维食物，防止便秘。

（六）避免增加腹压

告知患者腹部压力增加会影响血液循环，不利于伤口的愈合，应避免增加腹压的动作，如用力排便、咳嗽、提举重物、长期下蹲等。

（七）减轻疼痛

由于会阴部的神经比较丰富，术后患者对于疼痛尤为敏感，护士应动态评估患者疼痛程度，根据患者个性化特征采用多模式镇痛方法，如为患者营造安静舒适的病房环境，转移患者注意力，采取恰当的体位减轻伤口的张力，减轻疼痛；遵医嘱及时给予镇痛药、应用自控镇痛泵等。

（八）术后并发症防治与护理

1. 阴道流血　是阴式手术后常见并发症，多为少许淡红色分泌物，无须处理，密切观察。如果短时间内阴道流出鲜血或出血量多，应考虑阴道残端有裂伤或止血不彻底，应及时报告医生。

2. 下肢深静脉血栓　应观察患者有无下肢感觉异常（酸胀感）、下肢活动障碍、下肢肿胀等症状。术后应指导患者加强床上主动活动，调节饮食，注意输液量、速度，避免血液浓缩。

3. 感染　观察患者术后体温，血常规，阴道流血、流液情况，注意有无里急后重感、肛门疼痛、血便、会阴部疼痛等症状体征，发现异常及时报告医生。

（九）出院指导

1. 嘱患者出院后多休息，保证足够的睡眠，根据自身的情况决定活动的时间及活动量。避免辛辣刺激性食物，进食富含蛋白质，维生素的营养饮食。

2. 会阴部手术后患者伤口愈合较慢，指导患者出院后应注意保持外阴部的清洁，部分患者因阴道残端线头吸收、脱落致术后 10 天左右出现阴道少量流血，量微色淡，持续 2 天或 3 天，告知患者属正常现象，若出院后出现阴道流血及分泌物增多、腹痛、伤口出现红肿、硬结、疼痛或发热等症状应及时就医。

3. 患者一般术后休息 3 个月，禁止性生活及盆浴，避免重体力劳动及增加腹压的动作，如用力排便、咳嗽、下蹲、上举等动作，以免影响局部血液循环及切口愈合，注意逐渐增加活动量。

4. 出院后 1 个月、3 个月分别到门诊检查术后恢复情况，经医生确定切口愈合后方可恢复性生活，如有病情变化应及时就诊。

本章小结

思考题

1. 腹部手术患者术后护理要点？

2. 如何预防术后下肢深静脉血栓形成？

3. 会阴部手术患者术后应采取的体位？

更多练习

（尹秀艳　梁园园）

第十八章　生殖器官肿瘤患者的护理

教学课件

学习目标

1. 素质目标

（1）培养学生的人文关怀素养，关爱女性生殖健康，关注身心整体健康，尊重患者隐私，具备同理心和服务意识。

（2）培养学生在面对女性生殖器肿瘤患者时，具备良好的职业素养和职责道德，能够遵循医疗伦理和法律法规，维护患者权益。

（3）培养学生具备良好的沟通能力和团队协作能力。

2. 知识目标

（1）掌握：女性生殖器肿瘤的护理评估要点、可能存在的常见护理诊断及护理措施。

（2）熟悉：女性生殖器肿瘤的处理原则。

（3）了解：女性生殖器肿瘤的病因。

3. 能力目标

（1）能够评估女性生殖器肿瘤患者的病情状况，识别异常情况并进行护理评估。

（2）能够制定和实施有效的护理计划，确保患者安全与舒适，促进康复。

（3）能够掌握护患沟通技巧，耐心答疑，提高患者治疗疾病的信心和生活质量。

案例

【案例导入】

患者，女性，45岁。自述月经量增多，经期延长达3年之久，月经周期缩短近4个月，6～7天/21～22天，量多有血块，自感头晕、乏力、心悸。月经史：14岁初潮，5～6天/27～28天，量中，经期无不适。末次月经2023年4月26日。生育史：G_2P_1，末次人工流产2013年。既往月经正常，妇科内诊子宫前位如孕5个月、质硬、易活动、无压痛。实验室检查：血红蛋白76g/L。临床诊断：子宫肌瘤。入院后行子宫全切术，术后病理诊断为子宫肌瘤。针对以上情况，护理团队精心策划，制定有效的护理措施，确保患者得到有效的救治。

【请思考】

妇科护理团队在患者护理实践中体现的医学素养是什么？

【案例分析】

第一节　子宫肌瘤

子宫肌瘤（myoma of uterus）是女性生殖器官最常见的良性肿瘤，由平滑肌及结缔组织组成，也称为子宫平滑肌瘤。多见于育龄期妇女。多数患者无或少有临床症状，常在体检中发现。由于子宫肌瘤生长较快，当血供不足时，可发生不同变性（包括玻璃样变、囊性变、红色样变、肉瘤样变、钙化），使肌瘤失去原有结构，肌瘤越大，缺血越严重，则继发变性越多，因此需及时关注并采取相应的干预措施。

一、病因

确切的发病因素尚不清楚。因子宫肌瘤好发于生育期女性，提示可能与雌激素有关。另有研究表明子宫肌瘤的发生与孕激素的过度刺激关系密切，孕激素能刺激肌瘤细胞的核分裂。此外，生长激素（growth hormone，GH）、人胎盘催乳素（human placental lactogen，hPL）等能协同并促进肌瘤生长。

二、护理评估

（一）健康史

咨询病史时，了解患者的月经史，婚育史；询问患者是否有与子宫肌瘤有关的不孕或自然流产史；此外，询问患者是否有长期服用雌激素史；对已经接受过治疗的患者要详细了解治疗过程、疗效及患者用药后的反应，以便制定个性化的治疗方案和预测治疗效果。

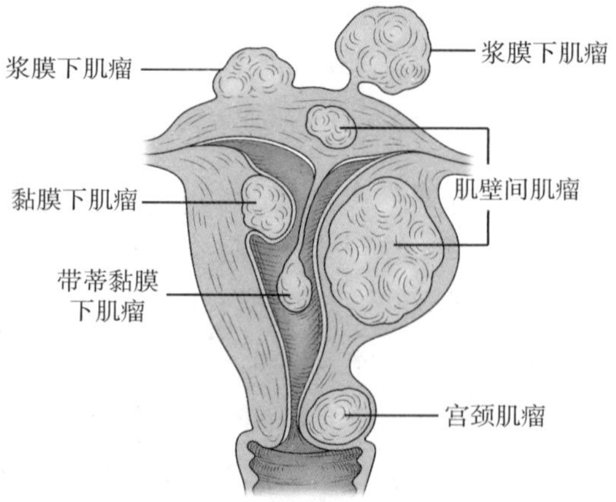

图 18－1　各类型子宫肌瘤示意图

（二）身体状况

1. 症状　多数患者无明显症状，仅在妇科检查时偶然发现。患者是否出现症状及症状的类型，主要取决于肌瘤的具体生长位置和是否存在其他并发症。各类型子宫肌瘤，见图 18－1。

（1）月经改变：子宫肌瘤最典型的症状，表现为月经量增多、经期延长及不规则阴道流血等。

（2）下腹部肿块：肌瘤较小时在腹部触摸不到肿块。随着肌瘤增大，下腹可扪及实质、单个或多个活动的肿块，无压痛。患者自觉腹部胀大，伴有下坠感。

（3）白带增多：肌壁间肌瘤使宫腔面积增大，腺体分泌增加；脱出于阴道的黏膜下肌瘤伴有感染时表面有渗出液覆盖或形成溃疡。

（4）压迫症状：当肌瘤位于子宫的不同部位时，可能会压迫周围器官，引发一系列症状。如果子宫肌瘤生长至子宫的前壁并向前方突出时可压迫膀胱，导致排尿困难、尿潴留；如果肌瘤向子宫的后壁方向生长并朝后方突起压迫直肠，可致排便困难。

（5）其他症状：一般无腹痛，肌瘤压迫盆腔器官可出现下腹坠胀及疼痛。肌瘤蒂扭转可引起急性腹痛；肌瘤红色样变可引起剧烈腹痛；此外，肌瘤压迫输卵管可影响精子运行及受精卵着床，导致不孕或流产；若持续性的月经量过多可引起贫血，表现为乏力、心悸等症状。

2. 体征　肌瘤较大时可扪及坚韧、形状不规则的单一或多个突起；肌壁间肌瘤、浆膜下肌瘤可扪及质硬、易活动的肿块；黏膜下肌瘤脱出于宫颈外口时，通过窥器可看到粉红色的、表面光滑的肿物；若伴有感染，肌瘤表面可出现坏死、出血和脓性分泌物。

（三）辅助检查

1. B 超检查　诊断率高，能较准确判断肌瘤大小、数目和位置，可区分子宫肌瘤与其他盆腔肿块。

2. 宫腔镜检查　用于诊断黏膜下肌瘤及内突型肌壁间肌瘤。镜下可直视宫腔内情况，确定病变部位，可同时切除黏膜下肌瘤。宫腔镜检查在月经干净后一周内进行，术前 3 天禁止性生活。

3. 腹腔镜检查　通过腹腔镜检查可以观察难以确定的子宫肌瘤的大小、位置、与周围脏器的关系，并可了解输卵管的情况。腹腔镜检查在月经干净后 3 ~ 7 天进行，检查当日清晨空腹。

4. 子宫输卵管碘油造影　确定宫腔是否变形，是否有占位性病变，输卵管通畅情况、有无阻塞及阻塞的部位，这种检查通常用于诊断不孕症患者。在月经干净后 3 ~ 7 天进行子宫输卵管碘油造影检查，检查前 3 天禁止性生活。

（四）心理 – 社会状况

得知患有子宫肌瘤会感到恐惧和不安。在明确诊断后，面对多种治疗方案，会感到无助和困惑，迫切需要专业咨询。

三、处理原则

根据患者年龄、生育要求、症状及肌瘤大小肌瘤生长部位综合考虑治疗方案。

（一）保守治疗

适用于肌瘤体积不大、缺乏显著症状或已近绝经期的患者，可每 3 ~ 6 个月定期复查。在此过程中，向患者明确说明定期随访的目的、意义和随访的时间，确保患者理解并遵循随访计划。

（二）手术治疗

目前，手术治疗是子宫肌瘤的主要治疗方法。适应证包括月经过多致继发贫血且药物治疗无效，肌瘤扭转引起急性腹痛，肌瘤体积较大产生压迫周围器官的症状，能确定肌瘤是不孕或反复流产的唯一原因，肌瘤生长迅速且疑似为恶性变。

1. 子宫肌瘤切除术 子宫肌瘤切除术（myomectomy）适用于年轻、需保留生育功能，或对子宫切除术有顾虑的患者，可行子宫肌瘤剔除术。术前需排除子宫及宫颈的癌前病变。

2. 子宫切除术 子宫切除术（hysterectomy）对于肌瘤较大、生长迅速，或者临床症状明显，已近更年期或绝经期，无需保留生育功能者或疑有恶变者，可经腹或经腹腔镜行子宫次全切除术或子宫全切术，同时保留一侧或双侧附件，为子宫肌瘤最彻底、最可靠的治疗方法。

3. 宫腔镜下电切术 宫腔镜下电切术可切除较小的黏膜下肌瘤。

四、常见护理诊断/问题

1. 焦虑 可能源于对肌瘤恶化或手术的恐惧。

2. 知识缺乏 缺乏子宫肌瘤相关知识。

3. 营养失调 与长期反复的出血导致贫血、机体抵抗力下降有关。

4. 个人应对无效 与手术治疗的无助感有关。

五、护理措施

（一）一般护理

掌握护患沟通技巧，评估患者对疾病知识的掌握情况。

（二）对症护理

对于大量流血的患者，需密切监测生命体征，评估出血量，遵医嘱对症治疗，纠正贫血状态；巨大子宫肌瘤导致的局部压迫症状，排尿困难给予导尿术，便秘可用通便方法；若肌瘤脱出阴道内，应保持局部清洁，避免发生感染。

（三）手术护理

遵循腹部和阴道手术护理的常规流程。术后常规滴注缩宫素，保持正确滴速，告知缩宫素会引起宫缩痛，消除其疑虑和紧张情绪。

（四）随访及出院指导

出院后 1 个月复查。术后 3 ~6 个月定期随访复查，明确随访的时间及目的。药物治疗时护士应向患者讲解用药知识，避免因擅自停药或服药过量引起的撤退性出血。

（五）子宫肌瘤合并妊娠的护理

黏膜下肌瘤影响受精卵着床；肌壁间肌瘤使宫腔变形、内膜供血不足增加可增加流产风险；较大肌瘤影响胎儿先露部下降，可能导致难产，遵医嘱做好剖宫产术前准备及术后护理。子宫肌瘤合并妊娠者定期进行孕期检查，积极预防产后出血。

知识拓展

子宫肌瘤专科护理服务模式

为满足患者需求，改善就医体验，科室制订优质护理服务链，创建“一病一品”专科护理品牌服务模式，将“热心接、耐心讲、细心观、诚心帮、温馨送、爱心访”作为主线贯穿患者从入院到出院的全过程，关注患者的生理、心理健康。

第二节　子宫颈癌

子宫颈癌（cervical cancer）简称宫颈癌，是在致癌因素作用下，子宫颈阴道部鳞状上皮及颈管内柱状上皮发生无序过度增生，导致组织结构发生异常变化。高发年龄为 50～55 岁，近年来发病年龄有所下降，发病率仅次于乳腺癌。由于我国政府高度重视宫颈癌的普查、普治工作，有效控制了宫颈癌的发生和发展，使得晚期宫颈癌的发病率和死亡率明显下降。

一、病因

子宫颈癌的病因尚不清楚。可能是多种因素共同作用所致。流行病学资料表明，子宫颈癌主要致病因素是一种或多种高危型人乳头状瘤病毒（human papilloma virus，HPV）的持续感染，70% 的子宫颈癌与 HPV16 和 HPV18 病毒感染有关；另外，还与不洁性交史和婚育史、性活跃（多个性伴侣）、包括初次性生活年龄较小（小于 16 岁）、早年分娩、多次分娩史、与高危男子（阴茎癌、前列腺癌或其性伴侣曾有子宫颈癌病史）性接触，也增加女性患子宫颈癌的风险；此外，子宫颈癌的发病率还受经济水平、种族背景和地理位置等因素的影响。

二、护理评估

（一）健康史

评估患者婚育史、性生活史及与高危男子性接触史，评估患者有无接触性出血史，评估患者疼痛的程度及性质。

（二）身体状况

1. 症状　早期患者通常无自觉症状，往往通过定期的子宫颈癌筛查发现异常结果。随病情进展患者可能会出现间歇性少量出血或接触性出血等典型症状；当出血严重时可致贫血；当恶性肿瘤侵犯并穿透相邻器官组织时可形成瘘管；晚期则出现全身衰竭症状。子宫颈癌临床分期（图 18－2）。

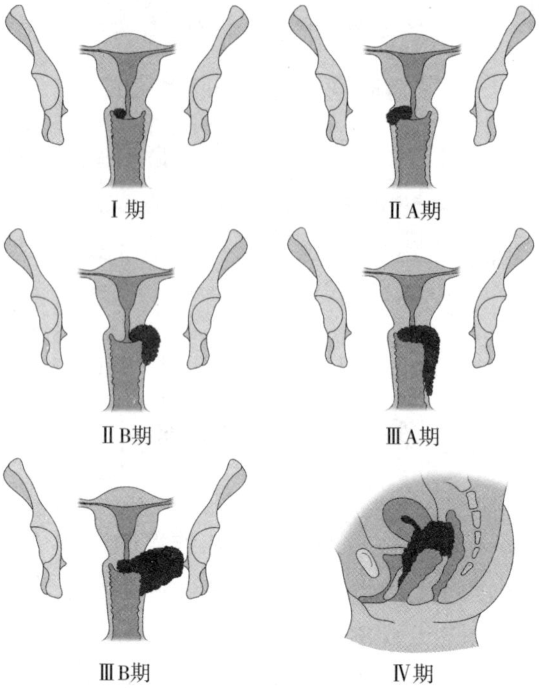

图 18－2　子宫颈癌临床分期示意图

（1）阴道流血：早期为接触性出血，中晚期为不规则阴道流血。

（2）阴道排液：多数患者阴道分泌物增多，质地稀薄如清水或类似米汤，有腥臭。随疾病进展，癌组织发生坏死并伴随感染，晚期则会排出大量质地类似汤液或脓液并伴有恶臭的异常白带。

（3）晚期症状：疼痛为晚期子宫颈癌的主要症状。依据癌症扩散的程度会引发各种不同的问题，如肿瘤侵犯盆壁或神经，引起严重的腰骶部或坐骨神经痛；侵犯到膀胱或直肠时，产生排尿困难、尿频、尿急、尿痛、下腹部下坠感、血尿、排便困难、里急后重或便血等症状；当盆腔病变广泛，静脉和淋巴回流受阻导致下肢肿痛；晚期可出现恶病质。

2. 体征　外生型子宫颈癌在宫颈表面可形成息肉状或菜花状的赘生物，如伴有感染，新生物表面会覆盖有灰白色的渗出物，且肿瘤质地脆弱，容易出血；内生型子宫颈癌通常表现为宫颈组织局部增生和硬化，伴随宫颈管的扩张。在疾病晚期，癌组织发生坏死和脱落可形成溃疡或空洞。

（三）辅助检查

依据组织学检查确诊。早期发现宫颈癌遵循“三阶段”诊断流程，包括子宫颈细胞学检查、HPV 检测、阴道镜检查和子宫颈活组织检查。

1. 子宫颈细胞学检查　是宫颈病变筛查的基本方法，通过收集宫颈转化区的细胞样本，进行实验室分析以识别异常细胞。

2. 宫颈碘试验　使用碘溶液对宫颈阴道部鳞状上皮染色，正常情况下，含糖原的上皮会呈现棕色或深褐色。若某些区域未能染色，说明上皮细胞缺乏糖原，可能存在病变，在此区域进行活检可提高诊断的准确性。

3. 阴道镜检查　是宫颈癌前检查的重要手段之一。宫颈 HPV 高危型阳性或宫颈 TCT 检查异常，通过阴道镜检查可发现宫颈癌前病变。利用强光源照射，可观察到细微病变并对疑似部位活检，能早期确诊宫颈癌。为确保检查结果的准确性，检查前 72 小时禁止性生活，检查前 48 小时禁止阴道冲洗和使用药物。

4. 子宫颈活组织检查　确诊宫颈癌及癌前病变。检查时需选择在非月经期和无宫颈急性炎症期，检查前 48 小时内禁止性生活。

5. 宫颈锥切术　当涂片检查反复呈阳性而活检结果为阴性，或活检为原位癌时，应行宫颈锥切术，组织送病理。

6. 血清肿瘤标志物　检测血清鳞癌抗原（SCC）、甲胎蛋白（AFP）、癌胚抗原（CEA）等，癌抗原标志物（CA125）等，有助于宫颈癌的确诊和随访。

7. 影像学检查　包括胸部 X 线检查、静脉肾盂造影、膀胱镜和直肠镜检查、超声检查及 CT、MRI、PET-CT 等方式，可评估病情进展，需根据患者的情况来确定。

（四）心理－社会状况

患者在被确诊为早期宫颈癌后感到震惊，开始寻求帮助。鉴于目前宫颈癌医治水平高，一般患者心理反应不大，已有浸润癌的患者或发生转移的患者，其心理反应剧烈。

三、处理原则

依据患者的临床分期、年龄、是否有生育需求及整体健康状况进行综合考量。治疗通常以手术和放射治疗为主，辅以化学治疗。

（一）手术治疗

适用于早期、无手术禁忌的宫颈癌患者。手术方法的选择将根据患者的具体病情而定。手术的优势在于对于年轻患者，有可能保留卵巢和阴道的功能，对其生活质量影响较小。

（二）放射治疗

适用于ⅡB 期、Ⅲ期、Ⅳ期或无法接受手术治疗的情况，包括体外照射及腔内照射。

（三）化疗

适用于晚期宫颈癌患者，或者已出现复发、转移者。此外，化疗也常用作手术或放射治疗的补充治疗，多采用静脉化疗，动脉局部灌注化疗。

四、常见护理诊断/问题

1. 恐惧　与确诊宫颈癌需要进行手术治疗及担心疾病预后有关。

2. 排尿障碍　与宫颈癌根治术后影响膀胱正常张力有关。

3. 有感染的危险　与身体免疫力下降有关。

4. 疼痛　与晚期肿瘤浸润或术后创伤有关。

五、护理措施

（一）帮助患者了解诊治方案

介绍相关医学常识、诊治过程，讨论健康问题，积极接受诊治。

（二）鼓励营养摄入

评估营养状况，纠正不良饮食习惯，必要时与营养师联系。

（三）术前准备

了解各种操作的目的，术前做好清洁灌肠。

（四）术后康复

宫颈癌的根治性手术范围广，术后反应大，术后需严密监测。每15～30分钟观察记录生命体征及出入液量，待病情稳定后改为每4小时一次；注意保持导尿管、腹腔、盆腔引流管通畅，观察并记录引流液的色、质、量；遵医嘱术后48～72小时取出引流管，术后7～14天拔除导尿管；拔除导尿管前3天训练膀胱功能，促进恢复正常排尿功能。拔除导尿管后不能自行排尿或残余尿量超过100ml，需继续留置尿管；指导卧床患者进行床上肢体活动，正确穿着抗血栓弹力袜。

（五）放疗护理

放疗期间保持皮肤红色定位线清晰可见，放疗区皮肤清洁干燥。患者在接受盆腔放射治疗前，需进行清肠准备并安置导尿管，以确保直肠和膀胱处于空虚状态，从而减少放射线可能造成的损伤。在放射源被置入盆腔期间，患者应保持卧床休息，同时进行适当的床上肢体活动，以预防并发症的发生。放射源移除后，应鼓励患者逐渐开始床下活动，以促进康复。

（六）出院指导

一般出院后第1年内，在出院后1个月进行首次随访，以后每2～3个月复查1次；出院后第2年，每3～6个月复查1次；出院后第3～5年，每半年复查1次；从出院后第6年开始，每年复查1次。检查项目包括盆腔检查、阴道涂片细胞学检查、胸部X线片、血常规、子宫颈鳞状细胞癌抗原（squamous cell carcinoma antigen，SCCA）检测等。

知识拓展

HPV疫苗

目前我国批准上市的HPV疫苗有三种。二价疫苗HPV类型：HPV16/18可预防70%以上的宫颈癌；四价疫苗HPV类型：HPV16/18/6/11可预防70%以上的宫颈癌及约90%生殖器疣；九价疫苗HPV类型：HPV6/11/16/18、HPV31/33/45/52/58可预防90%以上的宫颈癌及90%生殖器疣。HPV疫苗除能够预防因感染高危型人乳头状瘤病毒引起的宫颈癌及低危型感染生殖器疣外，还可预防阴茎癌、肛门癌、外阴癌、口咽癌等疾病。宫颈癌疫苗仅对其包含的特定HPV亚型具有预防效果，尽管九价疫苗能够覆盖多种HPV亚型，但它仍然无法涵盖所有可能导致宫颈癌的高危HPV类型，还有一部分宫颈癌可能是因其他因素引起。因此，即使接种了HPV疫苗，也应该按照正规的宫颈癌筛查策略，定期接受宫颈癌筛查。

第三节　子宫内膜癌

子宫内膜癌（endometrial carcinoma）起源于子宫内膜上皮的恶性肿瘤，主要类型为腺癌，也被称为子宫体癌，多发于围绝经期及绝经后妇女。近年发病率在世界范围内呈持续上升和年轻化趋势。

一、病因

子宫内膜癌的病因尚未明确。子宫内膜癌通常分为两种类型，Ⅰ型是雌激素依赖型，其发生的可能原因是在无孕激素拮抗的雌激素长期作用下，子宫内膜增生、不典型增生，继而癌变。Ⅰ型子宫内膜癌患者较年轻，常伴有肥胖、高血压，糖尿病、不孕或不育及绝经延迟，或伴有无排卵性疾病、功能性卵巢肿瘤、长期服用单一雌激素或他莫昔芬等病史。Ⅱ型子宫内膜癌是非雌激素依赖型，发病与雌激素无明确关系，多见于老年妇女。大多数子宫内膜癌为散发性，但约有5%与遗传有关，其中关系最密切的遗传综合征是林奇综合征，是一种由错配修复基因突变引起的常染色体显性遗传病，与年轻女性的子宫内膜癌发病有关。

二、护理评估

（一）健康史

了解家族遗传因素、激素使用情况、生育史、生活习惯等，了解患者有无高危因素及诊疗经过。

（二）身体状况

绝经后不规则阴道流血是子宫内膜癌最典型的症状，持续或间歇性阴道流血，量一般不多。约25%的患者因阴道排液就诊。

1. 症状

（1）阴道流血：不规则阴道流血是子宫内膜癌的主要症状，出现少量至中等量流血，大量流血少见。尚未绝经者可出现月经量增多、经期延长。

（2）阴道排液：初期仅有少量血性白带，如果发生感染、坏死，会有大量恶臭的脓性或脓血性阴道排液。如宫腔积脓或积液，引起发热、腹痛，一般病情会快速恶化。

（3）疼痛：宫颈内口的癌肿可引起下腹胀痛及痉挛性疼痛；晚期因癌肿扩散或压迫神经可引起下腹及腰骶部疼痛，还可出现全身衰竭症状。

2. 体征　早期无明显的相关阳性体征，盆腔检查大多正常。晚期三合诊检查可触及宫颈或颈管质硬或增大、主韧带或骶韧带增厚及弹性下降、附件肿物及盆壁处肿大固定的淋巴结。

（三）辅助检查

1. 诊断性刮宫　诊断性刮宫（diagnostic curettage）是子宫内膜癌早期诊断最常用的方法。通常先环刮宫颈管，后探宫腔，再行宫腔搔刮内膜，组织送病理检查。病理是确诊子宫内膜癌的依据。

2. 细胞学检查 采用特制的宫腔吸管或宫腔刷放入宫腔，从阴道后穹隆或宫颈管吸取分泌物做涂片找癌细胞，阳性率不高。此方法只供筛选，确诊仍需依靠病理。

3. 宫腔镜检查 直视下观察宫内及颈管内病灶，进行定位活检或切除，降低漏诊。

4. 影像学检查

（1）超声检查：通过阴道超声检查（经阴道B超），能够对子宫的体积、子宫腔的形状、腔内是否存在生长物、子宫内膜的厚度、肌层是否有侵犯及侵犯的深度进行评估。

（2）盆腔MRI：是首选的影像学检查，清晰显示子宫内膜及肌层的结构，有助于识别肿瘤并评估治疗效果。

（3）CT：了解中晚期并发症及肿瘤转移情况。

（4）PET－CT：疑似出现转移时可行PET－CT检查。

（四）心理－社会状况

当患者出现症状并需进行各种检查时，可能会对检查流程感到不安和忧虑，对检查结果感到担忧。

三、处理原则

根据肿瘤累及范围和病理组织学类型，结合患者的年龄及健康状况，制订适宜的治疗方案。目前治疗子宫内膜癌的方法包括手术、放疗、化疗和孕激素治疗等。早期以手术为主，晚期采取手术、放疗、药物等综合治疗。

（一）手术治疗

本病患者首选手术治疗，通过手术切除病灶，进行病理分期以评估病情。

（二）放疗

放疗适用于老年人、有手术禁忌证或无法手术切除的晚期病例。根据病情，在手术前后辅以放射治疗，以提高治疗效果。

（三）化疗

化疗为晚期或复发子宫内膜癌综合治疗的方法之一。常用药物有顺铂、阿霉素、紫杉醇等药物进行联合应用。

（四）药物治疗

对于晚期或复发的子宫内膜癌患者，或者希望保留生育能力的患者，可以考虑激素治疗。使用抗雌激素药物如他莫昔芬与孕激素的联合治疗，可以提高治疗效果。

四、常见护理诊断/问题

1. 焦虑与担忧 与手术及预后有关。

2. 知识缺乏 与缺少有关疾病和手术的相关知识有关。

3. 舒适的改变 与手术创伤、术后化疗有关。

4. 自理能力低下　与手术后伤口疼痛、输液影响患者自理活动有关。

5. 睡眠形态紊乱　与环境（住院）变化有关。

五、护理措施

（一）进行防癌科普

进行防癌科普，40 岁以上的女性每年例行体检，密切监测和随访高危人群。

（二）评估身心状况

评估患者对疾病及其治疗过程的认知程度，耐心答疑，增强其治病信心。

（三）协助配合治疗

1. 帮助患者掌握药物的正确用法，密切配合治疗。
2. 癌症晚期及化疗者，密切观察其治疗反应并采取相应的护理干预。
3. 放疗并发症护理，指导患者正确使用护肤品，做好每日皮肤护理。
4. 出院指导，手术后 3～6 个月内避免重体力劳动；2～3 个月内避免性生活。手术后定期随访，随访时间为术后 2 年内每 3～6 个月随访 1 次，3 年后每 6～12 个月随访 1 次，5 年后每年随访 1 次。

知识拓展

子宫内膜癌《癌症基因组图谱》分子分型临床价值

《癌症基因组图谱》（TCGA）数据发布以来，分子遗传学研究进一步明确了不同组织学类型子宫内膜癌的生物学特征及其不同的预后。《中国临床诊疗学会（CSCO）子宫内膜癌诊疗指南（2023）》对确诊子宫内膜癌的患者用肿瘤样本进行了分子分型，这将有助于预测患者预后和复发的风险。

第四节　卵巢肿瘤

卵巢肿瘤（ovarian tumor）是妇科常见肿瘤，有各种不同的形态和性质，又有良性、交界性及恶性之分。因卵巢位于盆腔深部，早期的癌变往往没有明显的症状和体征，较难在早期阶段被察觉，在女性生殖系统恶性肿瘤中卵巢癌的死亡率居于首位。

一、病因

卵巢肿瘤病因不清。初潮早、绝经迟、未产、不孕等可能是发生卵巢癌的危险因素；另外，卵巢癌具有一定的遗传性和家族聚集特征。

二、护理评估

（一）健康史

关注月经、生育状况，是否有性激素用药史，了解家族史，评估与发病有关的风险因素。

（二）身体状况

体积小的卵巢肿瘤不易早期诊断，应密切关注恶性肿瘤临床特征。一旦确诊存在卵巢病变，在定期追踪监测中，重点关注肿块生长速度、质地、与之相关的腹部不适感、尿道或肠道受压情况。

1. 卵巢良性肿瘤 在早期，肿瘤体积较小，患者通常不会有明显的不适感，多数在妇科检查中被偶然发现。随着肿瘤的逐渐增长，出现腹部胀痛，在腹部能触摸到可移动的肿块。当肿瘤继续长大占满盆腹腔时，可出现尿频、便秘、胸闷、心悸等症状。

2. 卵巢恶性肿瘤 早期常无症状，往往发现时已属晚期。因肿瘤生长迅速，可出现腹胀、腹部肿块及胃肠道症状，症状的严重程度取决于肿瘤的大小、位置、肿瘤侵犯周围器官的程度、肿瘤的组织学类型。肿瘤向周围组织浸润或压迫神经，可出现为腹痛、腰痛；肿瘤压迫盆腔内静脉可出现下肢水肿；患功能性肿瘤时，可出现不规则阴道流血或绝经后阴道流血。晚期可出现明显消瘦、贫血等恶病质征象。

（三）辅助检查

卵巢肿瘤在早期往往缺乏显著的临床症状，依靠辅助检查确诊。

1. 妇科检查 通过双合诊和三合诊评估肿瘤的硬度、体积、活动性及其与子宫和周围组织的关系。

2. 盆腔超声 超声检查可检测肿瘤的部位、大小、形态及性质，临床诊断符合率超过90%，彩色多普勒超声可测定肿块血流变化，有助于诊断。

3. 腹腔镜检查 镜下直视肿物，必要时在可疑的区域进行多个点的活体组织检查，抽吸腹腔液行细胞学分析。

4. 细针穿刺活检 通过穿刺抽取腹水、腹腔冲洗液和胸腔积液，寻找癌细胞。

5. 肿瘤标志物测定 用于辅助诊断、监测疾病进展和评估治疗效果。

（1）血清 CA125：是最为常用的卵巢癌肿瘤标志物，尤其是浆液性卵巢癌的首选肿瘤标志物。CA125 的阳性率与肿瘤分期、组织学类型有关，晚期、浆液性癌患者的阳性率显著高于早期及非浆液性癌患者。CA125 水平与病情缓解或恶化相关。

（2）血清 AFP：对卵巢卵黄囊瘤有特异性诊断价值。未成熟畸胎瘤、无性细胞瘤患者血清 AFP 也可升高，有协助诊断意义。

（3）hCG：作为卵巢肿瘤血清标志物之一，对原发性卵巢绒毛膜癌有特异性。然而，hCG 并不是所有卵巢肿瘤的通用标志物，临床应用时需要结合其他标志物和临床情况综合评估。

（4）性激素：性激素测定的结果需要结合患者的具体临床情况、病史及其他辅助检查结果综合分析，确保诊断的准确性。在卵巢肿瘤的诊断过程中，性激素测定是有用的但通常不是唯一的诊断手段。颗粒细胞瘤、卵泡膜细胞瘤、浆液性囊腺瘤、黏液性囊腺瘤等会分泌一定量的雌激素。

（5）人附睾蛋白4：对卵巢癌的诊断特异度显著高于CA125，人附睾蛋白水平不受月经周期及绝经状态的影响，对绝经前人群诊断卵巢癌的特异度优于CA125，与CA125联合应用诊断卵巢癌。

6. 影像学检查　卵巢畸胎瘤可显示牙齿及骨质等，淋巴造影可判断有无淋巴结转移。

（四）心理－社会状况

在等待确定卵巢肿瘤性质期间常常焦虑、恐惧，一旦确诊恶性肿瘤会表现出癌症患者的共同心理特点。

三、处理原则

一旦确诊，首选手术治疗。手术范围及方式选择取决于肿瘤性质、病变累及范围、患者年龄、生育需求，以及对侧卵巢情况。

（一）良性肿瘤

确诊后尽早手术。年轻患者行患侧卵巢肿瘤剥除术，保留患侧正常卵巢组织和对侧正常卵巢；绝经前后妇女行子宫全切术及双侧附件切除术。

（二）交界性肿瘤

早期交界性肿瘤应采取手术治疗，晚期的交界性肿瘤则采用与恶性肿瘤相似的综合治疗方法。

（三）恶性肿瘤

主要采用手术治疗，结合化疗、放疗等综合治疗。晚期卵巢癌进行肿瘤细胞减灭术。

（四）卵巢肿瘤并发症

蒂扭转及破裂属急腹症，一经确诊立即手术切除。发生感染者先控制感染再择期手术，若短期内不能控制感染宜即刻手术。

四、常见护理诊断/问题

1. 知识缺乏　缺乏卵巢肿瘤的治疗和护理知识。

2. 营养失调　低于机体需要量，与药物治疗反应等有关。

3. 自我形象紊乱　与切除子宫、卵巢有关。

4. 有感染的危险　与化疗致白细胞减少、机体抵抗力下降有关。

五、护理措施

（一）心理护理

1. 详细了解疑虑和需求，鼓励尽可能参与护理活动，以维持独立性和生活自控能力。
2. 评估焦虑的程度及应对技巧。
3. 鼓励家属参与。

（二）协助患者进行检查和治疗

1. 向患者详细说明手术流程和可能采取的各种诊疗措施，以确保患者充分理解并积极配合治疗。

2. 协助医生完成各种诊断性检查，如为放腹水者备好腹腔穿刺用物，在放腹水过程中，要密切监测并记录患者的生命体征、腹水性质及不良反应。一次放腹水3000ml左右，避免抽取过多导致腹压急剧下降，引起患者虚脱。放腹水速度宜缓慢，术后用腹带包扎腹部。

3. 解除对手术的顾虑。按腹部手术做好术前准备和术后护理，巨大肿瘤者需准备沙袋加压腹部，以防腹压骤降出现休克。

4. 为接受化疗和放疗者提供相应的护理。

（三）随访

卵巢癌易复发，需长期随访和监测。术后1年内，每月随访1次；术后2年内，每3个月随访1次；术后第3～5年根据病情每4～6个月随访1次；第5年之后，每年随访1次。如患者在初始治疗阶段未接受化疗，均按初次治疗的方式处理；如初始治疗中已经接受过化疗，目前出现临床复发，应按持续性或者复发性疾病的治疗方案进行处理；如仅有CA125水平升高而没有临床复发，可选择等待出现临床复发再开始治疗，或者立即按照疾病复发进行治疗。

（四）保健护理

1. 普查普治，30岁以上妇女每年1次体检，高危人群每半年1次体检，结合血清CA125检测联合盆腔超声检查。

2. 对高风险人群开展遗传咨询和相关基因检测。

3. 在实施保留卵巢的子宫切除术时，建议同时切除双侧输卵管以降低卵巢癌风险。

（五）妊娠合并卵巢肿瘤护理

1. 合并良性肿瘤者：早孕者可等待孕12周后手术，以降低流产的风险；妊娠晚期发现肿瘤，可等待至妊娠足月行剖宫产术，同时切除卵巢。

2. 合并恶性肿瘤者：尽早手术并终止妊娠，治疗和护理措施与非妊娠期的恶性肿瘤患者相同。

知识拓展

卵巢癌生育力保存

手术、放化疗等治疗手段会对生育功能造成一定影响，很多卵巢癌患者在罹患肿瘤时尚未生育，如何保留患者的生育功能是中国抗癌协会生育力保护专委会一直在努力追求的目标。肿瘤患者如果有生育需求，需综合考虑患者的年龄、生育情况、未来生育需求、卵巢功能、男方的生育能力等，在治疗前进行相关的咨询和评估，调整并制定合理的治疗方案。在治疗前通过胚胎冻存、卵子冻存、卵巢组织冻存等手段为患者保留生育的希望，在未来不影响患者治疗的前提下孕育健康的后代。

本章小结

思考题

1. 卵巢肿瘤的护理评估要点包括哪些？

2. 子宫颈癌的护理评估要点包括哪些？

3. 张女士，43岁。自述月经量增多，经期延长达3年之久，近1年来月经量增多，每次需用“尿不湿”10余片，经期延长7~10天，末次月经2023年7月17日，月经来潮后一直淋漓不尽，持续20余天，量多，有血块，遂来院就诊。妇科检查外阴无异常，阴道通畅，宫颈光滑，宫体增大如孕4个月大小，质地中等，无压痛，双侧附件未触及异常。妇科超声检查：子宫前壁可见一大小约7cm×6cm的低回声团块，边界清晰，内部回声均匀。患者既往体健，否认肝炎、结核等传染病史及接触史，无家族性遗传病史。实验室检查血常规提示血红蛋白90g/L。遂入院行择期手术治疗。请问：

（1）患者可能的临床诊断是什么？

（2）患者的主要护理诊断是什么？

（3）应如何对该患者进行护理？

更多练习

（蔡　敏）

第十九章 生殖器官损伤及发育异常患者的护理

教学课件

学习目标

1. 素质目标

（1）具有较强的责任心和同理心，保护患者隐私，给予人文关怀。

（2）具有较好的沟通能力，建立良好的护患信任，鼓励患者表达心理感受，给予心理疏解。

2. 知识目标

（1）掌握：外阴、阴道创伤，尿瘘、子宫脱垂的临床表现、护理诊断和护理措施。

（2）熟悉：外阴、阴道创伤，尿瘘及子宫脱垂的病因和处理原则。

（3）了解：女性生殖器发育异常的种类、临床表现和护理。

3. 能力目标

（1）能够掌握子宫托的放取方法和注意事项，并为患者制定健康教育方案。

（2）能运用本章所学的知识为外阴、阴道创伤，尿瘘、子宫脱垂的患者制定护理计划。

案例

【案例导入】

患者，女性，42 岁。G_2P_2，9 年前自然分娩后阴道外口有肿块脱出，初始可用手还纳回阴道，近 2 年肿块逐渐增大无法还纳，宫颈外口可见 3cm×2cm 大小溃疡；平素腰骶部及下腹部疼痛，大便不适，尿失禁。妇科检查：宫体全部脱出阴道，膀胱、直肠膨出，两侧附件未触及。

【请思考】

1. 该患者的诊断是什么？
2. 患者拟行手术治疗，如何为患者进行术前准备？
3. 如何对患者进行术后护理和健康教育？

【案例分析】

第一节 外阴、阴道创伤

一、病因

外阴、阴道创伤的主要原因是分娩，其次是外伤，可伤及外阴、阴道或穿透阴道损伤尿道、膀胱或直肠。初次性生活可导致处女膜破裂，绝大多数能自行愈合，偶见裂口延伸至小阴唇、阴道者。幼女遭受强暴可致软组织损伤。

二、临床表现

由于创伤的部位、范围、深浅、就诊时间的不同，可有不同的临床表现，主要如下。

1. 疼痛 是外阴、阴道创伤的主要症状。疼痛程度与创伤的范围及血肿的大小相关。血肿逐渐增大导致疼痛加剧，甚至出现疼痛性休克。疼痛可致患者出现坐卧不安，行走困难等表现。

2. 局部肿胀 是常见的临床表现，可由创伤后水肿或血肿引起。外阴皮肤、黏膜下组织疏松，血运丰富，创伤导致血液和组织液渗出，在疏松结缔组织中扩散，形成水肿或血肿；血肿处理不及时可向上扩展，形成大的盆腔血肿。

3. 外出血 血管破裂可导致外阴或阴道流血，量可多可少。外出血量多时，可伴有头晕、心悸、乏力、出汗等失血性休克的表现。

4. 其他 创伤合并感染，患者可有发热，以及局部红、肿、脓性分泌物等表现。

三、护理

（一）护理评估

1. 健康史 了解创伤的原因，判断创伤的病因是产伤、外伤、性生活还是遭遇强暴等。

2. 身体状况 评估外阴、阴道创伤的部位和程度；疼痛的程度、性质和部位；血肿的大小和部位；外出血的量；局部有无红、肿、脓性分泌物。不同部位损伤的临床表现不同，如下。①外阴创伤可见外阴局部裂伤或血肿，裂伤表现为外阴、阴道有创口及活动性出血，或血肿表现为外阴紫蓝色包块，压痛明显。②尿道、膀胱损伤可见尿液自阴道流出，直肠损伤可见粪便从阴道排出。

3. 心理－社会状况 患者及家属常因创伤突发而表现出惊慌、恐惧及焦虑。护士应评估和识别患者及家属对创伤的反应是否正常。遭遇强暴者，可协助报警。

4. 辅助检查 实验室检查中白细胞计数增高提示感染发生；红细胞计数及血红蛋白下降提示出血过多。

（二）处理原则

镇痛、止血、抗感染和抗休克治疗。

（三）常见护理诊断/问题

1. 疼痛 与外阴、阴道创伤有关。

2. 恐惧 与突发意外导致创伤有关。

3. 潜在并发症 感染、失血性休克。

（四）护理目标

1. 住院期间，患者疼痛逐渐减轻。
2. 患者恐惧程度减轻或消失。
3. 治疗期间，患者未发生感染、失血性休克。

（五）护理措施

1. 镇痛护理 根据患者情况，遵医嘱使用镇痛药物。

2. 密切观察生命体征，预防和纠正休克 密切观察和记录患者的生命体征、尿量及神志的变化情况；血肿较大或外出血量较多的患者，应立即采取中凹卧位、氧气吸入，迅速建立静脉通道，遵医嘱给予止血药物。

3. 术前准备 有活动出血者，需行清创、缝合术；护士应向患者及家属解释手术的必要性及注意事项，取得配合，并做好交叉配血、禁食、备皮等术前准备。

4. 术后护理 每日行会阴擦洗，保持外阴部清洁干燥；密切观察引流和伤口情况，有无异常感染征兆，遵医嘱给予抗生素预防感染。阴道内填塞纱条或外阴加压包扎者，疼痛明显可遵医嘱药物镇痛；阴道内填塞纱条取出或外阴加压包扎松解后，护士应密切观察外阴、阴道伤口有无进行性疼痛加剧或肛门坠胀感等血肿再次形成的表现，如若出现，及时通知医生进行处理。

5. 保守治疗患者的护理 血肿小者可保守治疗。嘱患者取舒适体位，避免血肿受压；遵医嘱给予止血、镇痛药物；每日行会阴冲洗，便后及时清洗外阴和肛门，保持外阴部清洁干燥；密切观察血肿变化，24 小时内冷敷可减轻患者疼痛，24 小时后热敷可促进血肿吸收和水肿消散。

6. 心理护理 突发意外事件可致患者及家属恐惧、惊慌，护士应安慰和鼓励患者积极配合治疗；为家属做好解释和安抚工作，使其能够为患者提供心理支持，更好地配合诊疗和护理。

（六）护理评价

1. 患者在住院期间无明显疼痛，并逐渐消退。
2. 患者恐惧感逐渐消退。
3. 患者在治疗期间，生命体征正常。

第二节　女性生殖器官发育异常

女性生殖器官发育异常是原始性腺，内、外生殖器的分化和发育受到遗传和/或环境的影响，导致的多种发育异常。

一、外生殖器发育异常

处女膜闭锁（imperforate hymen）是最常见的外生殖器异常，又称无孔处女膜，是阴道末端泌尿生殖窦组织未腔化所致。青春期少女月经初潮后经血排出受阻，积聚阴道，多次月经来潮导致阴道内积血增多，严重者可致宫腔、输卵管和盆腔积血（图 19－1）；输卵管积血可导致伞端闭锁，经血反流至盆腔内发生子宫内膜异位症。少部分处女膜发育异常可表现筛孔处女膜和纵隔处女膜。

患者青春期初潮前无症状，青春期无月经来潮伴随周期性、进行性加剧的下腹部坠痛。阴道、宫腔等部位积血严重者可出现尿频、尿潴留、肛门胀痛和便秘等压迫症状。

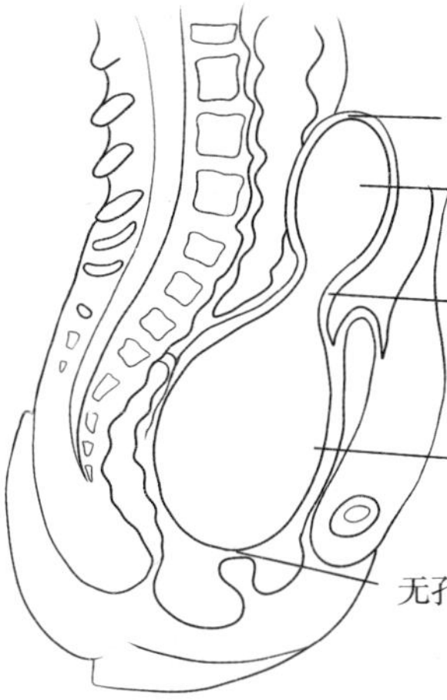

图 19－1　处女膜闭锁合并宫腔积血

二、阴道发育异常

1. 先天性无阴道　先天性无阴道（congenital absence of vagina）又称先天性子宫阴道缺如综合征，是双侧副中肾管发育不全或尾端发育不良所致。绝大多数患者合并先天性无子宫或仅有始基子宫，卵巢无缺失且功能多正常，可表现为原发性闭经、性生活困难。约 1/10 患者有部分宫体发育，有功能性子宫内膜，可表现为月经初潮后宫腔经血潴留导致周期性腹痛，无月经来潮。

2. 阴道闭锁　阴道闭锁（atresia of vagina）是泌尿生殖窦未参与形成阴道下段所致。分类如下。①Ⅰ型阴道闭锁，又称阴道下段闭锁，其阴道上段及子宫均正常，子宫内膜功能正常。患者月经初潮后阴道上段积血，严重时可致宫腔积血，较少出现经血逆流引发的子宫内膜异位症。②Ⅱ型阴道闭锁，又称阴道完全闭锁，多合并子宫发育不良或畸形，子宫内膜功能多不正常。患者易出现经血逆流至盆腔引发子宫内膜异位症。

3. 阴道横隔　阴道横隔（transverse vaginal septum）（图 19－2）是两侧副中肾管会合后，尾端与尿生殖窦相接处未贯通或部分贯通所致。可发生于阴道任何部位，多发生在阴道上、中 1/3 交界处。完全性横隔少见，隔上无孔，患者表现为原发性闭经，阴道内积血伴周期性、进行性加剧性腹痛；不全性横隔多见，隔上有小孔，多无症状，多在妇科检查时发现，位置偏低者可影响性生活。

4. 阴道纵隔　阴道纵隔（longitudinal vaginal septum）（图 19－3）是双侧副中肾管会合后尾端纵隔未消失或部分消失所致。完全纵隔下端可达阴道外口，常伴双子宫和同侧肾脏发育不良。多数患者无临床症状，性生活和阴道分娩无影响。不完全纵隔下端未达阴道外口，部分纵隔可偏向一侧形成阴道斜隔，斜隔侧阴道闭锁，月经初潮后经血潴留，患者表现为阴道侧方有包块，伴有性生活困难或不适感，分娩时可出现胎先露下降受阻。

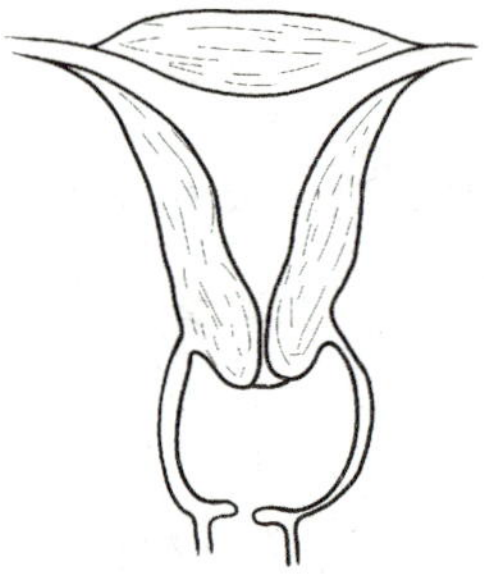

图 19 – 2　阴道横隔

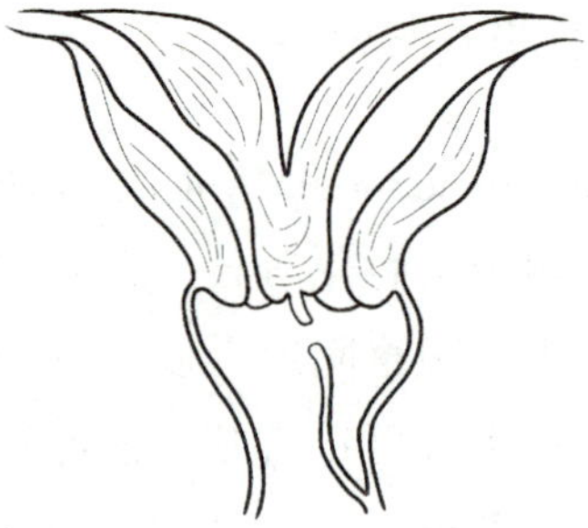

图 19 – 3　阴道斜隔

三、宫颈及子宫发育异常

1. 宫颈发育异常　包括宫颈闭锁、宫颈缺如、宫颈角度异常、先天性宫颈管狭窄、双宫颈等，临床上罕见。患者子宫内膜若有功能，月经初潮后可出现周期性腹痛，经血逆流引起盆腔子宫内膜异位症。

2. 子宫发育异常　是子宫段副中肾管发育及融合异常所致。包括先天性无子宫、始基子宫、单角子宫、双角子宫、残角子宫、双子宫、纵隔子宫等。其中，纵隔子宫最常见，患者多无症状，月经初潮后可出现周期性腹痛，妊娠后出现复发性流产、早产和胎膜早破。

四、输卵管及卵巢发育异常

输卵管及卵巢发育异常患者一般无症状，几乎均在其他病因检查或手术时偶然发现。

1. 输卵管发育异常　是副中肾管头端发育受阻所致。常伴子宫发育异常，临床罕见。包括输卵管缺失、输卵管发育不全、副输卵管等。

2. 卵巢发育异常　是先天性性腺发育不良所致。临床罕见，包括卵巢未发育或发育不良、异位卵巢、副卵巢等。

五、护理

（一）护理评估

1. 健康史　详细询问患者年龄，有无月经来潮伴随周期性下腹部疼痛、肛门坠胀痛等症状。已婚患者有无性生活困难、不孕及反复流产史。

2. 身体状况　女性生殖器官发育异常的临床表现不一，可依据临床表现进行评估和诊断。①处女膜闭锁患者月经初潮后有周期性下腹疼痛、膀胱和直肠压迫症状。外阴检查可见无阴道外口，处女膜膨出，呈紫蓝色；肛门检查阴道呈长条形、囊性感肿物。②先天性无阴道患者有原发性闭经及性生活困难。检查可见患者第二性征及外阴发育正常，无阴道口或前庭后部见一浅凹；肛门检查未见子宫或仅有较小的始基子宫，极少数子宫发育正常者可触及增大伴压痛的子宫。

3. 心理 – 社会状况　患者因原发性闭经、周期性腹痛伴进行性加剧、性生活困难等症状感到紧张、恐惧。确诊后，患者会产生自卑和病耻感；已婚患者对家庭产生负疚感；部分家属难以接受患者不能生育的事实。护士要评估患者的心理状态和家庭支持情况；准备结婚或已婚患者要评估家庭对生育的态度。

4. 辅助检查　B超检查可发现有无子宫、阴道、输卵管和卵巢发育异常，子宫及阴道内有无积液。磁共振和子宫输卵管碘油造影等可协助诊断子宫发育异常。

（二）处理原则

无临床症状者可不予处理。伴有阴道积血、影响性生活及妊娠，可行手术治疗。①处女膜闭锁和阴道闭锁的患者可手术排出积血，以经血排出通畅为原则。②先天性无阴道患者建议18岁以后进行治疗，包括非手术和手术治疗。非手术治疗为顶压法，即用阴道模具压迫阴道凹陷，使其扩张并延伸到接近正常阴道的长度。手术治疗为阴道成形术，即采用各种方法在膀胱直肠间造穴，如生物补片阴道成形术、腹膜阴道成形术、乙状结肠阴道成形术等。③阴道横隔、斜隔患者可行手术切除，术后放置阴道模具或定期扩张阴道，防止阴道瘢痕、挛缩。

（三）常见护理诊断/问题

1. 疼痛　与宫腔内积血、手术或放置阴道模具有关。

2. 自尊低下　与性生活困难、不能生育有关。

3. 恐惧　与缺乏疾病相关知识和应对技巧有关。

（四）护理目标

1. 手术后患者疼痛减轻，并逐步消失。
2. 患者手术后性生活改善，接受不能生育的现实，自尊得到恢复。
3. 患者恐惧感逐渐消失。

（五）护理措施

1. 术前准备　做好备皮、解释等术前工作，指导患者做好特殊准备，如下。①阴道成形术患者选择适当型号的阴道模型及丁字带，消毒备用。②游离皮瓣阴道成形术患者取皮部位备皮、消毒后用无菌治疗巾包裹。③乙状结肠阴道成形术患者做好肠道准备。

2. 术后护理　术后尽早下床活动；宫腔积血者取头高脚低位或半卧位，便于积血排出；保持阴道引流通畅，防止粘连。①乙状结肠阴道成形术者应控制首次排便时间，密切观察人工阴道血运情况及有无感染征象。②使用阴道模型者，应观察型号是否适当，使用前在模型表面涂抹润滑剂，以减轻疼痛，必要时可遵医嘱服用镇痛药；模型应每日消毒并更换。

3. 指导阴道模型的使用　选用阴道模型行阴道机械扩张患者，护士应教会患者按由小到大的顺序行阴道模型局部加压扩张，逐步加深阴道长度，青春期患者应用阴道模型至结婚有性生活为止。阴道模型每日消毒，夜间放置，日间取出，便于生活和工作。

4. 心理护理　护士可通过健康教育手册、挂图等方式向患者和家属讲解疾病、手术方式及手术预后等相关知识，鼓励患者及家属参与手术方案的选择和制订过程，让家属（特别是配偶）能理解患者，共同面对现实，解除对疾病的恐惧心理。术后认真倾听患者的感受，协助患者建立性生活，鼓励患者认识和发掘自己的才能，建立生活信心。

5. 出院指导　注意观察术后月经来潮时经血排出是否通畅，如有下腹部胀痛、肛门坠胀等症状，应及时就诊。鼓励患者出院后坚持使用阴道模型，评估患者是否能正确使用阴道模型。阴道有伤口者应在伤口完全愈合后行性生活。

（六）护理评价

1. 患者在治疗后自诉疼痛缓解，并逐渐消退。
2. 患者能够积极面对现实，重建性生活，正确使用阴道模具。
3. 患者住院期间，恐惧逐渐消失，能够积极配合治疗和护理。

第三节　生殖道瘘

各种原因导致生殖道与膀胱、尿道和直肠等毗邻器官之间形成的异常通道，称为生殖道瘘。临床最常见的是尿瘘（urinary fistula），其次是粪瘘（fecal fistula）。两者同时存在称混合性瘘（combined fistula）（图 19－4）。

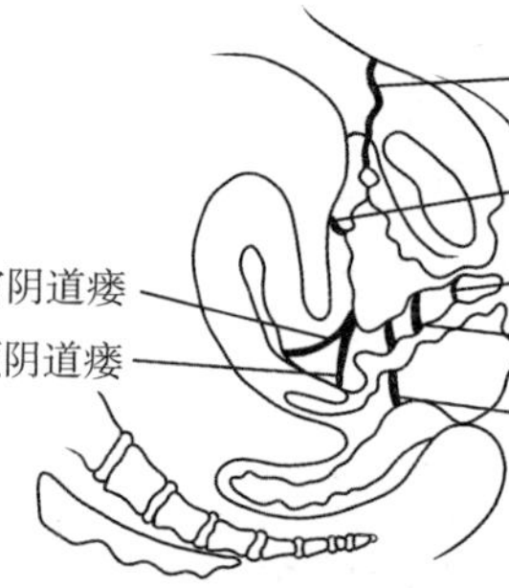

图 19－4　尿瘘及粪瘘

一、尿瘘

尿瘘，又称泌尿生殖瘘，是生殖道与泌尿道之间形成的异常通道，可发生在生殖道与泌尿道之间的任何部位。根据解剖位置可分为膀胱阴道瘘、膀胱尿道阴道瘘、膀胱宫颈阴道瘘、尿道阴道瘘、输尿管阴道瘘、膀胱宫颈瘘及膀胱子宫瘘。临床最常见的是膀胱阴道瘘和输尿管阴道瘘，可并存两种或多种类型尿瘘。

（一）病因

1. 产伤　曾是导致尿瘘的主要原因，现仅发生于医疗条件落后的地区。根据发病机制分类如下。①创伤型尿瘘：产科助产手术操作不当，特别是产钳助娩的直接损伤。②坏死型尿瘘：狭窄骨盆、过大胎儿或异常胎位等导致头盆不称，生殖道与泌尿道软组织受到耻骨联合和胎头共同挤压，时间过长可致软组织缺血坏死从而形成尿瘘。以创伤型尿瘘多见。

2. 妇科手术损伤　经阴道手术和经腹手术的损伤均能导致尿瘘。多是手术时分离组织粘连，伤及膀胱、尿道或输尿管，形成膀胱阴道瘘和输尿管阴道瘘。

3. 其他　腹部外伤、子宫托安放不当、晚期生殖泌尿道肿瘤、放射治疗等均可致尿瘘。

（二）临床表现

1. 漏尿　最典型、最常见的临床症状是产后或妇科盆腔手术后出现阴道无痛性、持续性流液。不同瘘孔位置有不同的漏尿形式，可表现为持续性漏尿、体位性漏尿、膀胱充盈性漏尿或压力性尿失禁等。高位的膀胱阴道瘘者站立时无漏尿，平卧时持续漏尿；一侧输尿管阴道瘘者漏尿的同时仍有自主排尿。病因不同，漏尿发生的时间也有区别，手术直接损伤者术后即开始漏尿；坏死型尿瘘者分娩及妇科手术后 3 ~7 天开始漏尿；腹腔镜手术者常在术后 1 ~2 周发生；根治性子宫切除者常在术后 2 ~3 周发生，多为输尿管阴道瘘；放射损伤者漏尿出现晚且常合并粪瘘。

2. 外阴瘙痒和疼痛 外阴局部可因尿液刺激导致瘙痒和烧灼痛，呈湿疹或皮炎改变。

3. 尿路感染 尿频、尿急、尿痛及下腹部不适等症状提示合并尿路感染。

二、粪瘘

粪瘘是指生殖道与肠道之间的异常通道，最常见的是直肠阴道瘘。

（一）病因

1. 产伤 头盆不称可致直肠受压坏死而形成粪瘘；粗暴的助产操作、盆腔手术的损伤可致Ⅲ度会阴撕裂，直肠修补后未愈合或会阴伤口缝合时，缝合线穿过直肠黏膜未被发现也可致直肠阴道瘘。

2. 盆腔手术损伤 子宫切除术或严重盆腔粘连分离手术时易损伤直肠，瘘孔位置多在阴道穹隆处。

3. 其他 先天畸形、长期放置子宫托、感染性肠病、生殖器恶性肿瘤浸润或放疗等均可致粪瘘。

（二）临床表现

最常见的临床症状是粪便从阴道内排出。瘘孔大者，可见成形粪便从阴道排出。瘘孔小者，阴道内无粪便，但肠内气体可从阴道排出。不论瘘孔大小，稀便均可从阴道流出。

三、护理

（一）护理评估

1. 健康史 了解患者有无头盆不称等难产史及盆腔手术史，有无长期放置子宫托、恶性肿瘤或接受放射治疗等相关病史。

2. 身体状况 详细询问患者漏尿及漏粪的发生的时间和临床表现形式。阴道检查可明确瘘孔大小、部位、数目及周围瘢痕情况等。尿瘘者阴道检查未发现瘘孔，但可见尿液自阴道穹隆流出，多为输尿管阴道瘘。粪瘘者阴道检查可见阴道瘘孔处鲜红的肉芽组织，直肠指检可触及瘘孔。尿液、粪便长期刺激可致部分患者出现外阴部湿疹，注意观察湿疹的范围、有无破溃等。

3. 心理 - 社会状况 漏尿、漏粪严重影响患者的正常生活，患者常表现为自卑、社交孤独及无助感。

4. 辅助检查 依据患者分娩史或盆腔手术史、阴道内排出尿液、粪便等典型临床表现可确诊。以下辅助检查可协助诊断瘘孔的大小和位置。

（1）亚甲蓝试验：可鉴别膀胱宫颈瘘、膀胱阴道瘘、输尿管阴道瘘。将三个棉球逐一放在阴道顶端、中 1/3 处和远端，将稀释好的 300ml 亚甲蓝溶液经尿道注入膀胱，逐一取出棉球，可据蓝染棉球估计阴道上、中、下段瘘孔的位置。蓝色液体自阴道壁小孔溢出者为膀胱阴道瘘，自宫颈口溢出为膀胱宫颈瘘，若棉球无色或黄染，说明流出的尿液来自肾脏，属输尿管阴道瘘。

（2）靛胭脂试验：将靛胭脂5ml 注入静脉内5～10 分钟后，蓝色液体流入阴道，可确诊输尿管阴道瘘。

（3）肠镜检查：可明确直肠瘘孔大小、位置，行钡剂灌肠可确诊小肠和结肠阴道瘘。

（4）其他：膀胱镜可明确瘘孔的大小、位置、数目等。输尿管镜检查可明确输尿管受阻的部位；肾显像、静脉尿路造影等亦可协助诊断尿瘘。

（二）处理原则

1. 手术修补 是尿瘘主要的治疗方法。直接损伤者应尽早手术修补；其他原因导致尿瘘者应待组织水肿消退、局部血液供应恢复正常后行修补术；瘘修补失败者应至少等待3个月后再次手术。结核病、肿瘤所致生殖道瘘者，应积极治疗原发疾病，治疗结束12个月后修补。先天性生殖道瘘者应在月经来潮后行手术治疗，避免过早手术造成阴道狭窄。

2. 非手术治疗 分娩或手术后1周内发生的膀胱阴道瘘和输尿管阴道瘘的小瘘孔，可膀胱内留置导尿管或膀胱镜下插入输尿管导管，4周至3个月有愈合可能。长期放置导尿管拔除前，应重复诊断检查（如亚甲蓝试验）明确瘘孔是否愈合。

（三）常见护理诊断/问题

1. 皮肤完整性受损 外阴局部受尿液、粪便刺激产生湿疹、瘙痒有关。

2. 社交孤独 与长期阴道内漏尿、漏粪导致患者不愿与人交往有关。

3. 自我形象紊乱 与长期阴道内漏尿、漏粪引起的精神压力有关。

（四）护理目标

1. 住院期间，患者外阴湿疹、瘙痒得到控制。
2. 患者逐渐恢复正常的人际交往。
3. 患者理解生殖道瘘引起的身体变化，精神压力缓解，治愈信心增强。

（五）护理措施

1. 术前准备

（1）外阴部皮肤准备：尿瘘者术前3～5天，每天用1：5000的高锰酸钾坐浴，保持外阴部清洁干燥；有湿疹者可坐浴后行红外线照射和涂抹氧化锌软膏，待湿疹痊愈后再行手术。

（2）阴道准备：对老年妇女或闭经者按医嘱术前半月给予含雌激素的药物，促进阴道上皮增生，利于手术后伤口的愈合；必要时给予地塞米松促使瘘口周围瘢痕软化。

（3）尿路感染者控制感染后再手术。

（4）肠道准备：粪瘘者应严格肠道准备，口服肠道抗生素。

2. 术后护理 术后护理是生殖道瘘修补手术成功的关键。

（1）术后应每日行会阴擦洗，保持会阴清洁干燥，尽量避免咳嗽、便秘、下蹲等增加腹压的动作。

（2）尿瘘者术后留置导尿管或膀胱造瘘 7～14 天，术后应保持尿管通畅，密切观察有无阻塞并及时处理，避免膀胱过度充盈影响伤口的愈合。拔管后协助患者每 1～2 小时排尿 1 次，逐步延长排尿时间。

（3）根据漏孔位置决定术后体位：膀胱阴道瘘孔在膀胱后底部者，应取俯卧位；在侧面者应健侧卧位，保持瘘孔高于尿液平面。

（4）鼓励患者多饮水，避免尿液浓缩刺激术后伤口。术后每日补液量应大于 3000ml，必要时可遵医嘱静脉输液。

（5）粪瘘者术后禁食水，遵医嘱静脉高营养并口服肠蠕动抑制药物。5～7 天后逐渐从流质慢慢过渡到普通饮食。

3. 非手术治疗护理　患者应保持尿管通畅，保持瘘孔高于尿液平面的卧位，可促使小瘘孔自行愈合。

4. 心理护理　护士应安慰患者，耐心讲解生殖道瘘的治疗和护理，为患者树立瘘孔修补治疗的信心；鼓励患者参加工作和社交活动，指导家属关心、理解患者的感受，必要时可转心理科进行干预。

5. 出院指导　遵医嘱继续使用抗生素或雌激素药物；3 个月内禁止重体力劳动及性生活。手术失败者，教会其保持外阴清洁干燥的方法，尽量避免外阴局部湿疹形成，并告知下次手术时间，为患者重建手术信心。

（六）护理评价

1. 患者出院时外阴部的皮疹消失。
2. 患者能参与工作和社交，与其他人进行正常的沟通与交流。
3. 患者能自我肯定，积极配合治疗全过程。

第四节　盆腔功能障碍性疾病

女性盆底支持组织因创伤、退化等因素导致支持能力减弱，引起盆底功能障碍性疾病（pelvic floor dysfunction，PFD）。主要包括阴道前壁膨出、阴道后壁膨出、膀胱膨出（cystocele）、尿道膨出（urethrocele）、直肠膨出（rectocele）、子宫脱垂（uterine prolapse）（图 19－5）、阴道穹隆脱垂（vault prolapse）（图 19－6）等。

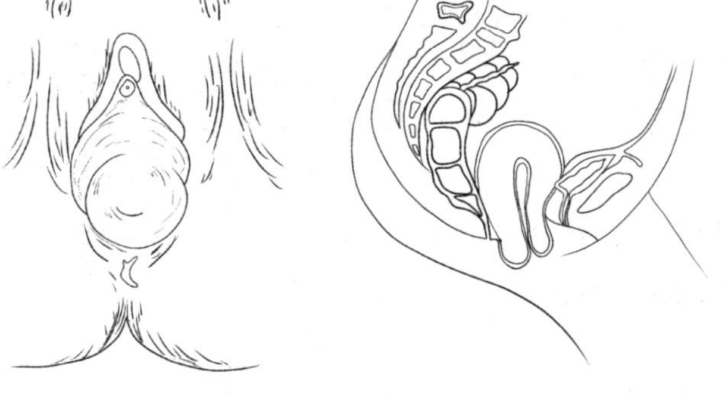

图 19－5　子宫脱垂

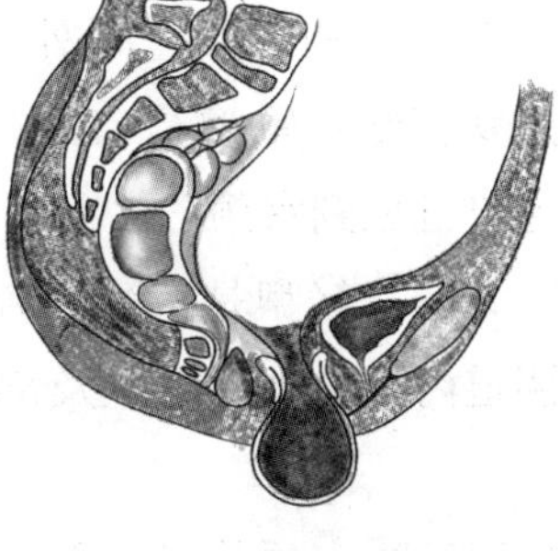

图 19－6　阴道穹隆脱垂

本节重点介绍子宫脱垂。子宫脱垂是指子宫从盆腔正常位置沿阴道下降，宫颈外口可达坐骨棘水平以下，甚至子宫全部脱出阴道口外，常伴有阴道前壁、后壁膨出。

一、病因

1. 分娩损伤 是最主要的原因。难产或阴道助产者，盆底肌肉、筋膜及子宫韧带过度牵拉导致支撑力量减弱；产褥期过早重体力劳动影响盆底组织张力的恢复，未复旧的子宫可发生不同程度脱垂。

2. 长期腹压增加 长期慢性咳嗽、频繁托举重物、便秘、腹腔积液或腹型肥胖等造成腹压增加，诱发子宫脱垂。

3. 盆底组织发育不良或退行性变 先天性盆底组织发育不良或营养不良、绝经后盆底支撑结构萎缩退化也可致子宫脱垂。

4. 医源性因素 未充分纠正手术造成的盆底支撑结构缺损亦可致子宫脱垂。

二、临床表现

轻症患者一般无不适主诉，重度脱垂时牵拉韧带、筋膜，导致盆腔充血，患者出现以下症状。

1. 腰骶部酸痛及下坠感 患者在走路、下蹲、站立或劳累后腰骶部酸痛及下坠症状明显，卧床休息后症状可减轻。

2. 阴道内肿物脱出 腹压增加时可见阴道内肿物脱出，平卧休息时肿物可变小或消失，严重者休息后肿物不能回缩，影响活动，可用手还纳至阴道内。长期暴露在外的宫颈因长期与衣裤摩擦可出现宫颈黏膜表面增厚、角化或发生糜烂、溃疡，甚至出血，继发感染则有脓性分泌物。

3. 排便异常 合并膀胱膨出者可出现排尿困难、尿潴留、压力性尿失禁等症状，易并发尿路感染。直肠膨出患者可有排便困难、便秘等症状。

三、临床分度

以患者平卧位最大用力向下屏气时子宫脱出程度为准。国内沿用的传统分度将子宫脱垂分为3度（图19－7）。

1. Ⅰ度 轻型是宫颈外口距处女膜缘4cm，未达处女膜缘；重型是宫颈外口已达处女膜缘，在阴道口可见到宫颈。

2. Ⅱ度 轻型是宫颈已脱出阴道口外，宫体仍在阴道内；重型是宫颈及部分宫体已脱出阴道口外。

3. Ⅲ度 宫颈及宫体全部脱出至阴道口外。

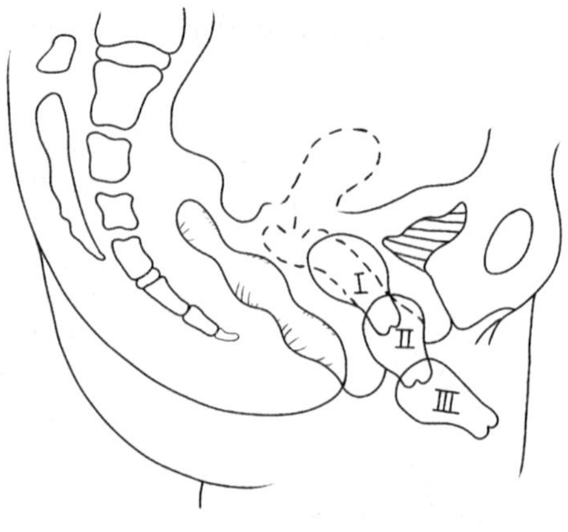

图19－7 子宫脱垂分度

四、护理

（一）护理评估

1. 健康史　了解患者有无难产、阴道助产及盆底组织手术史。有无慢性咳嗽、产后重体力劳动、便秘等长期腹压增高的情况。

2. 身体状况　评估子宫脱垂分度；评估宫颈及阴道壁是否有黏膜增厚、溃疡、出血或脓性分泌物等；评估患者有无腰骶部酸痛及下坠感，有无排尿困难、压力性尿失禁等；腹压增加时上述症状是否加重，卧床休息后症状是否减轻。

3. 心理－社会状况　子宫脱垂可影响患者正常行走、工作及性生活，患者常出现焦虑、情绪低落、社交孤独等表现。护士应评估患者的心理状态，以及家属对患者患病的态度。

4. 辅助检查　双合诊检查有阴道肿物脱出可协助确诊。

（二）处理原则

无症状者不需治疗。有症状者可采用非手术或手术治疗，治疗以安全、简单和有效为原则。

1. 非手术治疗　包括盆底肌肉（肛提肌）锻炼、放置子宫托、中药和针灸等。①盆底肌肉锻炼，又称凯格尔（Kegel）运动，适用于所有子宫脱垂患者。指导患者收缩肛门 3 秒以上后放松，10～15 分钟/次，2～3 次/天，可增加盆底肌肉群的张力。②子宫托，是一种支持阴道内肿物不脱出的工具，适用于全身状况不适宜手术者。重度子宫脱垂伴盆底肌肉明显萎缩，以及宫颈、阴道壁有炎症、溃疡者不宜使用。③中药和针灸，补中益气汤等中药和针灸等可促进盆底肌张力恢复，缓解局部症状。

2. 手术治疗　子宫脱垂超出阴道外口且有症状者可考虑手术治疗，目的是缓解症状、恢复脏器正常的解剖位置和功能、有满意的性功能。可根据患者的年龄、全身状况及生育要求等制定个体化手术方案。常用的手术方法包括。①曼彻斯特手术（Manchester operation）即阴道前后壁修补术加主韧带缩短及宫颈部分切除术。②经阴道子宫全切术及阴道前后壁修补术。③阴道封闭术及盆底重建手术等。

（三）常见护理诊断/问题

1. 焦虑　与子宫脱垂影响正常行走、工作及性生活有关。

2. 疼痛　与子宫脱垂牵拉韧带、宫颈，黏膜溃疡有关。

（四）护理目标

1. 患者能表达焦虑的情绪并积极应对，焦虑程度减轻或消失。
2. 患者经治疗后疼痛逐步消失。

（五）护理措施

1. 术前准备　①阴道准备，术前 3～5 天进行，溃疡者可每日行阴道冲洗，冲洗后戴无菌手套将脱垂子宫还纳入阴道内，嘱患者平卧半小时后，穿戴清洁的卫生带或丁字带支托脱垂的子宫。②心理护理，护士应理解患者的紧张、焦虑情绪，进行手术相关宣教，为患者树立治愈的信心。③皮肤准备，外阴部皮肤备皮，局部涂抗生素或含雌激素的软膏，积极治疗溃疡。

2. 术后护理　①术后绝对卧床休息 7～10 天，避免重体力劳动 3 个月。②留置尿管

10~14 天，保持尿管引流通畅，多饮水，避免泌尿系统感染。③避免咳嗽、便秘等任何增加腹压的动作。④每日行会阴擦洗，保持外阴部清洁干燥。⑤遵医嘱使用抗生素预防感染。

3. 一般护理 ①加强营养，鼓励患者低盐、低脂、高蛋白、高纤维素饮食。戒烟酒，忌生冷、辛辣食物。②合理安排工作，避免重体力劳动；积极治疗慢性咳嗽、便秘等增加腹压的疾病。③指导患者正确进行 Kegel 运动，加强盆底肌肉力量。

4. 子宫托的放取方法 患者试戴并选择大小适宜的子宫托。常用的子宫托有支撑型和填充型（图 19－8）。使用子宫托时注意事项如下。①子宫托放置前患者应排尽大小便，洗净双手。②保持阴道清洁，月经期和妊娠期停止使用。绝经妇女用子宫托前 4~6 周使用雌激素软膏涂抹阴道，放托过程中应长期使用。③子宫托应每日早晨放入阴道，睡前取出消毒备用，定期观察阴道情况，及时发现阴道糜烂、溃疡，避免形成生殖道瘘。④子宫托放置后，应在第 1、3、6 个月到医院复诊，以后每 3~6 个月到医院复诊 1 次。

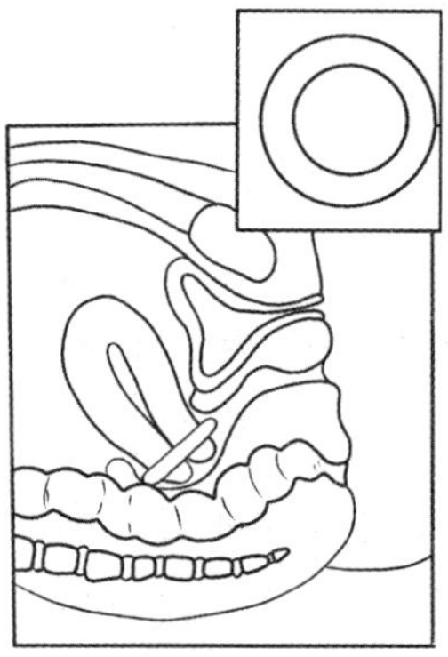
A 支撑型子宫托

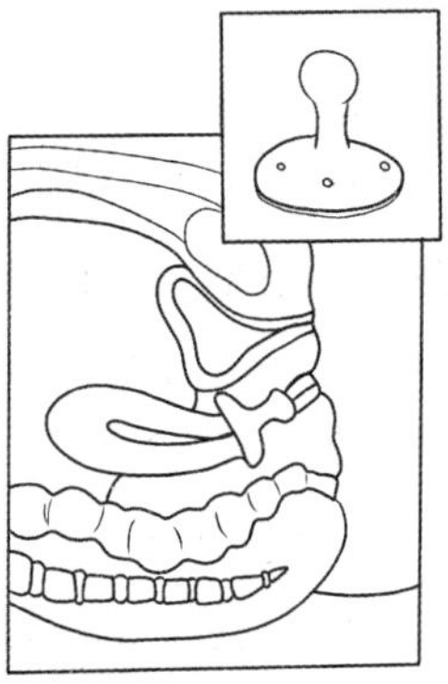
B 填充型子宫托

图 19－8 支撑型和填充型子宫托示意图

（1）支撑型子宫托放置：患者仰卧位，双腿屈膝分开，先将阴道脱出物轻轻回纳，再将子宫托对折，置入阴道后使其自行打开，用一根手指沿阴道方向向后推子宫托，至推不动时，患者向下屏气用力，子宫托不脱出，说明放置妥当。取出时，用中指伸入阴道，触及凹口处，轻轻拉出即可。

（2）填充型子宫托放置：患者站位或蹲位，一手抓住子宫托柄部，另一手协助暴露阴道口，将圆盘沿一侧斜面置入阴道，慢慢将圆盘推至阴道顶端，圆盘吸附于阴道顶端，轻拉子宫托柄部，子宫托不能拉出，说明放置妥当。取出时，用 2~3 根手指，捏住子宫托柄部，上下左右轻轻晃动，解除圆盘的吸力后取出。

5. 心理护理 盆腔器官脱垂患者由于长期受疾病折磨，往往有烦躁、焦虑情绪。护士应为其讲解疾病知识和预后，增加患者非手术或手术治疗的信心；做好家属的工作，让家属理解患者，协助患者早日康复。

6. 出院指导 患者术后一般休息 3 个月，禁止盆浴及性生活，半年内避免重体力劳动。术后 2 个月到医院复查伤口愈合情况，3 个月后再到门诊复查，医生确认完全恢复以后方可有性生活。

（六）护理评价

1. 患者能说出减轻焦虑的措施，并能积极应用。
2. 患者自述疼痛减轻或消失。

本章小结

思考题

1. 患者，女性，20岁。在宿舍阳台上踩着凳子晾晒衣服时不小心跌落，会阴部撞到椅子，自觉外阴部胀痛难忍。检查可见右侧大小阴唇及外阴部肿胀明显，皮肤张力高，压痛感明显，小阴唇内侧近处女膜缘处见2cm×3cm表浅裂伤，有轻微渗血，阴道内未见明显裂伤及出血。请问：

（1）该患者可能的护理诊断是什么？

（2）该患者的治疗原则是什么？

（3）该患者的护理要点有哪些？

2. 患者，女性，14岁。无月经来潮，周期性出现下腹疼痛、头晕、盗汗。检查可见处女膜膨出，表面呈紫蓝色，无阴道外口，直肠指检：阴道呈长条形肿物，有囊性感，有直肠触痛。请问：

（1）该患者可能的护理诊断是什么？

（2）该患者的治疗原则是什么？

（3）该患者的护理要点有哪些？

3. 患者，女性，32岁。3年前因子宫颈癌行宫颈癌根治术，术后进行3个疗程的外照射辅助放疗。放疗结束后发现阴道内流出大量液体，伴有尿臭味。请问：

（1）该患者可能的护理诊断是什么？

（2）该患者的治疗原则是什么？

（3）该患者的护理要点有哪些？

更多练习

（高擎擎）

第二十章　妇女保健

教学课件

学习目标

1. 素质目标

通过学习我国的妇女保健相关政策，了解到国家在推动妇女健康方面采取的一系列重要措施和未来发展的方向，培养学生正确的职业信念和政治信仰。

2. 知识目标

（1）掌握：妇女保健的目的、意义及各阶段保健的内容。

（2）熟悉：妇女保健质量评价及劳动保护的相关内容。

（3）了解：妇女保健机构设置与国家妇女保健相关政策及法规。

3. 能力目标

（1）能够运用所学知识对处于不同阶段的妇女进行保健指导。

（2）能够举例说明妇女保健统计的常用指标。

案例

【案例导入】

李某，女性，育有一子，混合喂养，孩子刚满6个月后开始上班。自上班后，领导经常让其加班，导致照顾孩子时间大大减少，因长期熬夜，李女士掉头发严重，精神压力较大。因此向领导提出减少工作量、按时下班的要求，遭到了领导拒绝并对其进行了批评，认为李某不能平衡工作和家庭，能力不足。

【请思考】

1. 李女士提出的要求是否合理？
2. 李女士应享受哪些权利？

【案例分析】

第一节　概　　述

近年来，我国的妇女保健工作虽然已经取得了显著的进步，特别是在减低孕产妇的死亡率上提前完成了联合国设立的新千年发展目标。《中国妇女发展纲要（2021—2030 年）》中明确指出，到 2030 年将孕产妇死亡率降至 12/10 万以下，并确保适龄妇女宫颈癌人群筛查率达 70% 以上。妇女保健工作面临新的发展与挑战。

一、妇女保健工作概述

（一）妇女保健工作目的

妇女保健工作以维护与提高妇女健康为目的。通过预防、普查、监护和保健措施，做好妇女各期保健。减少孕产妇和新生儿的死亡率、有效控制和消灭某些病和遗传性疾病的出现，控制性传播疾病的扩散，促进妇女身心健康。

（二）妇女保健工作意义

以维护和促进妇女健康为目的，以“保健为中心，临床为基础，保健与临床相结合，以生殖健康为核心，面向基层，面向群众”为工作方针，开展以群体为服务对象，做好妇女保健工作，保护妇女健康，提高人口素质。

（三）妇女保健工作方法

妇女保健工作是针对女性特定健康需求的一系列预防性和治疗性医疗服务。女性健康事业需在政府的引领之下，不断增强区域各层级专业妇幼卫生机构及社区级三级保健网络的功能作用。

2015 年，《国家卫生计生委关于妇幼健康服务机构标准化建设与规范化管理的指导意见》发布。提出妇幼健康服务机构应当以妇女儿童健康为中心，创新服务模式，优化服务流程，整合服务内容，提供安全、便捷、温馨服务，体现妇幼保健特色。

二、妇女保健工作主要内容

妇女保健工作的主要内容可以分为以下几个方面。

（一）妇女各期保健工作

1. 青春期保健工作　这是针对青春期妇女的生理、心理和社会特点及其健康和行为方面的问题，而采取的保健工作，应参照三级预防方案。

（1）一级预防：自我保健、营养指导、体育锻炼、健康教育、性知识教育。

（2）二级预防：在校园内教授健康课程和定期体格检查。进行儿童、妇科常见病的筛查、防治。

（3）三级预防：青春期女性疾病的治疗与康复。

2. 婚前保健工作　是针对婚姻登记前的妇女进行的一系列婚前医学检查、婚前卫生指导和卫生咨询服务，以确保双方身体健康，减少婚后可能出现的健康问题。

3. 孕期保健工作 孕期，又称妊娠期，是从女性受精卵着床到胎儿出生之间的时期。孕期对于每个女性来说，都是充满挑战和艰辛的时期。为了确保母婴健康，孕期保健显得尤为重要，应针对妊娠妇女提供系统保健服务。

4. 围产期保健工作 围产期，即妊娠28周到产后1周这一分娩前后的重要时期，是进行一系列预防疾病及保护健康的措施以确保母婴健康与安全的关键时期。

5. 绝经过渡期保健工作 需针对这个阶段的女性进行特别的保健工作如健康教育来帮助其应对因激素变化带来的身体和心理改变。

（二）妇女常见疾病筛查与防治

妇女定期进行女性常见病及恶性肿瘤的普防、普查、普治，以期能够早预防、早发现、早治疗。

（三）计划生育服务

为女性提供计划生育相关的指导和服务。

（四）妇女劳动保护

确保妇女在劳动工作中的安全与健康。

三、妇女保健的相关机构

妇幼保健机构由政府设置，分省、市（地）、县三级。上级妇幼保健机构应承担对下级机构的技术指导、培训和检查等职责，协助下级机构开展技术服务。设区的市（地）级和县（区）级妇幼保健机构的变动应征求省级卫生行政部门的意见。

妇幼保健机构应根据所承担的任务和职责设置内部科室。保健科室包括妇女保健科、儿童保健科、生殖健康科、健康教育科、信息管理科等。临床科室包括妇科、产科、儿科、新生儿科、计划生育科等，以及医学检验科、医学影像科等医技科室。各地可根据实际工作需要增加或细化科室设置，原则上应与其所承担的公共卫生职责和基本医疗服务相适应。

四、妇女保健相关政策及法律法规和妇女劳动保护

1. 妇女保健相关政策及法律法规 国务院印发《中国妇女发展纲要（2021—2030年）》推动妇幼健康事业高质量发展，推动健康中国建设，提高妇女儿童健康水平。

2. 妇女劳动保护 《中华人民共和国劳动法》及《女职工劳动保护特别规定》等相关法规，为了缓解并处理女性员工在工作期间由于生理状况带来的独特难题，并确保其健康，雇主需增强对女性员工的劳动防护措施，提升她们的工作安全与卫生环境，并对她们进行有关工作、安全及卫生方面的知识教育。再者，亦需严格遵循关于女性员工应避免的工作类型的规章，并以书面形式向她们进行通知。

第二节 妇女各时期保健

妇女各时期保健需要根据妇女各时期不同的生理特点和需求采取相应的保健措施以促进妇女身心健康。

一、青春期保健

1. 营养指导　建议食用新鲜蔬菜、水果、全谷类食品及低脂肪乳制品、瘦肉和鱼类等食物。

2. 体育锻炼　推荐每星期至少进行 3 场中等强度的体育锻炼，例如快走、游泳、舞蹈等活动。

3. 睡眠保健　建议每晚睡眠时间不少于 8 小时，并保持规律的作息习惯。

4. 个人卫生保健　形成良好的行为习惯。

5. 心理健康保健　建议家长和学校加强心理健康教育，帮助建立健康的心理状态。

二、婚前保健

1. 身体健康检查　在结婚前，通过健康检查，及时发现并治疗影响生育的疾病。

2. 心理健康评估　在婚前，通过心理咨询、心理测试等方式，了解心理状况，发现并解决一些心理问题。

三、孕期保健

1. 合理膳食，营养均衡　孕期饮食对母婴健康至关重要。孕妇应该保证摄入足够的营养，以满足自身和胎儿的需求。合理的膳食应增加优质蛋白质的摄入，如鱼、肉、蛋、奶等，以保证胎儿的正常发育。多吃新鲜蔬菜和水果，补充维生素和矿物质，增强免疫力。适量摄入全谷类食物，控制油脂和糖的摄入，预防妊娠期糖尿病和高血压等并发症。

2. 适当运动，增强体质　孕期适当的运动有助于增强体质，预防孕期疾病，促进胎儿发育。孕妇可以选择如散步、孕妇瑜伽、游泳等方式锻炼身体。

3. 心理调适，保持愉悦心情　孕妇须培养主动调控情绪的技巧，以维系开朗及积极的精神状态。

4. 定期产检　产检内容包括血压、血糖、尿常规、B 超等检查项目。此外，孕妇还应该接种孕期疫苗，预防感染性疾病。

四、围产期保健

围产期，即孕妇怀孕后期至分娩后一段时间。

1. 定期产检　孕妇在围产期应定期进行产检，以便及时发现并处理孕期并发症。产检内容包括血压、血糖、尿常规等指标的检测，以及胎儿的生长发育情况的评估。

2. 合理饮食　孕妇在围产期应保持均衡的饮食，摄入足够营养物质。建议增加新鲜的蔬菜、果品、全谷物及含量高的蛋白食品摄入量，同时少吃油脂重和高含糖的食物。

3. 适当运动　孕妇在围产期应适当进行运动，如散步、瑜伽等。适当的运动可以促进血液循环，缓解孕期不适症状，同时也有助于胎儿的生长发育。

4. 心理调适　围产期是孕妇情绪波动较大的时期，因此需要进行心理调适。可以通过与家人、朋友交流，参加孕产妇健康教育课程等方式，减轻焦虑和压力，保持良好的心态。

知识拓展

高龄孕妇的孕期保健

高龄产妇指的是35岁及以上的孕妇，其孕期保健的要点包括：评估并告知高龄孕妇的妊娠风险、规范补充叶酸和符合维生素、及时补充钙剂和铁剂等，同时应注意产前筛查，制定个性化的孕期保健计划。

五、绝经过渡期保健

1. 均衡饮食 保持健康的饮食习惯对绝经过渡期非常重要。建议摄入丰富的蔬菜、水果、全谷物、低脂乳制品和瘦肉。同时，减少摄入高盐、高糖和高脂肪食物。

2. 适度运动 定期进行适度的有氧运动，如散步、游泳或瑜伽，有助于维持心血管健康、控制体重和改善心情。

3. 管理压力 学会应对压力和情绪波动的方法，如放松技巧、冥想或寻求心理咨询。

4. 定期体检 定期进行妇科检查和乳腺检查，以便及早发现任何潜在的健康问题。

5. 补充钙和维生素D 绝经过渡期女性骨密度可能会下降，因此补充足够的钙和维生素D对于预防骨质疏松症非常重要。可以通过食物或补充剂来获得这些营养素。

6. 戒烟限酒 避免吸烟和过量饮酒，因为它们可能增加患心脏病和其他健康问题的风险。

7. 激素替代疗法 如果出现严重的绝经过渡期症状，如潮热、失眠或情绪波动，可以考虑咨询医生是否适合使用荷尔蒙替代疗法。然而，激素替代疗法并非适用于所有人，应在医生的指导下进行决策。

8. 睡眠充足 保持良好的睡眠习惯，确保每晚获得足够的休息时间。

9. 保持社交活动 与家人和朋友保持联系，参加社交活动，有助于缓解情绪波动和焦虑感。

10. 接受保健指导 了解绝经过渡期的身体变化和可能的症状，以及如何应对和管理这些变化。这可以帮助您更好地理解自己的身体并采取适当的保健措施。

第三节 妇女保健质量评价

一、孕期保健

（一）孕产期保健工作指标

1. 孕产妇建卡率＝期内由保健人员建立的孕产妇保健卡人数/同期活产数×100%。
2. 产前检查率＝期内接受1次及以上产前检查的产妇人数/同期活产数×100%。
3. 产后访视率＝期内产后接受1次及以上产后访视的产妇人数/期内活产数×100%。
4. 住院分娩率＝期内住院分娩的活产数/期内活产数×100%。

5. 孕产妇系统管理率 = 期内孕产妇系统管理人数/期内活产数 ×100%。

（二）孕产期保健质量指标

1. 高危孕产妇比例 = 期内高危孕产妇人数/期内孕产妇总数 ×100%。
2. 剖宫产率 = 期内剖宫产活产数/期内活产数 ×100%。
3. 产后出血率 = 期内发生产后出血的产妇人数/期内产妇总数 ×100%。
4. 会阴侧切率 = 期内会阴侧切产妇人数/期内阴道分娩产妇总数 ×100%。

（三）孕产期保健效果指标

1. 孕产妇死亡率 = 期内孕产妇死亡数/期内孕产妇总数 ×10 万/10 万。
2. 围产儿死亡率 =（孕满 28 周的死胎死产数 + 生后 7 日内新生儿死亡数）/（孕 28 足周以上死胎的产数 + 活产数）×1000%。
3. 新生儿死亡率 = 期内新生儿死亡数/期内活产数 ×1000%。

二、妇女常见疾病普查普治质量评价

妇女病普查普治统计指标如下。

1. 妇女病检查率 = 期内实际进行妇女病普查人数/期内 20～64 岁妇女数 ×100%。
2. 某种妇女疾病治疗率 = 接受某种妇女病治疗人数/查出同种妇女病患者数 ×100%。
3. 某种妇女疾病患病率 = 期内查出某种妇女病患患者数/期内实查人数 ×100%。

本章小结

思考题

1. 妇女保健工作的意义是什么？
2. 作为从事妇女保健工作的护士，应从哪些方面对孕妇进行保健指导？
3. 评价妇女孕产期的保健工作指标有哪些？

更多练习

（亓文倩）

第二十一章 不孕症及辅助生殖患者的护理

教学课件

学习目标

1. 素质目标

(1) 培养学生的社会责任感和同理心，了解不孕夫妻面临的困难和挑战。

(2) 培养学生的创新思维和解决问题的能力，通过设计个人或团队项目，提出创造性的辅助生殖技术解决方案。

2. 知识目标

(1) 掌握：辅助生殖技术的成功率、风险和伦理问题，促进对其科学价值和道德考量的思考。常见的不孕症治疗方法，包括药物治疗、手术治疗等。

(2) 熟悉：辅助生殖技术的基本原理和常见的技术手段，如体外受精、胚胎冻存、卵子和精子捐赠等。

(3) 了解：不孕症的定义、病因和分类。

3. 能力目标

(1) 能够分析不孕症的原因和可能的治疗选择，提供建议和支持。

(2) 能够评估辅助生殖技术的适用性和风险，并进行知情决策。

(3) 能够独立或合作设计和实施相关调查研究、社区教育等项目，以促进公众对不孕症和辅助生殖技术的理解和支持。

案例

【案例导入】

小张和小李是一对年轻夫妻，他们结婚已有七年，一直梦想着拥有一个健康的孩子。尽管他们经过多次尝试和努力，仍然未能成功怀孕，这让他们非常困惑和沮丧。最终，他们决定向一家专业的生殖医院寻求帮助。医生为他们进行了全面的检查和评估，发现小明的精子数量和质量下降，而小玲的输卵管存在问题，导致卵子无法正常受精。基于检查结果，医生建议他们尝试体外受精治疗。

【请思考】

1. 医生如何确定小明和小玲分别存在精子质量下降和输卵管问题？
2. 体外受精治疗的具体步骤是什么？
3. 小张和小李在体外受精治疗后需要注意什么？

【案例分析】

第一节　不孕症

女性无避孕性生活至少12个月而未孕称不孕症。对男性则称不育症。不孕症是一种多种病因导致的生育障碍状态，是生育期夫妇的生殖健康不良事件。根据统计数据，全球范围内有10%～15%的夫妇面临不孕症。不孕症可以分为原发性和继发性两种类型。原发性不孕症是指从未妊娠者，而继发性不孕症是指曾经妊娠而后不孕者。

一、病因

不孕症可以由多种因素引起，包括男方因素（如精子数量异常、质量异常等）、女方因素（如排卵问题、子宫畸形等），以及双方因素。此外，年龄、生活方式、遗传因素和环境因素等也可能导致不孕症的发生。

1. 男方因素　包括精子数量和质量异常、精液异常、生殖道异常、男性性功能障碍、遗传因素、免疫问题，以及环境和生活方式等，可单个或多个因素共同导致不孕。准确评估男性的不孕症病因对于制定有效治疗方案至关重要。

（1）精液异常：包括精液量减少、精子数量和质量异常，是男性不育症中最主要的问题。精液量减少、精子数量少、精子活力差、精子畸形，以及其他指标的异常会妨碍精子的正常受精能力，从而导致不孕。

（2）生殖道异常：包括输精管阻塞、射精障碍等问题。

（3）男性性功能障碍：包括勃起功能障碍、射精障碍等问题。

（4）遗传因素：染色体异常（如卡尔曼综合征）或者基因突变可能影响精子的正常产生和功能，导致精子数量、形态和活力等方面的问题，从而降低受精能力和生育能力。对于出现遗传因素相关的男性不育症，基因测试和遗传咨询非常重要，以便帮助夫妻了解风险并选择适当的治疗和生殖方法。

（5）免疫因素：抗精子抗体的产生是免疫问题的一种表现，它会导致精子在女性体内受到免疫攻击，从而降低受精和着床的成功率。抗精子抗体的产生与精索静脉曲张、精囊炎症、睾丸损伤等有关。

(6) 环境因素和生活方式：长期暴露于高温环境，如长时间泡热水浴、工作环境中的高温等，可能对精子产生不利影响。吸烟、饮酒和药物滥用也可以损害精子的数量和质量。毒品使用、暴露于有害化学物质（如重金属、农药）也会对生殖系统产生不良影响。改善生活方式，避免不良环境暴露，戒烟戒酒，并采取健康的饮食和适度的运动，这些都可以帮助提高男性的生育潜力。

2. 女方因素 包括卵巢因素、子宫因素、输卵管因素、免疫因素、激素因素、子宫内膜因素和遗传因素等。

(1) 卵巢因素：包括卵巢功能障碍和多囊卵巢综合征（polyoystic ovary syndrome，PCOS）等。卵巢功能障碍可能导致卵子的正常发育和释放受阻，从而影响受孕。PCOS 是一种常见的卵巢问题，其特征包括卵泡发育异常、排卵障碍和激素失调等。

(2) 子宫因素：主要包括子宫肌瘤、子宫内膜异位症等。子宫肌瘤是子宫内肌层的良性肿瘤，可能影响胚胎的着床和发育。子宫内膜异位症是子宫内膜异常生长在子宫外部的情况，可能导致输卵管堵塞、粘连等。

(3) 输卵管因素：输卵管是卵子从卵巢到子宫的通道，如果输卵管存在堵塞或者功能障碍，卵子将无法顺利进入子宫腔，从而导致受精和着床的困难。感染、手术、炎症、先天异常等都会影响输卵管功能。

(4) 免疫因素：包括抗精子抗体和自身免疫性疾病等。抗精子抗体是一种免疫系统异常而产生的抗体，可能攻击和损害精子，影响受精和着床。自身免疫性疾病如系统性红斑狼疮、抗磷脂抗体综合征等，也可能干扰到生殖系统的正常功能。

(5) 激素因素：包括黄体功能不全、甲状腺问题等。黄体功能不全指的是黄体产生的激素水平低于正常范围，可能导致月经周期异常和排卵问题。甲状腺问题如甲亢或甲减也会干扰卵巢功能和卵子发育。

(6) 子宫内膜因素：子宫内膜异位症是指子宫内膜异常生长在子宫外部，可能导致粘连、囊肿形成，影响卵子着床和孕育。

(7) 遗传因素：某些遗传基因突变可能对女性的生殖系统产生影响，如染色体异常、单基因病变等。这些遗传因素可能导致卵子的质量差、卵巢功能障碍、子宫形态异常等，从而影响受孕能力。

3. 不明原因性不孕症 是无法找到确切的病因导致的不孕症。尽管经过充分的检查和评估，无法确定具体的因素，但这并不意味着没有任何原因。可能存在微小的、难以检测的生理或功能异常，或者是多个因素共同作用导致的。不明原因性不孕症对夫妻来说是一种挑战，但这并不意味着没有治疗选择。治疗方法可以包括辅助生殖技术，如试管婴儿，或者其他促进受孕的方法。

二、处理原则

不孕症的处理原则包括全面评估和诊断，制定个性化的治疗方案，提供综合支持和监测。首先，通过对不孕夫妇的身体检查、病史追踪和辅助检查，明确不孕症的病因。其次，根据病因制定个性化的治疗方案，可以包括药物疗法、手术修复、辅助生殖技术（如体外受精）等。同时，夫妻应调整生活方式，如戒烟、戒酒，保持健康饮食和适量运动，并减少压力。此外，提供专业心理咨询，帮助夫妻面对情绪压力并改善心理健康。治疗过程中需要定期随访和监测，根据反馈情况调整治疗方案。不孕症治疗需要医护和不孕夫妇共同努力，积极参与治疗，并保持乐观的态度。

三、护理评估

1. 健康史 护理人员需详细了解夫妇双方的生殖健康情况。这包括女性的月经周期、排卵情况及是否存在月经不调、无排卵等问题；同时了解男性的性功能、精液质量、生殖道疾病史等信息。还要询问夫妇是否曾有自然怀孕或尝试过辅助生殖技术。此外，询问既往病史和手术史，包括有无子宫肌瘤、多囊卵巢综合征、输卵管积水等疾病史及是否接受过与生殖健康相关的手术。了解个人和家族病史，是否存在家族遗传或其他因素导致的生育问题。最后，还需评估夫妇的生活方式、饮食习惯、吸烟和饮酒行为，以及心理状况和社会支持系统的情况。

2. 身体状况

（1）男方检查：主要包括观察外生殖器、睾丸检查、前列腺检查、精液常规检查和激素水平检测。首先，观察男性外生殖器的大小、形状。护理人员应检查阴茎、睾丸和附睾，观察有无异常肿块、包块或其他畸形。其次，进行睾丸检查，常规方法包括触诊和超声检查，评估睾丸的大小、质地，排除先天性异常、肿瘤、鞘膜积液等问题。前列腺检查，通过指检或超声检查，可以评估前列腺的大小、质地、有无结节和异常。精液常规检查可以评估精子的数量、活力、形态和精液液化时间等指标，从而判断精液质量和生育能力。最后，激素水平检测可以衡量男性激素的水平，特别是睾酮和黄体生成素的水平。这有助于发现潜在的激素不平衡问题。

（2）女方检查：主要包括盆腔检查、子宫内膜厚度评估和输卵管检查。首先，进行盆腔检查。通过触诊评估卵巢的大小、排卵情况，并检查子宫和附件是否有异常肿块。其次，评估子宫内膜厚度。通过超声检查测量子宫内膜的厚度，以评估有无异常增厚或减薄。异常的内膜厚度可能与不孕症有关。输卵管造影或超声检查可用于评估输卵管是否通畅。此外，女性常规的妇科检查也是不孕症评估的重要部分，包括阴道镜检查、子宫颈涂片和宫腔内超声检查等。可以直接观察子宫内膜和输卵管的情况，发现可能存在的异常。

（3）不孕症相关辅助检查：①激素测定，包括女性的雌激素、黄体生成素和卵泡激素水平，以及男性的睾酮和促黄体生成素水平。②宫腔镜检查，通过将宫腔镜插入子宫腔，直接观察子宫内膜和输卵管的情况。这能够帮助发现子宫内膜异位症、子宫肌瘤、粘连等问题，并进行相应的治疗。③输卵管造影，是通过将对比剂注入子宫腔，观察其通过输卵管的流动情况来评估输卵管通畅性的检查方法。帮助检测输卵管是否存在阻塞或其他问题。④睾丸活检，通过取出一小块睾丸组织，进行组织学检查，可以评估睾丸组织中的精子生产情况和睾丸疾病的可能性。

3. 心理－社会状况 心理－社会状况评估的目的是了解不孕症患者的心理状态、情感反应及对不孕的认知和应对策略。护理人员需与患者建立信任关系，认真倾听他们的故事和经历。在不孕症评估中，需要了解夫妻对生育的期望、压力和焦虑水平。此外，需要关注夫妻之间的婚姻关系和社交支持网络。

四、常见的护理诊断

1. **知识缺乏** 缺乏不孕症的病因、治疗和辅助生殖技术方面的相关知识。

2. **自我价值感低下** 与不孕症诊治过程中的挫折、治疗失败，以及与生育能力相关的自我否定感有关。

五、护理目标

1. 提供整体支持和指导，帮助夫妻应对不孕的挑战。
2. 促进夫妻之间的沟通与理解，维护家庭和谐，增强疗效。

六、护理措施

1. **提供心理支持** 不孕症对夫妻的心理和情绪健康产生了巨大的冲击，因此护理人员需要与患者建立信任关系，倾听他们的担忧和情感反应。通过提供情感支持、解释治疗过程和结果，并鼓励他们寻求专业心理咨询或参加支持群体，可以帮助患者应对不孕症所引发的各种情绪，如沮丧、焦虑和失望。此外，了解患者与伴侣之间的沟通和互动情况，帮助夫妻之间共同面对挑战、互相支持和理解，也是提供心理支持的重要方面。通过这些措施，护理人员可以为不孕症患者提供必要的情感支持，减轻他们的心理负担，增强他们的抗压能力，并促进健康的心理适应，从而提高治疗效果和生育成功的机会。

2. **普及不孕症知识** 护理人员可以向患者详细介绍不孕症的知识，包括生殖系统的工作原理、排卵周期、精子和卵子的结构和功能等方面的内容。他们还可以解释不孕症可能的原因，如输卵管阻塞、卵巢功能障碍或精液质量问题等，并提供与患者特定情况相适应的治疗选择和策略。此外，护理人员还可以向患者介绍不同的治疗方法，如促排卵药物治疗、人工授精、体外受精等，并就每种方法的效果、风险和成本等方面提供准确的信息。使患者可以更好地了解自身状况，并与医疗团队共同做出有根据的治疗决策。

3. **改善生活方式** 护理人员应鼓励患者采取健康的生活方式和均衡的饮食。适当的运动不仅有助于维持健康的体重，还能改善血液循环，促进卵巢和睾丸的健康。建议患者每周进行适量的有氧运动，如散步、游泳或骑自行车等。护理人员可以与患者讨论合理的饮食计划。推荐摄入富含蛋白质、复合碳水化合物、健康脂肪和各种维生素和矿物质的食物。特别强调摄入足够的叶绿素、叶酸和抗氧化剂等营养素，以提高生育能力。此外，护理人员还可以提供关于减少应激和增加休息的建议。长时间的紧张和压力会影响生育能力，因此鼓励患者通过瑜伽、冥想、深呼吸和放松技巧来减轻压力和焦虑。最后，护理人员还应建议患者避免限制或损害生育能力的因素，如吸烟、饮酒和滥用药物等。

4. **管理慢性病和生活习惯** 护理人员需要帮助患者有效管理慢性病，并改善生活习惯。首先，护理人员应询问患者是否存在不孕症相关的慢性疾病，如高血压、糖尿病或甲状腺问题等。教授患者所需的有关管理疾病的知识和技能，包括坚持服药、定期监测身体指标和注意早期症状的重要性等。通过有效地控制慢性疾病，最大限度地减少其对生育能力的负面影响。其次，护理人员还需要帮助患者改善不良生活习惯。包括帮助戒烟、限制饮酒、减少咖啡因摄入或控制药物的滥用等行为。护理人员还可以提供健康的生活方式建议，如合理的饮食、适量的体力活动和充足的休息。最后，与患者密切合作，确保他们坚持治疗计划和生活方式改变。定期的随访和监测，能够跟踪患者的进展并及时调整治疗方案。

5. 促进夫妇沟通和支持　不孕症对夫妇关系和心理健康产生了巨大的影响，因此护理人员应与夫妇建立信任关系，并协助他们建立积极的沟通和支持模式。首先，护理人员可以提供专业的咨询和建议，帮助夫妇之间理解和接受彼此的感受和情绪。引导夫妻进行坦诚而尊重的对话，表达彼此的需求和担忧，并协助解决任何可能导致紧张和冲突的问题。通过促进夫妇之间的有效沟通，可以增强彼此的理解和信任，从而增强夫妇关系的稳定性和支持力量。

6. 协助医疗治疗计划　护理人员应与医疗团队紧密合作，以确保患者能够及时进行医疗检查。在治疗过程中，护理人员可以为患者提供相关治疗信息，并解答疑问和担忧。护理人员可以向患者解释正确的用药方法和不良反应，以及治疗期间注意事项。护理人员还可以在治疗过程中对基础体温、排卵迹象、周期性性行为等进行监测和记录，以帮助医疗团队评估治疗的进展和效果。同时，护理人员应鼓励患者遵医嘱按时服药。通过建立良好的护患关系，可以增强患者对医疗团队的信任和治疗合作性。

7. 长期护理计划　不孕症治疗是长期的，需要持续关注和支持患者。因此，护理人员应与患者和医疗团队合作，制定和执行长期护理计划，并鼓励患者按时就诊、遵守医嘱、记录治疗进展和反馈等。通过与患者的密切合作，护理人员能够提供连续的专业支持，并确保患者得到最佳的长期护理。

七、护理评价

1. 患者满意度高，对护理团队和护理措施反馈积极。
2. 治疗结果良好，生育成功率提高。
3. 护理流程高效顺畅，质量和连续性得到保证。

知识拓展

卡尔曼综合征（Kallmann syndrome）是一种罕见的遗传性疾病，主要症状是嗅觉缺失和性腺发育障碍。通常由下丘脑垂体功能不全引起，垂体激素的缺乏可能导致性早熟的延迟、女性月经周期异常或完全缺失及男性睾丸萎缩等性腺发育问题。除性腺发育异常，卡尔曼综合征患者还常伴随其他症状，如嗅觉缺失、颜面畸形、色盲、听力损失、牙齿畸形、唇裂或腭裂等。嗅觉缺失是卡尔曼综合征最典型的症状之一，这是因为患者的嗅觉神经轴障碍。卡尔曼综合征是遗传疾病，可以通过相关的基因突变或染色体异常来诊断。目前尚无根治的方法，治疗包括补充垂体激素纠正性腺发育问题，并通过促进青春期特征的发展和保持来改善个体的生殖和性功能。

第二节 辅助生殖技术

辅助生殖技术是指在体外对配子和胚胎采用显微操作等技术，帮助不孕夫妇受孕的一组方法，常见的辅助生殖技术包括体外受精 - 胚胎移植（in vitro fertilization-embryo transfer，IVF-ET）、胚胎冷冻和解冻、人工授精、胚胎植入增强等。辅助生殖技术为不孕夫妇提供了生育的机会，但同时也涉及伦理和法律问题。

一、常用的辅助生殖技术

体外受精 - 胚胎移植是从女性卵巢内取出卵子，在体外与精子发生受精并培养 3～5 日，再将发育至卵裂球期或囊胚期的胚胎移植到宫腔内，使其着床发育成胎儿。

1. 适应证

（1）输卵管性不孕。

（2）不明原因不孕。

（3）男性因素导致的不育。

2. 禁忌证 药物过敏，如果患者对用于诱导排卵药物存在过敏反应，IVF 可能会被禁用。

3. 主要步骤

（1）刺激卵巢：药物刺激卵巢和使卵泡发育成熟。

（2）卵子采集：经阴道超声介导取卵。

（3）精子采集和处理：患者的伴侣或捐赠者提供精液样本，经过处理后，获得高质量的精子。

（4）受精和培养：将卵母细胞和精子在模拟输卵管环境的培养液中受精。受精卵在体外培养 3～5 日，形成卵裂球期或囊胚期胚胎。

（5）胚胎移植：将胚胎移植到母体子宫腔内，同时进行黄体支持。

二、常见并发症及护理

1. 多胎妊娠 多个胚胎移植导致多胎妊娠的发生率增加。增加母婴并发症、流产、早产、低出生体重、妊娠期高血压等的发生率、围产儿患病率和死亡率。

（1）临床表现：多胎妊娠常伴随着明显的腹部扩大，孕期体重增加快，胎动频繁，反应强烈。孕妇可能有孕期高血压、贫血、胎膜早破、胎儿窘迫和胎儿生长受限等并发症。

（2）护理要点

1）定期产前检查和监测：多胎妊娠需要更频繁的产前检查，以便及时发现异常。这包括定期测量血压、尿检和进行候鸟病毒筛查等。

2）早产预防：保持休息、控制体位、适度限制活动等，以预防早产的发生。

3）营养补充和管理：多胎妊娠需要更高水平的营养和能量摄入。通过制定合理的饮食计划并监测体重增长，确保孕妇和胎儿获得足够的营养。

4）监测胎儿发育：定期进行产前 B 超检查，以评估胎儿的发育情况和胎盘功能。医生将密切关注胎儿大小、羊水量和胎动频率等指标。

5）心理支持：多胎妊娠可能对孕妇心理造成额外压力。提供情绪支持和教育，帮助减轻焦虑和恐惧感。

2. 卵巢过度刺激综合征　卵巢过度刺激综合征（ovarian hyperstimulation syndrome，OHSS）是一种常见的并发症，是诱导排卵药物刺激卵巢，导致卵巢多卵泡发育，雌激素水平过高，颗粒细胞黄素化，引起血管通透性增加，血液中水分进入体胞、血液成分浓缩等病理改变。

（1）临床表现：轻度 OHSS 症状包括轻度腹胀、不适、乳房胀痛和液体潴留。中度 OHSS 症状包括明显腹胀、呼吸困难、恶心和呕吐。重度 OHSS 症状通常较为严重，包括剧烈上腹胀痛、呼吸急促、腹水和电解质紊乱。

（2）护理要点

1）监测体征和症状：定期监测患者的体重、腹围和尿量，以及估计腹腔积液的量。密切观察呼吸困难、呕吐、腹痛等症状的出现。

2）补液和纠正电解质紊乱：若 OHSS 症状较轻，保持充足的液体摄入并避免过度饮水。对于中度或重度 OHSS 症状，可能需要静脉补液和电解质调整。

3）疼痛管理：根据症状的严重程度，给予适当的镇痛药来缓解腹痛。

4）限制活动和休息：对于中度或重度 OHSS 患者，可能需要减少活动量、安排休息，并避免腹部过度压力和挤压。

5）密切监测：对于处于高风险人群的患者，如年龄较大、多个卵子采集或有明显多囊卵巢综合征的患者，需要更加密切的监测和护理。

3. 感染　在卵巢刺激期间进行多次手术操作，或者引流液中有细菌导致感染。

（1）临床表现：发热、红肿、疼痛、分泌物的改变和全身不适。此外，可能伴随尿频、尿急、尿痛等泌尿系统感染症状。

（2）护理要点

1）严格操作和无菌技术：确保在辅助生殖技术过程中进行严格的无菌操作，进行洗手、消毒和穿戴无菌手套等措施，以减少感染风险。

2）使用抗生素预防感染：医生可能会建议在辅助生殖技术过程中使用抗生素预防感染。这有助于减少感染的风险。按照医生的指导正确使用抗生素，并完成全程治疗。

3）监测和早期发现：定期监测体温和观察感染症状，如红肿、疼痛和分泌物的异常变化。早期发现感染征象，及时就医并接受适当的治疗。

4）健康教育和预防措施：教育患者保持正确的个人卫生习惯、保持生殖器官清洁、避免性行为等。

5）密切监护和随访：针对免疫功能受损者或有严重基础疾病的患者，需要进行密切监测和随访，以及给予必要的抗感染治疗。

4. 心理压力和情绪困扰　接受辅助生殖技术的患者会承受一定的心理压力和情绪困扰。

（1）临床表现：可能有焦虑、抑郁、愤怒、自卑感、羞耻感、失去希望和自责等情绪。也可能出现失眠、食欲改变、体重波动和疲劳。

（2）护理要点

1）心理支持：提供个体和夫妻双方的心理辅导。这有助于患者处理情绪困扰和压力，并提供心理应对策略。

2）健康教育：提供关于辅助生殖技术的过程、成功率、风险和怀孕可能的信息，以帮助患者做出理性决策。

3）支持组织和社会支持网：鼓励患者加入支持组织、参与支持小组或寻求他人的理解和支持。

4）教授患者应对技巧和放松方法，如呼吸练习、冥想、瑜伽和深度放松等。

5）合理期望和心理调适：帮助患者建立合理的期望，了解辅助生殖技术的成功率和可能的局限性。

5. 异位妊娠 胚胎植入可能导致胚胎在子宫以外着床，即异位妊娠。可能由输卵管功能异常、胚胎移植操作的困难或其他因素导致。

（1）临床表现：早期异位妊娠的症状包括阴道流血、腹痛和腹部不适。尤其是在输卵管异位妊娠中，可能会出现剧烈的一侧下腹疼痛、肩部疼痛、晕厥。

（2）护理要点

1）早期发现和诊断：对于存在异位妊娠风险的患者，医生应密切监测妊娠和相关症状，并进行适当的检查和评估。

2）手术治疗：手术可以分为保守手术和根治手术，具体根据患者情况而定。

3）术后护理和随访：安排个人化的随访计划，以监测恢复情况和确保未来的妊娠安全。

4）心理支持：异位妊娠对患者的心理状态可能带来额外压力和困扰。提供心理支持、情绪辅导，以帮助患者面对情感困境。

6. 失败的妊娠和流产 由胚胎发育问题、子宫内环境异常或其他因素导致。

（1）临床表现：通常伴随阴道流血、腹痛和明显的妊娠症状减退。流产的症状可能更严重，包括出血增多、腹痛和组织排出等。

（2）护理要点

1）提供支持和情感安慰：对于患者来说，妊娠失败或流产可能带来巨大的情感冲击和困扰。应提供情感安慰、耐心倾听。

2）评估和诊断：在出现流产的症状时，医生会进行必要的评估和诊断，如血液检查、B 超等，以确定妊娠状态和判断问题的原因。

3）手术治疗和术后护理：术后需要控制出血、镇痛和监测身体状况。

4）专业咨询和复查计划：根据患者的情况制定个性化的复查计划，并提供必要的建议和指导。

5）心理支持和疗法：提供心理支持和疗法，有助于患者处理情绪困扰和减轻压力。

7. 遗传相关问题 辅助生殖技术过程中，胚胎可能受到染色体异常或遗传基因突变的影响，增加了遗传相关问题的风险。

（1）临床表现：遗传相关问题的临床表现因具体情况而异。染色体异常胚胎可能导致胚胎着床失败、早期停育、再复苏自然流产或分娩的婴儿出现异常；而单基因遗传病可能会导致孩子出生后出现明显的遗传性疾病。

（2）护理要点

1）遗传咨询和基因检测：在辅助生殖技术前，建议患者接受遗传咨询和基因检测，特别是对于有家族病史或已知遗传疾病的夫妻。这有助于评估遗传风险，并根据需要做出决策。

2）选择合适的遗传学筛查方法：根据患者的具体情况和遗传疾病的类型，选择适用的遗传学筛查方法，如胚胎染色体筛查、单基因遗传病筛查等。这可以帮助减少遗传相关问题的风险。

3）遗传咨询和教育：提供全面的遗传咨询和教育，包括有关遗传疾病、遗传风险、检测方法、选择性胚胎移植等方面的信息。这有助于患者了解遗传相关问题的风险和处理方法。

4）心理支持：由于遗传相关问题可能带来巨大的心理压力和情绪困扰，提供心理支持和情感安慰非常重要。情绪支持和专业咨询可以帮助患者应对和处理心理困扰。

本章小结

思考题

1. 不孕症对夫妻关系和个人心理健康有何影响？如何应对这种影响并减轻压力？

2. 异位妊娠、感染和其他常见并发症如何影响辅助生殖技术的安全性和成功率？如何降低并发症的风险？

3. 对于不孕症的男性和女性来说，如何保持身体健康和增强生育能力？饮食、运动和其他生活方式因素对不孕症的影响是什么？

更多练习

（李　娜）

第二十二章　计划生育妇女的护理

教学课件

学习目标

1. 素质目标

（1）具有较强的沟通能力，关注妇女的心理感受，提供人文关怀。注意保护妇女的隐私，具备崇高的职业道德。

（2）增强责任意识，帮助育龄妇女树立正确的生育观，确保优生优育，减少妇科疾病，保障妇女的生殖健康和家庭幸福。

2. 知识目标

（1）掌握：常用避孕方法及其不良反应、并发症和护理要点，避孕失败的补救措施及其护理要点。

（2）熟悉：常用避孕方法的避孕原理，避孕药物的种类、用法，绝育的护理要点。

（3）了解：女性绝育方法。

3. 能力目标

（1）能够根据妇女自身状况和需求，帮助其选择合适的避孕方法及避孕失败的补救措施。

（2）能通过所学知识为计划生育妇女提供整体护理及健康指导。

案例

【案例导入】

孙女士，29岁，产后9个月，停经45天，该女士于2022年7月顺产一活男婴，产后哺乳6个月，产后2个月恢复月经，末次月经2023年3月4日，停经43天自测尿妊娠试验阳性，于2023年4月19日来计划生育门诊要求终止妊娠并咨询避孕方法。既往史：否认心脏病、肺结核、肝炎、肺炎等病史。月经史：13岁初潮，经期4～5天，月经周期30天，月经量适中，无痛经，白带不多。婚史：26岁结婚，孕1次，有1个孩子，丈夫身体健康。查体：体温36.6℃，脉搏88次/分，呼吸18次/分，血压120/80mmHg。妇科检查：

外阴无潮红，无明显增生。阴道：通畅，有少量的白色排出物。子宫颈：平滑，不隆起。子宫体前位，体积较大，如妊娠6周以上，质软，活动良好，无触痛。双侧附件无增厚和触痛。

【请思考】

1. 孙女士终止妊娠前应做哪些检查？
2. 采用何种方法终止妊娠？
3. 如何指导孙女士采用合适的避孕措施？

【案例分析】

计划生育（family planning）是通过科学的方法有计划地生育子女，加强母婴保健，提升生育质量。实行计划生育政策是我国的一项基本国策，对妇女的生殖健康和出生婴儿的健康水平有着积极的影响。计划生育以避孕为主，在保障使用者知情同意的前提下，帮助其选择安全、有效的避孕措施，实施避孕节育手术等。本章主要介绍避孕方法、避孕失败后补救措施及绝育方法。

第一节 避孕方法

避孕（contraception）主要是通过药物、器具，并利用妇女的生育生理规律，在不影响正常生活及身心健康的前提下，使妇女暂时不受孕。避孕是计划生育中的一项重要内容，理想的避孕方式应该遵循安全、有效、实用、简单、经济的原则，不会给性生活和性生理带来负面影响，可以让男女双方都接受并且愿意长时间使用。方法有放置宫内节育器、口服避孕药物、外用避孕品等。

一、宫内节育器

宫内节育器（intrauterine device，IUD）是将避孕器具放置于子宫腔内，通过局部组织对它的各种反应而达到避孕效果，是一种安全、有效、经济的避孕方法，是我国育龄妇女采用的主要避孕措施。

（一）种类

IUD（图22-1）大致分为两大类。

1. 惰性IUD（第一代IUD） 由金属、塑料或尼龙等惰性物质制成，由于其节育效果差，且带器怀孕及脱落率高，于1993年停产。

2. 活性IUD（第二代IUD） 含有铜离子、药物、激素或磁性物质等活性物质，可有效提高避孕效果，减少不良反应。一般分为是含铜IUD和含药IUD两大类。

（1）含铜IUD：为植入子宫的器具，以聚乙烯或不锈钢为支架，含铜套管或铜丝，是我国应用最广泛的IUD。其能够在子宫内部持续释放具有生物活性和较强抗生育能力的铜离子。作用原理为机械刺激和铜离子对精子和胚胎有一定毒性作用，并干扰受精卵着床。含铜IUD从形态上分为T形、V形、宫形。不同形态含铜IUD根据含铜表面积分为TCu-220（T形，含铜表面积220mm^2）、TCu-200、TCu-380等，其避孕效果与含铜表面积呈正比。此类IUD的不良反应主要表现为点滴出血，避孕有效率在90%以上。根据形态分类如下。①含铜T形IUD，是临床常用的IUD。以聚乙烯材料作为基底，纵臂或横臂上缠绕着铜丝或覆盖着铜套。铜丝使用期限较短，一般5～7年；含铜套的IUD放置时间可达10～15年。T性IUD带有尾丝，便于检查与取出。②含铜V形IUD，横臂及斜臂上绕有铜丝，由不锈钢作V形支架，两横臂于中间相套为中心扣，外套硅橡胶管，有尾丝，放置年限5～7年。③含铜宫形IUD：不锈钢丝呈螺旋状内置铜丝，分大、中、小号，无尾丝，其优点是带器妊娠率及脱落率低，能长期放置达20年。④母体乐IUD：采用伞形的聚乙烯支架设计，两弧形臂上各有5个小齿，纵臂绕有铜丝，带有尾丝，可放置5～8年。⑤含铜无支架IUD（吉妮IUD）：由六个铜环串联在尼龙线上构成，顶端结点可牢固于子宫肌层内，减少了IUD的脱落风险，使其悬挂在宫腔中。铜表面积330mm^2，有尾丝，适宜宫腔较深、宫颈口较松、有节育器脱落史或带器妊娠史的妇女放置，可放置10年。⑥爱母功能型IUD：镍钛合金支架，呈V形，V字末端压有铜粒，铜表面积115mm^2。

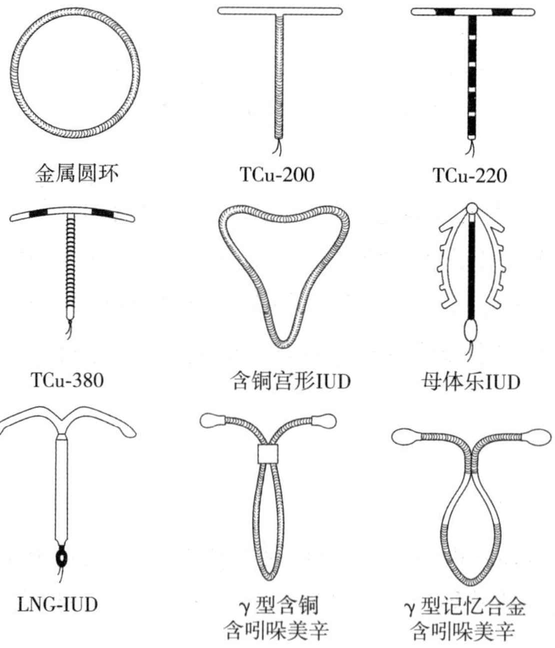

图22－1 常用的宫内节育器

（2）含药IUD：将药物储存于节育器内，每日释放微量药物，避孕有效率达99%。作用原理为机械刺激及药物对精子及胚胎有一定毒性作用，干扰受精卵着床，抑制子宫内膜生长。目前我国临床主要应用含孕激素IUD和含吲哚美辛IUD。①左炔诺孕酮宫内节育器（LNG-IUD），采用T形聚乙烯为支架，孕激素储存在纵杆的药管中，管外包有聚二甲基硅氧烷的膜，控制药物释放。目前研制出两种剂型，内含左炔诺孕酮52mg，每日释放20μg，放置时间为5年；内含左炔诺孕酮13.5mg，每日释放8～12μg，放置时间为3年。LNG-IUD具有脱落率低、带器妊娠率低、经量少的优点。不良反应主要表现为点滴出血、经量减少，甚至闭经，取出IUD后月经恢复正常。②活性γ型IUD，以镍钛记忆合金或不锈钢丝为支架，绕有$200mm^2$的铜丝，吲哚美辛的硅胶珠咬合在γ型横臂的两末端，含吲哚美辛25mg。③宫型和元宫型药铜IUD，指内含吲哚美辛的IUD，如宫药Cu200、元宫药铜220和元宫药铜365。

（二）避孕的作用机制

IUD避孕的作用机制复杂，目前尚未完全明了。现有研究表明IUD的避孕主要是由于对精子和胚胎的毒性作用；干扰受精卵着床；抑制子宫内膜生长。

IUD的机械刺激引起炎症反应，导致子宫内膜损伤，炎性细胞、IUD释放的铜离子对精子及胚胎有一定毒性作用，使精子不能获能，影响输卵管蠕动，造成受精卵运行速度与子宫内膜发育不同步，阻碍受精卵着床。子宫内膜损伤后激活纤溶酶原，局部纤溶酶活性增强，致使囊胚溶解吸收。铜离子能干扰子宫内膜细胞的代谢，导致受精卵着床及囊胚发育受到影响。

（三）IUD放置术

1. 适应证　生育期妇女无禁忌证、自愿要求放置IUD者。

2. 禁忌证　①妊娠或可疑妊娠。②生殖道急性炎症。③人工流产出血多，怀疑有妊娠组织残留或感染可能；中期妊娠引产、分娩或剖宫产胎盘娩出后，子宫收缩不良有出血或潜在感染可能。④生殖器肿瘤。⑤生殖器官畸形，如双子宫、纵隔子宫等。⑥宫颈内口过松、重度陈旧性宫颈裂伤或子宫脱垂。⑦宫腔尺寸异常，宫腔<5.5cm或>9.0cm者。⑧各种性病未治愈。⑨盆腔结核。⑩近3个月内有月经失调、阴道不规则流血。⑪严重的全身性疾病。⑫有铜过敏史。

3. 放置时间　①月经干净后3～7天内且无性交为宜。②产后42天，恶露已净，会阴伤口愈合，子宫恢复正常。③剖宫产术后6个月，哺乳期排除早孕。④人工流产后且宫腔深度<10cm者立即放置。⑤含孕激素IUD在月经第4～7天放置。⑥自然流产于月经复潮后放置，药物流产2次正常月经后放置。⑦紧急避孕应在性交后5天内放置。

4. 放置方法　患者排完尿后，取膀胱截石位，由医生双合诊术检查子宫的位置、大小及附件的状况。先在外阴阴道部位进行常规的消毒和铺巾，用阴道扩张器将宫颈和宫颈管完全暴露出来，进行宫颈和宫颈管消毒，用宫颈钳钳夹住前唇，然后用子宫探头从子宫的方向探入子宫的深度。对于宫颈管比较紧的患者，可以使用宫颈扩张器逐渐扩张。使用放环器将IUD推进子宫腔，使其上缘到达宫底处，置于带尾丝的IUD，在离宫颈内口2cm处切断尾部。检查阴道内没有出现出血的情况后，就可将宫颈钳及阴道窥器取出来。

5. 护理要点

（1）术前宣教：帮助医生按照受术者的认知程度，用简单明了的方式将IUD的有关内容（如原理、目的、手术的过程、安全性、常见的不良反应和防范措施等）进行讲解，以消除受术者的紧张、害怕、焦虑等心理，取得受术者的知情同意书，让受术者更好地配合。

（2）物品准备：包括阴道扩张器1个，宫颈钳1把，子宫探针1个，卵圆钳2把，放环器 1 个，剪刀 1 把，弯盘 1 个，洞巾 1 块，无菌手套 1 副，棉球若干，宫内节育器 1 个，0.5% 聚维酮碘液。

（3）选择合适型号的 IUD：协助医生根据宫腔深度为育龄妇女选择合适的 IUD。

（4）术后健康指导：①手术结束后，留院观察 2 小时，无异常方能离开。②手术后休息 3 日，第 1 周忌重体力劳动。③手术后半个月不能同房及盆浴，同时要注意外阴的卫生。④在手术前三个月，每一次来月经或大便时，都要留意 IUD 有无脱落。⑤IUD 置入后 1、3、6、12 个月随访 1 次，之后一年 1 次，直到取下。⑥手术后会有小腹疼痛和少量的出血，如果出现发热、腹痛、阴道流血过多等症状，要及时就医。

（四）IUD 取出术

1. 适应证 ①打算将来生育的人，或者是已经没有必要采取避孕措施的人。②IUD 应用期满需要更换 IUD 者。③停止月经的妇女在绝经后一年以内。④打算转而采用其他节育方法或已绝育的。⑤IUD 有不良反应和不良反应，治疗效果不佳。⑥无论是子宫内还是子宫外的带器妊娠。

2. 禁忌证 ①生殖道急性炎症者。②全身情况不良或疾病急性期。

3. 取器时间 ①月经结束后 3 ~7 天内。②子宫不规则出血或出血多者随时可取，同时行诊断性刮宫，排除子宫内膜病变。③带器早期妊娠者于人工流产时取出。④带器异位妊娠者于术前行诊断性刮宫时或术后出院前取出。

4. 取器方法 取器前先查看尾丝，通过 B 超或 X 线检查确定宫腔内有无 IUD 及其类型。手术体位、消毒方法与 IUD 放置术相同。有尾丝者，用血管钳夹住后轻轻牵引取出；无尾丝者，用子宫探针查清节育器的位置后，用取环钩或取环钳将 IUD 取出。取器困难时可在超声下进行操作，必要时在宫腔镜下取出。

5. 护理要点

（1）术前宣教：术前向受术者介绍 IUD 取出术的目的和过程、术中配合的方法，缓解紧张情绪，使其以放松心态的配合操作。

（2）物品准备：与 IUD 放置术物品基本相同，将放环器换为取环钩或取环钳，外加血管钳 1 把。

（3）术后健康指导：①术后休息 1 天，2 周内禁止性生活和盆浴，保持外阴清洁。②协助妇女落实其他合适的避孕措施。

（五）IUD 的不良反应及护理

1. 不规则阴道流血 主要表现为经量过多、经期延长或少量点滴出血，一般不需要处理，3 ~6 个月后逐渐恢复。可遵医嘱给予止血药，出血时间长者应补充铁剂，并予以抗生素。若经上述处理无效，应考虑取出 IUD，改用其他避孕方法。

2. 腰腹酸胀感 放置 IUD 后，由于子宫收缩可有腰腹酸胀感，轻者无须处理；如因 IUD 与宫腔大小形态不符，引起子宫频繁收缩症状严重者，应考虑更换大小合适的节育器。

（六）IUD 的并发症及其护理

1. 感染 放置 IUD 时，若不严格进行无菌操作，IUD 尾部过长，或者是有生殖器官自身的感染灶，都有可能引发上行性感染，引起宫腔炎。在确诊子宫内感染的情况下，应用广谱抗生素，并将 IUD 取出。

2. IUD 异位 多因术前未查明子宫位置及大小，术中操作不当，导致宫内穿孔，放置宫内节育器；也有可能是因为 IUD 的大小不合适，材质较硬，或者是因为子宫壁太薄太软，导致 IUD 慢慢从子宫内向外移动。如果发现宫内节育器，则需经腹或腹腔摘除。

3. IUD 嵌顿或断裂 IUD 在放置过程中会损伤子宫壁，或者是带器的时间太长，或者是在绝经后没有及时取出，都会导致器体嵌入到子宫肌壁或者是断裂。对于难以取出的患者，可在超声指导下或在宫腔镜下实施。宫内节育器全部置入宫腔内者，需经腹部或腹腔镜取环。为了避免 IUD 的嵌顿，在手术中要尽量选用适合子宫大小且表面光滑的 IUD。

4. IUD 下移或脱落 主要是由于操作不规范，IUD 未放置宫腔底部；IUD 与宫腔大小、形态不符；月经过多；宫颈内口过松及子宫过度敏感等原因造成。多见于放置 IUD 后一年之内，常发生在月经期，与经血一起排出，不易发现。

5. 带器妊娠 多见于 IUD 下移、嵌顿或异位。一经确诊，行人工流产同时取出 IUD。为减少并发症的发生，应定期随访。一旦发生 IUD 并发症，护士需向妇女及其家属做好解释工作，告知正确处理方法，征得配合；严格按医嘱用药，做好手术前准备工作。

二、激素避孕

激素避孕（hormonal contraception）是指女性使用甾体激素避孕，是一种高效避孕方法。国内目前常用的避孕药为人工合成的甾体激素避孕药，具有安全、高效、经济、简便的优点。

（一）适应证与禁忌证

1. 适应证 健康育龄妇女均可使用。

2. 禁忌证和慎用情况 ①严重心血管疾病、血栓性疾病不宜应用。②急、慢性肝炎或肾炎。③部分恶性肿瘤、癌前病变。④内分泌疾病，如糖尿病、甲状腺功能亢进症。⑤哺乳期不宜使用复方口服避孕药。⑥年龄大于 35 岁的吸烟妇女，不宜长期服用。⑦精神病生活不能自理者。⑧反复发作的严重偏头痛者。⑨可疑妊娠。

（二）避孕的作用机制

1. 抑制排卵 避孕药中雌、孕激素负反馈抑制下丘脑释放 GnRH，使垂体分泌 FSH 和 LH 减少；同时影响垂体对 GnRH 的反应，不出现排卵前 LH 高峰，排卵受到抑制。

2. 干扰受精和受精卵着床 ①孕激素使宫颈黏液量减少，黏稠度增加，拉丝度降低，阻碍受精。②雌激素、孕激素共同作用可影响受精卵在输卵管内的正常运送，干扰受精卵着床。③孕激素可改变子宫内膜的形态和功能，不利于受精卵着床。

（三）甾体激素避孕药种类

甾体激素避孕药包括口服避孕药、长效避孕针、短效避孕药、缓释避孕药和避孕贴剂。常用药物种类见表 22－1、表 22－2。

表 22-1 常用甾体激素复方短效口服避孕药

名称	雌激素含量/mg	孕激素含量/mg	剂型
复方炔诺酮片（避孕片1号）	炔雌醇0.035	炔诺酮0.6	22片/板
复方甲地孕酮片（避孕片2号）	炔雌醇0.035	甲地孕酮1.0	22片/板
复方避孕片（0号）	炔雌醇0.035	炔诺酮0.3 甲地孕酮0.5	22片/板
复方去氧孕烯片	炔雌醇0.03	去氧孕烯0.15	21片/板
	炔雌醇0.02	去氧孕烯0.15	21片/板
炔雌醇环丙孕酮片	炔雌醇0.035	环丙孕酮2.0	21片/板
屈螺酮炔雌醇片	炔雌醇0.03	屈螺酮3.0	21片/板
屈螺酮炔雌醇片Ⅱ	炔雌醇0.02	屈螺酮3.0	24+4片/板
左炔诺孕酮/炔雌醇三相片	—	—	21片/板
第一相（1~6片）	炔雌醇0.03	左炔诺孕酮0.05	—
第二相（7~11片）	炔雌醇0.04	左炔诺孕酮0.075	—
第三相（12~21片）	炔雌醇0.03	左炔诺孕酮0.0125	—

表 22-2 其他甾体激素避孕药

类别	名称	雌激素含量/mg	孕激素含量/mg	剂型	给药途径
探亲避孕片	炔诺酮探亲片	—	炔诺酮5.0	片	口服
	甲地孕酮探亲避孕片1号	—	甲地孕酮2.0	片	口服
	炔诺孕酮探亲避孕片	—	炔诺孕酮3.0	片	口服
	53号避孕药	—	双炔失碳酯7.5	片	口服
长效避孕针	醋酸甲羟孕酮避孕针	—	醋酸羟孕酮150	针	肌内注射
	庚炔诺酮注射液	—	庚炔诺酮200	针	肌内注射
	复方庚酸炔诺酮（避孕1号针）	戊酸雌二醇5	庚酸炔诺酮50	针	肌内注射
皮下埋植剂	左炔诺孕酮硅胶棒Ⅰ型	—	左炔诺孕酮36/根	6根	皮下埋植
	左炔诺孕酮硅胶棒Ⅱ型	—	左炔诺孕酮75/根	2根	皮下埋植
	依托孕烯植入剂	—	依托孕烯68/根	1根	皮下埋植
阴道避孕环	甲地孕酮硅胶环	—	甲地孕酮200或250	只	阴道放置
	左炔诺孕酮阴道避孕环	—	左炔诺孕酮5	只	阴道放置
	依托孕烯炔雌醇阴道环	炔雌醇2.7	依托孕烯11.7	只	阴道放置

1. 口服避孕药 口服避孕药（oral contraceptive，OC）包括复方短效口服避孕药和复方长效口服避孕药。

（1）复方短效口服避孕药：复方短效口服避孕药（combination oral contraception，COC）由雌激素（以炔雌醇为主）与多种孕激素结合而成。近年来，随着激素避孕的发展，炔雌醇用量已经由35μg降至20μg，并对其进行了改良，使其更加贴近自然孕激素，从而提高了避孕的有效性和安全性。

使用方法如下。①单相片在整个周期中雌、孕激素含固定。复方炔诺酮片、复方甲地孕酮片等，第1片可以在月经的第5天口服，连续服用22天之后，需要停药1周，然后才能继续口服第2个周期。复方去氧孕烯片、屈螺酮炔雌醇片和炔雌醇环丙孕酮片，于月经第1天服药，连服21天后需停药7天再开始服用第2周期。屈螺酮炔雌醇Ⅱ内含24片活性药片，4片不含药的空白片。月经第1天开始服药，先服活性片，后服空白片，服满28天后无须停药接着服下一周期。若有漏服应及早补服，且警惕有妊娠可能。若漏服2片，补服后要同时加用其他避孕措施。漏服3片应停药，待出血后开始服用下一周期药物。②三相片中每一相雌、孕激素含量，都是按照女性的生理周期来确定的，每个阶段的药品颜色都不一样，每个阶段的药品旁边都标注了一周的日期，提醒患者按照箭头指示的顺序服用。左炔诺孕酮/炔雌醇三片可以在月经来潮的第三天起服，每天一粒，连续服用21天。复方短效口服避孕药是一种以抑制排卵为主的药物，在临床上只要正确服用，成功率几乎是100%。

（2）复方长效口服避孕药：由长效雌激素和人工合成孕激素配伍制成，1次服药可实现1个月的避孕效果。避孕有效率在96%～98%。由于复方长效口服避孕药含有较高剂量的激素，会有更多的不良反应，如类早孕反应、月经失调等，因此较少应用。

2. 探亲避孕药　探亲避孕药（vacation pill）也称为速效避孕药，适合那些有短期探望需求的夫妇使用。可以抑制排卵，改变子宫内膜的形态和功能，提高宫颈黏液的黏稠度。但因其剂量过大，在临床上很少应用。

3. 长效避孕针　长效避孕针（injectable hormonal contraceptives）分为单孕激素制剂和雌、孕激素复合制剂两种，有效率超过98%。特别适用于对口服避孕药有明显胃肠道反应者。

用法及注意事项如下。①雌性激素和孕激素复合制剂，每次肌内注射一次，可以达到一个月的避孕效果。第1次在月经周期的第5、12天肌内注射1支，以后每个月经周期的第10～12天肌内注射一支。女性在打完疫苗后的12～16天会有月经来潮。因其用量大、不良反应大，故极少使用。②单孕素，醋酸甲羟孕酮避孕针，间隔3个月1次，具有良好的避孕作用；庚炔诺酮避孕针，间隔2个月肌内注射1次。长期避孕针的不良反应有很多，比如月经不调、点滴出血、闭经等。由于单孕激素制剂对乳汁的质和量影响小，较适用于哺乳期妇女。

4. 缓释避孕药　又称缓释避孕系统，利用能够缓慢释放药物的高分子材料作为载体，通过一次性投药在人体内连续、稳定地释放微量的甾体激素，主要是孕激素，以实现长期避孕的效果。

（1）皮下埋植剂：皮下埋植剂（subdermal implants）是一种内含孕激素的缓释系统避孕剂，避孕效果可达99%以上。含左炔诺孕酮皮下埋植剂分为左炔诺孕酮硅胶棒Ⅰ型和Ⅱ型，Ⅰ型每根硅胶棒含36mg的左炔诺孕酮，总量216mg，使用年限5～7年；Ⅱ型每根硅胶棒含75mg左炔诺孕酮，总量150mg，使用年限3～5年。另一种含依托孕烯单根埋植剂内含依托孕烯68mg，放置方法简便，不良反应小，1次埋植可持续3年。

使用方法是于月经周期的前7天内放置，用套管针将硅胶棒埋入左上臂内侧作皮下扇形插入。放置后24小时即可发挥避孕作用。不良反应主要有不规则少量阴道流血或点滴出血，少数闭经，一般3～6个月内逐渐减轻或消失。对于出血时间较长或无法忍受的情况，可以考虑使用雌激素进行治疗。

（2）缓释阴道避孕环：缓释阴道避孕环（contraceptive vaginal）是以硅胶或柔韧塑料为载体，内含激素的阴道环，每日释放小剂量的激素，通过阴道壁吸收入血液循环而达到避孕作用。甲地孕酮硅胶环内含甲地孕酮 200mg 或 250mg，释放 100μg/d，一次放置，避孕 1 年，经期不需要取出。其不良反应与其他单孕激素制剂基本相同。用法为月经干净后将甲硅环放入阴道后穹隆或套在宫颈上，具有取放方便的优点。

（3）避孕贴片：是一种通过皮肤递送药物的避孕方法。这种贴片内含有避孕药物，能够每天定量地通过皮肤释放，以此来达到避孕的目的。用户每周更换一次贴片，连续使用 3 周，然后休息 1 周，1 个月总共使用 3 个贴片。

（四）避孕药的不良反应及处理

1. 类早孕反应 大约 10% 的女性在服药期间会出现食欲缺乏、恶心、呕吐等症状。这类药物一般无须特殊治疗，在服用几个周期之后，其不良反应就会消失。若出现更严重的症状，则可考虑改换用药或采用其他的节育措施。

2. 不规则阴道流血 又称突破性出血。这种情况一般是在忘记服用药物的时候发生的，但是即使没有遗漏，这种情况也可能会发生。轻度出血无须治疗，可随时间减轻直至消失。假如有出血较多，可以在夜间口服避孕药的同时补充雌激素。若出血量与经量相近，或持续时间过久，则应停止服用药物，并将其作为一个月经周期来处理。在下一个周期重新服用或更换药物。

3. 闭经 1% ~2% 的妇女可能会发生闭经，常发生于月经不规律妇女。如果在停药后月经未来潮，需排除妊娠，停药 7 天后可以继续服用。如果连续闭经 3 个月，应停药观察。

4. 色素沉着 极少数妇女脸上会有一种蝴蝶状的浅棕色的色素沉着，一般停用药物后会自动消失或者减轻。

5. 体重增加 个别妇女服药后食欲亢进，体内合成代谢增加，出现体重增长。新一代口服避孕药，如屈螺酮炔雌醇片，具有抗盐皮质激素的作用，可减轻水钠潴留。

6. 其他 偶见头痛、复视、乳房胀痛等，可对症处理，必要时停药做进一步检查。

三、其他避孕

（一）紧急避孕

紧急避孕（emergency contraception）又称房事后避孕，是指女性在没有保护措施或避孕失败后数小时或数天内，为了预防意外怀孕所采用的一种补偿性避孕措施，包括放置含铜宫内节育器和口服紧急避孕药。此法只适用于一次非保护措施的性交，且每一个月经周期只使用一次，其避孕效果比传统避孕药差。紧急避孕药的使用剂量很大，而且有很大的不良反应，无法替代传统的避孕方式。护理人员有必要对育龄妇女进行应急避孕教育。

1. 适应证 ①避孕失败，包括阴茎套破裂或滑脱、未能做到体外排精、错误计算安全期、IUD 脱落或移位、漏服短效口服避孕药等。②发生未采取避孕的性行为。③遭到性暴力。

2. 方法

（1）宫内节育器：采用含铜 IUD，想要长期避孕的，符合放置 IUD，以及对激素使用有禁忌证的妇女，可以选择含铜的 IUD。无保护措施的性行为 5 天内（120 小时）内放置，其避孕率在 95% 以上。

（2）紧急避孕药：①雌、孕激素复合制剂，现有复方左炔诺孕酮片，每片含有炔雌醇 30μg，左炔诺孕酮 150μg，可用于临床治疗。在不采取保护性措施性生活的情况下，3 天（72 小时）服用 4 粒，12 小时以后再服用 4 粒。②单黄体酮制剂，目前市场上有 0.75mg 的左炔诺孕酮片。没有保护性的性生活后 3 天（72 小时）可以吃一粒，12 小时以后再吃一粒。③抗孕酮制剂，没有保护性的性生活后，口服 10mg 的米非司酮（mifepristone）片。

3. 不良反应　服用该药后可能会出现恶心、呕吐、月经不调、阴道不规则出血等症状，通常不用治疗。如果出现了月经推迟超过 1 周的情况，需要进行检查。米非司酮片的不良反应较小，不良反应小。

（二）外用避孕

1. 阴茎套　阴茎套（condom）也称避孕套，为男性避孕工具。可阻止精子进入阴道达到避孕的目的。阴茎套为筒状优质薄乳胶制品，顶端呈小囊状，射精时精液储留在小囊内，容量为 1.8ml。筒径（mm）有 29、31、33、35 四种规格。使用前应先行吹气检查其无漏孔，同时排去小囊内空气，射精后在阴茎尚未软缩时即捏住套口与阴茎一起取出。选择合适型号的阴茎套，不宜过大或过小。事后必须检查阴茎套有无破裂，若有破裂或使用过程中发生阴茎套脱落，需采取紧急避孕措施。每次性交均应全程使用，不能反复使用。正确使用避孕成功率达 93% ~95%。使用阴茎套还可以防止性传播疾病，故应用广泛。

2. 阴道套　阴道套（vaginal pouch）也称女用避孕套（female condom），以聚氨酯（或胶乳）为原料，长 15 ~ 17cm 的松软袋。在开口处，可弯曲的 7cm “外环” 与一个直径 6.5cm 的自由 “内环” 相连，置于女性阴道中，使精子与卵子不能直接接触。女用安全套不仅可以避孕，而且可以防止性病和艾滋病。除阴道过紧、生殖道畸形、子宫Ⅱ度脱垂、生殖道急性炎症及对女用避孕套过敏外，均可使用（图 22 -2）。

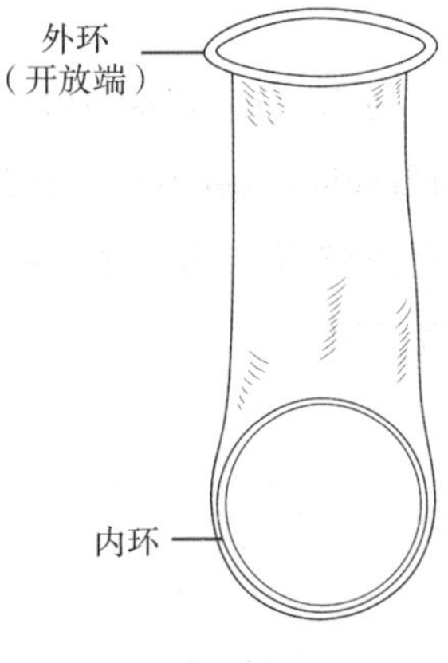

图 22 -2　女用避孕套

3. 外用杀精剂　一种化学避孕制剂，主要是在同房时，将精子灭活，从而达到避孕的效果。避孕栓剂、片剂、胶冻剂、凝胶剂、避孕薄膜等在临床上较为常用，以壬苯醇醚和惰性基质制成，具有快速高效杀精能力。放进阴道后需要 5 ~ 10 分钟，待药物溶解后再进行性交。如果置入 30 分钟后还没有进行性交，则应重新放置。如果使用不当，则有超过 20% 的失败率，因此不宜用作避孕的首选药物。

（三）安全期避孕

安全期避孕也称为自然避孕，是指依据女性的生育生理规律，推算出排卵日期，不需要使用任何避孕药品或者器械，在月经周期的易受孕期，通过禁欲来实现避孕。常用的方法有日历表法、基础体温法、宫颈黏液观察法等。日历表法比较合适月经周期规律的妇女，排卵通常发生于下一次月经来潮前14天左右，可以推断，在排卵的前后4~5天是易受孕期。根据基础体温及宫颈黏液的情况，可以判断出排卵日期，所以也可以选择基础体温法和宫颈黏液观察法。女性的排卵会受到情绪、健康状况、性生活和外部环境等诸多因素的影响，会出现排卵的提前或者延迟，也可能会出现额外的排卵，所以安全期避孕失败率很高，不能广泛应用。

另外，目前正在研究中的还有黄体生成激素释放激素类似物避孕、免疫避孕法的导向药物避孕及抗生育疫苗。

知识拓展

高效避孕方法和非高效避孕方法

世界卫生组织将常用避孕方法分为高效和非高效两类。某一种避孕法，每百名女性完美使用1年，意外怀孕的人数少于1人，就是高效避孕法。包括宫内节育器、皮下埋植剂、绝育术、长效避孕针、复方短效口服避孕药等。除高效避孕方法以外的其他避孕方法均是非高效避孕方法。例如，外用避孕药（膜剂、栓剂、凝胶），即便严格遵循使用方法，每百名女性使用1年内意外怀孕的人数仍在18人以上；安全套在一般使用情况下，每百名女性使用1年内有超过15人意外怀孕。

第二节　绝育方法

绝育（sterilization）是指通过手术或药物达到永久不生育的目的。输卵管绝育术（tubal sterilization operation）是最常用的女性绝育方法，通过输卵管结扎手术阻断精子与卵子相遇而达到绝育目的，是一种安全、永久性节育措施，主要有经腹输卵管绝育术、经腹腔镜输卵管绝育术。

一、经腹输卵管绝育术

（一）适应证

1. 要求接受绝育术且无禁忌证者。
2. 患严重全身疾病不宜生育者。

（二）禁忌证

1. 24小时内两次体温达37.5℃或以上。
2. 全身状况不佳，不能耐受手术者，如心力衰竭、血液病等。
3. 患严重的神经症。
4. 各种疾病的急性期。
5. 腹部皮肤有感染灶或患有急、慢性盆腔炎。

（三）麻醉

采用局部浸润麻醉或硬膜外麻醉。

（四）手术步骤

1. 受术者排空膀胱，取仰卧位，留置导尿管。

2. 手术野常规消毒，铺无菌巾。

3. 手术经过如下。①取下腹部耻骨联合上方 2 ~ 4cm 纵切 2cm，分娩后于子宫下方 2 ~ 3cm 的纵切。按顺序切开皮肤、皮下脂肪、腹直肌前鞘、腹膜，直到开放腹腔。②找到并取出输卵管是手术中的重要步骤。可按子宫部位不同选用卵圆钳、指板或挂钩取管法。在取出输卵管后发现了输卵管的伞端，需要在手术中做进一步的检查。③输卵管结扎的方法有抽芯包埋法、输卵管银夹法、输卵管折线结扎法。抽芯包埋法是一种创伤小、并发症少、成功率高的手术方法，是目前我国常用的方法。确定输卵管后，以两把鼠齿钳钳住输卵管，于输卵管峡部浆膜下注入利多卡因扩张浆膜，切开扩张的浆膜层，用弯蚊钳法分离输卵管，剪去输卵管 1cm 左右，再将输卵管两侧断端结扎，最后缝合浆层，近端包埋于系膜中，另一端则保留在系膜外侧。确认没有出血，送回腹腔。同法结扎对侧输卵管。④核对无出血情况，清点纱布、器械数量，对腹壁进行分层缝合，关闭腹腔，完成手术后，将患者送回病房。

（五）术后并发症及防治措施

1. 出血或血肿　过度牵拉会对输卵管或系膜血管造成损害，造成腹腔积液和血肿。所以在术中要注意操作轻柔，以免伤及血管，在关腹之前要注意是否有出血。如果出血或者出血，要帮助医生进行适当的处理。

2. 感染　机体原发病灶若未及时治疗，因手术伤口或机体免疫力下降，可能引起内源性感染。外科手术器械和敷料的灭菌不严格，术中未严格遵守操作规程，也会引起外源性感染。如果出现感染，需要在医生的指导下使用抗生素。

3. 脏器损伤　术者操作不熟练、解剖关系不清楚、操作粗鲁，造成膀胱和肠道的损伤。故术中要严格按照规范进行，如有外伤，要立即进行修复，同时要做好术后观察。

4. 输卵管再通　绝育者有 1% ~2% 的再通率，其原因多为绝育方法自身的缺点，也可能是手术操作的失误。在操作过程中，术者要保持注意力高度集中，避免误扎或漏扎输卵管。

（六）护理要点

1. 知情选择　告知患者适应证、禁忌证、手术时机、方法、可能出现的并发症、术后恢复情况和注意事项，以获得患者的知情同意。同时做好心理护理，消除受术者对手术的恐惧心理，使其能积极配合。

2. 术前准备

（1）协助医生做好经腹输卵管结扎术手术时间的选择。①非孕妇女宜在月经干净后 3 ~ 4 天。②自然流产待月经复潮后。③人工流产或分娩后宜在 48 小时内施术。④中期妊娠终止或宫内节育器取出术后可立即施行。⑤剖宫产同时可做绝育术。⑥哺乳期妇女或闭经妇女排除早孕后。

（2）术前详细询问病史，并做全身体格检查、妇科检查、白带常规、血常规、尿常规、凝血功能检查、肝肾功能检查等，全面评估受术者。

（3）按妇科腹部手术前常规准备。

3. 术后护理

（1）术后密切观察受术者生命体征，评估有无腹痛、内出血或脏器损伤等情况。

（2）局部浸润麻醉，受术者不需要禁食，应及早下床活动，鼓励受术者及早排尿。

（3）保持伤口敷料干燥、清洁，并注意观察伤口的恢复情况。

（4）告知受术者术后休息3～4周，2周内禁止性生活。

二、经腹腔镜输卵管结扎术

（一）适应证

适应证同经腹输卵管结扎术。

（二）禁忌证

禁忌证主要为心肺功能不全、腹腔粘连、膈疝等，其他同经腹输卵管结扎术。

（三）操作方法

采用全身麻醉或硬膜外麻醉，受术者取头低臀高仰卧位，腹部常规消毒，于脐孔下缘作1cm小切口，将气腹针插入腹腔内注入CO_2 2～3L，再置入套管针放置腹腔镜。在腹腔镜直视下用弹簧夹钳夹或硅胶环套于输卵管峡部，以阻断输卵管通道。也可采用双极电凝法于输卵管峡部1～2cm烧灼。通过对3种手术方式的失败率进行分析，结果显示，电凝再通率最低为1.9‰、硅胶环为3.3‰、弹簧夹为27.1‰，但相比于电凝，机械绝育手术损伤较小，术后复通率更高。

（四）术后护理

1. 术后静卧4～6小时方可下床活动。
2. 密切注意患者的生命体征，有无腹部疼痛，内出血，器官损害等。

第三节　避孕失败的补救措施及护理

各种避孕措施、节育和绝育手术都有失败的可能。对于意外妊娠、由于疾病不能继续妊娠、检查结果发现胚胎异常者，需要终止妊娠，方法包括早期妊娠终止方法和中期妊娠终止方法。

一、早期妊娠终止方法

人工流产（artificial abortion）是指由于意外怀孕或疾病等原因，通过人工手段终止妊娠，是对避孕失败的一种补救措施。人工流产对女性生育健康有影响。因此，在非医疗需求的情况下，任何单位和个人都不能进行胎儿性别鉴定，也不能有选择性人工终止妊娠。做好节育措施，防止和减少非计划怀孕，才是计划生育工作的真正目的。终止早期妊娠的人工流产方法有手术流产及药物流产。

（一）手术流产

手术流产（surgical abortion）是采用手术方法终止妊娠，包括负压吸引术（vacuum aspiration）和钳刮术。

1. 负压吸引术

（1）适应证：①孕妇在怀孕10周以内，且无禁忌证的情况下主动提出流产。②身患重病，不能继续妊娠者。

（2）禁忌证：①有生殖系统的炎性反应。②各类疾病在急性阶段，或合并有严重系统疾病者。③手术前后间隔4个小时，两次体温都高于37.5℃。

（3）术前准备：①全面了解患者的病情，做全面的检查和妇科检查。②通过血液、尿液hCG、超声等检查，明确早期妊娠的诊断。③检查阴道分泌物、血常规和凝血功能，以利于临床治疗。④测体温、脉搏、血压等指标。⑤加强与患者的交流，缓解患者的心理压力。⑥膀胱排空。

（4）镇痛与麻醉：通常无须全麻，但为缓解患者的痛苦，可采用全麻。临床上常见的麻醉方式有静脉全麻、宫旁神经阻滞、子宫颈或宫外表面麻醉。

（5）手术步骤：①体位与消毒，受术者取膀胱截石位，进行外阴、阴道的常规消毒，铺无菌毛巾。对子宫的位置、大小和附件进行检查。应用扩张器扩张阴道，并对阴道和宫颈进行消毒。②探测宫腔及扩张宫颈，用宫颈钳钳住宫颈前唇，顺着子宫的方位，用子宫探头探入子宫的方向和深度，然后按照子宫的大小，选用合适的吸管。用宫颈扩张器进行宫颈扩张由小号到大号，扩张至比选用吸头大半号或1号。③吸管负压吸引，将吸管与负压吸引器相连，缓慢地将吸管送入宫底，在有阻力的情况下，将吸管轻轻收回。根据孕周和子宫的大小，采用顺时针负压吸引吸宫腔1～2圈，通常是400～500mmHg。感到宫壁粗糙，提示吸净。这时，将胶管折起，取出宫腔内的吸管。然后用小刮匙在子宫底部和两侧宫角轻轻搔刮，检查宫腔是否吸净。如有需要，可将吸管重新插入，再用低负压抽吸子宫腔1圈。将宫颈钳拿起，用棉球拭净宫颈和阴道内的血迹，手术结束。④将吸出物过滤，测量血液与组织容量，细致观察是否有绒毛，如没有绒毛则送病理检查。

2. 钳刮术

（1）适应证：①适用于妊娠10～14周内自愿要求终止妊娠而无禁忌证者。②其余同负压吸引术。

（2）禁忌证、术前准备、镇痛与麻醉：同负压吸引术。

（3）手术步骤：①体位及消毒，同负压吸引术。②扩张宫颈，必须用器械或药物充分扩张宫颈管。③取出妊娠组织，用卵圆钳钳夹胎儿及胎盘组织，必要时用小刮匙轻刮宫腔一周。观察有无出血，若有出血，加用缩宫素。

因胎儿较大且骨骼已形成，钳刮术操作较危险，易造成出血多、宫颈裂伤、子宫穿孔等并发症。故应强调以避孕为主，避孕一旦失败，宜尽早行药物流产或负压吸引术。

3. 护理要点

（1）协助医生严格核对手术适应证和禁忌证，做好术前准备。

（2）术中陪伴受术者身边了解其感受，关心体贴受术者，给予心理支持，指导其术中配合技巧减轻不适；严密观察，出现异常及时报告医生；配合医生检查吸出物，必要时送病理检查。

（3）需留观察室1个小时，密切观察是否有腹痛、阴道流血等症状，并根据医生的指示用药；嘱咐术后1个月不能同房，也不能使用盆浴，要注意保持外阴的清洁，防止感染；做完负压吸引术后要休息2个星期，如果出现腹部疼痛和阴道流血，应及时就医。

（4）主动开展“流产后关怀”服务，对妇女及其家庭成员进行避孕措施的宣传，使其能够在流产后立即采取科学的避孕措施，防止再次流产。

4. 并发症及防治

（1）术中出血：孕周越大，子宫越大，子宫收缩越差，出血量就越多。可将子宫颈管扩张后，再将催产素注入宫颈内，尽早钳取或抽吸妊娠产物；若吸管过细，胶管过软，或因负压过小而造成的渗血，则需立即将吸管及软管更换，并调节负压。

（2）子宫穿孔：是一种严重的外科流产并发症。这种疾病的发生与手术技巧及子宫自身的状况有很大的关系，比如哺乳期子宫、瘢痕子宫、子宫过度屈曲、子宫畸形等。如果在操作过程中突然感觉无宫底感，或者器械插入的深度大于测量值，则可能是发生了穿孔，必须马上终止操作。注意观察受术者的生命体征，如血压、脉搏，有无腹痛、阴道出血、腹腔出血等。穿孔小，没有器官损害和内部出血，在手术结束后，可以通过注射收缩性药物和抗生素来防止感染；如果确定妊娠组织还没有被吸净，应该让有经验的医师避开穿孔点，或者在B超或腹腔镜下进行检查；若尚未进行吸宫，可以先观察1周，再清除妊娠产物。如果有严重的穿孔，有内出血的可能，或者是有内脏损伤的，需要及时进行手术治疗。

（3）人工流产综合反应：受术者在手术过程中或手术结束后会出现恶心、呕吐、心动过缓、心律不齐、面色苍白、头晕、胸闷、大汗淋漓等，严重的还会出现迷走神经兴奋的表现。除了患者的精神紧张之外，还可能是由于子宫体或宫颈受到机械性的刺激，从而引起迷走神经的兴奋。所以，手术前应对患者进行心理护理，减轻患者的精神压力；在扩张子宫颈的过程中，一定要轻柔，先用小号的子宫扩张器，逐步增加号数；在吸宫的过程中，要保持一定的负压，在进出宫颈口时关闭负压，在吸干净子宫后不要反复吸刮宫壁。如果患者出现上述症状，应该马上停止手术，给予吸氧，通常可以自行康复。病情严重者，可以在静脉内给药0.5～1.0mg的阿托品。

（4）漏吸或空吸：如果确诊子宫内妊娠，并且在人工流产术中没有吸取出胚胎或绒毛，导致继续妊娠或胚胎停止发育，则被认为是漏吸。多因为子宫畸形，位置异常，孕周过小，或者是操作不够娴熟。如有漏吸者，需再行负压吸引术。误诊宫内妊娠行人工流产术，称为空吸。术毕无绒毛，则需再行妊娠试验、超声检查，宫内未见妊娠囊。一旦确诊空吸，应立即将所有吸刮的组织送病理检查，警惕异位妊娠。

（5）吸宫不全：是指在人工流产术后，部分妊娠组织残留在宫腔内，是常见的并发症。可能是因为医生操作不熟练和子宫位置的异常。经阴道流血10天以上，出血量过多，流血停止后又出现大量流血需警惕吸宫不全，B超检查对确诊有帮助。在没有明确的感染征象的情况下，早期行刮宫手术，刮出物送病理检查，并给予适当的抗生素以防止感染。如合并感染，则需先控制感染，再进行刮宫手术。

（6）术后感染：主要原因是吸宫不全，术后性生活过早，敷料及器械的消毒不严格，无菌意识差。初起主要是急性子宫内膜炎，如果没有得到有效的治疗，可能扩散到子宫肌层、附件和盆腔腹腔，甚至引起脓毒血症。患者会出现发热、腹痛、白带混浊及不规则阴道流血等症状。在做妇科检查的时候会发现子宫或者是附件区域有压痛。治疗方法包括半卧位休息、给予系统的支持治疗、抗感染等。如果在子宫中发现了残留的妊娠产物，应按感染性流产进行治疗。

（7）羊水栓塞：较为少见，多由于宫颈裂伤、胎盘剥离致血窦打开，为羊水流入母体血液循环创造了条件。妊娠早中期羊水中可见物含量很低，一旦出现羊水栓塞，症状及严重程度均较孕晚期轻。处理方法参见第十一章第三节羊水栓塞。

（8）远期并发症：有宫颈粘连、宫腔粘连、月经失调、慢性盆腔炎、继发性不孕等。

（二）药物流产

药物流产（medical induction）是使用药物来结束早期妊娠的方法。米非司酮和米索前列醇是临床上常使用的药物。米非司酮是类固醇类抗孕激素类药。米索前列醇是一种能兴奋子宫，软化宫颈的前列腺素类似物。两药配伍应用终止早孕的完全流产率在90%以上。

1. 适应证　①妊娠≤49 天可行门诊药物流产；＞49 天应酌情考虑，必要时住院流产。②超声确诊为宫内妊娠。③有手术流产高危因素者，如瘢痕子宫、哺乳期、宫颈发育不良或严重骨盆畸形等。④多次手术流产史，对手术流产有疑虑或恐惧心理者。

2. 禁忌证　①有服用米非司酮禁忌证者，如肾上腺疾病、内分泌疾病、妊娠期皮肤瘙痒史、血液病、血管栓塞等。②有服用米索前列醇禁忌证者，如心血管疾病、青光眼、哮喘、癫痫、结肠炎等。③带器妊娠、异位妊娠。④其他：过敏体质、妊娠剧吐、长期服用抗结核、抗癫痫、抗抑郁、抗前列腺素药等。

3. 用药方法

（1）顿服法：用药第 1 天顿服米非司酮 200mg，第 3 天早上口服米索前列醇 0. 6mg。

（2）分服法：米非司酮 150mg 分次口服，第 1 天晨服 50mg，8 ~ 12 小时后再服 25mg，第 2 天早、晚各服 25mg，第 3 天上午 7 时再服 25mg。于第 3 天服用米非司酮 1 小时后服米索前列醇 0. 6mg。每次服药前后至少空腹 1 小时。

4. 护理要点

（1）术前应详细询问停经时间、生育史、既往史及药物过敏史，根据双合诊检查、尿 hCG 检查和 B 超检查明确早期宫内妊娠诊断，并进行血常规、出凝血时间及阴道分泌物常规等检查。协助医生严格核对孕妇药物流产的适应证和禁忌证，签署知情同意书。

（2）关注妇女心理变化，介绍药物流产相关知识及注意事项，减轻思想顾虑。

（3）耐心详细地讲解米非司酮、米索前列醇的使用剂量、次数、用药方法及不良反应等，告知妇女遵医嘱服用药物，切记不可出现漏服、少服或者多服现象，不可提前或推迟服药。

（4）向妇女说明服药后排出胎囊的可能时间，大多数妇女在服药 6 小时内会出现阴道少量流血，胎囊随之排出。个别需要更长时间，需密切观察，耐心等待，告知妇女可能会出现阴道流血、小腹下坠感、腹痛等症状。

（5）协助妇女如厕，指导妇女使用专用便器或一次性杯收集妊娠排出物。协助医生根据排出物鉴定妊娠囊大小、是否完整。

（6）密切观察阴道流血、腹痛等情况，若流产不全或流产失败，协助医生做好清宫准备。

（7）嘱妇女药物流产后注意休息，保持外阴清洁，1个月内禁止性生活及盆浴，预防感染。

（8）帮助流产后女性选择合适的避孕方法，避免重复流产。

5. 不良反应及处理

（1）胃肠道反应：服用米非司酮、米索前列醇可抑制胃肠道的胃液分泌，同时也可引起胃肠道不适，如恶心、呕吐、腹泻。症状轻微的患者不需要特别的治疗，可以做一些心理安抚。病情严重的患者可以在医生的指导下服用维生素 B_6 20mg 或者甲氧氯普胺 10mg，同时还要进行补液，缓解症状。

（2）阴道流血：其主要不良反应为出血时间长、出血多。用药后应严密随访，可疑为不全流产时应立即进行刮宫手术，同时使用抗生素进行预防。但在进行药物流产之前，一定要先将异位妊娠排除，因为异位妊娠患者如果误做了药物流产，可能会造成失血性休克。药物流产一定要到具备抢救能力的正规医院进行。

知识拓展

流产后关爱

流产后关爱（post-abortion care，PAC）。根据 WHO 的指南，核心成分包括流产并发症的医疗服务、流产后计划生育服务（post-abortion family planning service，PAFPS）、流产后咨询服务、流产后社区服务，以及流产后生殖健康综合服务。PAFPS 的关键点在于 4 个方面：强化“立即避孕”的意识、知情选择合适的避孕方法、立即落实避孕措施和坚持正确使用。

近年来，流产后关爱服务整合资深专家团队，设立私密空间，设置专用的避孕与人工流产门诊咨询室，为育龄妇女及人工流产患者提供充满人性化的多种形式保健咨询服务。

二、中期妊娠终止方法

病情较重的不能继续妊娠的孕妇或者防止先天性畸形婴儿出生，必须停止中期妊娠时，依沙吖啶（利凡诺）引产或水囊引产是有效的方法。

（一）适应证

1. 妊娠≥14 周至<28 周，患有重大病情不适合再妊娠的患者。
2. 孕早期暴露于造成胎儿畸形的因素，经检测显示胎儿畸形者。

（二）禁忌证

1. 患有各种急性感染性疾病、慢性疾病急性发作期、生殖器官急性炎症。
2. 手术前的 2 次体温都在 37.5℃以上，间隔 4 小时。
3. 前置胎盘或腹部皮肤感染者。

（三）操作方法

1. 依沙吖啶引产 有羊膜腔内注射法和羊膜腔外注射两种方法。依沙吖啶是强效杀菌药物，注射到羊膜腔或羊膜外宫腔后，会导致胎盘组织变性坏死，增加前列腺素合成，导致子宫收缩。依沙吖啶还会损害胎儿生命器官，使胎儿中毒而死。羊膜腔注射依沙吖啶法是临床上常见的引产方法，其引产成功率在 90% ~100%。

（1）羊膜腔内注入法：孕妇排完尿后，取仰卧位，腹部皮肤常规消毒，置无菌巾。在穿刺部位以 0.5% 利多卡因行局部浸润麻醉，将腰间穿刺针垂直插入腹壁，当一次穿刺阻力消失时，则为入腹。若再有阻力，则为已入宫腔。穿刺针插入羊膜腔，取出针头，观察到有羊水外溢，用注射器将羊水抽走，然后注射 0.2% 的依沙吖啶（图 22－3）。将穿刺针取出，进行局部消毒，然后用纱布加压几分钟，然后用胶带固定。

（2）羊膜腔外注入法：孕妇排完尿后取膀胱截石位，进行外阴、阴道的常规消毒，并铺无菌毛巾。阴道窥器下显露宫颈、阴道，重新消毒后，用宫颈钳钳住宫颈前唇，用无菌导尿管插入宫内壁和胎囊之间，然后通过导管将依沙吖啶注射入宫腔（图 22－4）。将暴露的导管折起，将其绑紧，置于穹隆部位，用纱布填充，24 小时后拔除导管和纱布。

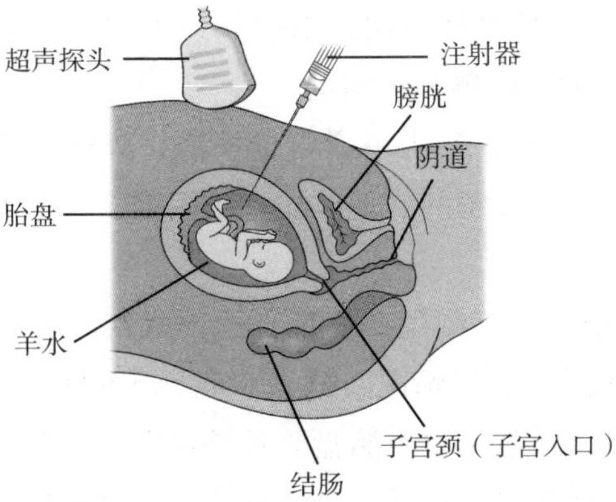

图 22－3　羊膜腔内注入法

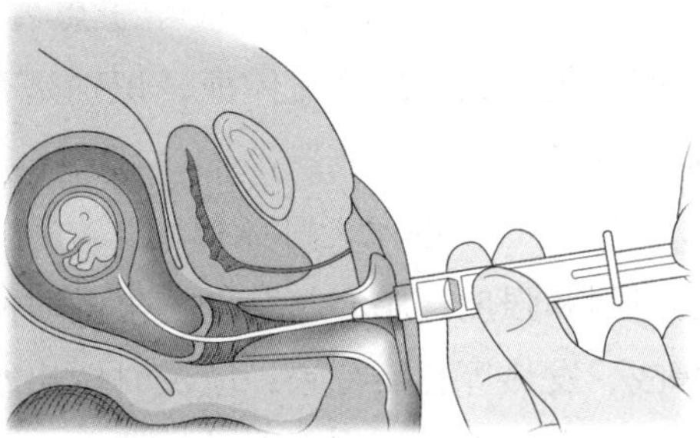

图 22－4　羊膜腔外注入法

2. 水囊引产　将消毒水囊放置在子宫壁和胎膜之间，根据妊娠月份大小，囊内注入 300 ~500ml 的 0.9% 氯化钠溶液，以增加宫腔压力和使胎膜剥离，局部前列腺素释放，引起子宫收缩，促使妊娠产物排出。一般水囊放置后 12 ~24 小时可引起宫缩。

（四）注意事项

1. 依沙吖啶引产

（1）依沙吖啶应用剂量通常为 50 ~100mg，但不多于 100mg。

（2）羊膜腔外注药时，避免导尿管接触阴道壁，防止感染。

2. 水囊引产

（1）注水量不得多于 500ml。

（2）放置水囊后，若出现规律宫缩，要及时取出水囊。如果发现宫缩乏力、取出水囊无宫缩、阴道流血较多的情况，需要静脉滴注缩宫素。

（3）放置水囊不得超过 2 次。再次放置应在前次取出水囊 72 小时后且无感染征象。

（4）水囊放置时间不应超过 24 小时。若宫缩过强、出血较多或体温超过 38℃，应提前取出水囊。

（5）外阴、阴道、宫颈急性炎症症需治愈后再放置水囊。

（五）并发症

1. 全身反应 偶尔会有发热，通常不超过38℃，常见在应用依沙吖啶后24～48小时，胎儿排出后体温很快下降。

2. 阴道流血 约有80%的受术者出现阴道流血，正常情况下不超过100ml。

3. 产道损伤 少数受术者可有不同程度的软产道裂伤。

4. 感染 水囊引产的主要并发症为感染，在手术过程中严格遵守无菌原则，术后应用抗菌药物，防止感染发生。

5. 胎盘胎膜残留 发病率低，目前多数建议在清除胎盘后马上进行刮宫手术，以防止妊娠组织残留。

（六）护理要点

1. 术前护理 护理人员在手术前应仔细观察患者的身体和心理状态，并配合医生对患者是否有手术指征和禁忌证进行正确的判断。将术中、术后可能发生的各种状况告诉患者，争取患者的配合，并在知情同意书上签字。术前3日严禁同房，术后每天1次进行阴道消毒。在使用依沙吖啶引产时，应先做B超，确定胎盘位置和穿刺点。

2. 术中护理 手术过程中应给予患者支持、鼓励，并为患者营造安静、舒适的手术环境。应密切关注患者的生命体征，识别是否存在羊水栓塞的表现，如呼吸困难、发绀等，做好抢救的准备。

3. 术后护理 嘱术者卧床休息，防止突然破水。监测生命体征，严密观察并记录宫缩出现的时间和强度、胎心与胎动消失的时间及阴道流血等情况。放置水囊后定时测量体温，若有寒战、发热等感染征象，应及时取出水囊。产后仔细检查胎盘胎膜是否完整，有无软产道裂伤，若发现裂伤，应立即进行缝合。胎盘、胎膜排出后常规行清宫术。注意观察产后宫缩、阴道流血及排尿情况。保持外阴清洁，预防感染。

若妊娠月份大的产妇引产后出现泌乳，需指导其及时采取退奶措施，可以用生麦芽60～90g，水煎泡茶喝，每天1剂，连续服用3天。

4. 健康指导 引产后妇女应注意休息，加强营养。术后6周禁止性生活及盆浴，为其提供避孕指导。告知妇女保持外阴清洁，预防感染。告知若出现发热、腹痛及阴道流血量多等异常情况，应及时就诊。

本章小结

思考题

1. IUD放置术后的健康指导有哪些？

2. 经腹输卵管绝育术后护理要点有哪些？

3. 人工流产有哪些并发症？要如何防治？

更多练习

（尹秀艳　梁园园）

第二十三章　妇产科常用护理技术

教学课件

学习目标

1. 素质目标

(1) 培养学生高度的职业责任感、良好的人际沟通能力。

(2) 培养学生理论联系实际的能力，坚持实事求是和科学严谨的工作态度。

(3) 培养学生严谨的学习精神，关怀、爱护和尊重女性，保护患者的隐私。

2. 知识目标

(1) 掌握：妇产科常用护理技术的适应证及操作方法。

(2) 熟悉：妇产科常用护理技术的操作要点。

(3) 了解：妇产科常用护理技术的物品准备。

3. 能力目标

(1) 能根据临床需要为患者进行妇产科护理技术操作。

(2) 能进行操作前的护理评估、操作中的心理护理和操作后的健康指导。

(3) 能自主学习、分析问题及处理问题。

案例

【案例导入】

产妇，30岁。G_1P_0，妊娠39^{+2}周，阵发性腹痛2小时入院。于2022年7月29日17：30顺产一女婴，新生儿体重3850g。产后第2日，查体：体温36.3℃，脉搏72次/分，呼吸20次/分，血压123/82mmHg，听诊结果正常。宫底与脐部平齐，恶露颜色为淡红色、量中等，会阴处的缝合伤口略有红肿，产妇自述疼痛明显。

【请思考】

护士小王在患者的护理实践中体现的素养是什么？

【请思考】

1. 应该给予产妇何种护理操作？

2. 在实施护理操作时，应注意哪些护理要点？

【案例分析】

第一节 会阴护理

一、会阴冲洗

会阴冲洗是一种通过使用消毒液对女性生殖器官进行清洁的方法，通过清洁会阴部，可以去除分泌物和降低细菌的数量，从而缓解病情并促进伤口愈合。

（一）目的

保持女性生殖器官的清洁和卫生，促进伤口愈合，降低感染的风险，达到防止会阴各个邻近器官的病原体交叉传播的目的。

（二）适应证

1. 妇科或产科手术后，留置导尿管的患者。
2. 会阴部手术或有外伤伤口的患者。
3. 长期卧床或生活不能自理的患者。
4. 急性外阴炎的患者。

（三）操作前评估

1. 了解患者的需求。
2. 评估患者的病情、自理能力及合作程度、会阴及外阴清洁情况（清洁度、有无伤口、出血等）及引流管情况，并保护好伤口。
3. 嘱患者排空大小便。

（四）操作前准备

1. 护士准备 着装规范，洗手、戴口罩。

2. 环境准备 环境舒适，调节病房内的温度在26~28℃。拉上隔帘，保护患者隐私。

3. 物品准备 橡胶中单1块，一次性垫巾1块，一次性手套1副，水温计1支，便盆1个，内盛消毒液500ml的冲洗壶1个，会阴擦洗盘1个，盘内放置消毒弯盘2个，无菌镊子或卵圆钳2把，浸有0.02%~0.05%碘伏溶液或1∶5000高锰酸钾溶液的棉球若干个，无菌干纱布2块，消毒干棉球若干。

（五）操作步骤

1. 核对患者信息，并向其说明会阴冲洗的目的及方法，可能出现的不适，以取得患者的理解和配合。遮挡围帘，保护患者隐私。

2. 臀下垫橡胶中单或一次性垫巾，将便盆放于中单或一次性垫巾上。嘱患者脱掉裤子，协助患者取膀胱截石位。

3. 护士手持盛有消毒液的冲洗壶，用镊子或卵圆钳夹取浸有消毒液的药液棉球。先擦拭冲洗会阴部，一般擦拭冲洗三遍。首先，对患者的阴阜、大腿内上 1/3、大阴唇和小阴唇进行第一遍的擦拭和冲洗，最后是会阴及肛周，护士遵循由外向内、自上而下、先对侧后近侧的顺序，初步冲净分泌物、污垢和血迹等。其次是第二遍，按照小阴唇、大阴唇、阴阜和大腿内上 1/3 擦拭冲洗，最后是会阴及肛周，擦拭冲洗的顺序为由内向外、自上而下，先对侧后近侧。第三遍的擦洗顺序与第二遍相同。

4. 操作结束后，撤去便盆。

5. 协助患者整理衣裤，撤去一次性垫巾及橡胶中单，整理床单位，洗手，记录。

（六）护理要点

1. 在清洗会阴时，应当留心观察会阴区域及会阴伤口周围的组织是否有肿胀、分泌物，伤口是否愈合，如果有异常情况应当及时向医生报告。

2. 如果会阴有伤口，应以伤口为中心进行清洁。

3. 对于分娩后和会阴部手术的患者，每次大便结束后都应清洗会阴以防止感染。

4. 在进行会阴冲洗时，对留置尿管的患者应该密切观察尿管通畅情况，避免脱落或打结。

5. 遵循无菌操作原则，最后冲洗有伤口感染的患者，以避免交叉感染。

二、会阴湿热敷

会阴湿热敷是一种传统的中医理疗方法，常用于治疗会阴部的不适，如疼痛、肿胀、湿疹等疾病。通过直接与会阴部的热源和药液或纱布进行接触，能够促进局部血液循环、提升白细胞的吞噬力及增强组织活性。有助于组织的再生、抗感染、镇痛，加速外阴伤口的愈合。

（一）目的

热敷能够扩张会阴部的血管，加速血液流通，进而提高局部组织的供血和供氧，有助于炎症的消退和疼痛的减轻，从而增强患者的舒适感。

（二）适应证

1. 会阴水肿的患者。

2. 会阴血肿吸收期。

3. 会阴伤口硬结及早期感染的患者。

（三）操作前评估

1. 了解患者的需求。

2. 评估患者的病情、自理能力及合作程度、会阴及外阴清洁情况（清洁度、有无伤口出血等）及引流管情况，并保护好伤口。

3. 嘱患者排空大小便。

（四）操作前准备

1. 护士准备　着装规范，洗手、戴口罩。

2. 环境准备 环境舒适，调节病房内的温度在24～26℃。拉上隔帘，保护患者隐私。

3. 用物准备 无菌弯盘2个、无菌镊子2把、无菌纱布、医用凡士林、热源（热水袋或电热宝等）、红外线灯、一次性臀垫1块、橡胶中单1块、一次性治疗巾1块、棉布垫1块、1次性手套1副。

4. 常用溶液 0.5%碘伏溶液、1∶5000高锰酸钾溶液、煮沸的50%硫酸镁溶液、95%乙醇、煮沸的大黄芒硝水、复方黄柏液等。

（五）操作步骤

1. 备齐用物，核对患者的姓名、床号、住院号，了解患者的病情及配合程度，解释说明会阴湿热敷目的、方法、效果，以取得患者的配合与支持。

2. 操作人员应清洁双手、佩戴口罩和手套，并协助患者在臀部下方依次放置橡胶中单、一次性臀垫和一次性治疗巾。协助患者取膀胱截石位，双腿外展，以便暴露出会阴热敷区域。

3. 常规行会阴擦洗，擦净会阴部污垢，用干纱布擦干。

4. 在患处涂抹凡士林后，将无菌纱布覆盖在热敷区域，然后放上温热的纱布（41～48℃），再用棉布垫保暖，适宜的热敷时间为15～30分钟。

5. 热敷垫每3～5分钟更换，可以将电热宝或热水袋放置在棉垫外部进行保温，也可以采用红外线灯照射（照射距离为20cm），这样可以延长热敷料的更换周期。

6. 热敷完毕，撤去敷布，观察局部热敷部位皮肤情况，用干纱布拭去皮肤上的凡士林，依次撤去一次性治疗巾、一次性臀垫及橡胶中单。

7. 协助患者穿好衣裤，为患者更换消毒会阴垫，整理床单位，洗手，记录。

（六）护理要点

1. 会阴部湿热敷的温度应在41～48℃，每次的热敷区域是受损区域的两倍。

2. 在进行热敷时，应密切留意患者的反应，特别是对于昏迷、休克、老年女性、虚弱和术后皮肤感觉有障碍的患者，要仔细观察皮肤的颜色变化，保持警惕，定期检查热源袋的状况，避免烫伤的发生。

3. 严格执行无菌操作，使用的物品、凡士林要消毒，热敷后伤口换药，以防感染发生。

4. 热敷的过程中，密切关注患者的热敷效果，及时为患者提供生活护理。

三、坐浴

坐浴作为一种常见的治疗手段，可促进局部血液流通，提升抵抗力，缓解炎症和疼痛，有助于组织的修复，是妇产科最常用的护理方法之一。

（一）目的

利用热水浸泡和药物的影响，可以加速外阴及肛门周围血液的循环，从而减少手术后的疼痛感和不适感，进一步促进伤口的愈合。

（二）适应证

1. 外阴、阴道手术或经阴道行子宫切除术术前准备。

2. 治疗或辅助治疗外阴炎、阴道非特异性炎症或特异性炎症、子宫脱垂的患者。

3. 会阴切口愈合不良者。

4. 膀胱阴道松弛者。

（三）操作前评估

1. 了解患者的需求。

2. 评估患者的病情、自理能力及合作程度、会阴及外阴清洁情况。

3. 嘱患者排空大小便。

（四）操作前准备

1. 护士准备　着装规范，洗手、戴口罩。

2. 环境准备　环境舒适，调节病房内的温度在24～26℃。拉上隔帘，保护患者隐私。

3. 物品准备

（1）物品准备：坐浴盆1个、30cm高的坐浴椅1个、水温计1个、无菌纱布2块、温开水、速干手消毒液。

（2）常见的坐浴溶液：0.5%醋酸溶液、1%乳酸溶液、1∶5000高锰酸钾溶液、2%～4%碳酸氢钠溶液、0.5%～0.1%乳酸溶液、1∶1000苯扎溴铵（新洁尔灭）溶液、0.02%聚维酮碘溶液、中成药液如复方黄松洗液、洁尔阴等。

（五）操作步骤

1. 备齐用物，携物品至床旁，核对患者姓名及床号，告知坐浴的目的、方法、效果及预后，以取得患者的理解和配合。

2. 遵医嘱根据患者病情需要按比例配制好坐浴液2000ml，水温计测试药液温度，调整好药液温度，倒入坐浴盆内，将坐浴盆置于坐浴椅上。协助患者脱下裤子，嘱患者将整个臀部和外阴部浸泡在溶液里，一般需要约20分钟，可以适当添加热水以保持水温。

3. 嘱患者小心烫伤，如有不适，应立即告知护士。

4. 坐浴后，用无菌纱布将外阴部擦拭干净，如有伤口，需更换药物，同时协助患者穿好衣物。

5. 整理用物，告知注意事项，洗手，记录。

（六）护理要点

1. 坐浴液的配制需要按照正确的比例来配制，浓度过高容易刺激皮肤。

2. 水温适中，以免烫伤皮肤和引起患者不适。

3. 年老体弱者坐浴时应有专人看护。

4. 坐浴并不适用于所有患者，例如月经期、阴道流血、宫颈治疗或手术、盆腔急性炎症、孕妇及产后7天内的产妇都不宜坐浴。

5. 坐浴后告知患者保持会阴清洁卫生，预防感染。

第二节　新生儿护理技术

从脐带结扎至生后满28天称为新生儿期（neonatal period），期间的小儿称为新生儿，它是胎儿的延续，又是人类发育的基础阶段。

（一）目的

清理呼吸道，促进肺扩张；脐带处理，预防脐部感染。

（二）适应证

适合于新生儿。

（三）操作前评估

1. 核对母亲的姓名、床号、住院号。
2. 查阅病案、记录单，了解新生儿的一般情况。

（四）操作前准备

1. 护士准备 着装规范，洗手、戴口罩。

2. 环境准备 环境安静、舒适、关闭门窗、光线适宜、温度25～28℃，确保分娩室内无空气流动。

3. 用物准备 外阴清洁及消毒用物；新生儿辐射台；产包、婴儿包、婴儿秤、新生儿急救器械及药品准备；时钟。

（五）操作步骤

1. 记录新生儿娩出时间。

2. 清理呼吸道 若新生儿咽部及鼻腔分泌物较多，可采用吸球吸引，以免发生吸入性肺炎。使用吸球时，应使新生儿侧卧位或头偏向一侧，先吸口腔，再吸鼻腔。

3. 阿普加（Apgar）评分 在新生儿出生后1分钟及5分钟给予Apgar评分。

4. 新生儿出生后，应立即将其放在母亲腹部，俯卧位，头部偏向一侧，用预热干毛巾擦拭全身以保暖。待脐带血管停止搏动后或出生1～3分钟时进行断脐，止血钳夹住距脐根部0.5cm，在其上端的0.5cm处进行断脐。脐带结扎方法有气门芯结扎法、双重棉线结扎法和脐带夹结扎法。结扎后使用75%乙醇消毒脐带残端及脐轮周围，并使用无菌纱布覆盖包扎。

5. 身体评估 评估新生儿体重、身高、呼吸、心率，并对全身进行评估，注意观察握持反射、觅食反射、吸吮反射是否存在。

6. 新生儿标记 清洁新生儿足底的胎脂，在病例上印上新生儿的足印和产妇的拇指印，系上手腕带和脚腕带，并在分娩记录单、新生儿病例、新生儿腕带上详细记录母亲的姓名、住院号、新生儿的性别、体重和出生日期。

第三节 产后康复护理

一、乳房护理

妊娠后在雌、孕激素作用下使乳腺发育，为产后泌乳做准备。正确的乳房护理是母乳喂养成功的关键。

（一）一般护理

乳房和乳头从妊娠开始变化，油脂分泌增加，因此不需要使用油膏润滑乳头。哺乳前应用温水清洁乳房和乳头，禁止使用含有乙醇的护理品，以免皮肤变干、开裂。如乳头有结痂，应该先用油脂软化，然后再用温水清洁。在哺乳期间，建议产妇穿着适合大小的棉质乳罩，避免过松或过紧。

（二）胀痛护理

可用以下方法缓解。①产妇应饮食清淡，科学补充营养，避免过早进补，注意休息。②排空乳房，产妇可多让婴儿吸吮，将多余乳汁排空，促进乳房通畅。③乳房热敷法，在哺乳前对乳房进行热敷，能够促进乳腺管通畅。在两次哺乳之间，用冷敷的方式，可以降低局部的充血和肿胀。④乳房按摩法，使用鱼际肌在乳房肿胀的地方进行按摩，或者选择使用乳房按摩器。⑤服用药物，可口服维生素 B_6或散结通乳的中药，常用的有柴胡、香附、川芎。

（三）平坦及凹陷乳头护理

有些产妇的乳头凹陷，一旦受到刺激乳头呈扁平或向内回缩，婴儿很难吸吮到乳头，可将哺乳用硅胶乳头贴在乳房上，扣住乳头，再让婴儿通过吸吮硅胶乳头吸出乳汁，或使用吸奶器将母乳吸出后喂养婴儿，也可以指导产妇做乳头十字操和乳头牵拉练习。

（四）乳腺炎护理

在每次喂奶前，可以用温毛巾热敷乳房 3～5 分钟，促进乳汁的排出。同时，要增加喂养的频率，每次喂养至少需要 20 分钟。为了促进乳汁排出，可采用相应的辅助手法按摩乳房，在乳房上涂抹凡士林或橄榄油，一手托起乳房，另一手四指并拢由乳房根部向乳头螺旋状按摩，大拇指和其余四指相对用力挤出乳汁。母乳喂养后，需要适当休息，多喝水，饮食宜清淡，必要时可按医嘱使用抗生素。若疼痛明显，可考虑服用镇痛药，如布洛芬或对乙酰氨基酚等缓解疼痛。若病情严重，则需手术治疗。

（五）乳头皲裂护理

由于婴儿含接姿势错误或吸吮力过大，可导致乳头皲裂。在哺乳时要采取正确姿势进行哺乳，挤出少许乳汁使乳晕、乳头湿润，便于新生儿含接。在中医治疗上，可以选择使用解毒散结饮、加味玉屏风散等煎汤的方法。对于疼痛较为严重的患者，可以通过吸乳器将乳汁吸出喂给新生儿或者利用乳头贴间接哺乳。

（六）催乳护理

针对乳汁不足的产妇，应鼓励产妇树立信心，并根据婴儿需求调整食谱。此外，可选用如下方法。①使用中药方剂，将党参、当归、王不留行、黄芪、丝瓜络、知母、通草、路路通以水煎煮，每天服用 1 剂。②中医乳房按摩穴位选择气海、血海，必要时可按摩乳中、乳根。

（七）退奶护理

当产妇因疾病或其他特殊状况无法母乳喂养时，应尽早采取措施退奶。在此期间，产妇应减少摄入汤类食物，也要避免让新生儿吸吮乳房、挤奶及热敷乳房等刺激行为，这些都可能增加乳汁分泌。可用芒硝，将其捣碎后用布包裹并略喷湿，敷在两侧乳房上，一旦芒硝包变得湿硬，应及时更换。此外，也可用生麦芽 60～90g，将其水煎后代茶饮用，每天 1 剂，连续服用3天。另外，口服维生素 B_6 200mg 也是一种有效的退奶方法，每天3次，共服用5～7天。

二、产后保健操

产后保健操（图23－1）有助于激活盆底区域的神经和肌群，从而降低盆腔脏器下垂、尿失禁等相关盆底功能障碍性疾病的发病率。依据产妇的具体状况，强度应由小到大，循序渐进地练习。一般自分娩后第2日起开始，每节做8～16次，直到产后6周。

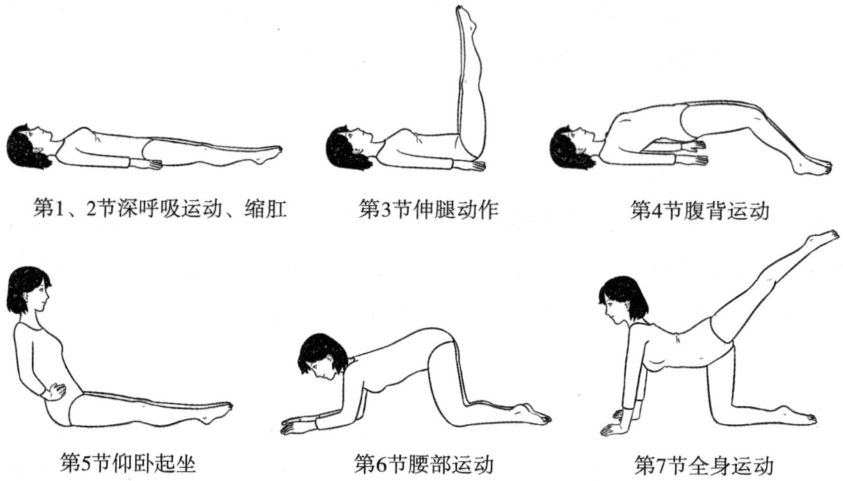

图23－1 产后健身操

第1节：仰卧，做腹式深呼吸，然后呼气，使腹壁随呼吸而舒缩起伏。

第2节：两臂分别放置在身体的两侧，同时让双腿弯曲膝盖分开，再向内合拢，用力收紧、松弛肛门。

第3节：两臂分别置于身体的两侧，同时双腿交替举起和放下，与身体保持垂直。

第4节：仰卧，双腿放松，稍屈分开，用双足底支撑，尽力抬高臀部及背部脱离床面。

第5节：仰卧，两手托住头后部慢慢坐起，再躺下。

第6节：双肘关节、双膝关节支撑于床面，双膝分开，腰部进行左右旋转动作。

第7节：将双臂平放于床面上，左右腿交替向背后抬高。

第四节 阴道灌洗、上药

一、阴道灌洗

阴道灌洗是一种通过使用消毒剂对阴道和宫颈进行清洁的方式，降低阴道分泌物，缓解局部充血，控制并治疗炎症，从而减少手术后阴道残余部位因炎症导致的感染。

（一）目的

通过使用消毒液对阴道和宫颈部位进行清洁，可以防止细菌或病原体侵入盆腔导致感染，有助于减少阴道分泌物，并能控制和治疗炎症。

（二）适应证

1. 各种阴道炎、宫颈炎。
2. 经腹子宫全切术或阴道手术的术前准备。

（三）操作前评估

1. 了解患者的需求。
2. 评估患者的疾病状况、生活自理能力和配合度。
3. 嘱患者排空大小便。

（四）操作前准备

1. 护士准备　着装规范，洗手、戴口罩。

2. 环境准备　环境舒适，调节病房内的温度在 24 ~ 26℃，湿度 50% ~ 60%，设置屏风或隔帘遮挡患者，保护患者隐私。

3. 物品准备

（1）用物：一次性妇科阴道冲洗器 1 个、输液架 1 个、弯盘 1 个、阴道窥器 1 个、便盆 1 个、卵圆钳 1 把、无菌干棉球、无菌干纱布、手套 1 副、一次性臀垫 1 块、一次性治疗巾 1 块、橡胶中单 1 块、水温计 1 个、速干手消毒液、液状石蜡棉球等。

（2）溶液：0.1% 苯扎溴铵溶液、0.02% 碘伏溶液、生理盐水（41 ~ 43℃）、1% 乳酸溶液、1∶5000 高锰酸钾溶液、2% ~ 4% 碳酸氢钠溶液、4% 硼酸溶液、0.5% 醋酸溶液、复方黄柏液等。

（五）操作步骤

1. 物品准备齐全，核实患者的姓名和床号，解释操作的目的和方法，取得患者的配合和支持。

2. 操作人员应先清洗双手，并佩戴口罩。在患者排空膀胱之后，协助患者取膀胱截石位，然后在臀部下方放置一次性垫巾，放好便盆，行会阴擦洗。

3. 护士将装有灌洗液的阴道冲洗器悬挂在输液架上，距离床面 60 ~ 70cm，打开调节器排净橡皮管内的空气，使用水温计测量灌洗液的温度，确保其维持 41 ~ 43℃，便于备用。

4. 操作者戴手套，一手持冲洗头，先用灌洗液冲洗外阴，用另一手将小阴唇分开，放置阴道窥器，暴露子宫颈，将冲洗头插入阴道，由内向外，边冲洗边轻轻转动阴道窥器，将阴道穹隆及阴道壁冲洗干净，闭合阴道窥器并取出，使得阴道内的残留液体可以完全流出。

5. 当灌洗液剩余约 100ml 时，轻压阴道窥器外端，以便让阴道内的液体流出。

6. 取出阴道窥器，擦干外阴。

7. 撤去垫单并整理床单元。

8. 整理用物，洗手，记录。

（六）护理要点

1. 冲洗筒与床边的距离不应超过 70cm，以防止压力过大导致冲洗液或污物进入子宫腔或过快流出，或者使得冲洗液与阴道接触的时间过少。

2. 灌洗液温度应以 41 ~ 43℃为宜，温度过高或过低均影响治疗效果。

3. 灌洗液应根据不同的灌洗目的进行选择。

4. 在灌洗过程中，避免将清洗头插入太深，应在 6 ~ 8cm，动作要轻柔，以防止对阴道壁或宫颈组织造成损伤或导致出血。

5. 在月经周期、妊娠阶段、产后阶段及人流手术后、子宫颈口未闭合或阴道流血的患者不适宜进行阴道冲洗，可导致上行性感染。

6. 异位妊娠和未婚女性，不宜做阴道冲洗；伴有活动性出血症状的宫颈癌患者则应避免阴道灌洗，可以选择外阴冲洗。

7. 术后 2 周，如果出现阴道分泌物混浊、有异味、阴道伤口愈合不良、黏膜感染坏死等情况，建议进行低位阴道灌洗，灌洗筒高度不超过床面 30cm。

二、阴道上药

阴道上药是以治疗性药物通过阴道涂抹到阴道壁黏膜上达到局部治疗的作用，此方法在妇产科护理操作中应用十分广泛。

（一）目的

治疗各种阴道和子宫颈炎症、术后阴道残端炎症。

（二）适应证

1. 各种阴道炎。
2. 子宫颈炎。
3. 术后阴道残端炎。

（三）操作前评估

1. 了解患者的需求。
2. 评估患者的年龄、病情、局部皮肤情况。
3. 嘱患者排空大小便。

（四）操作前准备

1. 护士准备 着装规范，洗手、戴口罩。

2. 环境准备 环境舒适，调节病房内的温度在 24 ~ 26℃，湿度 50% ~ 60%，设置屏风或隔帘遮挡患者，保护患者隐私。

3. 物品准备

（1）用物：阴道灌洗用物 1 套、阴道窥器 1 个、无菌干棉球、长镊子、短镊子各 1 把、无菌长棉签、带线的大纱布、一次性无菌手套、橡胶中单 1 块、一次性臀垫 1 块。

（2）药品：①阴道后穹隆塞药，如甲硝唑、制霉菌素等药片、丸剂或栓剂。②涂抹局部非腐蚀性药物，如 1% 甲紫溶液、大蒜液、新霉素或氯霉素等。③涂抹腐蚀性药物，如 20% ~ 50% 硝酸银溶液、20% 或 100% 铬酸溶液。④宫颈棉球涂抹药物，如止血药、抗生素和消炎止血粉等。⑤喷雾器喷洒药物，如土霉素、呋喃西林、磺胺嘧啶、己烯雌酚等。

（五）操作步骤

1. 核对患者信息。
2. 患者排空膀胱后，协助患者脱掉裤子，臀部垫橡胶中单和一次性臀垫。

3. 在开始药物治疗之前，应该先对阴道进行清洗或者擦拭，正确地放置阴道窥器，暴露阴道和宫颈后，使用无菌的干棉球去除宫颈和后穹隆及阴道壁上的黏液或者炎症分泌物，以使药物直接接触炎性组织而提高疗效。

4. 戴无菌手套。

5. 根据病情和药物的不同性状采用以下 4 种方法。

（1）阴道后穹隆塞药：常用于治疗阴道滴虫、阴道假丝酵母菌感染、萎缩性阴道炎及慢性宫颈炎等患者。根据阴道炎的不同类型选择溶液先行阴道灌洗或冲洗，蘸干，用长卵圆钳夹药物放于阴道后穹隆处。也可以指导患者自行放置，在睡前清洗双手或佩戴无菌手套，用手指将药片沿着阴道后壁向上向后推进，直到手指完全进入为止。为保证药物局部作用的时间，宜睡前用药，每晚 1 次，10 次为一疗程。

（2）局部用药：是治疗宫颈炎和阴道炎等妇科疾病的重要手段，主要包括非腐蚀性药物和腐蚀性药物。①非腐蚀性药物，阴道假丝酵母菌病的患者常选用 1% 甲紫。而对于急性或亚急性子宫颈炎或阴道炎常用新霉素、氯霉素，使用时，护士可用棉球或无菌长杆棉签蘸取药液，涂擦于阴道壁或子宫颈上，以确保药物能均匀覆盖并发挥治疗作用。②腐蚀性药物，子宫颈糜烂样改变患者常用 20% ~50% 硝酸银溶液或铬酸溶液。护士需要用长棉签蘸取适量药液，轻轻插入阴道，然后将药液均匀涂抹在糜烂面，将棉签深入宫颈管口约 0. 5cm，再使用生理盐水棉球轻轻擦拭残留的药液，用干棉球吸干阴道内多余的药液，以防止药物对周围组织的刺激。③宫颈棉球上药，适用于多种阴道炎、子宫颈炎或术后阴道残端炎的治疗。护士将药液蘸于或将药粉撒在带有尾线的棉球上，然后用长镊子夹持棉球，轻轻塞入宫颈处。为确保棉球位置正确，应将棉球的尾线留在阴道口外，并用胶布固定。一般建议患者在放药后 12 ~24 小时自行牵引棉球尾线将其取出，以避免对宫颈造成不必要的刺激。④喷雾器上药，适用于非特异性阴道炎及萎缩性阴道炎的患者。护士将磺胺嘧啶、呋喃西林、己烯雌酚等阴道用药粉末加入喷雾器中，然后对准患处，轻轻挤压喷雾器，使药物粉末均匀覆盖在炎症组织上。这种方法能够确保药物直接作用于患处，提高治疗效果。

6. 协助患者穿好衣裤，为患者更换消毒会阴垫。

7. 整理用物，洗手，记录。

（六）护理要点

1. 在使用非腐蚀性药物的过程中，需要旋转阴道窥器，以便让阴道的各面都能被药物涂抹。

2. 在使用具有腐蚀性的药物时，最好在月经结束后的 3 ~7 天内进行，并且只需要将药液涂抹在宫颈病变部位，以防止药液灼伤其他正常组织。

3. 在使用带尾线的大棉球上药时，应当告诉患者在上药 12 ~24 小时后，自行将棉球尾线拉出。

4. 在阴道涂药的过程中，棉签上的棉花必须捻紧，并且在涂药的同时向相同的方向旋转，以避免棉花掉入阴道而难以取出。

5. 为了确保药物的局部效果，防止其脱落，使用阴道栓剂的患者应在睡前或休息时上药。

6. 未婚女性上药时不用阴道窥器，用长棉棍涂药。

7. 经期或阴道流血者停止阴道上药。

8. 上药期间应避免性行为，注意外阴清洁。

知识拓展

乳头皲裂的治疗

使用鱼肝油与长效抗菌药联合治疗乳头皲裂，能迅速减轻疼痛并修复伤口，此手段既安全又经济、简单且高效。鱼肝油富含的维生素 A 和维生素 D 对维持皮肤健康和促进伤口愈合具有重要作用。同时，长效抗菌材料则能够形成物理抗菌膜，有效杀灭和隔离病原微生物，预防感染。以上两种药物均对婴儿无毒副作用，共同使用后，哺乳前不用清洗，只需常规擦拭乳房即可。

本章小结

思考题

1. 会阴冲洗的目的和适应证？

2. 手术后患者什么情况下需要阴道灌洗？

3. 腐蚀性硝酸银溶液如何上药？

更多练习

（王　佳）

第二十四章　妇产科常用特殊诊疗技术

教学课件

学习目标

1. 素质目标

（1）善于与患者交流，能够及时、准确判断患者有无妇科检查或手术的禁忌证等。

（2）对待工作细心，关爱患者，具有同情心。

2. 知识目标

（1）掌握：妇产科常用检查或手术的患者准备、物品准备及护理配合。

（2）熟悉：妇产科常用诊疗技术的适应证与禁忌证。

（3）了解：妇产科常用检查结果的临床意义。

3. 能力目标

（1）能运用所学知识为检查或手术后的患者进行护理和健康指导。

（2）能够发现妇产科检查或术前、术后并发症并及时配合医生处理。

案例

【案例导入】

患者，女性，34 岁。因“白带增多半年”就诊。主诉半年前开始出现白带增多，色偏黄。妇科检查：外阴已婚已产式，阴道通畅，白带量多，色偏黄，宫颈外口细颗粒状红色区，超过宫颈面积 2/3，表面可见脓性分泌物附着，用棉拭子擦拭有出血，子宫大小正常。辅助检查：阴道分泌物白细胞增多。初步诊断为子宫颈炎症，需进行物理治疗。

【请思考】

1. 目前该患者需要进一步检查的项目是什么？
2. 护士该如何向该患者进行物理治疗注意事项的宣教？
3. 物理治疗后，最重要的护理措施是什么？

【案例分析】

第一节　生殖道细胞学检查

生殖道细胞学检查是一种常用的妇产科医学检查方法，主要用于检查女性的生殖道是否存在异常细胞，通过检查生殖道脱落的上皮细胞（包括阴道上段、子宫颈阴道部、子宫、输卵管），可以反映生殖道的生理及病理变化，进而协助诊断生殖道不同部位的恶性肿瘤及观察治疗效果，它是以简便、经济、实用为特点的一种辅助诊断方法。

（一）适应证与禁忌证

1. 适应证　①不明原因闭经。②无排卵性异常子宫出血和黄体功能不足性异常子宫出血。③流产。④生殖道感染性疾病。⑤妇科肿瘤的筛查。

2. 禁忌证　①生殖器急性炎症。②月经期。

（二）检查前准备

1. 检查前评估

（1）评估患者心理状况，在沟通的过程中告知检查的目的、方法、注意事项及检查过程中可能出现的不适，以确保患者充分了解并同意进行检查。

（2）评估患者的检查时间，检查前24小时禁止性生活、阴道检查、阴道灌洗及上药等。

2. 物品准备

（1）留取标本的用具要求无菌干燥。

（2）用物准备：阴道窥器1个、宫颈刮匙（木质小刮板）2个或细胞刷1个、长方形载玻片若干张、不同型号塑料管、0.9%氯化钠溶液、无菌干燥棉签及棉球、装有固定液（95%乙醇）标本瓶1个或新柏氏液（细胞保存液）1瓶、无菌手套。

（三）检查中配合

1. 帮助患者取膀胱截石位。

2. 涂片种类及采集方法。

（1）阴道涂片：主要目的是了解卵巢或胎盘功能，检测下生殖道感染的病原体。让患者保持截石位，用刮板或棉签在阴道侧壁上1/3处轻轻刮取分泌物，避免损伤宫颈。然后将取得的标本放在载玻片上，均匀涂抹。将涂有分泌物的载玻片放在酒精灯上烤干，然后放入固定液中固定。将固定的载玻片取出，用革兰染色法或其他染色法进行染色。将染色的载玻片放在显微镜下观察，注意细胞形态、数量、排列情况及是否有异常细胞或肿瘤细胞等。

（2）子宫颈刮片：是筛查早期子宫颈癌的主要方法。充分暴露子宫颈外口后使用棉签轻轻拭去宫颈表面的分泌物，以确保取样的准确性。医生使用专用的子宫颈刮板，轻轻地在子宫颈表面环刮一周，收集该处的黏膜、分泌物及脱落细胞。将取下的分泌物均匀地涂在玻片上。使用95%的乙醇溶液固定玻片上的细胞，在显微镜下观察细胞形态，判断是否存在异常

（3）子宫颈刷片：是目前筛查宫颈病变或宫颈癌的重要方法。将扫帚状细胞刷置于宫颈管内，达宫颈外口上方10mm左右，旋转数周后取出，刷取的细胞样本放在载玻片上，经过固定和染色后，放在显微镜下观察。此种方法检测为液基薄层细胞学检查（thin-prep cytology test，TCT）。

（4）宫腔吸片：疑有宫腔内恶性病变，用吸管吸出宫腔内分泌物涂片检查。选择管径直径1～5mm型号的塑料管，一端连接无菌注射器，另一端送入子宫腔内达到患者宫底部，上下左右转动方向抽吸，将吸出物涂片、固定、染色。取出吸管同时停止抽吸，以免将宫颈管内容物吸入。或者利用宫腔灌洗法取材，离心后取沉渣涂片送检。

3. 在涂片过程中禁忌来回涂抹，须均匀地向一个方向涂抹，以免破坏细胞。

（四）检查后护理要点

1. 评估检查后阴道流血情况，询问有无其他不适，发现异常及时通知医生。

2. 正确标记检测样本，获得标本后立即放入固定液或细胞保存液中，并及时送检。

3. 向患者解释生殖道脱落细胞检查结果的各项临床意义，嘱其及时将病理报告结果反馈给医生，以免延误诊治。

（五）结果评定及临床意义

1. 正常女性生殖道脱落细胞的种类及其在内分泌检查方面的应用　正常女性生殖道脱落细胞主要包括鳞状上皮细胞和柱状上皮细胞。鳞状上皮细胞从外阴皮肤与黏膜交界处开始，一直向阴道内延伸至子宫颈外口，均被覆盖鳞状上皮。这些细胞又可以分为底层、中层和表层，生长与成熟受体内雌激素水平影响。细胞由底层逐渐成熟趋向于表层，各层细胞的比例随月经周期中雌激素的变化而发生变化。柱状上皮细胞则主要来源于宫颈黏膜细胞和子宫内膜细胞。临床上常用4种指数代表体内激素水平分别为：嗜伊红细胞指数（eosinophilic index，EI）、成熟指数（maturation index，MI）、致密核细胞指数（karyopyknotic index，KI）及角化指数（cornification index，CI）。EI是计算鳞状细胞中表层红染细胞的百分率，指数越高，提示上皮细胞越成熟。MI是计算鳞状上皮3层细胞百分比，按底层、中层、表层顺序表述，在阴道细胞学卵巢功能检查中最常用。底层细胞百分率高称为左移，提示不成熟细胞增多，雌激素水平下降；表层细胞百分率高称为右移，提示成熟细胞增多，雌激素水平升高。正常情况下，育龄期妇女子宫颈涂片中表层细胞居多，基本无底层细胞。卵巢功能降低时出现底层细胞，若底层细胞＜20%，提示轻度降低；底层细胞占20%～40%，提示中度降低；底层细胞＞40%，提示高度降低。KI是指鳞状上皮细胞中表层致密核细胞的百分率，KI越高，提示上皮细胞越成熟。CI是指鳞状上皮细胞中的表层嗜伊红性致密核细胞的百分率，指数越高，提示上皮细胞越成熟。

2. 生殖道脱落细胞在妇科疾病诊断方面的应用　生殖道脱落细胞涂片有助于对闭经、异常子宫出血、流产等的诊断。根据细胞有无周期性变化、MI结果和EI数值推断闭经病变部位、异常子宫出血类型及流产疗效评价。

3. 生殖道脱落细胞在妇科肿瘤诊断方面的应用　癌细胞的特征主要表现在细胞核、细胞形态及细胞间关系的改变。癌细胞的细胞核增大、深染及核分裂异常等；细胞形态大小不等，形态各异，排列紊乱等。生殖道脱落细胞学诊断的报告方式有两种。一种是分级诊断，以往我国多用分级诊断，即巴氏5级分类法，但该方法主观因素较多，各级之间无严格的客观标准，逐渐被替代。目前临床工作中多采用描述性诊断TBS（the Bethesda system）分类法。该方法将细胞学诊断与组织病理学术语相结合，使细胞学报告与临床处理密切结合，广泛被应用。TBS分类法包括标本满意度的评估和对细胞形态特征的描述性诊断。对细胞形态特征的描述性诊断内容包括：①良性细胞学改变，包括感染及反应性细胞学改变。②鳞状上皮细胞异常，包括无明确诊断意义的不典型鳞状上皮细胞、鳞状上皮细胞内病变（分低度、高度）和鳞状细胞癌。③腺上皮细胞异常，包括不典型腺上皮细胞、腺原位癌和腺癌。④其他恶性肿瘤细胞。

人乳头状瘤病毒（human papilloma virus，HPV）是一种常见的生殖道感染病毒，可引起不同的症状感染、子宫上皮内癌变及子宫颈癌发生。HPV 分为高危型别和低危型别，高危型别的 HPV 持续感染是子宫颈癌患者的主要致病因素。高危型如 HPV16、HPV18、HPV31、HPV33 等子宫颈癌及癌前病变相关，其中以 HPV16、HPV18 与宫颈癌关系最为密切；低危型如 HPV6、HPV11、HPV42 等主要与低级别鳞状上皮内病变和泌尿生殖系统疣、复发性呼吸道息肉相关。

知识拓展

2022 年世界卫生组织 HPV 疫苗立场文件的解读

自 2006 年预防性 HPV 疫苗研发成功以来，全球共有 6 种预防性 HPV 疫苗获批上市，包括 2 种针对 HPV6/11/16/18 的四价疫苗，3 种针对 HPV16/18 的二价疫苗，1 种针对 HPV6/11/16/18/31/33/45/52/58 的九价疫苗。截至 2022 年 11 月，全球已有 125 个国家（64%）将对女孩进行 HPV 疫苗接种纳入国家免疫规划，47 个国家（24%）同时将对男孩进行 HPV 疫苗接种纳入其中。

6 种 HPV 疫苗均具有高度的免疫原性，基于大样本人群的 HPV 疫苗接种前后对比研究显示，在 HPV 疫苗接种后 5 ~8 年，HPV16/18 感染率在 13 ~19 岁女孩中下降了 83%，在 20 ~24 岁女性中下降了 66%。未接种疫苗的女性通过群体免疫效应获得间接保护。基于目前最长随访时间的相关研究显示，二价疫苗接种后 11. 3 年、四价疫苗接种后 12 年、九价疫苗接种后 6 年对其所覆盖 HPV 型别的相关感染和病变仍具有较好的免疫原性和有效性。

WHO 推荐 HPV 疫苗接种的主要目标人群为 9 ~14 周岁未发生性行为的女孩；推荐次要目标人群为≥15 岁女性、男孩、大年龄男性、男同性恋者等。

截至 2022 年 12 月，福建省、广东省、鄂尔多斯市、厦门市、济南市、无锡市、连云港市等多个省（市）启动适龄女孩 HPV 疫苗免费或补助接种工作，接种人群年龄多为 13 ~14 岁女孩。未来我国仍需进一步积累 HPV 疫苗在不同特征人群中接种效果的真实数据、探索减少剂次接种策略的有效性和安全性，提高 HPV 疫苗在女性人群中的接种率。

第二节　女性内分泌激素测定

女性的内分泌激素主要由下丘脑、垂体、卵巢分泌。各类激素在中枢神经系统的影响下及各器官相互协调作用下发挥其生理功能，各器官间的激素水平相互调节、相互影响。一般通过抽取患者外周血测定其激素含量，掌握下丘脑 - 垂体 - 卵巢轴各激素水平，分析患者的内分泌情况，更好地诊断和治疗相关疾病，如闭经、无排卵性子宫出血等。

（一）适应证与禁忌证

1. 适应证　①协助诊断早期妊娠。②对无排卵性子宫出血、闭经、经前期综合征、绝经综合征、黄体功能异常等疾病的诊断。

2. 禁忌证　①激素测定前2日避免使用激素类药物，以免影响检查结果。②患者在检查前1日晚八点后禁食，检查当天禁水。

（二）检查前评估

1. 采血前告知患者检查的目的、过程及注意事项，减轻其思想顾虑，主动配合。
2. 严格按要求准时采集血标本，避免因采血的时间影响检查结果。
3. 正确标记检验标本，妥善保管，及时送检。

（三）检查前准备

止血带1个、一次性垫巾1个、无菌棉签若干、复合碘消毒液、一次性采血针、负压真空管（数量和种类根据要求选取）、试管架、编号笔、医用口罩。

（四）检查中配合

1. 向患者解释采集血液标本的目的和过程，以缓解其紧张情绪。询问患者是否有过敏史、特殊病史或正在服用的药物，以评估风险。根据需要检查的项目，告知患者是否需要空腹。

2. 一般采用坐位取血，取血前需要患者保持稳定坐位10分钟以上。

3. 选择血管，将一次性垫巾和止血带下放到穿刺部位肢体上，常用肘窝静脉和手臂内侧肘正中静脉。对穿刺部位用复合碘棉签进行消毒处理。将血带扎于静脉穿刺部位上方4～7cm处，建议患者握拳，使充盈的静脉显露出来。

4. 穿刺，推荐使用真空定量采血技术进行静脉穿刺，穿刺成功后，用贴好标签的负压真空管采集静脉血，松开止血带，患者松开拳头，用棉签压住进针位置，将针拔出，嘱患者按压2～3分钟即可。为患者整理衣袖。

（五）检查后护理要点

1. 收集血标本后，立即将试管轻轻颠倒5～6次，使血液与抗凝剂充分混匀。

2. 一般生化、免疫检验用干燥非抗凝管收集标本，采样量3～5ml。若检验项目较多，应适当增加采样量。

（六）结果评定及临床意义

1. 下丘脑促性腺激素释放激素测定　GnRH刺激试验的方法是上午8时静脉注射溶于5ml生理盐水中的黄体生成素释放激素（luteinizing hormone releasing hormone，LHRH）100μg，分别于注射前和注射后15分钟、30分钟、60分钟和90分钟抽取静脉血2ml，测定黄体生成素（luteinizing hormone releasing hormone，LH）值。

2. 垂体促性腺激素测定　卵泡刺激素（follicle-stimulating hormone，FSH）和黄体生成素LH是由下丘脑GnRH和性激素调节的腺垂体分泌的促性腺激素。FSH的生理作用主要是促使卵泡发育成熟和雌性激素的分泌，两者是相互配合的。临床上预测排卵期的重要指标是LH峰值。LH的生理功能是促进妇女的排卵期及黄体期的产生。脑下垂体促性腺激素的测定：①可以协助诊断闭经的病因。②监测妇女排卵期，协助诊断不孕症。③诊断多囊卵巢综合征。④诊断性早熟。

3. 垂体催乳素测定 催乳素是由腺垂体嗜酸细胞分泌的蛋白质激素，受下丘脑催乳素抑制激素和催乳素释放激素的双重调节。PRL 水平受睡眠、进食、哺乳、性交、服用某些药物、应激等情况的影响。上午 10 时取血测定的结果较为稳定。PRL 的主要功能是促进乳房发育、刺激并维持泌乳。

4. 雌激素测定 雌激素（estrogen）主要由卵巢、胎盘产生，少量由肾上腺分泌。雌激素可分为雌酮（estrone，E_1）、雌二醇（estradiol，E_2）及雌三醇（estriol，E_3）。雌激素可从女性的血、尿及羊水标本中测得。临床常用于：①通过测定血雌二醇或 24 小时尿总雌激素水平监测卵巢功能，判断闭经原因、诊断有无排卵、监测卵泡发育、诊断女性性早熟、协助诊断多囊卵巢综合征。②通过测定孕妇尿 E_3 含量提示胎儿胎盘功能状态。

5. 孕激素测定 孕激素（孕酮）由卵巢黄体细胞分泌的一种类固醇激素。孕酮的含量在月经周期中不断变化。妊娠前 6 周主要来源为卵巢黄体，妊娠中晚阶段期由胎盘分泌。血浆中的孕酮作用主要是使子宫内膜进一步增厚，血管和腺体增生，有利于胚胎着床，防止子宫收缩，同时也可以促进乳腺腺泡导管发育，为泌乳做准备。临床主要用于监测排卵、评价黄体功能、辅助诊断异位妊娠、辅助诊断先兆流产、观察胎盘功能和孕酮替代疗法的监测。

6. 人绒毛膜促性腺激素测定 hCG 是一种由胎盘滋养层细胞分泌的糖蛋白，妊娠过程中，胎盘合体滋养层细胞产生大量的糖蛋白，经孕妇血液循环和肾脏代谢而排泄到尿中。当妊娠 1.0 ~ 2.5 周时，血清和尿中的 hCG 水平即可迅速升高，约达 100U/L，第 8 周孕期达到高峰 50 000 ~ 100 000U/L，下降时起为妊娠第 4 个月保持中等水平，之后维持到妊娠晚期。妊娠滋养细胞疾病、生殖细胞疾病和其他恶性肿瘤（如肺、肝脏及肠道肿瘤）也会产生 hCG。临床常用于如下诊断。

（1）早孕诊断：血 hCG 定量免疫测定 $<3.1\mu g/L$ 时为妊娠阴性，血 hCG 浓度 $>25U/L$ 为妊娠阳性。可对妊娠进行早期诊断。目前应用广泛的早早孕诊断试纸使用方便、快捷、廉价。具体操作步骤如下。①留被检妇女尿（晨尿更佳），用带有试剂的早早孕诊断试纸条（试纸条上端为对照测试线，下端为诊断反应线）。将标有 MAX 的一端插入尿液中，尿的液面不得越过 MAX 线。②1 ~ 5 分钟即可观察结果，10 分钟后结果无效。试纸反应线因标本中所含 hCG 浓度不同可呈现出颜色深浅的变化。结果判断如下。①仅在白色显示区上端呈现一条红色线则为阴性。②在白色显示区上下呈现两条红色线则为阳性，提示妊娠。③若试纸条上端无红线出现，表示试纸失效或测试方法失败。

（2）滋养细胞肿瘤的诊断和监测：①葡萄胎，血 hCG 浓度经常 $>100KU/L$，且子宫达到或超过 12 周妊娠大小，hCG 维持高水平不下降，提示葡萄胎。②妊娠滋养细胞肿瘤，葡萄胎清宫后，hCG 应呈大幅下降，若下降缓慢或下降后又上升。hCG 下降与妊娠滋养细胞肿瘤治疗有效性一致，因此在化疗过程中，应每周测定 hCG 一次，连续 3 次阴性，为停止化疗的标准，可视为近期治愈。

7. 人胎盘催乳素测定 HPL 是由胎盘合体滋养细胞产生、贮存及释放的，与胎儿生长发育有关的重要激素。HPL 自妊娠 5 周时即能从孕妇血中测出。随着妊娠进展 HPL 水平逐渐升高，直至孕 39 ~ 40 周时达高峰，产后迅速下降。临床用于：①测胎盘功能，妊娠晚期连续动态检测 HPL 可以监测胎盘功能。②糖尿病合并妊娠，HPL 水平与胎盘大小成正比，如糖尿病合并妊娠时胎儿较大，胎盘也大，HPL 值可能偏高。

第三节　女性生殖器官活组织检查

生殖器官活组织检查是自生殖器官病变处或可疑部位取部分组织做病理检查，简称活检。通常活检可以作为诊断的最可靠依据。常用的有外阴、阴道局部活组织检查，宫颈活组织检查，诊断性刮宫等。外阴、阴道局部活组织检查同外科局部组织活检，可穿刺和切取局部组织送检，本节重点介绍子宫颈活组织检查和诊断性刮宫。

一、子宫颈活组织检查

子宫颈活组织检查简称宫颈活检，是采取子宫颈病灶的小部分组织进行病理学检查，常用以确诊子宫颈病变的性质，临床上较为常用。

（一）局部活组织检查

1. 适应证与禁忌证

（1）适应证：①宫颈脱落细胞学涂片检查巴氏Ⅲ级或Ⅲ级以上者；巴氏Ⅱ级经抗感染反复治疗后无效者。②TBS 分类低度鳞状上皮细胞异常病变者。③阴道镜检查时反复可疑阳性或阳性者。④可疑宫颈癌或慢性特异性宫颈炎需要明确诊断者。

（2）禁忌证：①急性、亚急性生殖道炎症。②月经期、妊娠期及异常子宫出血者。③急性严重全身性疾病。

2. 检查前准备

（1）检查前评估：①评估患者心理状况，沟通中告知检查的目的、方法、注意事项及检查过程中可能出现的不适，取得其配合。②月经期或月经前期不宜做活检，以防感染和出血过多。③生殖器急性炎症者，应治愈后再取活检，以免炎症扩散。④妊娠期原则上不做活检以避免流产、早产，但临床高度怀疑宫颈恶性病变者仍应检查。⑤签署知情同意书。

（2）物品准备：阴道窥器 1 个、活检组织钳 1 把、宫颈钳 1 把、无齿长镊子 1 把、刮匙 1 把、无菌孔巾 1 个、带尾线的宫颈棉球/纱布及棉签数根、普通棉球数个、消毒溶液、装有固定液的标本瓶 4 ~6 个。

3. 检查中配合

（1）协助患者排空膀胱，取膀胱截石位，对外阴进行常规消毒，并铺无菌消毒孔巾。

（2）用阴道窥器暴露子宫颈，拭净分泌物，消毒宫颈和阴道。

（3）用活检钳钳取小病变组织（通常在宫颈外口鳞 - 柱状上皮交界处或肉眼糜烂较深处取材），如疑为宫颈癌者在宫颈 3、6、9、12 点钟处用活检钳各钳取一块组织；在阴道镜指引下于可疑处定点取材，疑似在阴道镜的指引下，或选择宫颈阴道部涂碘液的无着色区取材。

（4）将钳取的组织分别放入盛有固定液的标本瓶中，并标注钳取部位。

（5）术后用带尾的棉球或纱布局部压迫止血，并将尾端留在阴道口外。

（6）在检查过程中为医生传递所需物品，将取出的组织分别放入标本瓶内，并注明取材部位。密切观察患者的反应，给予心理支持。

4. 检查后护理要点

（1）检查后应嘱患者保持会阴部清洁。

（2）嘱患者于24小时后自行取出阴道内棉球或纱布条，评估阴道流血情况，如阴道流血量较多时（大于月经血量），应立即就诊。

（3）指导患者检查后1个月内禁止性生活、盆浴、阴道灌洗上药。

（4）提醒患者及时取回病理报告单并按时复诊。

（二）诊断性子宫颈锥切术

1. 适应证与禁忌证

（1）适应证：①宫颈细胞学检查反复阳性，且宫颈局部活组织检查阴性者。②宫颈活检为高级别鳞状上皮内病变（high-grade squamous intraepithelial，HSIL）需明确诊断者。③可疑早期浸润癌，为明确病变累及程度、确定手术范围者。

（2）禁忌证：①急性、亚急性生殖道炎症。②月经期、妊娠期及异常子宫出血者。③患有血液系统疾病，有出血倾向者。

2. 术前准备

（1）检查前评估：①向患者告知诊断性子宫颈锥切术的临床意义、目的、操作过程及术中可能出现的不适，以取得其配合。②指导患者选择适合的手术时间，一般为月经干净后3～7日内进行。③签署知情同意书。

（2）物品准备：无菌导尿包1个、阴道窥器1个，宫颈钳1把、宫颈扩张棒4～7号各1根、子宫探针1把、刮匙1把、尖刀1把、无菌孔巾1个，带尾线的宫颈棉球及棉签数根、无菌纱布数块、无菌手套1副、普通棉球数个、肠线、持针器1把、圆针1个、消毒溶液、装有固定液的标本瓶1个。

3. 术中配合

（1）患者在蛛网膜下腔或硬膜外阻滞下，对外阴、阴道、子宫颈进行常规消毒，取膀胱截石位。为患者导尿、排空膀胱，并用消毒布铺设。

（2）协助医生放置阴道镜，对阴道、子宫颈、子宫颈管外口等处的子宫颈进行裸露和消毒处理。

（3）用子宫颈钳夹住宫颈前唇向外牵引，在病灶外0.5cm处或碘不着色区外，在深约0.2cm的子宫颈口表面用尖刀作环状切口，以30°～50°向内切除。根据不同的手术指征，可深入宫颈1～2cm做锥形切除。也可采用子宫颈环形电切除术（loop electrosurgical excision procedure，LEEP）行锥形切除治疗，一般选在月经干净后3～7日内实施。

（4）切除标本于12点钟处做一标记放入盛有固定液的标本瓶中，并做好标识送检。

（5）用无菌纱布卷填塞创面，压迫止血。若有动脉出血，协助医生缝扎止血，也可加用止血粉、吸收性明胶海绵、凝血酶等止血。

（6）若要进行子宫切除者，手术最好在锥切术后48小时内进行，可行宫颈前、后唇相对缝合封闭创面止血。若无须在短期内进一步行子宫切除术，则应行宫颈成形缝合或荷包缝合。术毕探查宫颈管。术后留置导尿管24小时，持续开放。

（7）在术中为医生传递所需物品，将取出的组织分别放入标本瓶内，并注明取材部位。对患者的反应要密切观察，并在心理上给予支持。

4. 术后护理要点

（1）评估患者的阴道流血情况，有无头晕、血压下降等出血反应，嘱其24小时后自行取出阴道内纱条，如出血多，必须立即就诊。

（2）术后应保持会阴清洁，遵医嘱用抗生素预防感染。

（3）告知患者术后休息3日，禁止盆浴及性生活2个月。

（4）探查宫颈管有无狭窄，术后6周复诊。

二、诊断性刮宫术

诊断性刮宫（diagnostic curettage）是诊断宫腔内疾病的一种常见诊断性操作，它能够对子宫内膜或宫颈内膜的组织进行刮取，并进行活组织检查及病理学诊断。若患者有恶性病变，可分段诊刮，操作时先刮颈管再刮宫腔，将刮出物分别送病理检查，适用于诊断子宫颈癌、子宫内膜癌及其他子宫恶性肿瘤，并可了解癌灶范围。

（一）适应证与禁忌证

1. 适应证　①异常子宫出血或阴道排液。②月经失调，了解子宫内膜变化及其对性激素的反应（刮宫不仅有助于诊断，还有助于止血）。③不孕症，了解有无排卵或子宫内膜病变。④绝经后子宫出血或老年患者疑有子宫内膜癌，了解宫颈管是否被累及时，需进行分段诊刮。

2. 禁忌证　①急性生殖器官炎症。②体温超过37.5℃者。

（二）检查前准备

1. 检查前评估

（1）评估患者心理状况，沟通中告知诊刮的目的、方法、注意事项及手术过程中可能出现的不适，取得配合。

（2）指导选择合适的检查时间，术前禁用激素类药物。预约时应告知患者术前5天禁止性生活；对不孕或异常子宫出血内膜增生者，应选择月经前1～2天或月经来潮6小时内进行；疑为子宫内膜不规则脱落时，则于月经第5～7天取材。患者如有出血、子宫穿孔、感染等并发症，应准备抢救药物及用物，便于术中出现紧急情况时进行抢救。

（3）签署知情同意书。

2. 物品准备　灭菌刮宫包1个（内有：孔巾、脚套、阴道窥器1个、宫颈钳1把、长持物钳1把、子宫探针1根、有齿卵圆钳1把、宫颈扩张器4～8号各1根、钝锐刮匙各1把、弯盘1个，纱布块若干、棉球若干、棉签数根）、输血、输液用具1套、抢救药品、吸氧设备1套、装有固定液的标本瓶若干。

（三）检查中配合

1. 一般不需要麻醉，患者术前排空膀胱，取膀胱截石位，外阴、阴道常规消毒后铺无菌孔巾。

2. 护士进行双合诊查，对子宫的位置、大小及附件情况进行探查。

3. 用阴道窥器暴露宫颈，清除阴道分泌物后，再次消毒宫颈与宫颈管，用宫颈钳夹宫颈前唇或后唇，用探针探测子宫方向及宫腔深浅度。按子宫屈曲方向，用宫颈扩张器逐号扩张颈管。于阴道后穹隆处放置一块盐水纱布，收集内膜碎块。以小刮匙从宫底至宫颈内口方向，由前、后壁及两侧壁全面刮取宫腔内膜，尤其注意宫底和两侧角部，力求刮尽所有内膜（亦可根据需要选择刮取部位），同时注意宫腔有无变形及高低不平。

4. 将纱布上的组织取下后全部固定在10%甲醛溶液中或95%乙醇中，注明送检患者姓名及取材部位。

5. 术中做好患者心理护理，协助医生完成手术，观察患者血压、脉搏、呼吸及腹痛情况。术中指导患者做深呼吸等放松动作，分散其注意力，以减轻疼痛。提供给医生术中所需物品，并协助将组织放入已做好标记、装有固定液的小瓶内，立即送病理科检查，记录患者术中及用药情况。

（四）检查后护理要点

1. 术后留观患者1小时，评估腹痛和阴道流血的情况，嘱患者注意阴道流血量，当血量增多时，应及时就诊。

2. 术后2周内禁盆浴及性交，保持外阴清洁，遵医嘱口服抗生素3～5天预防感染。

3. 指导患者按时间取病理检查结果后及时复诊。

第四节　输卵管通畅检查

输卵管通畅检查是了解子宫腔和输卵管腔的形态及输卵管的通畅程度的检查方法，包括输卵管通液术（hydrotubation）、子宫输卵管造影术（hysterosalpingography，HSG）。近年来随着内镜技术的临床应用，腹腔镜下输卵管通液检查、宫腔镜下经输卵管口插管通液检查被广泛应用。

一、适应证与禁忌证

1. 适应证　①原发性或继发性不孕，疑有输卵管阻塞者。②输卵管造口术或粘连分离术后检查手术效果。③输卵管绝育术后检查手术效果。④输卵管再通术后检查效果，并可防止吻合口粘连。⑤轻度输卵管阻塞的治疗。

2. 禁忌证　①严重的全身性疾病，不能耐受手术。②生殖器官急性炎症或慢性炎症急性或亚急性发作者。③月经期或有不规则阴道流血者。④可疑妊娠者。⑤体温>37.5℃者。⑥碘过敏者不能行子宫输卵管碘油造影术。

二、检查前准备

1. 检查前评估

（1）评估患者心理状况，告知检查的目的、方法、注意事项及检查过程中可能出现的不适，消除其紧张、焦虑心理，取得配合。

（2）评估患者生命体征并询问病史，排除禁忌证。

（3）评估患者此次月经史，检查时间宜在月经干净后3～7天，术前3天禁止性生活。

（4）签署知情同意书。

2. 物品准备　阴道窥器1个，子宫颈导管（带Y型管和压力表）1根，长弯钳1把，卵圆钳 1 把，弯盘 1 个，宫颈钳 1 把，子宫探针 1 根，宫颈扩张器 1 套，治疗巾、孔巾各 1 张，棉签、棉球及纱布若干，20ml 注射器 1 支。输卵管通液术需 0.9% 氯化钠 20ml、庆大霉素 8U、地塞米松 5mg、透明质酸酶 1500U、0.2% 利多卡因 2ml，子宫输卵管造影术需 40% 碘化油对比剂 1 支或 76% 泛影葡胺液 1 支，氧气等抢救用品。

三、检查中配合

1. 建议患者在协助取截石位之前，先将膀胱排空。

2. 消毒患者外阴及阴道，铺无菌巾，放置阴道窥器，充分暴露宫颈后，再次消毒阴道及宫颈。

3. 行输卵管通液术先用宫颈钳钳夹宫颈前唇，沿宫腔方向置入宫颈导管，并使其橡皮塞抵紧宫颈外口，给气囊适当充入液体，使其紧贴宫颈内口。协助医生将 Y 型管与宫颈导管、压力表、注射器相连，排出空气后，向宫腔内缓慢注入生理盐水及抗生素溶液，压力不超过 160mmHg。同时观察推注时阻力，有无液体回流及患者有无下腹疼痛等情况。

4. 行子宫输卵管造影术应将对比剂充入宫颈导管，排出空气，沿宫腔方向将宫颈导管放入宫颈管内，缓缓注入对比剂，观察对比剂流经输卵管和宫腔的情况，在 X 线或 3D 超声下进行透视，并将对比剂放入子宫颈导管内，24 小时后盆腔平片需要重新拍摄，观察是否有游离的对比剂存在于腹腔内；如果应用泛影葡胺造影，注射后及注射后 10 ~ 20 分钟应立即摄片，如果注射对比剂后子宫角圆钝，输卵管不显影，则要考虑可能是输卵管痉挛，可保持原位，肌内注射阿托品 0.5mg，透视后再摄片；或者在使用解痉挛药物后停止手术，再进行下一步的拍摄。

5. 在注射对比剂过程中严密观察患者生命体征，若患者出现呛咳，应警惕发生油栓，立即停止操作，患者去头低足高位并严密观察。

6. 检查过程中及时递送医生所需物品，检查结束后取出宫颈导管及宫颈钳，再次消毒宫颈、阴道，取出阴道窥器。

四、检查后护理要点

1. 再次核对患者信息，卧床休息留观 30 分钟，协助患者整理好衣服。
2. 评估心理状况，做好心理护理。
3. 告知患者 2 周内禁止性生活和盆浴，遵医嘱应用抗生素。

第五节　会阴切开术

会阴切开术（episiotomy）是切开会阴组织以扩大产道为目的的操作，助产士及产科护士需掌握，包括会阴正中切开术和会阴后一侧切开术。

一、适应证

①会阴裂伤不可避免者。②因母儿有病理情况急需结束分娩者，胎儿窘迫、妊娠合并心

脏病、妊娠期高血压疾病者等。③使用产钳或胎头负压吸引器助产者（视母胎情况和手术者经验决定）。④早产胎头明显受压者，预防早产儿颅内出血。

二、用物准备

（1）会阴切开物品准备：无菌会阴切开包 1 个（内有弯盘 1 个，弯血管钳 2 把，止血钳 2 把，长镊子 2 把，组织镊 1 把，持针器 1 把，圆针、角针各 1 枚，治疗巾 4 张，1 号丝线 1 团，2/0 号可吸收线 1 根），纱布 1 包，棉球若干，消毒液。

（2）药品准备：2% 利多卡因 1 支，缩宫素注射液，止血药物。

（3）会阴缝合物品准备：持针器；镊子（有齿、无齿各一），可显影有尾纱布若干；可吸收缝线若干；无影灯，必要时备阴道拉钩 1 副。

三、操作方法

1. 操作前准备 调节并保持产房温度在 25 ~ 28℃，操作台光线明亮；协助产妇取屈膝仰卧位或膀胱截石位，操作者外科洗手，穿手术衣，戴无菌手套，铺无菌巾。

2. 麻醉

（1）选择麻醉药物按要求配制：取 20ml 注射器抽取 2% 利多卡因 10ml 与生理盐水 10ml 按 1∶1 配制，将左手示指伸入阴道内，触清坐骨棘的位置，连接穿刺针，排尽空气。

（2）协助术者会阴部神经阻滞麻醉和会阴局部浸润麻醉，使会阴、阴道壁及盆底组织松弛，有效缓解产妇疼痛，注入药液时不可注入血管及直肠。

3. 切开

（1）临床上多以左侧为主，术者将左手指腹伸入阴道与胎头之间，在麻醉生效后撑起左侧阴道壁，在开始宫缩前推开胎头，以免伤及胎儿；右手持会阴侧切剪，一叶贴近阴道内，阴道外一叶贴近阴道外，剪刀与左侧会阴部皮肤垂直。

（2）于胎头拨露后、着冠前、会阴高度扩张变薄且宫缩开始时，若沿会阴后联合正中垂直剪开 2 ~ 3cm，则为会阴正中切开；若自会阴后联合中线向左向后 45°切开会阴，则为会阴后 - 侧切开，若会阴高度膨隆，剪开角度应增大至 60°，长度可根据孕妇会阴弹性、胎儿大小、耻骨弓角度等情况调整，一般情况下为 4 ~ 5cm。

4. 缝合 首先缝合阴道黏膜及黏膜下组织，需充分暴露阴道黏膜，识别切口的顶端，缝合线应超出切口顶端上方 0.5 ~ 1.0cm，阴道黏膜、肌层、皮下脂肪层、皮肤为缝合顺序。缝合要求对合整齐、松紧适宜、不留死角。

四、护理要点

1. 评估切口情况（有无渗血、红肿、硬结及脓性分泌物），观察至产后 2 小时，如有异常，及时通知医生处理，会阴后 - 侧切伤口于术后第 5 天拆线，正中切开于术后第 3 天拆线。

2. 外阴创面胀痛明显者，可用 95% 乙醇或 50% 硫酸镁纱布湿敷，或每天 1 次超短波、红外线照射，每次 15 分钟。

3. 评估卧位情况，会阴左后 - 侧切开者嘱产妇右侧卧位，及时更换会阴垫，保持外阴清洁、干燥。每天 2 次清洗会阴，及时清洗大小便后的会阴部。有硬结者每天 1 次，局部理疗，热敷。有感染者，清创后，及时应用抗生素。

第六节　人工剥离胎盘术

人工剥离胎盘术又称徒手剥离胎盘术，是指胎儿娩出后30分钟，胎盘仍不娩出，易导致孕妇产后出血的风险增加，用人工的方法使胎盘剥离并取出的手术（图24－1）。

一、适应证

1. 胎儿经阴道娩出后10～30分钟，胎盘尚未娩出者。
2. 剖宫产术胎儿娩出5～10分钟，胎盘仍未娩出者。
3. 胎盘部分剥离，引起子宫大量出血者。

二、术前准备

1. 术前评估

（1）评估产妇心理状况，向产妇说明行人工剥离胎盘术的目的及必要性，取得配合。

（2）评估产妇生命体征情况，发现异常及时通知医生。

（3）评估产妇的宫缩情况、阴道流血情况、宫颈条件及宫颈口闭合情况。

（4）签署知情同意书。

2. 物品准备　无菌手套1副，无菌手术衣1件，导尿包1个，会阴消毒包1个，无菌孔巾1个，消毒液，5ml注射器，抢救车。

3. 药品准备　阿托品0.5mg及哌替啶50mg，缩宫素注射剂，麦角新碱，抢救药品。

三、术中配合

1. 产妇保持膀胱截石位，导尿以排空膀胱。
2. 重新消毒外阴，铺无菌巾，术者更换无菌手术衣及无菌手套。
3. 术者一手五指并拢，沿胎儿脐带伸入宫腔，找到胎盘边缘，掌心向上，以手掌尺侧缘钝性剥离胎盘，另一手在腹壁协助按压子宫底。待胎盘全部剥离，手握胎盘取出，若无法剥离，发现胎盘与子宫壁之间无明显界线，应考虑胎盘植入，切忌强行剥离。
4. 胎盘取出后应仔细检查是否完整，清点器械材料。若有缺损应再次徒手伸入宫腔清除残留胎盘及胎膜，必要时行刮宫术。
5. 胎盘取出后立即测量出血量，遵医嘱给予缩宫素等。
6. 手术的全过程密切观察产妇的生命体征，必要时输血。

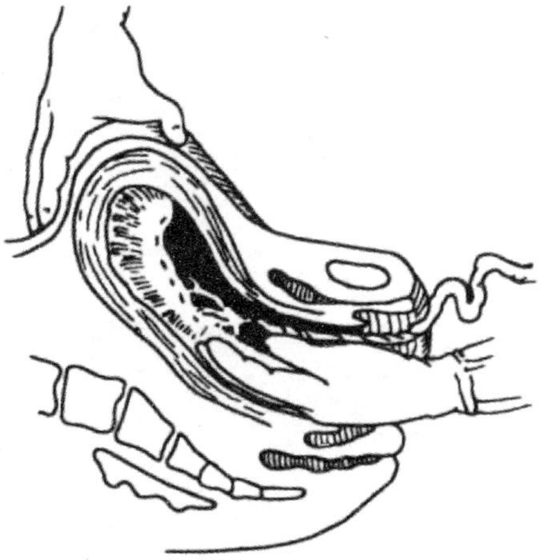

图24－1　人工剥离胎盘术

四、术后护理要点

1. 密切观察产妇生命体征。若产妇出现面色苍白、血压下降等情况，应及时通知医生。

2. 评估产妇子宫收缩及出血情况，宫缩不佳时应按摩子宫，并遵医嘱给予缩宫素或麦角新碱等。

3. 若产妇留置尿管，应观察是否尿管通畅、尿量及尿液颜色，记录出入量。

4. 保持外阴清洁，行会阴冲洗，每日2次。

5. 评估产妇体温有无升高、下腹有无疼痛及阴道分泌物是否正常。遵医嘱应用抗生素预防感染。

本章小结

思考题

1. 患者，女性，32岁。已婚，因“阴道分泌物多伴外阴瘙痒2周，奇痒难忍2天”就诊于妇科门诊。妇科检查见阴道口充血，阴道内及后穹隆处有多量豆渣样分泌物，阴道黏膜附有白色膜状物，擦拭后露出红肿黏膜，阴道黏膜充血明显，宫颈光滑，有糖尿病病史，半年前曾患外阴阴道假丝酵母菌病，当时已治愈。辅助检查：生殖道分泌物革兰染色检查中有假菌丝，空腹静脉血糖值为10.0mmol/L，口服葡萄糖耐量试验的2小时血糖值13.0mmol/L。患者刚入院时外阴奇痒难忍无法入睡，总是不停地问护士自己的病“应该怎样治疗？医生有没有明确的治疗方案？外阴瘙痒何时能解决？”同时也常悄悄询问护士她丈夫是否需要一同就诊。请问：

（1）根据患者的症状和体征判断该患者的医疗诊断有哪些？

（2）对患者进行护理评估，还需补充收集的患病资料有哪些？

（3）如何对该患者进行护理？

2. 患者，刘女士，42岁。因“停经3个月，不规则阴道流血半月余，出血增多一天”而入院。早孕反应较剧烈，无咳嗽、咳痰、腹痛，大小便正常。两肺呼吸音清，腹软，肝脾肋下未及。体格检查：体温37.2℃，脉搏80次/分，呼吸18次/分，血压100/65mmHg；盆腔检查：外阴已婚未产式，阴道中量暗红色血液伴有水泡状物，宫颈光滑，宫体如妊娠5个月大，质软，右侧附件扪及8cm×7cm大小的囊性肿物，左侧附件扪及7cm×6cm大小的囊性肿物。实验室检查：血红蛋白100g/L，白细胞计数$6\times10^9/L$，中性粒细胞占比0.78，淋巴细胞占比0.40。B超检查见宫腔内充满弥漫分布的光点和囊样无回声区，无胎儿结构；hCG：110 000U/L。遵医嘱给予5－氟尿嘧啶加入5%葡萄糖液静脉滴注进行预防性化疗。

患者入院后睡眠差，总是不停地问应该怎样治疗；同时，也问护士“能否继续妊娠，以后还能不能再怀一个正常的孩子……”请问：

（1）根据患者的症状和体征判断该患者的诊断是什么？

（2）如果您是责任护士，该如何向该患者解释治疗方案？

（3）该患者可能的护理诊断及相应的护理措施是什么？

3. 产妇曾两次人工流产。现胎儿娩出30分钟，胎盘尚未娩出，检查宫底平脐，在产妇耻骨联合上方轻压子宫下段时，外露的脐带随宫体上升而回缩，阴道流血量多。请：

（1）叙述可能的初步的临床诊断及依据。

（2）叙述胎盘完全剥离的主要征象。

（3）列举应采取的主要诊疗措施。

更多练习

（皇甫士懿）

参考文献

[1] 安力彬，陆虹．妇产科护理学［M］．7 版．北京：人民卫生出版社，2022.1.

[2] 吴建清，徐野．人体解剖学与组织胚胎学［M］．8 版．北京：人民卫生出版社，2023.

[3] 朱大年，王庭槐．生理学［M］．9 版．北京：人民卫生出版社，2019.

[4] 曾果．中国营养学会“孕期妇女膳食指南（2016）”解读［J］．实用妇产科杂志，2018，34（4）：265－267.

[5] 中华医学会妇产科学分会产科学组．孕前和孕期保健指南（2018）［J］．中华妇产科杂志，2018，53（1）：7.

[6] 王子莲．电子胎心监护——临床规范合理应用［J］．中华产科急救电子杂志，2020，9（3）：129－132.

[7] 谢幸，孔北华，段涛．妇产科学［M］．9 版．北京：人民卫生出版社，2018.

[8] 中华医学会妇产科学分会妊娠期高血压疾病学组．妊娠期高血压疾病诊治指南（2020）［J］．中华妇产科杂志，2020，55（4）：227－238.

[9] 邹予琴，魏斯纯，胡静．新生儿窒息的相关危险因素分析［J］．中国医学创新，2022，19（22）：100－103.

[10] 贝丽君，周青雪，阮志强，等．孕产妇胎膜早破并发生殖道感染危险因素［J］．中华医院感染学杂志，2024，（9）：1409－1413.

[11] 李茜．综合护理干预在胎盘早剥患者护理中的应用［J］．实用妇科内分泌电子杂志，2023，10（1）：121－123.

[12] 中华医学会糖尿病学分会．中国血糖监测临床应用指南（2021 年版）［J］．中华糖尿病杂志，2021，13（10）：936－948.

[13] 中华医学会妇产科学分会产科学组，中华医学会围产医学分会，中国妇幼保健协会妊娠合并糖尿病专业委员会．妊娠期高血糖诊治指南（2022）［J］．中华妇产科杂志，2022，57（2）：81－90.

[14] 安力彬，陆虹．妇产科护理学［M］．6 版．北京：人民卫生出版社，2017.

[15] 杨慧霞．助产学［M］．北京：人民卫生出版社，2017.

[16] 何国喜．妇产科护理学笔记［M］．4 版．北京：科学出版社，2017.

[17] 伍东红，丘媚妮．妇产科护理学［M］．郑州：郑州大学出版社，2017.

[18] 中华医学会妇产科学分会内分泌学组．排卵障碍性异常子宫出血诊治指南（2018）［J］．中华妇产科杂志，2018，53（12）：801－807.

[19] 中华医学会妇产科学分会绝经学组．中国绝经管理与绝经激素治疗指南（2018）［J］．协和医学杂志，2018，9（6）：512－525.

[20] 陈红，陈真，漆洪波．2022 年国际妇产科联盟《产后出血管理指南》解读［J］．

中国实用妇科与产科杂志，2022，38（11）：1116－1119.

［21］冯进，王丽芹．妇产科护理学［M］．4版．北京：中国中医药出版社，2021.

［22］李亚南，白睿敏．妇产科护理学［M］．郑州：郑州大学出版社，2023.

［23］王娴，简萍．妇产科护理学［M］．长沙：中南大学出版社，2020.

［24］王静怡，李一章，马彬，等．高龄产妇产褥期疲乏现状及影响因素分析［J］．中华护理杂志，2023，58（11）：1292－1297.

［25］张家菊，熊瑛，杨玲．妇产科护理学［M］．长沙．湖南科学技术出版社，2019.

［26］石昊宁，邵涵，李进，等．国内外袋鼠式护理研究热点与发展趋势可视化分析［J］．军事护理，2023，40（5）：33－36.

［27］曾兆兰，史泽瑶，李小文．袋鼠式护理在新生儿外科术后应用的研究进展［J］．中华护理教育，2023，20（10）：1261－1266.

［28］王丽娟，林仲秋．妊娠滋养细胞疾病 FIGO 肿瘤报告（2018 年）更新与 NCCN（2019）指南的异同与分析［J］．实用妇产科杂志，2019，035（006）：424－428.

［29］上海市抗癌协会癌症康复与姑息专业委员会．化疗所致恶心呕吐全程管理上海专家共识（2018 年版）［J］．中国癌症杂志，2018，28（12）：71－85.

［30］康会霞，马俊英，秦立君，等．加速康复外科理念在妇科围手术期护理管理中的应用及研究［J］．护理实践与研究，2020，17（23）：23－26.

［31］万子贤，欧阳振波，尹倩，等．国际 ERAS 协会外阴和阴道手术围手术期护理指南的解读［J］．妇产与遗传（电子版），2021，11（4）：4－10.

［32］汪雯雯，王世宣．子宫肌瘤诊治相关指南解读［J］．实用妇产科杂志，2022，38（2）：101－103.

［33］李明珠，魏丽惠，隋龙，等．中国子宫颈癌筛查指南（一）［J］．中国妇产科临床杂志，2023，24（4）：437－442.

［34］刘开江．子宫内膜癌癌症基因组图谱分子分型临床价值：机遇，挑战与突破［J］．中国实用妇科与产科杂志，2023，39（11）：1057－1061.

［35］卢淮武，吴斌，许妙纯，等．《2022 NCCN 卵巢癌包括输卵管癌及原发性腹膜癌临床实践指南（第 1 版）》解读［J］．中国实用妇科与产科杂志，2022，38（3）：310－318.

［36］中华医学会妇产科学分会产科学组．孕前和孕期保健指南 2018［J］．中华妇产科杂志，2018，53（1）：7－13.

［37］郭延红．健康教育在妇女保健工作中的应用效果［J］．妇儿健康导刊，2023，2（21）：196－198.

［38］陈昊思．产后访视及妇女保健在产后康复中的应用分析［J］．中国社区医师，2022，38（2）：145－147.

［39］黄畅晓，李力．产后避孕与生育力保护［J］．中国计划生育和妇产科，2023，15（10）：17－19.

［40］韩寒，李淑荣，任先丽．不孕症患者治疗方式决策冲突现状及影响因素分析［J］．齐鲁护理杂志，2023，29（19）：55－58.

［41］柯贞妹，王乾忠．不孕症的临床诊断及中西医结合治疗疗效分析［J］．实用妇科

内分泌电子杂志，2023，10（19）：17－20.

［42］程利南，狄文，丁岩，等．女性避孕方法临床应用的中国专家共识［J］．上海医学，2018，41（11）：641－655.

［43］韩悦，李晓曦，文苹，等．哺乳期急性乳腺炎中西医护理干预研究进展［J］．循证护理，2024，10（5）：821－825.

［44］郜蕾，胡建伟，苗珺珺．清热解毒中药灌洗对宫颈癌放射性阴道炎患者中医证候、阴道炎症的影响和安全性探讨［J］．吉林中医药，2023，43（8）：926－930.

［45］王身林．产后康复操训练对剖宫产产妇子宫修复的影响［J］．当代护士，2020，27（4）：52－54.

［46］蒋金丽，张树芳．中药坐浴联合甲硝唑粉宫颈上药治疗滴虫性阴道炎的护理［J］．当代护士，2019，26（10）：104－106.

［47］邢春凤，李国新，张广清．产妇产褥期乳房胀痛危险因素分析及风险预测模型构建［J］．护理学报，2024，31（3）：6－11.

［48］赵雪莲，赵方辉．2022 年世界卫生组织 HPV 疫苗立场文件的解读［J］．中国预防医学杂志，2023，24（3）：161－167.

［49］徐鑫芬，姜梅．母婴护理专科实践［M］．北京：人民卫生出版社，2019.

［50］中华医学会妇产科学分会产科学组．孕前和孕期保健指南 2018［J］．中华妇产科杂志，2018，53（1）：7－13.

［51］寇新红，古力巴哈提·夏米尔．鱼肝油合并长效抗菌材料治疗哺乳期乳头皲裂的疗效观察［J］．新疆医学，2018，4（11）：1178－1180.

［52］Liu，Jue，et al. Hepatitis B virus infection among 90 million pregnant women in 2853 Chinese counties，2015－2020：a national observational study［J］．The Lancet regional health. Western Pacific，vol. 2021，16.

［53］KELLIE F，WANDABWA J，MOUSA H，et al. Mechanical and surgical interventions for treating primary postpartum haemorrhage［J］．Cochrane Database Syst Rev，2020，7：CD013663.

附录 A　中英文关键词对照

阿尔茨海默病	Alzheimer's disease
爱丁堡产后抑郁量表	Edinburgh postnatal depression scale，EPDS
胺试验	whiff test
膀胱膨出	cystocele
膀胱子宫陷凹	vesicouterine pouch
包蜕膜	decidua capsularis
闭经	amenorrhea
壁蜕膜	decidua vera
避孕	contraception
边缘性前置胎盘	marginal placenta previa
变异减速	variable deceleration
播散性淋病	disseminated gonococcal infection，DGI
不全流产	incomplete abortion
不孕症	Infertility
部分性葡萄胎	partial hydatidiform mole
部分性前置胎盘	partial placenta previa
产后出血	postpartum hemorrhage，PPH
产后宫缩痛	after-pains
产后抑郁筛查量表	postpartum depression screening scale，PDSS
产后抑郁症	postpartum depression，PPD
产褥病率	puerperal morbidity
产褥感染	puerperal infection
产褥期	puerperium
产褥中暑	puerperal heat stroke
长效避孕针	injectable hormonal contraceptives
成熟指数	maturation index，MI
持续葡萄糖监测	continuous glucose monitoring，CGM
耻骨弓角度	angle of pubic arch
出口横径	transverse outlet，TO
出口后矢状径	posterior sagittal diameter of outlet
初乳	colostrum

处女膜闭锁	imperforate hymen
穿透性胎盘植入	placenta percreta
雌二醇	estradiol，E2
雌激素	estrogen
雌三醇	estriol，E3
雌酮	estrone，E1
促性腺激素释放激素	gonadotropin-releasing hormone，GnRH
催乳素	prolactin，PRL
催乳素抑制因子	prolactin inhibiting factor，PIF
袋鼠式护理	kangaroo mother care，KMC
道格拉斯陷凹	pouch of Douglas
滴虫阴道炎	trichomonal vaginitis，TV
底蜕膜	decidua basalis
地中海贫血	thalassemia
电子胎儿监护	electronic fetal monitoring
对角径	diagonal conjugate，DC
多胎妊娠	multiple pregnancy
恶露	lochia
非特异性外阴炎	non-specific vulvitis
非肿瘤病变	non-neoplastic lesion
粪瘘	fecal fistula
负压吸引术	vacuum aspiration
妇女保健	Women's health
复发性流产	recurrent spontaneous abortion，RSA
复发性外阴阴道假丝酵母菌病	recurrent vulvovaginal candidiasis，RVVC
复方短效口服避孕药	combination oral contraception，COC
复合先露	compound presentation
肝周围炎	Fitz-Hugh-Curtis 综合征
高级别鳞状上皮内病变	high-grade squamous intraepithelial，HSIL
高危妊娠	high risk pregnancy
更年期保健	Climacteric care
宫骶韧带	uterosacral ligament
宫内节育器	intrauterine device，IUD
宫缩应激试验	contraction stress test
宫外孕（异位妊娠）	extrauterine pregnancy（ectopic pregnancy）
骨盆	pelvis
骨盆底	pelvic floor
骨盆入口平面狭窄	contracted pelvic inlet
核糖核酸	ribonucleic acid，RNA

黑加征	Hegar sign
横产式	transverse lie
呼吸	breathing
环形电切除术	loop electrosurgical excision procedure, LEEP
缓释阴道避孕环	contraceptive vagi-nal ring
患者主观功能容量	functional capacity
黄体生成素	luteinizing hormone, LH
黄体生成素释放激素	luteinizing hormone releasing hormone, LHRH
会阴切开术	episiotomy
婚前保健	Premarital health care
混合性出血	mixed bleeding
混合性瘘	combined fistula
基础体温测定	basal body temperature, BBT
稽留流产	missed abortion
激素避孕	hormonal contraception
急性子宫颈炎	acute cervicitis
计划生育	family planning
假临产	false labor
尖锐湿疣	condyloma acuminate, CA
见红	show
角化指数	cornification index, CI
紧急避孕	emergency contraception
外周中心静脉导管	peripherally inserted central venous catheter, PICC
静脉血栓栓塞症	venous thromboembolism, VTE
绝经	menopause
绝经综合征	menopausal syndrome, MPS
绝育	sterilization
经前期综合征	premenstrual syndrome, PMS
卡尔曼综合征	Kallmann syndrome
凯格尔运动	Kegel excercise
抗米勒管激素	anti-mullerian hormone, AMH
空腹血糖	fasting plasma glucose, FPG
口服避孕药	oral contraceptive, OC
口服葡萄糖耐量试验	oral glucose tolerance test, OGTT
阔韧带	broad ligament
拉梅兹法	Lamaze method
阑尾	vermiform appendix
淋病	gonorrhea
磷脂酰甘油	phosphatidyl-glycerol

流产	abortion
流产合并感染	septic abortion
流产后关爱	post-abortion care, PAC
卵巢	ovary
卵巢过度刺激综合征	ovarian hyperstimulation syndrome, OHSS
卵巢黄素化囊肿	theca lutein ovarian cyst
卵巢肿瘤	ovarian tumor
卵磷脂/鞘磷脂比值	lecithin/sphingomyelin ratio, LIS
卵泡刺激素	follicle-stimulating hormone, FSH
曼彻斯特手术	Manchester operation
慢性子宫颈炎	chronic cervicitis
梅毒	syphilis
蒙氏结节	Montgomery's tubercles
米非司酮	mifepristone
泌尿生殖器绝经后综合征	genitourinary syndrome of menopause, GSM
泌乳热	breast fever
描述性诊断	the Bethesda system, TBS
难免流产	inevitable abortion
尿道	urethra
尿道膨出	urethrocele
尿瘘	urinary fistula
凝血功能障碍	coagulation defects
泡沫试验	foam stability test
胚胎冷冻和解冻	Embryo cryopreservation and thawing
胚胎植入增强	Embryo implantation enhancement
盆底功能障碍性疾病	pelvic floor dysfunction, PFD
盆腔腹膜炎	peritonitis
盆腔炎性疾病	pelvic inflammatory disease, PID
盆腔炎性疾病后遗症	sequelae of PID
皮肤接触	skin to skin contact, SSC
皮下埋植剂	subdermal implants
评价	evaluation
葡萄胎妊娠	molar pregnancy
葡萄胎（水泡状胎块）	hydatidiform mole, HM
脐带	umbilical cord
气道	airway
前列环素	prostacyclin, PGI2
前列腺素	prostaglandin, PG
前庭大腺囊肿	bartholin cyst

前庭大腺脓肿	abscess of bartholin gland
前庭大腺炎	bartholinitis
前置胎盘	placenta previa
强直性子宫收缩	tetanic contraction of uterus
侵蚀性葡萄胎	invasive mole
青少年期保健	Adolescent health care
脱氧核糖核酸	deoxyribonucleic acid，DNA
缺铁性贫血	iron deficiency anemia，IDA
人工流产	artificial abortion
人工授精	Artificial Insemination
人类白细胞抗原	human leukocyte antigen，HLA
人绒毛膜促性腺激素	human chorionic gonadotropin，hCG
人乳头状瘤病毒	human papilloma virus，HPV
人胎盘催乳素	human placental lactogen，HPL
人胎盘催乳素	human placental lactogen，HPL
妊娠	pregnancy
妊娠剧吐	hyperemesis gravidarum，HG
妊娠期肝内胆汁淤积症	intrahepatic cholestasis of pregnancy，ICP
妊娠期高血压疾病	hypertensive disorders of pregnancy，HDP
妊娠期糖尿病	gestational diabetes mellitus，GDM
妊娠滋养细胞疾病	gestational trophoblastic disease，GTD
妊娠滋养细胞肿瘤	gestational trophoblastic neoplasia，GTN
绒毛膜癌	choriocarcinoma
扫描式葡萄糖监测	flash glucose monitoring，FGM
肾小球滤过率	glomerular filtration rate，GFR
肾血浆流量	renal plasma flow，RPF
生长激素	growth hormone，GH
生化妊娠	chemical pregnancy
生殖器结核	genital tuberculosis
生殖器结核	genital tuberculosis
石胎	lithopedion
世界卫生组织	world health organization，WHO
视觉模拟评分	visual analogue scale，VAS
嗜伊红细胞指数	eosinophilic index，EI
手术部位感染	Surgical site infection SSI
手术流产	surgical abortion
受精	fertilization
受精卵	zygote
受精卵着床	implantation

输卵管	fallopian tube
输卵管绝育术	tubal sterilization operation
输卵管卵巢脓肿	tubo-ovarian abscess，TOA
输卵管妊娠流产	tubal abortion
输卵管妊娠破裂	rupture of tubal pregnancy
输卵管通液术	hydrotubation
输卵管炎	salpingitis
输尿管	ureter
完全植入式静脉输液港	totally implantable venous access port，TIVAP
双胎妊娠	twin pregnancy
四步触诊法	four maneuvers of Leopold
缩宫素	oxytocin
缩宫素激惹试验	oxytocin challenge test
胎产式	fetal lie
胎动	fetal movement，FM
胎儿和新生儿溶血性疾病	hemolytic disease of fetus and newborn，HDFN
胎儿颈项透明层	nuchal translucency
胎儿窘迫	fetal distress
胎儿生物物理评分	biophysical profile scoring
胎儿纤连蛋白	fetalfibronectin，fFN
胎儿血氧饱和度	fetal oxygen saturation
胎方位	fetal position
胎膜	fetal membranes
胎膜早破	premature rupture of membranes，PROM
胎盘	placenta
胎盘部分残留	retained placenta fragment
胎盘早剥	placental abruption
胎盘粘连	placenta accreta
胎盘植入	placenta increta
胎盘滞留	retained placenta
胎位异常	abnormal fetal position
胎先露	fetal presentation
胎心率基线	FHR-baseline
胎姿势	fetal attitude
探亲避孕药	vacation pill
体外受精	In vitro fertilization，IVF
体重指数	body mass index，BMI
痛经	dysmenorrheal
蜕膜	decidua

外阴阴道假丝酵母菌病	vulvovaginal candidiasis, VVC
外用避孕	barrier methods
完全流产	complete abortion
完全性葡萄胎	complete hydatidiform mole
完全性前置胎盘	complete placenta previa
晚期产后出血	late postpartum hemorrhage
晚期减速	late deceleration
晚期妊娠	third trimester
围产期	perinatal period
围产期保健	Perinatal care
未足月胎膜早破	preterm premature rupture of membranes, PPROM
萎缩性阴道炎	atrophic vaginitis
无创产前遗传学检测	Non-Invasive Prenatal Testing, NIPT
无应激试验	non-stress test
希恩综合征	Sheehan syndrome
细菌性阴道病	bacterial vaginosis, BV
先天性无阴道	congenital absence of vagina
先兆临产	threatened labor
先兆流产	threatened abortion
先兆早产	threatened preterm labor
显性剥离	revealed abruption
线索细胞	clue cell
斜产式	oblique lie
新生儿复苏计划	neonatal resuscitation program, NRP
新生儿窒息	neonatal asphyxia
信使核糖核酸	messenger RNA
性别决定区	sex-determining region Y
性传播疾病	sexually transmitted diseases, STD
凶险性前置胎盘	pernicious placenta previa
休克指数	shock index, SI
血红蛋白	hemoglobin, Hb
血栓素 A_2	thromboxane A2, TXA2
循环	circulation
羊膜	amnion
羊水	amniotic fluid
羊水过多	polyhydramnios
羊水过少	oligohydramnios
羊水栓塞	amniotic fluid embolism, AFE
羊水指数	amniotic fluid index, AFI

羊水最大暗区垂直深度	amniotic fluid volume, AFV
仰卧位低血压综合征	supine hypotensive syndrome
药物	drug
药物流产	medical induction
叶状绒毛膜	chorion frondosum
液基薄层细胞学检查	thin-prep cytologic test, TCT
异常（非葡萄胎）绒毛病变	abnormal (non-molar) villous lesions
异常子宫出血	abnormal uterine bleeding, AUB
异位妊娠	ectopic pregnancy
阴道闭锁	atresia of vagina
阴道横隔	transverse vaginal septum
阴道穹隆脱垂	vault prolapse
阴道套	vaginal pouch
阴道纵隔	longitudinal vaginal septum
阴茎套	condom
吲哚美辛	indomethacin
隐性剥离	concealed abruption
隐性流产	clinically silent miscarriage
预产期	expected date of confinement, EDC
圆韧带	round ligament
孕激素	progesterone
孕期保健	Pregnancy care
孕前糖尿病	pregestational diabetes mellitus, PGDM
早产临产	preterm labor
早期减速	early deceleration
早期妊娠	first trimester
早孕反应	morning sickness
诊断性刮宫	diagnostic curettage
直肠	rectum
直肠膨出	rectocele
直肠子宫陷凹	rectouterine pouch
致密核细胞指数	karyopyknotic index, KI
中骨盆平面狭窄	contracted midpelvis
中期妊娠	second trimester
中性温度	neutral temperature
主韧带	cardinal ligament
助产士	Midwife
子宫复旧	involution of uterus
子宫肌瘤	myoma of uterus

子宫肌瘤切除术	myomectomy
子宫颈癌	cervical cancer
子宫颈鳞状细胞癌抗原	squamous cell carcinoma antigen，SCCA
子宫颈息肉	cervical polyp
子宫颈炎症	cervicitis
子宫痉挛性狭窄环	constriction ring of uterus
子宫内膜癌	endometrial carcinoma
子宫内膜炎	endometritis
子宫破裂	rupture of uterus
子宫切除术	hysterectomy
子宫收缩乏力	uterine inertia
子宫收缩过强	uterine overcontraction
子宫收缩力异常	abnormal uterine action
子宫输卵管造影术	hysterosalpingography，HSG
子宫胎盘卒中	uteroplacental apoplexy
子宫脱垂	uterine prolapse
自控式镇痛泵	patient control analgesia，PCA
自然流产	spontaneous abortion
纵产式	longitudinal lie
足月新生儿	normal term infant
坐骨棘间径	interspinous diameter
坐骨切迹宽度	incisura ischiadica